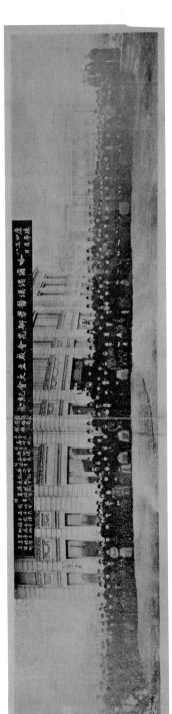

哈尔滨汉医学研究会成立大会纪念合影

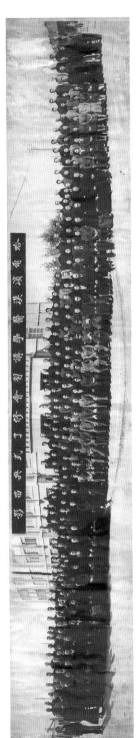

哈尔滨汉医学讲习会修了式典合影

抗战时期龙江医派医家肖像照

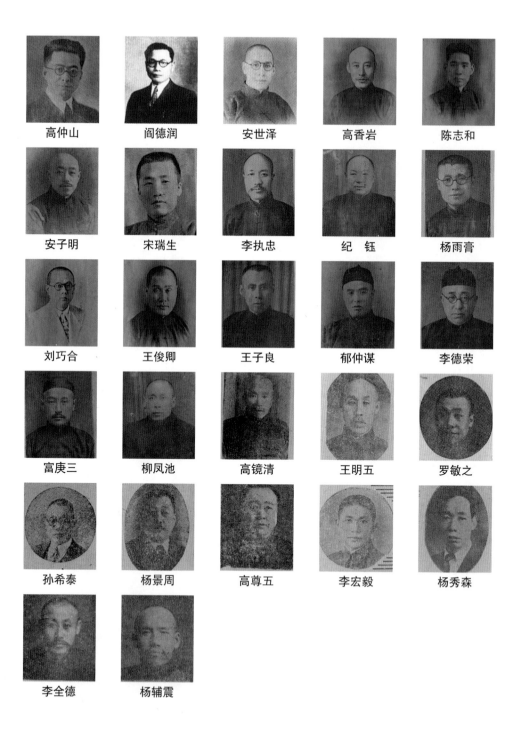

高仲山　　阎德润　　安世泽　　高香岩　　陈志和

安子明　　宋瑞生　　李执忠　　纪　钰　　杨雨膏

刘巧合　　王俊卿　　王子良　　郁仲谋　　李德荣

富庚三　　柳凤池　　高镜清　　王明五　　罗敏之

孙希泰　　杨景周　　高尊五　　李宏毅　　杨秀森

李全德　　杨辅震

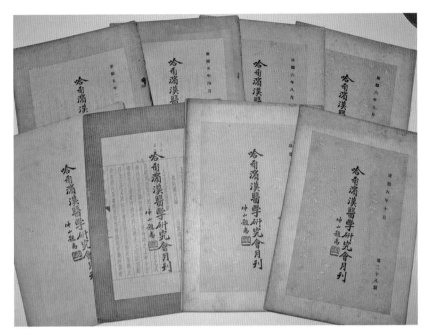

《哈尔滨汉医学研究会月刊》

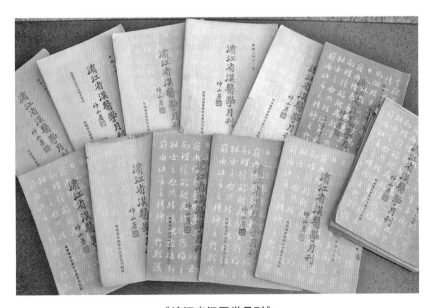

《滨江省汉医学月刊》

抗战时期

龙江医派医家学术经验集萃

常佳怡
李富震◎主编

中国健康传媒集团
中国医药科技出版社

图书在版编目（CIP）数据

抗战时期龙江医派医家学术经验集萃 / 常佳怡，李富震主编 . —北京：中国医药科技出版社，2022.7

ISBN 978-7-5214-3278-7

Ⅰ. ①抗… Ⅱ. ①常… ②李… Ⅲ. ①中医流派 – 研究 – 黑龙江省 –1931–1945 Ⅳ . ① R–092

中国版本图书馆 CIP 数据核字（2022）第 119135 号

美术编辑 陈君杞

版式设计 南博文化

出版 **中国健康传媒集团** | 中国医药科技出版社

地址 北京市海淀区文慧园北路甲 22 号

邮编 100082

电话 发行：010-62227427 邮购：010-62236938

网址 www.cmstp.com

规格 710 × 1000mm $\frac{1}{16}$

印张 40 $\frac{3}{4}$

字数 736 千字

版次 2022 年 7 月第 1 版

印次 2022 年 7 月第 1 次印刷

印刷 三河市万龙印装有限公司

经销 全国各地新华书店

书号 ISBN 978-7-5214-3278-7

定价 **129.00 元**

获取新书信息、投稿、为图书纠错，请扫码联系我们。

抗战时期亦是黑龙江省中医与外寇抗争之时期，今见《抗战时期龙江医派医家学术经验集萃》一书即将付梓，抚卷长思，往昔在目。

吾祖籍河北省乐亭县，1931年离家至哈尔滨，初于药店为学徒，日夜习医，不敢怠慢；1936年，高仲山先生汇龙江中医之前辈，组建哈尔滨汉医学研究会，继而发行《哈尔滨汉医学研究会月刊》及《滨江省汉医学月刊》，共53期，使吾辈得以感受龙江中医学术之争鸣；1941年，先生创办哈尔滨汉医讲习会，吾有幸为讲习会首批学员，在此结识马骥、李西元、张金衡、钟育衡、陈景河等中医同仁，探讨切磋学术，见证中医发展。抗战时期，时局动荡，以高仲山先生为代表的龙江医家于夹缝中汇中医同道之力，抗外寇强权之打击，铮铮铁骨，挺身直谏，锲而不舍，殚精竭虑，以其远见卓识而成黑龙江省中医药之发展、龙江医派之奠基！

《抗战时期龙江医派医家学术经验集萃》的出版使抗战时期龙江中医之形象愈加清晰、丰满，呈现当时龙江中医药发展之原貌。本书广泛收集、整理抗战时期黑龙江省中医史实资料，以《哈尔滨汉医学研究会月刊》和《滨江省汉医学月刊》为依托，全面归纳总结抗战时期中医之学术，并将53期《月刊》原文附后，以飨读者，再现彼时龙江医家之学术氛围。

　　精诚所至，方成此书。本书撰写之中，姜德友教授、常佳怡主编多次带领其团队求证于吾，事无巨细，力求翔实，且其探访于省内各地，寻线索、广搜罗。其严谨、务实之治学终成此书，使本书集学术价值、历史价值、文献价值于一体，再现了往昔中医学术之发展、队伍之壮大、抗争之不屈、铮铮之傲骨！

　　本书可填补抗战时期黑龙江省中医药学术研究之空白，亦能令众多龙江医派先辈们欣慰颔首！

国医大师 张琪

己亥春于冰城

　　在龙江中医发展史中，龙江中医人在抗日战争14年里砥砺奋进的史料不仅给后学留下了丰厚的学术经验，还留下了弥足珍贵的龙江中医精神，并通过《月刊》聚焦和折射。

　　《月刊》办之不易。其主编是当时毕业于上海中国医学院（1939年9月停办）的高仲山先生。高先生凭着一腔爱国济世的崇高情怀，于20世纪30年代辗转来到哈埠，办函授，建讲习会，育中医传人；办学会，搭建学术交流平台；办《月刊》，提升区域中医学术水平；开设医疗机构，济世活人；与外寇抗争，挺民族脊梁，被同行誉为"吾道干城"。

　　逐期翻阅《月刊》，可见龙江中医在那个风雷激荡的年代里，不遗余力地将"学说""医论""专著""医话""纪载"等经典理论、学术经验、中医发展诸多内容包罗其中。共计53期的刊物，道出了作者们对中医理论的认知与对寒地常见病、多发病致病规律及特点的感悟，促进了同仁对中医学术及寒地疾病防治思路与方法的深入探讨，是龙江医派学术思想的奠基之作，为龙江医学留下了宝贵的研究成果。学验俱丰的龙江中医人，以哈尔滨为中心，以《月刊》为学术园地，交流争鸣，为中医前途呐喊，成为当时黑龙江地区中医发展的中坚力量和学术主流。他们爱国、爱民、爱中医，在当时极其艰难的条件下以一段段精辟的文字奏响了时代的强音，挺起了中医人不屈的脊梁。他们坚定地维护黑龙江民众的健康，又竭力使风雨飘摇的龙江中医在外寇的欺凌下发扬光大，吹响了龙江中医前进的号角，形成了东北地区中医界一道独特亮丽的学术与文化风景线。

现代所见《月刊》，多来自高先生爱女高雪主任医师的无私提供，又由龙江医派研究团队在哈尔滨市图书馆借助互联网信息寻得完备。研究团队对《月刊》内容进行深入探讨，参照《龙江医派会刊》栏目，对《月刊》论文按医理求是、经典发微、中西汇通、诊法撮要、效方秘解、本草思辨、外感病及内外妇儿理验、寒地养生、龙医杂谈等进行归类，并多次求证于恩师——首届国医大师张琪先生，经过反复校对、考据，会成一帙，名曰《抗战时期龙江医派医家学术经验集萃》。该书填补了抗战14年黑龙江中医学术研究之空白，其宝贵的学术经验，厚资后学借鉴，故为之序。

黑龙江中医药大学中医临床基础学科带头人
黑龙江省龙江医派研究会会长
世界中医药学会联合会中医临床思维专业委员会会长

姜德友

壬寅年夏于冰城

在黑龙江省地方历史中，抗战时期是无法被忽略的一段苦难岁月。1931年至1945年，我国东北三省及内蒙古自治区部分地区遭受了日本侵略者长达14年的占领。

彼时，龙江中医刚刚逃出了整个行业被国民政府"消灭"的险境，却又堕入被日本侵略者欺凌的深渊。龙江中医们在侵略者的威压下团结奋进，精研医术，为当时当地百姓的健康做出了不可磨灭的贡献，更为龙江医派的形成和发展奠定了坚实的基础。如果我们要探讨中医学术流派的特色与渊源，研究中西方医学的碰撞与融合，回顾龙江医派的形成与发展，继承前辈之经验，开拓新的学术途径，建立一种新的思维模式，抗战时期龙江医家的学术经验无疑是不可忽视的研究内容。

但遗憾的是，社会的动荡和研究意识的薄弱使抗战时期中医相关资料留存甚少，导致相关研究长期空白。

2010年，在开展龙江医派相关研究的过程中，龙江医派研究团队挖掘出了一套抗战时期发行的学术刊物。整套刊物共53期，自1937年7月至1941年11月，每月连续发行，初期刊名为《哈尔滨汉医学研究会月刊》，1940年改称《滨江省汉医学月刊》（以下均简称《月刊》），由高仲山担任主编。当时黑龙江地区的中医名流及中医爱好者在《月刊》上发表学术成果，交流临床经验，很多近现代广为人知的中医名家，如马骥、张琪、张金衡，中西汇通派名家，如阎德润、辛元凯等，均在《月刊》上发表过论文，或是《月刊》的忠实读者。

通过《月刊》内容我们可以看出，在20世纪30年代中医药事业生死存亡的紧要关头，在彼时俄侨遍地、欧风盛行的哈尔滨，在日本侵略者的高压统治下，《月刊》肩负起了提高老一代中医综合素质、传授新一代中医科学知识的艰巨任务。如今看来，这些刊载着宝贵医学知识和诊疗经验的繁体文本不仅为当时的中医提供了交流融合的平台，更成为供今人一睹龙江医家前辈之精深内蕴，研究抗战时期龙江医家学术思想的珍稀蓝本。

诚然，《月刊》并不能完尽地展现出抗战时期龙江医家的全部学术思想和医学成就，但就目前而言，《月刊》的确是能够反映当时龙江中医群体形象，集合众多医家学术思想，体现当时龙江中医学术特色的独一无二的资料。并且，《月刊》作为当时黑龙江地区唯一公开发行的医学刊物，其论文收录及编辑有着较高的专业标准和原则。因此，我们以《月刊》为研究范围，遴选当时活跃在黑龙江地区的医家所发表的论文作为研究对象，总结其共性特点，提炼其学术精华，亦可一窥当时龙江中医的学术面貌。

全书分为上、下两篇，共17章。上篇共三章，为学术思想总论，由常佳怡独立编写。第一章总结当时龙江中医的发展概况，通过分析社会、历史、地理、气候、风俗等因素，引领读者概览彼时彼地的社会环境、自然环境、学术环境，以助读者理解抗战时期龙江医家学术思想形成的先进性与局限性；第二章总结抗战时期龙江医家除学术特点外的群体特点；第三章基于《月刊》原文，对彼时龙江医家学术思想进行归纳、整理，并高度凝练，以便读者总体把握其学术特点。下篇为第四章至第十七章，由龙江医派研究团队合作编辑整理，将纳入研究范围的《月刊》论文按照学术内涵进行分类，并将原文句读和异体字修改为现代规范用法，以供读者思辨探源。

以史为鉴，可以知兴替。任何学科的发展都要从历史经验中获取智慧、认识规律、把握方向。在中医药发展的历史长河中，任何一个阶段的学术成就、发展历程都不应被遗弃、忽视。借助现代便捷的信息技术与交流平台，我们有幸在尘封的历史中与《月刊》相遇，由此展开了与龙江医家前辈跨越80年时空的思想交流。在长达5年的编写过程中，我们深深感动于龙医前辈在那段动荡不安的岁月里高举中医药旗帜，捍卫中医药地位与尊严的伟大精神；折服于他们逆境求生、不屈不挠地为中医药事业前进和发展呕心沥血的顽强斗志；惊叹于《月刊》理论的丰富和先进、龙江医家的开放与博学！我们清醒地认识到，我们有责任向世人展示龙江中医药发展史上这浓墨重彩的一页，让世人与我们一同领略抗战时期龙江医家的高深学识与无私精神，为中医后学架起一座桥梁，使其得以登上巨人的肩膀俯瞰世界医林，眺望中医前程！

　　由于《月刊》原文体量庞大，证据搜索困难，编者智尽力穷仍难免挂一漏万。恳请社会各界读者多提宝贵意见，提供珍贵线索与资料，我们将对本书内容进一步修正完善。

本书编委会
2021年8月
黑龙江省哈尔滨市

上篇 总论

下篇 《月刊》撷萃

上篇 总 论

第一章　抗战时期龙江中医的衰与兴

第一节　根基薄弱

《月刊》第34期曾刊载《中国中部之汉方医》一文，文中记载，民国时期除大城市外，各地医疗均以中医为主，中医人数可达西医人数的5倍，乃至10倍以上。而抗战时期黑龙江地区的中医行业情况却与之恰恰相反。以哈尔滨市为例，据固厂《哈尔滨汉医药界之回顾》中所述，当时"哈尔滨人口有五十万，而市内中医竟不足三百名"，且此300人也因患者稀少而朝不保夕，艰难度日。可见龙江中医无论在人数上，还是在民众中的地位，都远不及其他地区，这是龙江地区发展历程造就的必然结果。而与中医生存状态形成强烈反差的，还有史料记载的雨后春笋般开设的西医院、西药房和西医培训机构。

一、边疆冻土，缺医少药

黑龙江流域地处偏远，气候寒冷，明清以前居民以少数民族为主。唐宋时期，此地金人屡向中原求取医药，亦有王亲显贵潜心学习研究，但最终结果仅是将中医药与少数民族医药相融合，中医药学术体系未能完整地在该地传播普及。

直至清顺治年间，清廷发配至宁古塔（今宁安地区）及卜奎（今齐齐哈尔地区）的流人中有通晓医术之人，在当地民间进行医疗活动，中医药才逐渐传入龙江大地。咸丰十一年（1861），清政府向关东（东北地区）移民，促进商业、矿业兴起，关内中医赴黑龙江地区行医谋生者增多，中医中药行业在此地区萌生。

但中医药毕竟在此处缺乏民众根基，学术及文化基础也极为薄弱，自然难有医术高超的中医或学徒。因此早期龙江中医不仅在数量上极为匮乏，在质量上也良莠不齐，还常有些不学无术，故弄玄虚，甚至勒索病患之徒，更使龙江中医药事业雪上加霜。

二、俄日侵略，势单力孤

哈尔滨是伴随中东铁路建设而兴起的城市。铁路的促使带来大批俄国人在铁路沿线及大站点所在地经商定居，而俄国沙皇和日本天皇不谋而合地先后企图通过移民将哈尔滨及整个东北变成永久殖民地，致使哈尔滨市侨民激增。1912年，在哈俄国人口高达全市总人口的62.9%。抗战时期，把加入中国国籍的俄国人统计在中国人之中，中国人口占84%左右，外国人口占15%左右，其中加入中国籍的俄国人数量在1932年达到峰值，为6376人，最少时为1940年的2284人。

大量的外国移民必然带来其原属国医药技术。1900年，俄国统治者在哈尔滨建立了中东铁路中央病院，又相继建立了德俄医院、郭鲁别夫医院、林德儿医院、郭震别克医院等。日本在明治维新后也在国内推行西医诊疗技术，因此在日俄战争中获胜并接管了此前俄国在东北的统治区域后，日本南满洲铁道株式会社在铁路沿线设立了一些西医院，以为满铁职员服务。

这些西医医院及俄日对医院的建设客观上更有利于西医学在黑龙江地区的发展，加之大量移民对西医的需求，使黑龙江地区的西医院及诊所呈现出铺天盖地之势，居民在这样的氛围中更容易增进对西医的了解，并对其产生信任和依赖。据固厂《哈尔滨汉医药界之回顾》记载："哈尔滨开关较晚，且为旧俄所经营，以致人民迷恋欧风，一有病痛辄延西医诊治，并不计及习惯禀赋是否与西人相同。即有死亡，亦自认为系不治之症而不悔。"足见西医在当地百姓心中的地位。同时，由于本地早期中医不思进取，更加重了患者流失，使中、西医在民众心中的地位极度失衡。

第二节　几近废止

民国时期，西医学迅速传入华夏大地，由于大部分中医并不通晓近代之生理、卫生、解剖等基础医学及传染病的预防、消毒等常识，且多非出身正规医学院校，未免有玉石混淆之嫌，故常被西医蔑视，被反对者冠以"非科学之迷信谬说"而加以攻击。

1929年，中华民国第一次卫生委员会议上，余云岫提出废止中医案，虽在全国中医的一致反对下未能成功，但西医对中医的压制却愈演愈烈，而政府亦对中医冷眼漠视。如1930年国民政府颁布的"西医条例"，对药剂师、看护妇、产婆均制定相应法规，对中医却缺乏规范管理，实际上就是否认中医的合法地位。为求得与西医同等待遇，中医维护者团结一心，不懈努力，终于促使立法机构于1933年通过了"中医条例"及"附设中医研究"两条法则，却遭西医全力阻挠而未能公布。在1935年的中国国民党第五次全国代表大会上，中央委员冯玉章率各省市及海外中医代表提出的"提议政府对中医西医应平等待遇以宏学术而利民生案"得以通过，同时通过了以下几则议案：一、立法机构立即公布刚刚通过的"中医条例"并实施；二、政府卫生行政机关须招聘中医；三、设立国医学校。但仅第1条于1936年得以实施，另两条最终未能施行。

可见，无论是黑龙江地区还是当时整个中国，中医的地位都岌岌可危。政府的政策与行为必然会影响社会群众对中医的态度，患者和学生数量都受到冲击，使本就日渐式微的中医药事业举步维艰。

第三节　龙江医派奠基

抗战时期龙江医家的团结一致、解放思想的先进觉悟和坚忍意志离不开哈尔滨汉医学研究会及《月刊》的创办人——高仲山的培养。在上海中国医学院（1939年停办）的学习经历使高仲山立志振兴中医，具体的办法就是团结更多的中医，提高整体素质，实现中医自救。这一理念在其初登哈埠时便已形成，并立即得到实施。

一、招贤纳士，团结同仁

哈尔滨的中医主要分布在傅家甸区和埠头区，当时，在傅家店区内现道外区十四道街短短一条街上，就开设有樊景洲诊所、京都福庆堂铺、老福春堂、于龙潭诊所、德泰恒药店（坐堂医生为高尊五）、韩百灵诊所、锦和盛药店；五道街有哈尔滨最早的药铺——大成堂药铺；锦街有京都福庆堂王麻子膏药店。中医集中的地区更便于组织开展行业工作，因此，抱负远大的高仲山来哈创业时便选择了生活条件较差，但中医同仁集中的傅家甸。他每天抽出一定时间，遍访本地有声望的中医，不久便结识了左云亭、刘巧合、安子明、安世泽、高香岩、王子良等名医。高仲山向他们介绍了在上海学习和行医的情况，着重讲述了1929年与余云岫的中医存废之争，强调中医界团结协作、共同提高中医学术和自我素养的重要性。高仲山的先进理念和清晰思路得到了同仁的认同，他们一致确定将组建学术团体作为发展哈埠中医药事业的第一步。

二、成立学会，兴办《月刊》

高仲山等人自1934年开始筹备，于1936年3月8日成立了中医学术团体——哈尔滨汉医学研究会，以提高老一代中医素质，培养新一代具有科学知识的青年中医为任务。研究会成立大会上讨论决定编辑发行《哈尔滨汉医学研究会月刊》，高仲山作主编，审阅和修改稿件，并联系出版和代售等事务。1937年7月28日，《月刊》创刊号问世，高仲山在发刊词中写道："哈尔滨汉医学研究会为本市汉医唯一之职业团体。本月刊，为会员唯一之学术讨论机关。本刊除竭力贡献于会员，并请会员爱护外，更愿竭力贡献于外埠诸同道，尚祈诸同道加以匡助。"他以"半半斋主"的名号倡议："谋国民之健康是尽忠卫国的惟一要图，医术之盛衰影响于国计民生，医术之精窳关系种族之强弱""整理改进汉医学术，是我们汉医界的责任。提倡促进汉医学术，也是一般社会的责任"。但由于经费等原因，《月刊》相关事务举步维艰，勉强支撑至1941年11月便停刊。

三、开办中医教育

高仲山发现，当时东北的中医从业人员大多未接受过系统的中医学教育，中医学知识很浅薄，甚至不知中医四大经典著作。高仲山认为，振兴中医事业应当从提高中医界人员素质开始。因此，他以学会为依托，租借校舍，编写、印刷讲义，编写教学大纲，安排各科教师授课，于1940年创办哈尔滨汉医讲习会，为中医进修提高、交流心得经验、磋商疑难问题提供了更高级的平台。讲习班先后举办两期，培养了来自山东、河北、辽宁、吉林、黑龙江等地近500名高素质中医，培训后，他们经过当局考试取得了开业行医的资格证书。其中的佼佼者有马骥、谭生源、张金衡、张琪、赵正元、滕捷、赵麟阁、姜淑明等后世名医，他们不仅是黑龙江省中医界的中坚力量，更成为东北三省及关内许多省份的中医栋梁。

第二章　抗战时期龙江中医群体特点

第一节　寒地特色

我国幅员辽阔，地域差异显著，不同地区的居民因自然环境、生活习惯、民族风俗、社会人文的不同而逐渐形成了具有地区共性的体质特点，且易感或多发某些特定疾病，当地医生在这些高发病、常见病的诊治方面积累了大量的经验，形成了较为深入或独特的见解。正如《素问·异法方宜论》所论"北方者，天地所闭藏之域也，其地高陵居，风寒冰冽，其民野处而乳食，脏寒生满病"等，《月刊》中多见外感发热、脘腹满痛、心胸痹痛的相关论述和验案，说明抗战时期龙江医家的学术思想已表现出地域化特点，龙江医派的地域特色初步显现。

一、重视外感及咳喘疾病

黑龙江省地处中纬度欧亚大陆东沿、太平洋西岸，北面临近寒冷的西伯利亚，南北跨中温带与寒温带，具有明显的季风气候特征。冬季寒冷干燥且漫长，常见西北风；夏季温暖湿润且短促，常见东南风和南风；春季多大风，降水少，易发生干旱；秋季降温急剧，常有早霜。《龙沙纪略》谓此地"四时皆寒；五月始脱裘；六月昼热十数日，与京师略同，夜仍不能却重裳；七月则衣棉矣。立冬后，朔气砭肌骨，立户外呼吸，顷，须眉俱冰。出必勤以掌温耳、鼻，少懈则鼻准死，耳轮作裂竹声，痛如割"。如不能有效御寒则会触冒风寒之邪，发为外感热病。同时，寒冷干燥的空气对喜温、喜润的肺脏极为不利，故秋冬常见咳嗽、喘证；冬季居家常烧炉取暖，故亦见肺津灼伤之燥热证，又或是衣厚汗出致精津外泄而发为温病。

因此，龙江医家研习经典时尤重外感热病。如对《素问·风论》中风邪使腠理"闭则热而闷"的病机、症状和治法的探讨，多篇围绕"冬不藏精"冬伤于寒春必病温"的讨论，以及对《伤寒论》六经辨证、存疑原文、经气循行、方药解析及应用、病证鉴别、学习方法的研究论述等，论及温病及斑麻痘疹的论文更是多达十七篇。在肺系疾病方面，巴彦医会长金昌撰文《咳嗽症治大略》，李子玉发表《外感咳嗽概论》，陈志和撰《百日咳之治疗法》，兰西中医李庆孚撰文《肺痿的成因和治疗》，哈市中医李德荣发表《肺痈肺痿分别治法》，孙希泰撰《肺病与麻黄》，涵盖了外感和内伤咳嗽的病因病机及治疗用药。

二、探讨积滞胀满、风湿骨痛、心痛、中风病

黑龙江地区早期为满、蒙等少数民族聚居地，出于御寒需求且限于游牧习性，居民饮食多以肉及乳制品为主，这种饮食习惯一定程度上也对后期来自中原的汉族移民造成了影响。《黑龙江志稿》云："前清以食肉为大礼，固关东之习俗也。"但汉族人的体质与生活方式相较于少数民族偏于安定，户外及肢体运动较少，导致饮食摄入的肥甘肉脂难以及时运化，积聚在体内而成胃肠积滞，阻遏气血，导致脘腹不适甚至胃心痛。很多居民久而久之成为痰湿体质，为日后中风埋下了隐患。

龙江寒地冬季漫长，人体阳气闭束于内，居民多有情绪抑郁、气机壅滞之感，烟草辛香，性温属阳，吸食可使人气机发越、神志畅达。且东北荒莽之地，蚊虫甚多，吸烟还有驱蚊之用，加之黑龙江地区盛产烟草，吸食成本较低，黑龙江居民，无论男女多有吸烟之癖，妇女"顶盘高髻，唯手握三尺烟筒，频频吸之"成了当地民俗三大怪之一。同样，酒浆也具有暖身怡情的作用，寒地居民多日常饮用，但囿于气候特点和技术水平，无法采用黄酒、米酒的酿造工艺，而是使用烧锅工艺以减少粮食用量，缩短酿造时间。黑龙江所产烧酒无色透明、酒精浓度高，饮后顿感热辣汗出，周身畅快，当地有民谚称："宁损十年寿，莫打烧酒瓶。"可见居民对于烧酒的喜爱和依赖。烟酒虽能暖身舒畅，长期偏嗜却使湿热内蕴，一旦外遇风寒湿邪则发为风湿骨痛；又或日久化为痰热，甚或气滞血瘀，突发胸痹或中风。

针对以上地区高发病，《月刊》中有《论"病下利，腹胀满，身体疼痛"之证因及治法》《胃不和则卧不安论》《关节风湿痹证治疗之一般》《中风不得用风药》《中络、中经、中腑、中脏的分别和治疗》《古心脏说》《心脏病之亢进与麻痹》《九种心疼治疗谈》等，以及诸多相关病案分析，均体现出病证诊疗的地域特点。

三、普及卫生防疫知识

受少数民族游牧迁徙的习俗影响及当时东北荒蛮简陋的生活条件所限，早期的黑龙江居民卫生习惯较差，且缺乏必要的卫生常识，生活活动以原生态为主，如野兽一般全凭自身正气自生自灭。据《月刊》特约撰述员王晓霞所述："查北安龙江等省，地近寒带，妇女不讲卫生，产后外感症以及下焦风冷寒疝症实居多数。"《月刊》中关于产后发痉、产褥热等调摄失宜所致疾病的文章篇目众多，如高香岩《妇人产后病之三大问题——三冲、恶露、蓐劳》、李西园《产后中风发痉治验一则》《论小儿痉抽》、吕云歧《风痫论》、王俊卿《产褥热》、杨煦《急惊风》、张霭霆《小儿急惊、慢惊、慢脾之症状、诊断、治疗》等，均从侧面展现出了当时当地卫生条件及意识落后导致的恶果。

同时，不注意饮食卫生及忽视摄生防病还导致传染病的高发与快速传播，如1921年暴发的鼠疫和1932年洪水后的霍乱均使龙江人民损失惨重。因此，《月刊》中龙江医家对于传染病防治的论述甚多，较有代表性的有高仲山的《时病新论》《疟疾之治疗及预防》《肺结核及其预防及治疗》《蚊蝇的预防发生及驱除》，高尊五的《霍乱片谈》，陈志和《霍乱论治》，程汉章《疟疾与伤寒虽有异同然详究其源必有确定之别》，金文华《烂喉、痧丹痧辨》《人参败毒散之研究》，黎雨民《疫病溯源及预防》连载、《传染病浅说》连载，李德荣《谈沙眼》，孙希泰《斑麻痘疹之分别》《治久痢及休息痢的效方》《痢疾概论》连载、《痢疾的原因和治疗》《脑脊髓膜炎的研究》，等等。

四、自然资源丰富，药材多样，便于取用和研究

黑龙江地区的气候和土壤适于农用作物栽培及渔牧业发展，因此动植物资源丰富，种类繁多。天然药用植物包括名贵药材山参、黄柏、地龙、苦参、狼毒、黄芪、五味子、刺五加、党参、茯苓、满山红（红萍）及芡实（鸡头米）、菖蒲、乌拉草、五味子、重楼等。昌盛的牧业和林业也为医生提供了充足的动物药源，如鹿角、黑熊胆、阿胶等。张慎修在《医药调查研究》中提到："据满洲医科大学诊疗班调查，药商常备者约为四百种，除由营口输入者约百五六十种外，其他二佰五十余种概为东北所产。"丰富的药材为抗战时期龙江医家临床取用及钻研药用性质等提供了便利，如苏永春在《药物之温补与寒泻琐谈》中对比了移参、党参、沙参的效用特点，高镜清

也对人参、黄芪、阿胶等地产药材的性味功效进行过阐发。

第二节 中西汇通，严谨包容

现黑龙江省省会哈尔滨，自19世纪末20世纪初兴起时就是一座没有围墙的城市，也是当时东北最早具有开放意识、最先具有国际化特征的城市。

1898年，随着中东铁路的修筑，大批俄国人涌入哈尔滨；1905年日俄签订的《朴次茅斯和约》使哈尔滨成为向世界各国开放的重要商埠，也使其成为以沙俄为首，日、法、美、意、英等列强盘踞的充满殖民地色彩的国际城市；至1943年，有20个国家在哈尔滨设立了领事馆，欧洲国家以及美国、加拿大、日本、印度、阿富汗等近40个国家和地区的商人、资本家、侨民达数十万人，先后成立侨民团体组织32个。经济和文化的空前繁荣使哈尔滨成为当时东北亚最负盛名的国际商埠，中西方文化经典在这里相互交融，仅1400米长的中央大街，至今仍伫立着拜占庭式、巴洛克式、文艺复兴式等多种风格的精美建筑，从侧面展现了当时哈尔滨的多元与繁荣。

在这种开放多元的社会与文化氛围下，民众不排斥任何新生及外来事物，这不仅使西洋医学在黑龙江地区大行其道，也在20世纪二三十年代吸引了一批优秀的外埠医家悬壶于此。如龙江医派的开创者和奠基人高仲山，1931年从上海中国医学院以优异成绩毕业后即不远千里北上至此，以沪上之新风新法振兴龙江中医药；龙江医派的中西汇通大家黎雨民，早年就读于天津西医院校，后迁至哈尔滨，以其扎实的西医功底和精深的中医学识致力于龙江医派中西汇通。

正是这些接受过正规医学教育，兼通中、西医学的先进医家、学者为抗战时期的龙江中医带来了一股清新思潮，使当时的中医不再囿于中西文化间的藩篱，转而更新自己的知识体系，思考如何在中、西医学间采长补短，游刃有余。如延寿汉医研究分会会长罗敏之在《汉医宜在学业上加功夫、在经验上求实用》一文中号召中医学习西医学理："吾所谓应读之书，如解剖学，可以知人体机构之名称及部位；如生理学，可以知人体脏腑及各器官之生活作用；如病理学，可以知疾病之起因及种种病变。此乃基本医学，不可不参阅之。"他还主张中、西医学对比互参，择其善者而从之："彼如旧说左肝右肺,肝肺之叶数皆与现代之实验生理学不同,所以不能不改善之。"哈尔滨汉医学研究会理事孙希泰堪称中学西的典范,他早年师承于陈士奎、王仙舟等吉林名医,经9年学习尽得诸师真传,以中医药辨证诊治屡起沉疴。来到哈市后,在西学盛行的风气及诸位同仁的影响下,他积极补充西医知识,发表多篇中、西医学相参的文章,对脑脊髓膜炎的见解以及在《肺病与麻黄》中对麻黄功用的阐述均展现了其对中、西医关系的准确理解和将两种知识体系科学结合的能力。

第三节 自强自省,学验互证

1929年掀起的废止中医风波带给龙江中医不小的冲击,医家们纷纷为朝不保夕的生计和社会地位深忧,为国民政府的歧视深感不公。但以高仲山为代表的龙江青年医家并未自怨自艾,一蹶不振,他们在《月刊》中振臂高呼,引领龙江中医群体将政府和西医对中医施加的压力变为逆境求生、精益求精的动力,在充分检视、挖掘自身不足的基础上,迸发出了改革上进的热情。

高仲山在创刊两周年的纪念词中写道:"学术以理论、实验相辅相成。有理论而无实验,则其理论无所附丽,等诸空谈。"他认为发展中医要使其"进步而不动摇,稳固而不退化",提出"能吸收西方文明以为我用,而不以西方文明掩蔽汉医之真精神"。对于中医的未来发展,高仲山鼓励中医要自强不息,否则就将陷入绝境。他说:"吾国医学不能自起奋斗,发挥改进,更或鄙视疏忽,势必限于绝境。更深刻言之,长此以往,汉医不亡于学术之不精,而亡于行汉医业者之不长进。"并在第37期《月刊》中发表了《东亚汉医前进之路》一文。在他的带动下,众多医家纷纷为中医药的生存和发展建言献策。如哈市道外世一堂药店执事人之一李子久撰文《哈尔滨满人药学研究会之分立并向汉医界进一言》,提出数条规范和改进当地中药行业的建议,言辞恳切,至情至理;呼兰著名医家、黑龙江中医教育的先驱者王明五在《汉医应有之觉悟》中对整理医籍、学习生理学、摒弃陋习、注重传承等方面提出建议;延寿分会会长罗敏之在《汉医将来之希望》《汉医宜在学业上加功夫、在经验上求实用》中云:"为汉医者,亦不可自以为谋生有术,温饱无虞,尤得自肃自励,必博览群书以求医识之向上。"固厂号召同仁:

"汉医汉药处此时代之中，欲求不受淘汰，必须自知振作。汉医于研究学术，不可以一得为已足而浅尝辄止；汉药业于病家，宜以忠识不欺为心，勿惜劳，勿贪利。如此，则汉医汉药方能有复兴之一日，方能不为被西医先入为主之哈尔滨人士所唾弃。"另有苏锡三《汉医应有之修养及奋斗说》、野仙《汉医应有新时代化之精神》等文，可见业内人士对当时中医各种弊端的认真思索与改进。

在积极向上的学术氛围中，龙江中医药事业得以发展，涌现出了一批青年才俊和知名医家，中药店铺呈现兴隆之势，使龙江中医看到了一丝曙光，也颇受鼓舞。据固厂所言，当时"哈尔滨汉医界骤呈活跃状态，人才辈出，如高香严、安子明、黎雨民、王伯陶、谭祉禛、高仲山、惠清士诸君均能出其所长，以为汉医界光"，哈尔滨中药行业当时有"世一堂、永德堂、志诚利、春和堂、和发祥、德庆益、锦和盛、德泰恒、好生堂诸家"。而医家争相在《月刊》探讨学术，分享验案的热烈状态也充分展现出抗战时期龙江医家自强自立的决心和行动。1937年7月首刊至1941年11月尾刊的53期《月刊》中，共载文626篇，涉及学术研究成果、临床心得、专刊专题、中医的发展和教育问题、中西医文化交流和碰撞、中医行政和行业管理及相关社会新闻等。《月刊》还转载了恽铁樵、时逸人等省外著名医家的医论及名家验案，如《许学士（许叔微）医案》《张子和医案》《李东垣医案》《朱丹溪医案》《罗谦甫医案》《滑伯仁医案》《胡慎柔医案》《张景岳医案》《王肯堂医案》《汪石山医案》等，为读者提供了学习、提高的平台。

第三章　抗战时期龙江中医学术思想

第一节　学术理论

一、中医基础理论研究

阴阳五行学说、气血津液学说、藏象学说乃中医理论之根本，诊法、治法、辨病、辨证为中医临床之基石，非推敲斟酌，用心体悟，不能把握拯疾救厄之精髓。

东北寒地自古人迹罕至。辽、宋、金、元时期，当地少数民族积极吸收中原文化，使少数民族医药融合了中医药的部分理念，但相对于当地的满、藏、蒙等民族医，中医药的根基极为薄弱。除明清时期随流人、移民而来的中原中医外，很多中医从业者缺乏中医文化及理论积淀，多为生计而"半路出家"，对中医药理论不求甚解。

抗战时期，一批师承于中原名医或毕业于知名中医学府的青年中医加入了龙江中医群体。其中基础知识扎实、学有所成者以《月刊》为讲堂，就中医的基本理论进行了细致入微、深入浅出的解释、探讨，弥补了当时当地部分医家在医理方面的不足。

（一）阴阳理论

阴阳理论发于远古，是古人对自然万物、社会人文的相对属性及发展变化规律进行的客观朴素的界定和描述。生成之道、造化之理均不离阴阳，阴阳在中医学中占据着不可撼动的核心地位。

1.阴阳相吸论　《素问·生气通天论》云："阴平阳秘，精神乃治，阴阳离决，精气乃决。"阴阳之间相生相长、相须为用的关系普遍存在于人体生理与病理状态下。龙江医家以此为理论基础，认为阴阳间不仅可相互转化、相互滋养，还可表现为二者相互吸引、交合时所发生的动态变化，例如胚胎的形成、四肢百骸的成形、人体发育及某些病证均可以阴阳间的相吸、相引来解释。

张恩阁在《全体之真解》中以阴阳相吸作用描述胚胎发育过程。胚胎先分裂发育出两肾，左为肾，右为命门，肾属水，命门属火；继而分化出心，心属火，由于其本于两肾，故其火性本于命门之火，且与属水之肾同出一源而分属阴阳。故位置上虽一上一下，但因水火之性相吸、阴阳之间相引，而有"心肾相交"之理。心肾之阴阳相合则生湿，湿生土，土生脾，而脾作为运化之本，司三焦之决渎之职，由此得出"三焦下起肾系，上结心包，是皆赖阴阳相合而生者，是故中间藏一湿土之脾"的结论。

阴阳属性对立，功能作用大体相反，但阳气的收摄之功与阴气的收敛之性却看似相近，如何理解二者间的关系常成为初学者的困惑。龙江医家将这种"收"的功能理解为对属性相反一方的"吸引力"，可对应于物理学中"异性相吸"原理。如阳虚之证，正气之阳无力收摄阴津，而外来之阳邪则会引动体内阴水，出现目睛流泪。有基于此，安子明在《病理浅说》中认为，仅因肝开窍于目而将目睛流泪辨证在肝还不足以阐释其病机，故进一步指出"无胆虚不流泪"，即胆腑为阳，胆气属阳，胆气虚属阳虚，阳虚则对阴津无吸引之力而不能内摄阴水，肝之阴水则易受外来阳邪引动而外溢化泪："胆火虚，肝不藏水，水被外来风热吸之，而泪下也。"秉于同一理论，安子明还提出"肺不寒不流涕""命火不衰不遗尿"等观点。

相对于阴阳相吸的作用，阳与阳之间、阴与阴之间也存在着"不相吸"，即"相斥"的现象。如"伤食必恶食，以食滞伤火，而不吸引也，故温胃助脾而愈""伤饮必恶饮，以饮停生寒无火以吸引也，故逐水暖胃而愈""胃虚不纳谷，以胃无阳而不吸阴也，故温胃而愈""思虑必伤心，思则气结，心火不扬，不引水生血也，故补火升水化血而愈"等。

2.阴阳相争作痛论 阴阳二性截然相反，在阴阳正气中表现为相生相长、相互制约，在邪实状态下则表现为相反相击、相争相杀。龙江医家指出，实邪为病时，若脏腑之阴阳属性与邪气之阴阳属性相反，则正邪交争而作痛；若阴阳实邪并存于体内，则阴阳二邪相争作痛。

安子明在《病理浅说》中提出"无胃寒不作心痛"，因心为火脏，其下为胃，若寒聚于胃，则阴气上攻，火与寒交争则心作痛；"肠胃无寒不作腹痛"，肠与胃均属阳，遇寒凉则伤火，火遇寒争则痛。张恩阁《怪症之治验》

中收录其师房琅轩医案一则：患者"卧病年余。其症大便闭则腹必痛，大便通则痛即止；饮热水则腹必痛，饮冷水而痛即止。面色黑黄，食不能尽一盂。卧则半身出汗，卧左则右出，卧右则左出，由鼻梁分中截然一线。经年调治，并未获痊。今春就诊于先生，诊其跌阳之脉弦而紧，两尺微弱"。房师"决其为肾阳之虚，又可决其为寒由内生。弦主阴而紧主寒，肾经阴寒之气上犯入胃，抑扼胃阳，稳伏不动。决其为一片真寒包着一团伏火也。一片真寒与一团伏火激战则腹痛作，真寒战胜伏火则便泄而痛止，所谓通则不痛也。饮热水，引动伏火与真寒相争则腹痛作；饮冷水，助寒以抑火，火不能与寒相争则痛止。其阴阳互激之情显而易见。"可见房师拨开其饮热则腹痛，饮冷则痛止的假象，从其尺脉之象而辨为肾阳虚，从其跌阳脉象而辨为胃肠寒积，识其病本在肾，继而上犯于胃肠；其痛因正邪相争，可相争者必分属于阴阳，故为阴寒之邪与内伏之阳气相争，伏阳得外热则势强而奋起抵抗阴寒之邪，交争愈烈则痛觉愈剧，阴寒邪气得外寒相助则伏阳势孤而沉潜不出，正不抗邪，任其居留则不痛。此说皆基于阴阳相争、正邪相抗之理。

3.阴阳失和为病论 中医辨证体系主要有六经辨证、脏腑经络辨证、八纲辨证、气血津液辨证、卫气营血辨证、三焦辨证等，临床中根据不同病症各自特点选用相适应的辨证体系对其病机进行分析概括。

在诸多辨证方法中，龙江医家首重阴阳辨证，其他辨证方法均属阴阳辨证基础上的衍生。以八纲辨证为例，里为阴，表为阳；虚为阴，实为阳；寒为阴，热为阳。如寒邪客表乃阳中之阴，热邪入里乃阴中之阳，寒邪入里为阴中之阴，热邪达表为阳中之阳。脉数无力，虚火上炎，唇焦口燥，气逆上冲，内热便结为真阴不足；脉大无力，便溏肌冷，唇淡口和，四肢倦怠，饮食不化，为真阳之不足，等等。

《内经》理论首重阴阳，因此被龙江医家作为阴阳失和病机的理论根源。对于《素问·生气通天论》中"阴不胜其阳，则脉流薄疾，并乃狂"一句，李西园解释为"阴主静，而阳主动，阴阳和平，则脉和缓而有常度。若阴不胜其阳，则阳动太过而脉搏疾快，数脉是也。并乃狂，阳邪盛于阳明之分也"，将"阳不胜其阴，则五脏气争，九窍不通"解为"阳不胜其阴，则阴盛于五脏，五脏之气争搏于内，阳气失功，不能行于外，则九窍乏气，而呈闭塞"。张启后则解释为"阴阳即水火，水火即气血，宜平不宜偏，宜交不宜分""阴者藏精而起亟，阳者卫外而为固，阴阳调和，乃能无病"。偏盛则病生，故阴不盛其阳则水衰火胜而阴气无所依附，故其脉之来疾且数；"并乃狂"为阳盛之病状，阳盛则耗血而血虚，血虚则火益肆虐，以致火乱心神而发狂，甚则登高而歌，弃衣而走。故调病养生之法必使阴阳调和，水火既济，使其不偏胜则病亦无由以生。

基于阴阳失和发病理论，若正气中阴阳一方虚馁，则另一方相对偏亢而致病。据此，程汉章反驳了"小儿纯阳之体说"，认为若纯阳而无阴，则必常发热病而无康健之机。且"纯阳"为"纯一不杂之阳"，多指真人修养元气，身无色欲之好，精髓未伤，身强体壮，精神耐老，而小儿气血盛，体力强，精未伤，但体质柔弱，腠理未密，肌肉疏泄，身体柔软，骨骼不强，易感风寒，故实为"稚阳"，而非"纯阳"。另外，实证中多有相同属性的邪气凑聚而致阴阳偏亢发病者。如风、火二邪皆为阳邪，均具升窜之性，风气入脑则火气合之，风火交加致内胀满而痛，唯散风去火可愈，故有"无风火不头痛"之论。

（二）五行理论

五行，又称"五运"，五行理论是与阴阳理论平行不悖的另一种概括世间万物属性及相互间动态演化关系的模型。人体作为万物一气所化的自然界中的一分子，其脏腑经络、四肢百骸同样可类比于木、火、土、金、水的性质特点，相互间亦存在生克制化关系，故中医论常、论变、论病、论理、论机、论治、论法、论方、论药皆难离五行。

《素问·经脉别论》中"饮入于胃，游溢精气，上输于脾，脾气散精，上归于肺，通调水道，下输膀胱"一句描述了水液从口入人体后的运化、转输过程。安子明在此说基础上以五行理论阐释了内生饮邪的病机及治法："脾肺不寒不成饮，以土来生金，火不制金，金湿为之也，故补土燥金而愈。"对于舌肿的病机和治法，安氏同样以五行属性诠释："心火不盛不舌肿，以心血虚不制火，火气上炎也，故清火补血而愈。"

五脏与五行的对应关系为中医学明确的共识，实际上，六腑亦有各自的五行属性，其中最具代表性的当属胃的五行归属。杨雨膏在《脾喜刚燥、胃喜柔润解》中强调，脾胃皆属土，然脾为阴土，胃为阳土，二者阴阳互济，相生相长："太阴湿土得阳始运，阳明阳土得阴自安。"用药时须在辨证精细的基础上注意所用药物的针对性："胃原性燥而加之以亢阳之品，何以化盛受之资？而脾自性柔，再施之以寒阴之质，何以作消导之用……脾虚之病也急用刚燥之剂以补之，遂脾之所喜也……胃实之证也，急用柔润之药济之，又胃之所喜也。然则阴阳二气相须相佐，气无偏胜。"安子明则进一步将胃的阳土之性理解为火性，即胃既属土也属火，因此易被苦寒药食所伤，而治疗时更应顾及胃之火性，不可单纯健胃，应补火以生土。

《难经》以五行生克原理为本，提出"虚则补其母，实则泻其子"的五行治则，高仲山主张从虚实证的病因角度理解此治则。如肺金生肾水的过程为"水津由脾上输于肺，得着肺中肃降的气乃折回下行，仍旧循着三焦的油膜，下输膀胱。肾居在膀胱的旁边，得着肺藏输来的水分，于是洒陈于五脏六腑，灌溉于四肢百骸，或往外泄而成为汗，或往下泄而成为溺，它的作用虽是在于肾，它的根源却是来自于肺，所以说肺生肾"。因此，子本是仰仗于母之供应的，子虚则需求量增大，母脏供不应求而致子虚，故应急补其母，母足则子所得充足而不虚，故曰"虚则补其母"。至于"实则泻其子"，因母本输送于子，母实则滥给太过，急泻其子，令之所需增加则母不至于实。例如肝火太旺，用左金丸以泻之，但左金丸又非直泻肝火，其中黄连属苦寒泻心火之品，用其使心火不足，迫使亢盛之肝木补充心火，以达不治肝而肝火自平之效。

（三）营卫本源

"营""卫"二字在《说文解字》中的释义分别为"匝居"和"宿卫"，即"营"指军队围绕而居，"卫"指列队警戒护城。可见，"营""卫"二字本为军事用语，被中医学术语系借用，以代指人体中具有安守供给、护卫警戒作用的组织、物质或功能，即在人体外周的气血及相应的卫外、滋养功能。

对于人体营卫之来源及性质，《灵枢·营卫生会》云："人受气于谷，谷入于胃，以传于肺，五脏六腑皆以受气，其清者为营，浊者为卫。"提示了营卫二气皆为水谷精微所化，其区别在于，营气为精纯之气，行于脉中，而卫气为剽悍之气，行于脉外。对于营气的性质，则强调与血相关："亦并胃中，出上焦之后，此所受气者，泌糟粕，蒸津液，化其精微，上注于肺脉，乃化而为血，以奉生身，莫贵于此，故独得行于经隧，命曰营气。"

对此，刘翰章在《营卫气血之界说》中认为，尽管营为血，卫为气，但又并非与气血完全相同。其区别在于，气血是以体言，营卫是以用言。气血在人体化生有形，即为男精、女经；在人体中发挥功用，即为营阴、卫阳。《灵枢·决气》曰："中焦受气取汁，变化而赤，是谓血。"又："谷入于胃，脉道以通，血气乃行。"营血出于中焦已无异议，而《灵枢·营卫生会》中的"卫出下焦"论则成为研究探讨的热点。刘翰章认为，此乃"索本求源之论"，卫气虽统于肺，周于太阳皮毛之间，而其气之化源则在脐下丹田气海之中，是先天之所生化，故曰"卫气出于下焦"。安子明在《气血解》中也指出，血之化生虽赖饮食入胃为起点而化生，但卫气需"吸入天阳，下入丹田气海，引心火下行"而生发。

对于营卫相关病证，安子明认为，营卫功可调和周身热度，调匀上下水火，不可须臾分离。若误汗而卫阳外泄，误下而阴竭内陷，均会造成营陷卫虚或无阳则阴独而见痉。刘翰章指出，营卫失调会导致其所在之处——脉道的异常，出现拘挛瘈疭，故见此症应调和营卫，助其化生，即顾其所出之处——中、下二焦。至于治法，刘氏以一则验案阐释：患者，女，13岁，"周身战栗，手足伸缩不已，坐卧不安，不能语言，已经三个月有余矣。延医二十余名，用药七十余剂"，均以中风治之，无一效者，"延余诊治，其人手伸缩无停时，不得其脉。细视其面，清白无血色"，除此外无他病，"此病状类乎瘈症也。此乃营卫极虚之症也，非大剂补气生血之品不能有效。拟以补中益气汤加减以求阳生阴长之义，服一剂，病减去大半，又照方连服二剂，霍然而愈矣"。战栗为卫阳失煦，手足伸缩为肌筋不安，病位在表，故辨为顾护体表之营卫大虚之象。因此患为大虚，与桂枝汤证不和，故刘氏从营卫生化之源——中焦脾胃论治。可见，其对此证的辨识和治疗全凭对营卫本源及性质、作用的准确把握。

（四）情志病因

人类是情感动物，情绪、心态易受外界刺激而波动，大体产生怒、喜、忧、思、悲、恐、惊7种情绪反应，这是人体正常的应激反应。但若暴受刺激或兼夹其他致病因素，则会因此而致病。

韩凤阁在《六淫和七情》中指出，喜、怒、忧、思、惊、恐、悲七情到极处，就要内伤，均有碍于气机。遇喜事如同草木逢春一般，使人神志愉快，但若唯恐失败而担忧，一旦遂了心意或得之意外，就不免惊喜交集，而成日夜不休的笑病；怒气刚暴，发泄则平，怒时牵动胃气，若郁于心中勉强进食，胃气尚未平复，难以继续工作，不能消化食物，遂成为停食、积聚等病；忧与思多相滋而生，欲求不得则愈思，思恐不得又要忧，如此纠结不清则气沉而结，出现呼吸微弱、纳食减少甚至暴盲失聪；受惊则气乱，受恐则气下，惊由外来刺激，恐为内存畏怖，而畏怖多起于对外界刺激的防备，因此惊恐也是互相连带的，但因惊而生的病发作猝然、急暴，因恐而生的病蓄久作缓；悲令人气清，缓而轻者纳食减少，渐见精神萎靡、形体消瘦，急重者以至自杀。他创造性地将七情分为过去、现在、未来3个时段的感受，例如：怒和惊是对于现在的感触，忧和思是对于将来的愿望，悲是对于过去失败结果的否定。在病机方面，喜、乐、惊、恐多耗散正气，导致怔忡、失志、精伤、萎厥等虚弱病证；悲、怒、忧、思多蕴结邪气，导致癫狂、噎膈、肿胀、疼痛等实性病证。因全属于情志内伤，多为难治。高香岩在《诊断学》一文中介绍了情志病所成脉象：暴怒气逆，其脉弦涩；过喜则气散神荡，其脉见沉散；多思则气结意衰，其脉弦弱；悲则气消魄沉，其脉见洪短；恐惧气沉，志必多乱，其脉沉缓。

（五）三焦形质

《难经·二十五难》"心主与三焦为表里，俱有名而无形"之言使三焦在中医脏腑学说中扮演着十分尴尬的角色——既然与其他五腑不同，为何仍在"六腑"之中而不归入奇恒之腑？抗战时期龙江医家首先引经据典说明三焦形质，同时因西方认识观的逐渐渗透而不满足于模糊的臆想，很多医家想借助西医客观实证的解剖、生理学现象及知识、方法去探究三焦的确切内涵。

陈志和认为，三焦并非虚幻无形，故设专篇《"三焦有名而无形"的解释》，从两方面探讨了三焦之"无形"。他认为，心主即心包，为心之包膜，为有形之脏，三焦既然与其相表里则也应有形，且《难经·三十八难》云"三焦亦是一腑"，说明其形虽不同于其余五腑，但并非虚无，故其"无形"为相对无形，而非绝对无形。腑，即府库，指其具有受纳功能，且可变化出有形物质，如六腑中的胆囊储蓄胆汁，胃和小肠贮运水谷，大肠出纳渣滓，膀胱贮尿，唯三焦主气化水液，无有形之物可受，故说三焦无形是指三焦不贮藏有形的物质。孟昭霖认为，三焦为人体内外皮肤、肌肉、筋骨、脏腑间的网膜组织，主传化吸收水液。张恩阁认为，三焦发源于肾系，分布在体腔的上、中、下三部，在上结为肝膈，为上焦；在中结为网油与板油，为中焦；在下结为鸡冠油，包裹大、小肠，是谓下焦。尽管当时的讨论仍未形成统一的观点，但与目前学界发现的一种新的组织器官的认识极为相近，龙江医家此番探讨的先进性可见一斑。

二、诊法研究

中医诊法可概括为望、闻、问、切4项,《难经·六十一难》有云:"望而知之谓之神,闻而知之谓之圣,问而知之谓之工,切脉而知之谓之巧。"自古以来,中医学界始终强调四诊需协调配合,缺一不可。但由于切脉之法相对客观,且沿袭自封建社会男医与女患间的诊查限制,加之以医圣张仲景为代表的中医大家对脉理的重视,导致切脉成为患者评判医者医术的重要方面,很多医生也以切脉作为炫技、笼络患者的主要手段。对此,龙江医家仍然强调四诊合参的重要性,呼吁同行摒弃华而不实的诊法;论述四诊的原理和技巧,以提高同行的诊法技能,起到继续教育的作用。

(一)望与问

张四维在强调四诊合参的同时更重视望诊与问诊,且望诊尤为重要:"细问病由则可知病之来历,细问病状则可知病之轻重,再望其部位之色、唇舌之色、大小便之色,则病情可得八九矣。复切其脉,合诸所问、所望是否相符,若稍有疑,则默思其故,当可了了于胸,后为立方施治,自无所失矣。"罗敏之尤其重视问诊,在《诊断学辑要》序言中指出:"近世以来,习俗相沿,医士以问诊为耻。"文中引用岐伯"入国问俗,入家问讳,上堂问礼,临病人问所便"之言以证问诊为诊断之要事。罗氏深知徒恃切脉不能尽诊断之能事,必详悉询问而后参之脉象,如遇病者不愿以诚相告,宁可不为其诊治也不可含混了事。文中提示,除要重点问现在症状外,还要问清性别、年龄、职业、住址、已往证候、受病原因等,以助诊断。文中还以张景岳的十问歌为纲阐述了问诊的内涵、技巧及注意事项,并参恽铁樵的切诊学说。在"诊察概要"中罗氏提到了望体质,将患者体质分为神经质、卒中质、脉痨质、肺劳质,临床应依其体质辨病、辨证、施治。

(二)切

1.脉象与病机 高香岩《诊断学》的全部内容均有关脉诊,其以《内经》为准绳,若遇气化之机、经络之病,则遵叔和脉理。文中提示了相似脉象的辨析方法,如洪脉与数脉之辨,洪主热,数主火;热为无形属天,火为有形属地。血分之阳为火,气分之阳为热;数脉原是火之急,洪脉乃属热之征;火病药用苦寒泄之,热病药用甘寒清之。高镜清认为平人常脉"男脉以左大为顺,女脉以右大为顺",而高香岩、阎德润则对此及"男子寸脉盛,女子尺脉洪"之说持否定态度，认为无论男女，左右脉皆因脉气昼夜循行规律朝左大暮右大。杨雨膏批判了《脉诀》作者假托王叔和之名立"七表八里九道"说，指出其说遗漏了数脉，实不可取。

2.脉位 高香岩强调，医者不仅要识脉象，还要结合脉位辨病机："左寸为人迎，右寸为气口，关后为神门而相火寓焉。人迎以定外因，病主风、寒、暑、湿、燥、火六淫之灾；气口以查内因，病主喜、怒、忧、思、悲、恐、惊之疾。人迎脉紧，病多伤寒；气口脉紧，病多伤食。"文中还介绍了五脏脉形、四季平脉解、五脉太过、五脉不及、五志病脉解。高镜清论述了四时常脉与地支的关系，并强调脉气以胃气为本。阎德润撰《评汉医之指法》考证了脉位名称的含义，"考《内经》有'寸口''气口'之名，并无关尺为三部之义"。寸、关、尺之名始于《难经》，以高骨取关则始于叔和之脉诀。指出脉诊本应取人迎、寸口、跌阳三部脉，而后发展为独取寸口脉的原因为"后因妇女缠足而只取两手，久之波及于男子"。阎氏认为此变通法简捷可取。此外，文中介绍了反关脉、外斜脉、内斜脉、斜飞脉、解脉、臂外脉、二线脉（或称双弦脉）的解剖学形态和临床概率，指出此为先天而生，并非因脉道阻碍，反关脉较平人细小为常，较平人反大者绝少。

3.切法 阎德润列举了多种脉诊指法，包括侧诊法，内推外推法，移指法，举、按、寻法，久按法。如单诊为医者以一指取脉，总按则为三指齐下，比较二者所取之脉孰强孰弱可判断病情虚实。由于切脉全凭指下知觉，故文中提示需注意避免医者指尖搏动及因医者久行久立而致指尖麻木使诊感不灵的情况。在幼儿切诊方面批判了初生儿无脉说，介绍了额脉法、观虎口脉纹、推食指三关法，认为3岁后可用单诊法。

三、治法研究

清代以前，中医对治法的认识并不一致，或名不符实，或过于简单，或过于繁杂，或治法与方剂混淆不清，以致众说纷纭。直至清雍正年间，程国彭著《医学心悟》，全面系统地阐发了"医门八法"——汗、吐、下、和、温、清、消、补，中医治法理论始得规范。抗战时期龙江医家也多宗此说，《月刊》中涉及治法论文也均就此阐释。

（一）扩充八法内涵

辛元凯指出汗法的应用指征并非只有头痛、发热、恶寒、项背强急、脉浮紧、无汗，"凡遇冷风与风、寒、湿三气合而成痹者，可汗；喘息而胸满者，可汗；卒中晕迷，痰涎壅盛，心下坚，身大热者，可汗；初生婴儿发热，鼻塞不通，可汗；痘疮见点时，热高烦闷而喘，可汗；哮喘痰潮，声音不出，坐卧不安，可汗；头热痛，目赤如朱，鼻塞恶寒，可汗；周身发斑，发热恶寒甚者，可汗"。

高尊五主张以疗效反向定义治法，认为清法不是指用凉药，而是指一切可以退热的治法，如外感实火用凉药清热，内伤的虚火就要用补药清热，所以白虎汤、三黄汤、竹叶石膏汤等寒凉药固然是清法，人参、黄芪、附子、肉桂等大补大热的药在某些情况下也是清法。辛元凯指出，和法用于在躯体之内、脏腑之外之病，如少阳证汗之不可，攻之非宜，必以和解，故后世均以柴胡为和剂代表。殊不知柴胡之外尚有可称"和剂"者。且不仅少阳经当和，其他各经亦需和，即"调和"之意。如病四逆，或咳或悸，或小便不利，或腹中疼痛，或泄利下重，以四逆散和之；咽中疼痛，以甘草汤和之；下后腹满而痛，以桂枝加芍药汤和之；二阳合病，自下利，以黄芩汤和之；汗后不恶寒，但恶热者，以调胃承气汤和之；病人脏无他病，发热汗出而不愈，以桂枝汤和之；荣卫不调，亦以桂枝汤和之；咽喉干燥，唾脓血，泄利不已，以麻黄升麻汤和之；脉浮而涩，大便微硬，以麻子仁丸和之；自汗出小便利，津液内竭，而兼大便不通，以蜜煎导和之；潮热便溏，胸满胁下痛，以小柴胡汤和之；妇人经水适来，或适断，因病胸胁满、谵语等症，以小柴胡汤和之。

（二）精细辨证，严选治法

八法无论攻补，误用均对病患有害，故用时必须悉心辨证，详审病机。辛元凯认为"凡无外候者，不可汗；有外候而里重者，不可汗；咽喉干燥，不可汗；淋疾，不可汗；失血，不可汗；疮疡，不可汗"。用下法时必见实症，如口燥咽干，神昏谵语，胸下硬，大便难，舌苔黄燥或干黑起芒刺、裂纹，脉实大有力。即使确有燥实，亦需辨别深浅，分清便溺与蓄血，分别施以或汤或丸。若不慎误下，则误下伤寒者为轻，误下中风者为重，最不幸而误下为并病、合病，或厥少二经，则尤重，甚至一去不返，难于救药。消法为攻除之法，更要因人用药，且需分初、中、末三法及邪留深浅。邪气初客，所积未坚，应先消后和；所积日久，气郁渐深，湿热相生，则法从中治，当祛湿热之邪，消之软之以渐平；邪气久客，正气必虚，须以补、泻相互为用，如用归脾汤送下芦荟丸，用五味异功散佐以和中丸；若块消及半，则从末治，不使攻击，但补其气，调其血，导达其经脉，待营卫流通，则积块自消，不可过于攻伐，以免伤病人的元气，宜衰其大半而止。应用清法要注意个人体质，体质虚弱者脏腑本寒，肠胃虚滑，或产后病后、房室之后，即使病热也不能重用凉药，宁可不足，不使有余；壮实之人而患实热病，可清之稍重。即使应用补法亦应分气血，辨寒热，识开阖，知缓急，分五脏，明根本。

即使是和、温、补3种较为和缓的治法，亦有不可用时。如病邪在表，未入少阳，误用柴胡则引贼入门，轻则为疟，重则传入心包，渐变神昏不愈之候；亦有邪已入里，燥渴谵语者，医者谨以柴胡汤治之，则病不解；至于外伤劳倦，内伤饮食，气虚、血虚、痈肿、瘀血诸症，皆令人寒热往来，似疟非疟，均非柴胡汤所能去。即使体虚也不可滥用补法，如本体素虚，而客邪初生，病势方张，骤补之未免闭门留寇。

另外，高尊五和辛元凯主张依据病位选择汗、吐、下、和法，即因势利导之意。如汗法主要应用于邪客毛窍腠理，病在三阳者，尤以太阳病为主；吐法治上焦病，应用于胸膈之间、咽喉之中，或有郁痰、疮脓、食滞阻塞时；下法用于病在里者，如《伤寒论》所述少阴病、阳明病；和法用于病在半表半里者，既不伤表分，又不犯里分，可分理阴阳，调和营卫，使邪气自散。总之，以使外邪速去为原则。温、清两法依病邪寒热之性而设。人若受寒，必用温药表散，如天寒地冻时，日光普照处冰雪消融；除中寒、寒湿外，所有病邪都易在体内化热，此时便要用清法。消法针对积聚壅塞在经络脏腑日久，变成硬块的有形实邪，如气血互结，或食积被气血裹挟，或风寒藏于血分凝结不化。补者补益一切虚损，经曰"邪之所凑，其气必虚""精气夺则虚"，又曰"虚者补之"，即指虚怯病症用补法才可起死回生，转弱为强，譬如年久旧屋，或墙垣好塌，或木料霉烂，若及时修葺，仍旧可住。

（三）遵仲景用法，参各家学说

《伤寒论》及《金匮要略》中的条文、方药被医家引用以说明八法应用之依据、证治及治禁等各方面。如《伤寒论》中的吐、下治则被临床医家奉为圭臬，在高尊五、辛元凯之文中被反复引用；辛元凯总结了仲景所论下法禁忌："阳明病，心下硬满者，不可攻之，攻之利遂不止者死""阳明病面合色赤，不可攻之""阳明病，不能食，攻其热必哕""阳明病，自汗出，若发汗，小便自利者，此津液内竭，虽硬不可攻之""阳明病，潮热……不硬者不可与之……此但初头硬，后必溏，不可攻之，攻之必胀满不能食也""伤寒五六日，不结胸，腹濡，脉虚复厥者，不可下，此亡血，下之死""结胸病，其脉浮大，不可下，下之则死"。另外，众医家均推柴胡汤为用治病在半表半里的主方，瓜蒂散为吐法的代表方剂，足见医家对医圣之推崇及仲景学术思想对龙江医家的影响。同时，龙江医家也提倡兼收并蓄，如辛元凯论吐法时引用张子和、雉间焕、朱丹溪、王焘、陆渊雷、日本汉医永富独啸庵等医家的观点，以及以补充近世医家废弃吐法的缺陷。

同时，程汉章提示，各家观点为治法上某一点的发挥，学者不可因张子和主攻破、李东垣重脾胃、刘河间专主火、朱丹溪主补阴而固执偏颇，临证应"深明药、脉、病、治之理，洞悉望、闻、问、切之情……药推寒、热、温、凉、平和之气，辛、甘、淡、苦、酸、咸之味，升、降、浮、沉之性，宣通、补泻之能；脉究浮、沉、迟、数、滑、涩之形，表里、虚实、寒热之应；病有外感、内伤、风、寒、暑、湿、燥、火之机；治用宣通、补泻、滑涩、湿燥、重轻之剂"。对各家之论择善从之，如欲治实证可从子和之攻破，欲治脾虚宜从东垣之健运，欲治火证当从河间之清热，欲治阴虚堪从丹溪之补阴。医家还参考了《外台秘要》及民国名医吴克潜提出的湿温治法。

四、经典理论研究

《内经》《伤寒》《金匮》并为中医学经典论著，其理论纲领数千年来一直有效地指导临床实践，医者依其施治而活人无数，是古往今来中医学者的必修课。但因其成书年代久远，文法与后世多有不合，或有文意未尽之处，给历代医家的理解与应用留下了诸多疑点。因此而著书立说者不乏其众，诸家各持己见，或以经解经，或依验而谈，使本就晦涩的经义更显扑朔迷离。且在近现代西风东渐之际，三部宏著的科学合理性也饱受外界质疑。真正的科学学说不会为环境、时间、潮流所约束，而应永久保持其论点的独立性、体系之完整性。龙江医家在《月刊》中或考据《内经》经旨，或以《伤寒》《金匮》为遣方用药之准绳，使理论与临床相须相促，既为中医界同仁研习医术提供佐证，也充分证明了三部经典论著在抗战时期的重要学术价值。

（一）为《内经》正名

《黄帝内经》在中医学理论体系中的地位无可撼动，但因其文字古奥、语句晦涩，而致其明珠暗投。高仲山在《月刊》中连载《黄帝内经素问合解》，循序渐进地解说了《上古天真论》《四气调神大论》《金匮真言论》《阴阳应象大论》《阴阳离合论》《阴阳别论》《灵兰秘典论》《六节藏象论》《五脏生成》《五脏别论》《异法方宜论》《移精变气论》《汤液醪醴论》《诊要经终论》，对于《上古天真论》和《四气调神大论》更是逐句分解，逐词注释，对古文法、字形字音、句读法等细节均加以说明。自《金匮真言论》起开始整段注解，前后相参，以利读者完整掌握经义。文中夹叙夹议，既方便学者钻研，更利于初学者入门。

对于因《内经》"不明人体实现现象"而对其妄加批判的人，高仲山称其为"门外汉"。他指出，《内经》所言完全为人体生理病理功能变化之公例，而非说明人体实质形状，专究功能，不尚实质乃《内经》之特长、《内经》之至义。一切病症的出现乃体内生理功能之变化，疾病的产生是功能之变化而影响实质，如恢复其生理功能，实质之缺陷亦因之而恢复。故《内经》论病之治法，是为矫正生理功能之异常。如治传染病亦重矫正生理功能之异常，而不重杀菌，生理功能既恢复常度，则细菌无隙可乘，病即向愈。临床常见西医认为有菌之证，中医施以无明确杀菌作用的药物却应手即愈；西医重杀菌，遇病却束手无策，只能听其自然进行，即所谓期待疗法，因此延误治疗时机之例不胜枚举。对于批判《内经》"不明神经、大小脑之功用与实质，遇神经疾病，则谬指为肝病"的说法，高仲山认为，《内经》确实不知神经、大小脑之实质形状，却对神经、大小脑之生理功能、病理变化有准确深入的理解。《内经》所名之肝，即今人所称之脑；所名之筋，即今人所称之神经。因彼时为环境所限，未能发现神经之实质及与脑相连之关系，为便于说明脑与神经之生理功能、病理变化，古人不得不以肝代脑，以筋代神经。且中医在未知神经实质之前，治神经病即以治肝病之法，莫不应手而愈。如恽铁樵治流行性脑炎特效方，方中以入肝经之龙胆草、川连、全蝎、滁菊、生地等为主药，治疗初期中期脑炎，成效斐然。

（二）解《内经》疑难

1. **"有故无殒，亦无殒"说** 《素问·六元正纪大论》云："黄帝问曰：妇人重身，毒之何如？岐伯曰：有故无殒，亦无殒也。帝曰：愿闻其故何谓也？岐伯曰：大积大聚，其可犯也，衰其大半而止，过者死。"对于孕期治疗，若护其胎，必纵病为患，若治其病，则致胎有害，处此两难之际，医者大多首先顾及诸多用药禁忌，若孕妇患大积大聚之病，则更畏于攻坚破积之猛药易伤胎而束手无策。对此，龙江医家解析并秉承"有故无殒，亦无殒"之说，认为当在准确辨证的基础上，或以安胎为主，胎安则母自安，或以治病为主，病去则胎自固。以临床验案明确并实证了孕期治疗原则为"有是证用是药"，且不可因贪效而过用。

赵福成认为，妇人妊娠疗治之难非其他病证可比，但仍宜有是病用是药，不可一味循俗而补血安胎，因循贻误，否则轻则母全子殒，重则母子俱亡。张恩阁认为"有故"即已有病，若需用攻伐之品则自有病代为承受而不会累及胎儿，此即"无殒"之理。同时张氏又强调，万不可恃此而鲁莽投药，应"衰其大半而止"，即所谓"亦无殒"，过用其药则致胎殒。张氏进一步指出，孕妇所患大积大聚之病邪正纷争之势剧，胎气为正，积聚为邪，二者势不两立，去邪方可存正，留邪则必伤正，因此不可留待产后治疗，否则易损胎元。另外，攻逐之品的应用原则为"衰其大半，犹余少半"，此不仅为保胎元之原则，平人亦不可凭药力而尽去其病，因"元气为人身之真药"，待病去大半元气渐复则自可胜病。

2.伏邪致病说　过时发病指外受六淫后暂不发病，留至后一季节里发作为他病。此种情况四季皆可发生，即《素问·生气通天论》所云："春伤于风，邪气留连，乃为洞泄；夏伤于暑，秋为痎疟；秋伤于湿，上逆而咳，发为痿厥；冬伤于寒，春必温病。"李西园在《"冬不藏精，春必温病"解》中对此句进行了释义，认为过时发病的根本为当季正气日渐受损，过时后复受邪气所凑。如"春伤于风，邪应于肝"，至夏而生飧泄；"夏伤暑湿，邪应心脾"，入秋而变痎疟；"秋伤于燥，邪应于肺"，逢冬而咳嗽。此皆日渐伤及而非暴然触及，故不随感而发。以冬日为例，冬不藏精，则精泄而伤肾之阴，肾阴虚则寒邪凑之，自易化热而内伏，故乘春风外引而发，故治宜先去其表邪，然后清之泄之。

对于"冬伤于寒，春必温病"的现象，温病学中称为"伏邪发病"，与《素问·金匮真言论》中"冬不藏精，春必温病"两句被众医家视为伏气温病说的理论基础。陈志和认为"精"指"后天生身之本"，正如"食气入胃，散精于肝；淫精于脉，输精于皮毛"及"饮入于胃，游溢精气，上输于脾，脾气散精，则归于肺""水精四布，五经并行"之"精"，可引申为"正气"。李西园参考《素问·金匮真言论》中"夫精者，身之本也。故藏于精者，春不病温"，将"精"理解为精液，而非精气、精力。他认为，精液若消耗过大则"睾丸增加工作，必摄取气血中的滋养分，作培养精虫之用。于是，体内大部分的养分既然被睾丸特别的摄取，则其他部分必感觉养分缺乏的现象"，即出现体内元气亏虚，而呈现虚弱之状，抗病毒能力锐减。隆冬时节天地闭藏，万物归根，正备春天奉生之根本，若此时不知固密，任意消耗，则至春季温风鼓舞，阳气上升的时候，身体之源泉枯竭，无以供给肝木发荣，肝木郁而化热，枯燥情形必露，温病乃作。金文华认为温病是胜气为患，热病是复气为变。谷雨前，风木当旺，患风温病者多；立夏后，阳气大泄，患温热病的最多。金氏也支持正虚邪犯的观点，认为肾虚则六淫皆无所御，因风而病者，若化燥则为风温；温若化火，则为热病；因暑化燥，名曰暑温；因湿化燥，名叫湿温；因秽浊杂气而病者，为瘟疫。而前人"冬感寒，不立发，伏邪于内，春夏发病"之语乃对邪气言，忽视了正气内虚的病因，为龙江医家所反对。

（三）辨析《伤寒》《金匮》病证

《伤寒杂病论》原书问世不久，便遭兵燹而散佚，至西晋王叔和将论伤寒之上卷重新整次而得以流传，而论杂病、妇人疾之中、下卷几经分合隐现，传抄翻刻，形成多种版本，与原书定有诸多出入，以致医者疑惑丛生，无所适从。

1.痓与痉　在明代赵开美复刻的《伤寒》《金匮》中，分别出现了"痓"与"痉"两字，具体条文如下。《伤寒论·辨太阳病脉证并治中》第85条原文："疮家，虽身疼痛，不可发汗，汗出则痓。"《伤寒论·辨太阳病脉证并治第七》第131条原文："病发于阳而反下之，热入因作结胸；病发于阴而反下之，因作痞也。所以成结胸者，以下之太早故也。结胸者，项亦强，如柔痓状，下之则和，宜大陷胸丸。"《金匮要略·脏腑经络先后病第一》第3条原文："……其目正圆者，痓，不治。"《金匮要略·痉湿暍病脉证治第二》第1~13条原文分别为"太阳病，发热无汗，反恶寒者，名曰刚痉""太阳病，发热汗出，而不恶寒，名曰柔痉""太阳病，发热，脉沉而细者，名曰痉，为难治""太阳病，发汗太多，因致痉""夫风病，下之则痉，复发汗，必拘急""疮家虽身疼痛，不可发汗，汗出则痉""病者身热足寒，颈项强急，恶寒，时头热，面赤目赤，独头动摇，卒口噤，背反张者，痉病也。若发其汗者，寒湿相得，其表益虚，即恶寒甚。发其汗已，其脉如蛇""暴腹胀大者，为欲解，脉如故，反伏弦者，痉""夫痉脉，按之紧如弦，直上下行""痓病有灸疮，难治""太阳病，其证备，身体强，几几然，脉反沉迟，此为痓，栝楼桂枝汤主之""太阳病，无汗而小便反少，气上冲胸，口噤不得语，欲作刚痓，葛根汤主之""痓为病，胸满口噤，卧不着席，脚挛急，必齘齿，可与大承气汤"。《金匮要略·妇人产后病脉证并治第二十一》第1条原文："问曰：新产妇人有三病，一者病痓，二者病郁冒，三者大便难，何谓也？师曰：新产血虚，多汗出，喜中风，故令病痓；亡血复汗，寒多，故令郁冒；亡津液，胃燥，故大便难。"《伤寒论》中无"痓"，《金匮》中无"痉"，但《金匮玉函经》和《脉经》则将《伤寒论》中的"痉"均写为"痓"，现代中医院校《伤寒论》教材也将"痓"解为与"痉"同义。抗战时期的龙江医家认为，"痓"与"痉"的含义并非相同，二者不仅分别出现于《伤寒论》和《金匮》中，《黄帝内经》等中医典籍也同时出现了"痓"与"痉"，因此不可舍"痓"而从"痉"。

马骥认为，考证"痓"是否可改为"痉"须从二者的含义入手，"痉"的概念无可质疑，但"痓"的概念尚无定论。《集韵》曰："痓，风强而厥。"很多方书也将"痓"解为"脊强而厥"，即"痓"为病症术语，指以脊强而厥为主要表证的病症。《集韵》同时又提及"五痓"，推测其应为痓的5种类型，并说："脊强，五痓之总名。"再次明确了痓的主症为脊强。而宋代郭雍在比较"痓"与"痉"的区别时认为："东平刘寅论痓、痉病之别，谓痉病以时发，痓病不以时发。"即二者区别的关键在于发病的时间性，痉病有时间规律，而痓病没有。随后，马骥在考证了汉晋、隋唐医书上的"痓"与"痉"后认为二者症状不同，并进一步提出，二者并非同一层次的概念。"痓"是证名，即如《伤寒论》中的"伤寒""中风"，而"痉"是病名，正如《伤寒论》中的"结胸""痞气"。痉是经脉和筋发生强直，角弓反张，所以伤寒里有痉病，诸风里有痉病，痓证则或痉或不痉，二者并无一定关联，故不应混淆替代。

陈志和认为，"痓"与"痉"主要有三方面区别。一则病因不同。从《素问·气厥论》"肺移热于肾，传为柔痓"；《素问·厥论》"手阳明、少阳厥逆，发喉痹，嗌肿，痓，治主病者"及《素问·五常政大论》"火曰赫曦""赫曦之纪，是谓蕃茂……其经手少阴、太阳，手厥阴、少阳，其脏心、肺……其收齐，其病痓"等原文可看出，痓之因为火。而对于"痉"，《素问·至真要大论》言："诸痉项强，皆属于湿"，即痉之因为湿，且《金匮要略·痉湿暍病脉证治第二》原文第3条言痉病之脉可见"沉而细"，与"湿痹"之脉相同，可见痉病病因中确有湿邪存在。二则病位不同。在《金匮要略·痉湿暍病脉证治第二》中，痉与湿、暍病条文前均冠以"太阳病"三字，可见三者均为邪气在表，或为表邪未尽，或为外邪袭表，故痉病病位较为表浅。而从《素问·五常政大论》原文可见，瘛的病位在手少阴、太阳、手厥阴、少阳，涉及心、肺、心包、小肠、三焦、大肠，而陈志和认为，瘛的病机为气化不舒以致肝火、胃火上炎，其病位在肝、胃，可知瘛的病位在里较深。三则症状不同。痉病的症状主要为经筋的强直和肌肉的僵硬，相当于现代的神经系统疾病。关于瘛的症状的论述虽然较少，但陈氏从"瘛"的字义分析其有"窒闭"之义，故认为当指肠道窒闭，相当于现代盲肠炎等下消化道疾病。

目前，《伤寒论》与《金匮要略》的医学院校教材均舍"瘛"而从"痉"，从抗战时期龙江医家的考证观之，似应进一步商榷。

2.结胸与痞 《伤寒论·辨太阳病脉证并治下》曰："病发于阳而反下之，热入因作结胸；病发于阴而反下之，因作痞也。所以成结胸者，以下之太早故也。"此条将结胸与痞对论，指出二者常因病位分属阴阳的不同病症误下所致。结胸证表现为"膈内拒痛，短气躁烦，心中懊侬""心下硬""按之痛"；痞证表现为"但满而不痛"。

左云亭分析认为，结胸是由于阳热之邪盘踞表分，本应解表，而误用攻下，以致胸膈空虚，阳邪乘之，热结胸膈，硬固不解，出现心下硬满、短气烦躁、喘满、心中懊侬等症，可能兼有项强如柔痉、胸中高起、腹内剧痛、舌上燥渴、日晡所稍有潮热、从心下至小腹硬满等实证表现，宜用大、小陷胸汤以泄胸中热结，热除则症状自愈。痞属阴，乃阴邪误下而成，属虚热证，故痞证自觉实满却按之不痛，不似结胸之不但自满且硬痛。可见痞与结胸乃虚、实之分，故治法有天渊之别，痞不宜攻下，只可用泻心汤等泻其虚热。

左氏同时强调，结胸与阳明胃热虽均为实热证，但不尽同。胃热属中焦，胸属上焦，热结于胸，故用陷胸以涤除上焦热，误用承气则属过位。

3."风伤卫"与"寒伤营"《伤寒论》太阳病证治起于中风、伤寒二证，对于风、寒二邪中人的病机。宋代成无己注为"风伤卫，寒伤荣"，此论长期以来被医家所认同。直至清代，唐容川独树一帜，驳为"风伤荣，寒伤卫"。两种截然不同的观点，究竟孰是孰非？龙江医家从治法、用药等方面展开辩论，从唐氏之说者为多。

高镜清作为老一辈龙江医家，遵从成氏之论，从"以类相从"的角度出发，认为风为阳邪，卫为阳气，寒为阴邪，营为阴血，故中于属阳的风邪则卫阳受之，伤于属阴的寒邪则营阴受之。

同样从阴阳立论，杨雨膏和吴莲舫却反驳成氏之说，认为风寒伤营卫即天地阴阳之邪气伤人身阴阳之正气，阳邪伤人则阴分受病，阴邪伤人则阳分受病。风为阳邪，卫为阳分，桂枝为阳药，以桂枝治中风证并非以阳助阳，应为以阳调阴，且风属厥阴肝木，肝主血，肝血虚则易招外风，故桂枝之用为和营阴。卫阳发于至阴，充于皮毛，阳虚生内寒则招外寒闭塞皮毛，故以麻黄治卫阳。吴莲舫进一步从开阖枢和八卦学解析风邪性质，举出《素问·天元纪大论》"厥阴之上，风气主之"之论，认为厥阴为阖，阴尽阳出之际必有动象，故肝木在卦为震，即显示其动意，唐容川论风生于"阴阳摩荡"亦即此义。而陈修园认为风为阳邪，其性迅速，中人强有力而速急，可直中居内之营，寒邪并无此迅急之势，无法入营，故应为"风伤营，寒伤卫"。

同时，医家的观点也随着学识的精进、经验的积累而发生着变化。如前文提及的原本主张"风伤卫，寒伤荣"的高镜清，后又撰文引许叔微之说："卫分受邪则有汗，为虚邪，桂枝汤证也；营分受邪则无汗，为实邪，麻黄汤证也；营卫俱受邪均无汗，皆为实邪，大青龙汤证也。"指出风寒常相偕中人，故三阳经病常同见恶寒与恶风，不必将风、寒分而论之。安子明也认为麻黄汤证已属风寒两伤营卫，大青龙证则外伤风寒，内伏喝热，故亦觉风寒常两中营卫，无详辨的必要。

4.**"如有神灵"与"如见鬼状"**《金匮要略·妇人杂病脉证并治第二十二》言："妇人伤寒发热，经水适来，昼日明了，暮则谵语，如见鬼状者，此为热入血室，治之无犯胃气及上二焦，必自愈。"又："妇人脏躁，喜悲伤欲哭，象如神灵所作，数欠伸，甘麦大枣汤主之。"同一篇中，将热入血室之神志症状描述为"如见鬼状"，将妇人脏躁之神志症状描述为"如有神灵"，一则言鬼，一则言神，二者有何区别？

张恩阁指出，人身之精有阴阳之分，阴精所聚为魄，阳精所结为魂，阴阳之精交会气血，由气血又分为阴阳，气属阳，血属阴。热入血室则邪与阴血并结之于血室之中，阴精受邪而魄难收聚。民间传说认为鬼居于污秽之地，昼消而夜现，属阴，故阴精受邪时出现阴性的"如见鬼状"之惊怖感。此为外感六淫之实证，以抵当汤将死血与外邪一并廓清则愈。脏躁者实为子脏胞宫阴亏血燥，又因平素多蕴忿怒，久之伤肝，肝气横逆犯脾，使脾不得散精归肺，肺则无由生津以润下，同时阳气被肝气压制结于心下，阳气不行，则心神不运。民间传说中，神居天宫，属阳，故病在阳分而出现阳性的"如有神灵"之状。此为内伤阴耗之虚证，以甘麦大枣汤甘缓养津，津生则不躁。

5.癫与狂 癫与狂在症状上有明显差别。癫多抑郁，表情淡漠，静而神志常昏，或默默不语，或多言谩说，或言语无序，或歌或哭，或吟或笑，或啖食污物，不知秽洁；狂则刚暴，骂詈不避亲疏，甚者持刀持杖，登高而歌，弃衣而走，逾垣上屋，力大倍常，或多食，或卧不知饥，妄见妄闻，妄自尊大，妄走不止，日夜无休等。二者从症状特点而言，前者属阴，后者为阳，《难经》亦曰："重阳者，狂；重阴者，癫。"但《金匮》却言："阴气衰者为癫，阳气衰者为狂。"似与症状表现和经旨不符，令人难解其义。

陈志和设专篇《癫》，讨论癫与狂的病机及治法，他认为《难经》所谓"重阳"是指阳气升发时失于中焦枢机所控致阳气上亢而发狂，"重阴"是指阴气下降时失控致阴气下陷而发癫；《金匮》所论癫狂之阴阳非指邪气或症状性质，而是指邪气所犯脏腑的性质，即病位，阳脏心肝虚衰则邪入而发狂，阴脏肺肾虚衰则邪入而成癫："癫是邪入于肺和肾，精魄离散，肺肾为阴，其候多静而常昏；狂是邪入于心和肝，神越昏乱，心肝为阳，其症常躁而多醒，喜怒无节，不避亲疏。"所谓邪留之处即为正虚之所，故《金匮》谓"阴气衰者为癫，阳气衰者为狂"。陈氏从脏腑辨治癫狂，心气实者，用泻心汤类方及千金竹沥汤之类；心气虚者，用桂甘龙牡汤合小半夏加茯苓汤（建中方后加减，有心气不足，加半夏）、千金茯苓补心汤之类；肝气虚者，用桂枝汤去芍药加蜀漆龙牡救逆汤之类；危重者，可以紫雪、至宝、牛黄清心、琥珀抱龙等视症情活变应用。

6.精析原文 《伤寒论·辨太阳病脉证并治下》第176条云："伤寒，脉浮滑，此以表有热，里有寒，白虎汤主之。"白虎汤为清阳明气分之热的代表方剂，方中石膏大寒之性如何能用于里寒之证？金文华以经释经，引同篇第140条原文中"脉沉滑者，协热利；脉浮滑者，必下血"一句，认为"凡滑脉者，无论沉浮皆为热候"，故此句中"里有寒"定为错误，且若里有寒再投以清热之白虎，则为寒上加寒。即使为真寒假热证或寒盛格阳证，亦应投以四逆辈，断无以白虎汤清泄里热之理，故此句定有错漏。

又如《伤寒论·辨太阳病脉证并治上》第28条中"服桂枝汤，或下之，仍头项强痛，翕翕发热，无汗，心下满微痛，小便不利者，桂枝去桂加茯苓白术汤主之"一句，有学者认为桂枝去桂加茯苓白术汤应为桂枝去芍加茯苓白术汤，其依据为头项强痛为表证，不应去解表之桂枝；心下满微痛是里证，若参"太阳病，下之后，脉促胸满者，桂枝去芍药汤主之"则更应去芍药。金文华对此观点进行了反驳，指出桂枝去芍药汤针对的是胸满而不痛，阳邪渐次下陷的微证，去芍药是为了突显桂枝的升发之性，不令阳邪内陷，从而使邪从外得解。而第28条所示之证不仅满，且微痛，再加之小便不利，说明此痛为水之患而非阳邪下陷之症，若用桂枝去芍汤，则会因桂性升窜而难保水邪不随之外泛，易成筋惕肉瞤、振振欲擗地的真武汤证。因此仲景权衡此病证，拟定去桂加苓术一汤，为随证治之的范例。

《伤寒论》以六经辨证立论，认为六经病证一定程度上存在次第传变的规律，如《伤寒论·辨太阳病脉证并治上》第4条："伤寒一日，太阳受之，脉若静者，为不传；颇欲吐，若躁烦，脉数急者，为传也。"第5条："伤寒二三日，阳明、少阳证不见者，为不传也。"第8条："太阳病，头痛至七日以上自愈者，以行其经尽故也。若欲作再经者，针足阳明，使经不传则愈。"指出伤寒之传变始于太阳，终于厥阴。对此，清代医家张志聪认为是"正气传，非邪气传"，张恩阁在《经气循行之辩解》中否定了这一观点。张氏指出，《内经》所论正气在经脉中的流行次序始于厥阴，终于太阳，与伤寒传变次序恰好相反，说明正、邪在人体的走行恰如主客出入宅中的路径："正气为主人，主人之出必须行由内室，而房门，而仪门，而后始达大门；邪气则为客人，客人之入，必须经由大门，而仪门，而房门，而后始达内室。"阴阳邪正出入之殊途也如此。

对于六经传变之理，正本清源固然重要，但理论探讨归根结底要终于实践。安子明在《读〈伤寒论〉的方法》中批判了拘泥于六经传变之日的学习方法，赞成徐灵胎《伤寒论》当时已无成书，乃叔和之所搜集者"此书非仲景依经立方之书，乃救误之书也。盖因误治之后，变症错杂，又无循经现症之理。当时著书，亦不过随症立方，本无一定次序也"等论，认为《伤寒论》不过是凭症用药，有是病用是药，六经传变本无一定，更不可拘执"一日""二三日""三日"等表述而必以日数推算其病位。同时，安氏还认为"伤寒传足不传手，温病传手不传足"之说亦是伪言，临床应据实辨证，依证灵活用药，避免呆板固执，方可起效。

（四）遵仲景遗风，犹重脾胃

脾胃为后天之本，气血生化之源。《素问·经脉别论》曰："饮入于胃，游溢精气，上输于脾。脾气散精，上归于肺，通调水道，下输膀胱。"清者上行，浊者下降，气化循环，脏腑流通，皆以脾胃为本。故胃之土腑不只生万物，且法天地，贯五行，无所不治。其位居中央，常以四时长四脏，各十八日寄治。而五脏六腑，亦因其经受气于阳明。

高镜清《先慎堂医论》认为，脉以胃气为本，突出了胃气在周身气血运行中的作用。且很多疾病，无论内外，其病机均与脾胃有关，如外感疫毒之癍疹，其病机为表邪内传，里热未下，表里失和，火无由泻，热毒郁遏，陷于胃经；痢疾的病机为脾胃湿热；《金匮》黄疸的病机亦为脾胃蕴积湿热。李全德就《素问·逆调论》中病机"胃不和则卧不安"加以论述，认为"自下至上，自上至下，皆过于脾胃，以脾胃人身之根本，营卫生于水谷，水谷转输于脾胃，又为中州，乃四运之轴，阴阳之机也"，其本有损，则饮食停顿，全身均易发病。他同时认为，仲景在《金匮》中的建中思想对后世影响深远，为调和营卫治后天之本不足的理论源头。另外，《素问·阴阳别论》中"二阳之病发心脾，有不得隐曲，女子不月"的病机始终令人难以理解，李氏认为，二阳为胃与大肠，胃为受纳之腑，大肠为传送之官。食入于胃，浊气归心，饮入于胃，输精于脾，则胃即能纳，大肠复能化物。今二经已病，精血即无以资生，故男少精，女不月。

（五）活用经方

张恩阁将《伤寒论》理论总括为四方及四法：一曰麻桂，为发表法，升、柴、辛以附之；二曰膏黄，为清里法，芩、连、栀、柏以附之；三曰姜附，为温中法，吴萸、蜀椒以附之；四曰人参、枣、草、芍药以附之。亦有合用者：桂、麻之与石膏，芩、连之与干姜，附子之与大黄，为温清合法。桂、麻、青龙三方，为正治风寒法，而其余则皆救逆之变法。张氏对《金匮》治疗风痫实证的风引汤与治风痫虚证眼斜、臂短、手缩之乌梅丸的方义进行了解析。风痫的病机为肝经气逆，扰动少阳相火，风木之气夹火燎原，必致侮土，使脾土不能散精归肺而聚液成痰，痰随厥阴风火之气上入心包，侵犯君主，故猝然昏倒而抽搐。风引汤为《金匮要略·中风历节病脉证并治第五》中附方，原文言："除热瘫痫。"方后小字云："治大人风引，少小惊痫瘛疭，日数十发，医所不疗，除热方。巢氏云：脚气宜风引汤。"张氏解此方，大黄以泻肝，但大黄易伤中土，此病土既被侮，不可再重困，故用干姜保护中焦脾土；桂枝正助君火，抗拒痰涎，又有龙骨、紫石英辅之；又虑若君火独旺，复易感召肝阳，乃以寒水石滋肾阴，而有牡蛎辅之，俾济君火，此正与用干姜佐大黄之意相同；甘草、赤白石脂以图厚脾土，除湿气，杜绝痰涎之发生；用石膏与滑石清肺金，以伐肝木，使肝阳不得僭上，同时，因风性清扬，故方中石性重，以镇风。医家不可因干姜与大黄同用而以为寒热难投，更不应因石性过多而弃之不用。杨秀森亦对同篇中的方剂进行了解析，如治中风的另一附方侯氏黑散，方中参、术、归、芎，补虚兼祛瘀；细辛、干姜、黄芩、牡蛎，寒热并治，恰合阴阳两虚之病机。此外，用风引汤治热瘫痫；用防己地黄汤治狂妄语不休；用桂枝芍药知母汤治肢节疼痛、身体尪羸、脚肿如脱、头眩气短、温温欲吐；用乌头汤治病历节疼痛，屈伸不可等，皆是仲景如规如矩的妙方。

对于《金匮》中的百合病，高镜清认为，此病证治皆以百合为君，亦因药而得名。百合类方不仅可治百合病，高氏临床常以其治疗其他魄病、百脉病、肺经病，大大拓展了本篇方剂的应用范围。

张恩阁认为，五苓散与猪苓汤虽同治小便不利而渴之症，然其脏腑病位有异。五苓散证之渴在肺，小便不利在脾，因肺脾同属太阴，脾病则不能为胃行其津液上输于肺，肺失清肃之令致渴，脾亦不能下输膀胱，故小便不利；猪苓汤证之渴在胃，而小便不利亦在胃，因胃燥而失于游溢精气之职，导致脾不散精归肺而渴，水不下输膀胱而小便不利。仲景化白虎汤、五苓散两方之意而为猪苓汤，以治胃燥之小便不利，又因燥渴而兼小便不利，遂用滑石代石膏，用阿胶代知母，取金水同源之义；因滑石兼有利胃之能，故不用甘草、粳米居中调济；因口渴与小便不利不在肺与脾，且白术燥湿，桂枝助热，与胃之燥均有不利，故合入五苓散而去白术、桂枝。五苓散之用意，纯系分布水津，以救肺消及脾弱。脾为三焦司权，君以白术以复脾土健运之常，使之上输津液，下通决渎；臣之以茯苓之渗，猪苓、泽泻之利；用桂枝以助肾火，蒸动膀胱之气由三焦上达于肺以化生津液，而肺中之消渴无有不止。张恩阁还将脾约丸、小承气汤、调胃承气汤加以比较，认为脾约丸抑阳扶阴，其君麻仁为入太阴、阳明两经之药，功专润燥，而脾之阴液穷，实由胃之阳亢，欲扶脾阴，必抑胃阳，故加入小承气汤，以抑阳亢；脾已处于穷绝之地，勿再令肝气横肆乘虚侮土，故用芍药功专益阴并收拾肝气；肺为脾之子，以杏仁润燥益肺，以防子盗母气。其不用汤，而用丸者，取"丸者，完也"之义，指阴阳两难之际而必使之完聚也。阳明病通篇，凡用调胃承气处，其症状纯在胃腑，绝无他患；凡用小承气汤处，必有他症牵累，非关汗出，即关小便，大旨因津液消亡，恐酿成阳亢阴卑之患。故小承气汤条下必系"和之"二字，即和脾胃，令其燥从湿化，以免阳绝于里。小承气汤中枳实苦寒，为胃药，合大黄便系火淫于内，治以苦寒之义；厚朴苦温，气带辛香，为脾药，辛香醒脾，俾湿土能济燥土，故小承气亦有脾约丸抑阳扶阴之义。

此外，孟昭霖解读了小柴胡汤的方义，程汉章发表《麻黄、桂枝、大小青龙汤其用杏仁、芍药、石膏、细辛等系病在何经、加减何意略解》，均对仲景之方详加阐发。

五、中西汇通研究

自张寿甫著《医学衷中参西录》以来，凡思想开化之进步中医莫不踊跃学习西医理法，尤其是龙江医家，身处中西方文化交汇之要冲，当地居民对西方文化耳濡目染，患者对西医有些许了解，故医者既有向西医学习的便利，行医时也有参照西学之必要。且其时，中医刚刚经历过风雨飘摇的存废之争，尽管社会地位及行医范围受西医冲击，但头脑中已产生求同的意识。因此，在《月刊》中多见将西医解剖学、生理学、病理学、卫生防疫学与中医理法方药熔于一炉的文章。作者们以西学阐释中医医理，助后学理解；以西学补充中医之未备，辅医学进步。其中涉及的西医学知识准确先进，充分体现出哈埠医家学识之渊博、思路之奇巧，堪为中医通俗化、现代化的先驱。

（一）以西释中，中西相应

中医之理古奥难寻，西医之见客观可信，故汇通伊始，龙江医家首先试图以西医学阐释中医奥秘。

1. 释阴阳五行理论 黎雨民认为，中、西医理并非格格不入："古圣理想之微言，取证于西人实验之公例，则又似有行迹可窥，真理可显者。借精神以探物质，取物质以验精神，两者确有相互密接之关系。"比如太极阴阳之无限可分性与西医细胞分化理论相似，而五行作为万物属性的标识与自然科学中构成万物的元素化学特性相贯通。

高仲山认为，被现代学者诟病的五行学说并非空谈，以五行学说解释繁复的中医学理"实在是一种上乘方法"。但若不究其实际，不知所以然，则会阻碍中医学的进步。高氏以物理及化学元素学说对五脏的五行属性进行了解释，如心属火的原理为"火，是由于摩擦而生，遇氧气而燃烧的。心是血液循环的脏，血液因为敷布于周身，受流动之力，便生出摩擦的热。血液循环归入肺叶的时候，受呼吸之气，便生出氧气的化合。火色是红的，血也是红的；火的性质热，血的性质也热。化学家说红色的物质多氧气，又说血液以氧化铁为要素，即血为心所主，氧为火之主。故心火相应。"对于由五行生克所衍化出的脏腑传变说，高仲山主张从脏腑间生理功能联系方面进行理解。如肝病传脾的原理为"肝主变化胆汁，输送到胃里，以帮助水谷的消化"，"若是肝经有病，则所输化的胆汁或者太过，或者不足。太过则胃中苦汁太多，不足则胃中苦汁太少，全能使脾胃的运化失去常度"，"肝脏若有邪，他可从输送胆汁的道路中传于脾胃，非常便利。"可见高氏对中、西学理的精通，为中医理论的现代理解开辟了思路。

2.释脏腑关系 中医藏象学说在脏与腑、脏与脏、腑与腑间建立起相互交织的生理、病理关系，这在以解剖实见为基础的西医学理论体系中是难以被理解、接受的。李西园从心、肺的生理作用出发，对"肺与大肠相表里""心与小肠相表里"两对相距较远脏腑的表里关系做出解释。他指出西医谓"心脏为血液循环原动力机关，由其搏动，有周期性收缩，血液得循环于动静脉管而不已也"。《素问·五脏生成》曰："诸血者，皆属于心。"《素问·六节藏象论》曰："心者……其充在血脉。"说明了心依赖血脉充养的特点，但血并非生于心，《灵枢·决气》云："中焦受气取汁，变化而赤，是谓血。"此处的中焦为脾胃，包含了大、小肠的功能。《素问·灵兰秘典论》言："小肠者，受盛之官，化物出焉。"西医生理学认为，小肠的消化力最为旺盛，消化精汁流入心脏，以补充周身之营养，故心脏所运之血液，实消化系统为之补充，故心脏与小肠一者运行，一者补充，相互关联。肺司吸清呼浊，"借血液循环间接清洁周身内外各脏腑、各组织"；大肠为传导之官，常存糟粕，且适宜细菌繁殖，为人体中最浊之部分，与肺脏为清洁之区域相对。若大肠秘结，传导失常，粪便蓄留，浊气吸入随血行，势必传入肺脏，则"碳酸气"（即二氧化碳）增加，肺脏难保其清，故肺之清洁赖大肠传导浊秽，故曰"肺与大肠相表里"。

明代医家李梴在《医学入门·脏腑相通篇》引《五脏穿凿论》云："心与胆相通，肝与大肠相通，脾与小肠相通，肺与膀胱相通，肾与三焦通，此合一之妙也。"唐容川曾将此说理解为"脏腑具有微丝细管而相通",张恩阁认为此说太过笼统浮泛,若按此理,则所有脏腑皆可相通而不必专指。张氏认为,结合脏腑功能及食物之消化路径理解此句较为合理。如"肝与大肠通"句,言肝必及胆,食物由胃中腐熟,归入小肠,全赖胆汁排其糟粕而转入大肠,故曰"肝与大肠通";又"脾与小肠通"句,则需联系中医所谓"脾间有甜肉汁"即胰腺的功能,甜肉汁化食而入小肠,故说脾与小肠通。

3.释术语 《内经》对人体脏腑结构的描述重功能而不重实体,尤其命门、三焦等概念,即使用纯粹的中医思维也难以厘清其确实所指,更难与解剖学组织器官相对应,令近代中医家疑窦丛生,众说纷纭。龙江医家也积极思索,在《月刊》中纷纷撰文,以西医知识对照中医概念,希望能找到理验俱佳的答案。如孟昭霖结合解剖学考证了三焦的实体,认为"焦"古义为人身之膈膜,为行水之道路,而水入胃后由胃之四面微丝血管吸出,散走膈膜,达于连网油膜之中,故全身内外皮肤、骨肉、脏腑间的连网即为三焦。且"西法云,连网从内出外,则为皮里肉外之膜",与《内经》所谓"三焦者主腠理"之说相合;肾之中间有肾系发出膜膜,正合"三焦根于命门"说。陈志和对照《内经》对命门的描述,推断肾动脉为中医所谓"命门"。杨秀森将冲、任、督脉分别对应于大动静脉、交感神经、脊髓神经。

"腠理"为中医学组织结构名词,对于其功能及形态,《金匮要略·脏腑经络先后病脉证》第2条原文曰:"腠者,是三焦通会元真之处,为血气所注;理者,是皮肤脏腑之文理也。"孟昭霖基于解剖所见,将腠理与毛细血管相联系:"人身瘦肉外、肥肉内夹缝中有纹理,名曰腠理。其外为肌,肌外为皮毛,管血从内出外,有血丝导之而至于肌以为卫之应。此血丝管……此皆行于膜中出腠理而居于肌肉者也。"他认为,毛细血管布散于周身,由末聚中,由支聚干,与经络之行相关,腠理实为毛细血管之所出。

4.释病因病机及治法 黎雨民认为,吴又可提出的杂气致病说与西医细菌学理不谋而合,并在《传染病浅说》中指出西医所论传染病发热之原理与中医"动则阳生""邪正相争""阴尽而绝""阳亢为害"之理相符。辛元凯以空气的位置变化、温度变化、湿度变化来解释六淫属性,认为空气流动过剧,气压降低则生风邪;空气的温度太低而为寒邪;空气温度太高,人体内的温度散热不及,便为暑邪;空气中水分太多,就是湿邪;空气湿度太低,燥化过甚而为燥邪;而火是热极而明的实象,不能作为感人的病因。他在《汉医治疗七法概谈》中用"抗毒素"解释卫气的卫外功能,即"以抵抗病毒之机能"，以"神经、肌肉、动脉"之反应解释机体感邪后的外感表证，并用生理反射原理解释汗法及可汗之症。对于带下病的病机，陈德认为是毛细血管失于收摄，导致蛋白质从血液中析出，下注于胞中所致。孙希泰指出，西医所谓脑脊髓膜炎即中医痉风强病，从气化角度解释了此病好发于春季的原因，并于后列出三则自拟方；在《肺与麻黄》中分析了肺的生理功能及其与心脏、血液、神经、皮肤、肾的关系，由此得出喘息发生的病理因素，认为痰饮为肺与胃的炎性渗出物；从中、西医两方面介绍了麻黄的药理作用、服用禁忌和所治喘证的类型。黎雨民在《答锦邑胡海涛君函询中风病理书》中以西医神经生理学知识解释了中风的病理，介绍了大脑的功能分区，从西医角度分析了防风通圣散的功效。他还依据西医对麻黄汤成分及作用的研究进展，认为麻黄汤可有效预防肠窒扶斯并发症；用解剖学知识解答了读者关于手法治疗孕妇转胞的疑问。李西园在医案中介绍了产后中风发痉的西医学原理。曹鸿声对比了惊风的中西医病因、病理及治法，认为二者互通。

（二）普及西医知识

由于中、西医学建立在迥然而异的文化土壤与意识形态之上，无法完全对应相通，且各有其长处与缺陷。如中医注重整体，精于思辨，却停留在意识层面上而难以传播普及；西医注重实验与具象，却过于机械、单向。对于二者均无法轻言存废。因此，"不必兴科学竞异，亦不必兴科学强同，但采他人之长，以益一己之短。众流汇海，所聚必深，虚已以求"的做法不失为明智之举。这种客观理性地对待二者差异，主张相须为用、互为补充的观点正是抗战时期龙江医家汇通思想中的鲜明特点之一。

黎雨民在《汉医学笔谈》中就国外对妊娠呕吐的研究进展作以综述，并普及了腺体的相关知识。为弥补中医在眼科理论方面的不足，《中西眼科之比较》详细介绍了眼球的解剖、生理、病理、治法及检查法。《疫病溯源及预防》指出"细菌之种类易窥，杂气之形状难考，此实汉医之所短"。"然细菌之生也，亦不能外乎六气。其生于寒气中者，性必畏热畏火；生于湿气中者，性必畏燥畏风"。"汉医虽不知菌，但用六气盛衰克制生化之理治疗疾病，亦往往发生意外之奇效。此乃汉医神秘之所在"。阎德润以血压原理解释脉搏及脉形的形成。高仲山以细菌学解说肺结核的传播途径、预防措施及灭菌方法。罗敏之摘录了祐祜《新难经》中对体温的论述，以化学作用、燃烧作用、内脏之机械的动作、筋肉之使用、电流等阐释发热的原理。王俊卿介绍了产褥热病程中脓毒热的西医学知识。孙希泰认为西医论病,都限于部位,不究其来踪去迹,中医则着眼于整体,注重辨析病因病本。陈志和认为"汉医治伤寒,有层层的奥妙,用药也是瞻前顾后","如若误治而病变的,则又有种种的救法";"西医治伤寒病,如遇发热就投以解热药,便秘就服以下便药,也没有致密的分别,而且除此之外,惟有待期的疗法",期待世界医学界采用中医疗法治疗伤寒病。阎海门指出,西医之淋病即梅毒一类花柳病,是假性的,与脏腑内病无关,故用外治法;中医之淋病,是真性的,需辨证用药。中医外科专家杨景周认为,痔疮并非中医先前理解的全身性疾病,而是局部疾患,因此在治疗及预防等方面均应遵照西医,他在《说痔核病》中指出了痔疮的病因、内外痔的症状、预防方法、西医疗法。高香岩在湿霍乱的治法中指出,因此病大吐大泻后元气津液大量耗散,最好能兼用西医的盐水注射以补充水分。

(三)纠中医偏颇

对于模糊的中医理论,龙江医家不满足于自圆其说,多以西医之理指出其不足,为进一步研究探索指明了方向。

黎雨民认为,因某药可治寒证而言其性热,可治热证而言其性寒的说法过于粗浅,应细究药物之于人体的作用。他在《汉西医学笔谈》中先将阴阳学说与神经学说及物理化学原理相对应,后解释了恶寒发热的原理,认为麻黄的作用并非解表散寒,而为解表退热。《中西医眼科之比较》中指出,古之前贤对于眼科未遗医理,仅以针灸疗病,虽缺少理论支撑却对西医棘手之眼疾屡建奇功,而后人依五行八卦所创"五轮八廓"说有诸多牵强附会之处。阎德润介绍了六脏(肝、心、脾、肺、肾、心包)六腑(胆、小肠、胃、大肠、膀胱、三焦)的西医生理功能,认为中医对其的认识有诸多偏差。张赞臣曰切脉之法发明于《内经》,解释于《难经》,实验于《伤寒》《金匮》,后世脉学"各逞臆说,牵强附会","甚至有称一经诊脉则各脏腑病症无一不现者"。他认为脉象实根于心脏之强弱,故其人热高,则气血活动易行,而心房收缩之动力亦速,则脉渐急,渐大,渐浮,渐有力;热低则气血凝滞难行,而心房收放之力亦迟。

(四)失败的尝试

在中西汇通的过程中也有一些失败的尝试,比如很多医家仿照王清任的方法，将粗浅直观的解剖所见生硬地与中医概念对应，得出了错误的结论。

如对《灵枢·决气》中"中焦受气取汁，变化而赤，是谓血"一句中，中焦所化之汁如何上奉于心，张恩阁参考西医脏腑图，并解剖各种牲畜遗体，在大小肠移行处发现小腹右侧有一条"别肠"，"长约数寸许，并无下口，其中洁净无粪，或有满贮粉白之汁液，或有少存胆汁，其尽处与网油膜络相联属"，便认为中焦所化精汁正是由此"别肠"上达于心。但按其描述，此"别肠"应为阑尾，若血液的化生有赖于此，则阑尾切除之人必因血液无从化生而枯竭致死。另外，张氏还解剖牲畜以探究饮水入胃后入于三焦的路径，认为"胃腑下口，小肠之上，有核如乳头，外与油膜相连，据此即出水之门户也"。按其描述，其所谓津门实为十二指肠大乳头，为排出胆汁和胰液以助食糜消化之处，并非吸收津液之门。张氏另有《气由廉泉玉英出入说》，认为喉咙即肺管，并不出气，理由为"常见已将脆骨管捺扁至碎，尚不至闭气。若人饮水误入肺管，必急呛使出，不可稍忍，岂再容痰饮乎"。其功用为"通空气"，起连通体内外之气压的作用，以使二便得出，"所以谓肺与大肠相表里"。而气之出入之道乃廉泉、玉英，即气管两侧"软管"上端之两孔窍，而其所谓"软管"实为气管两侧软骨，并非管道。孟昭霖本于《医林改错》中气府为"连接小肠，下连大肠，前连膀胱，中有细管"之鸡冠油说，认为"胃之四面皆有微丝血管，吸出所引之水，散走隔膜"，此隔膜即为三焦，而所饮之水"不直入大肠，亦绝不入小肠也"。即使是十分精通西医学理的黎雨民也认为中医经络即血管，虽然他指出六经传变与血管无关，理由却是血液周流规律与《伤寒论》中六经传变之日数不符，他还以摩擦生热的现象质疑中药的寒热属性，这些观点在今天看来都是错误的。

以上各家或以中医之长补西医之短，或以西医之精补中医之陋，然均基于病症实际，以增进疗效为目的，毫无偏袒保守之私，反衬出媚西毁中及盲目崇古者的愚态。

第二节　方药应用

一、规范配药，普及标准

抗战时期，中成药尚无统一的行业标准，唯利是图者以次充好，以伪混真，且各家秉各法，各家用各药，曾有同名不同质的情况出现，使错服药物的概率大大增加，十分不利于中医发展和人民健康。因此，以高仲山为首的龙江医家为维护中医药的地位和声誉，也为了中医药事业的长远发展，开始思索统一中药标准，使中药使用更为合理、安全。

高仲山率先编写了《丸散膏酒标准配本》，将其未定草案连载于《月刊》中以获取同仁意见。在采纳了各地20余位医家、方家的意见后，整理出中国最早的行业标准中药配本之一——《汉药丸散膏酒标准配本》，为中医药传承与发展做出了巨大贡献。另有罗敏之探讨中药煎服法，高尊五介绍伪药辨别法，均为龙江中医界统一行业标准，提高临床疗效的先锋。

（一）正名清源

古方随着时间的推移及历史条件所限，多有传抄之误，或被医家据其个人经验而加减调整，导致很多方剂组成不统一。高仲山针对这一现象将每个配本都注明其本名、亦名、坊间用名，列于各方"别名"条目之下；每个配方都追溯到最初出处，出自何书，何人所创，即"立方人""载方书"条目，有效地防止了不同配本之间混淆，避免药房制剂与临床应用之偏颇。如牛黄清心丸："牛黄清心丸一药，原系宋代太平惠民和剂局方，原方仅牛黄及蒲黄等八味而已，未悉缘何将仲景之薯蓣丸自山药至大枣等二十一味续抄之内，寒热夹杂，殊不可法。其他类此者，不胜枚举。而丸散膏酒之混淆药肆，又比比皆是。此诚急需科学方法之整理，庶使汉医学结晶之光大！"文中所载之配方均经临床遴选，为确保用药安全，提高临床疗效提供了保障。金文华也撰文对人参败毒散的出处及诸家之异同进行了总结。

（二）辨性质、明主治、详功用

在《丸散膏酒标准配本》中，必先言方药酸苦辛甘、寒热温凉、升降通利之性质，为配方应用定向；再进一步言明主治，限定其主治范畴；接下来再详细记述配方的功用与效能，其中对所治之病证的症状做以规范而细致的记载，与其下"药品"条目相印。金文华《人参败毒散之研究》中介绍了人参败毒散的功用及随证加减法。高尊五在《伪药的辨别》中介绍了犀角、羚羊角、麝香、三仙丹、三七、肉桂、牛黄、川贝母、广木香、西洋参的产地、外形、质地、气味、功效，并将市面上冒充以上药物的伪药的形质、危害及真伪鉴别法一并介绍，具有很强的实用性，便于医者，甚至百姓临证检用。

（三）规范配伍、制剂与用法

中药方剂的配伍、剂量与炮制方法是在历代医家在长期医疗实践中不断积累和验证的，是确保获得临床疗效的基础。但正如高仲山在序言中所载："此经验之结晶，竟随流传而支离，后人不察，遂多贻误。"

《丸散膏酒标准配本》每方必载药品组成及剂量，并在附录中载药物之炮制特性与药物炮制之禁忌："制药须知制炒之法各有所宜。如酒炒则升提，姜炒则温散，用盐可入肾则软坚，用醋可注肝而收敛，童便除劣性而降下，米泔去燥性而和中，乳能润枯生血，蜜能甘缓益元，土炒借土气以补中州，面煨抑酷性勿伤上膈，黑豆甘草汤浸并能解毒和中，羊猪脂涂烧使其渗骨易脆，去瓤者免胀，去心者除烦。炮制合法，药效方能神速。"如七制香附丸的制法即是在这种炮制思想指导下制备，不仅讲究药物的炮制，还规范了不同季节的炮制时间，以此调整药性，增利除弊，以满足临床治疗需求。此外，对炮制过程中所用器皿与方法亦有严格的要求："药品有忌铜铁者，犯之则变质，甚或有毒；有忌火炒者，炒之则药力挥发，功效消失。"丸剂多"炼蜜为丸"或"枣肉为丸"，亦有以水或其他液体为黏合剂制成者，还有以米、面等为赋形剂做成的糊丸等。散剂多是将药物磨成细粉，以供内服、外用或特殊之用。膏剂多通过多次煎煮中药药液再蒸发浓缩，制成稠厚半流体膏状制剂，或用油浸，或猪油、白蜡等熔炼成膏，如益母膏、琥珀膏、白玉膏等。酒剂多为将药材与规定量的酒共置于密闭容器内，浸渍一定时间而成，多适用于中风、风湿痹痛等顽症的治疗，如八仙酒、五加皮酒等。

即使是汤剂，在煎服时亦有诸多细节需要注意。如罗敏之注意到，当世临床多以汤代丸、散，煎煮时间、溶剂、煎法亦不讲究，不能不说是牵制疗效的一大疏漏。罗氏主张医家根据所用药物的气味、性质、吸水量指导患者煎药，如碗的容量应与药物数量相关，还应明确煎煮时长，以免煎药过度致耗散其气味或未煎到时间致药力未能浸出。服药法也应视病情的缓急轻重灵活变通，如急性用清解药者可频服，慢性用滋补药者一日二回即可。金文华介绍了多种剂型的服法：丸剂每服半丸、一丸至数丸不等，早、晚或早、中、晚各一次，还可根据临床实际情况或以白水送下，或以童便调下，或以黄酒化服，更可以红糖水或他药煎汤为引；散剂或内服或外用，亦可根据临床需要或以白水，或以黄酒等送服或调而外敷；膏剂，如益母膏之类，多可以红糖水或黄酒冲服，而用于外科多可外敷；酒剂则每日适量饮用之。

关于用药禁忌，《丸散膏酒标准配本》中每一方下均列"禁忌"条目，主要涉及3个方面：一是"忌口"，即饮食物之忌，如忌生冷油腻、发物等；二是"忌病"，即某些疾病或出现某些症状不适合或不能应用某方，如泄泻者忌服，疮毒未尽者勿用，形寒肢冷忌服等；三是"忌人"，即某一类人不能使用某方药，如该书中很多方下都明言孕妇忌服或勿服。足见当时龙江医家对药品认识之深刻，对煎服方法要求之严格，为丸、散、膏、酒等成药的生产及药物饮片的规范应用制订了标准，使制药过程、方法有据可依，有章可循。

（四）临证启悟，便于应用

《丸散膏酒标准配本》中刊载成方、验方500余则，涉及内外妇儿各科，其中不乏一些医治疑难杂病之方，既供药店、药厂生产成药，医生运用成药时参看，又可供民众医疗之需。且数方下设"杂论"，或析医药之理以明方之用，或叙方之渊源以正方名之讹，或载相似方以别其异同。如人参养荣汤方下的杂论，一方面阐析了益气补血之理，另一方面介绍了"养荣"的命名学说。此外，高仲山提出该方除主治气血虚弱外，还可应用于疮疡之病后期："疮疡愈后服之，则荣血易复，不致变生他证。"类似例子比比皆是，细心研读，对临床医生诊疗多有启悟。

由于本书未录《丸散膏酒标准配本》原文，特摘录其中四首方剂注释或按语如下。

1. 林文忠公戒烟丸（林则徐忌烟药） "历观戒烟之方，名目虽多，有意义者绝少，惟林文忠方最为得其要领。盖烟瘾之成一朝夕，而戒除之法必以缓而收效。缘烟性腻滞，气如烟雾，弥漫于脏腑，虽非攻下所能除，亦非滋补可猛进。近人于逐渐所成烟瘾，欲其一旦洗涤净尽，无怪乎病变百出也。林公立此方，以轻清宣导之剂，一面疏涤烟腻，一面伸复营卫。考其所拟忌酸补正二方，相间而服，法以递加递减，其旨可谓深矣。故特录其原方于首，方义深奥，不易意解，特以浅显之文阐发其深意，俾吸烟者有以采择焉。"

2. 弥陀僧散（汗斑散） 该方为明代陈实功《外科正宗》所载，其性辛苦大毒，功用蚀化瘢痕，对于汗斑（汗渍成斑，形如云片，颜色黑暗，有辱观瞻）、紫白癜风（血热受风，头面起斑，或白或紫，蔓延遍体，面貌可憎，观瞻不雅）者均有治验。药品为"密陀僧一钱，石黄一钱，雄黄二钱，硫黄二钱，蛇床子二钱，轻粉五分"，共碾细面，玻璃瓶存贮备用。不可内服，应以醋调擦之或用黄瓜蒂蘸擦之，注意切勿搽入目内。在"杂论"中，高仲山又将主治脚气湿痒起疱流水颇有奇效之《疡医大全》密陀僧散方给予诠释，详列方药组成及用法，以防与治疗汗斑之弥陀僧散混淆。

3.兔脑丸（催生丹、催生兔脑丸） 该方为明代王肯堂《证治准绳》所载，性质芳香温通，具开窍催生之功，能治疗"妇人交骨不开，或横生逆产，久不分娩，势濒危殆"之证，被誉为"催生第一神方"。药品由"兔脑髓一个（用十二月者，去皮膜研如泥），乳香一钱七分五厘（另研细末），母丁香一钱四分，台麝香七分（用当门子者另研）"组成，制法为"腊月初八日，将前列各药配合一处，捣匀为丸，如黄豆大，阴干之。大赤金衣，或朱砂为衣"，并详尽记述了保存法、服法、禁忌。

4.一捻金（一捻金散、人参一捻金） 该方为清代钱斗保《医宗金鉴》所载之方，其性质苦寒，主治小儿食积，功用消降食积。对消化不良、肚腹膨胀、胸高气急、呃乳呕逆、不思饮食、晡热自汗、睡卧惊醒、大便秘结、小溲不利之乳食积聚证效佳。其由野军、黑丑、白丑、人参、槟榔各二钱组成。用量依患儿年龄而异，"如是乳儿，宜将此散一二分，乳汁调稠，抹于乳头上，令儿吮之。如是已断乳小儿，周岁以上者水调服三四分，三岁以上者服七分，以大便行一二次为度。大便不行者，再服"。忌食生冷油腻，以防掣肘药效。"杂论"列举了坊间抄传之配本错讹加以解析，言明本"配本"之方乃根据《金鉴》原方纠正，无讹，可放心以之为据配药制方应用。

此外，对于诸如中风、痹证、淋毒、积聚癥瘕，跌打损伤、食积等临床疑难病或常见病均刊载配方加以论述。

二、辨析药性，审慎用药

中药性味是中药基础理论的核心，是联系中医与中药之间的桥梁，是中医辨证论治、处方遣药的依据。药性理论涵盖的要点繁多，从研究对象来说，有四气、五味、归经、升降、浮沉、功能主治、配伍宜忌、毒性等；从研究目标来说，有提出和论证新理论、新学说，创建新思路、新方法，制定技术标准和规范等。因药性理论是人们对药物的主观认识，其理论必然随着研究者知识背景和视角的不同而改变，这也是历代医家所持药性理论不断变化的原因。

龙江医家十分重视药性理论的研究，论及药物必言其性味，如杨雨膏《久服熟地有无利弊》、宋瑞生《车前之特效》、肇州医会朱芳《石膏的研究》、邢凤楼《谈血炭粉》等对单味药物特性及用法进行探讨。临证用药时也多详审其药性以为取舍，如苏永春在《药物之温补与寒泻琐谈》中对比了移参、党参、沙参的效用特点，后又撰《再谈药物》；罗敏之撰《山参一味治愈泻后濒危案》和《重用二两生黄芪治愈半年经漏案》。药对应用研究有宋瑞生《白术黄芩说》、冯素荣《白头翁秦皮之与痢疾》、孙文廷《海藻与甘草治愈瘰疬结核的经验谈》。药物的综合介绍有卢谦《汉药新编》、魏尊五《汉药产地略谈》、罗敏之《药物学谈》、高尊五《伪药的辨别》，高镜清也对人参、黄芪、阿胶等地产药材的性味功效进行过阐发。还有对食物性味进行的探讨，渗透了食疗养生的思想，如阎海门《橄榄》、金文华《西瓜》、刘巧合《关于羊肉》。

（一）一药多用

寒热药性是中药性味功能的高度抽象概括，在明确了寒热属性后不能忽略其药味之别，同为寒性药物，甘苦不同则功效迥异。如苦寒药大黄、番泻叶、黄连、黄芩、黄柏、苦参一类，具有泻热积、清脏腑实火的功效；甘寒药，如茅根、花粉、芦根、沙参、洋参、生地，则能养阴生津清火。

金文华在《月刊》第十三期"医论"栏目下发表《苦寒药与甘寒药治疗上之区别义》，指出苦主降、甘主和、寒主凉，上逆者唯苦能降之，中虚者唯甘能和之，故降而兼凉则降火，和而兼凉则清热养阴，主张湿温病用苦寒药，温病津伤者用甘寒药。金氏将药物性味与五行属性相对应，以分析二者取效的原因：苦为火之味，燥为火之余气，味苦者有燥之性而能祛湿，故性味苦寒之品用于热邪夹湿之证有一箭双雕之效；甘为土之味，缓为土之本性，故味甘者俱含缓之性质，即有滞邪之弊，故甘寒之品适用于温热善后热盛津伤者，而湿温内壅投之反会助邪。宋瑞生以性味解析车前子不仅可利尿通淋，更有益精之效。人体水道与精道相通，两道不能同时开合，若水道开，则精道闭，精道开则水道闭。车前子气味甘寒，甘能补能和能缓，寒能清能利，故车前子之利尿作用可使水道开，湿热外泄，精道则闭，而相火常宁。

（二）药用新解

宋瑞生对黄芩安胎作用的理解颇为新颖。自朱丹溪倡"白术、黄芩安胎之圣药"之说后，世之女医翕然宗之，并衍生出"胎前宜凉"说，而宋氏则认为黄芩安胎的功用并非在于其性凉。文中论曰："妇人流产之原因不一，有由磕碰震动，上下流红，因而下堕者；有由奇经有湿，渗入子宫，因而不固者；有由嗜欲不节，胎气上逆，因而小产者。论证用药，未可执滞，而黄芩实为重要，以黄芩能引他药直入子宫也。"指出黄芩之所以在安胎方中不可或缺，皆因其为子宫之药引，并且其用量以三分至五分为限，"多则过重，反失向导之功"。曾有医案记载以黄芩为安胎之圣药而用一钱至三钱，用量过大而未能安胎终致胎殒。陈修园以此得出"凉药伤胎"的结论，而李氏认为黄芩引经作用大于凉胎作用的佐证，宋氏举出治疗妇女呕吐不食证之例："经期前后误食凉物，致子宫闭塞者，每以吴茱萸三分、炒黄芩三分加入他药用作先驱，往往一服而愈。盖借吴茱萸之阖以暖子宫，黄芩之开以达血室。"故朱丹溪所云"白术、黄芩安胎之圣药"，其意为利用白术之甘辛而止，黄芩之苦寒而达，白术为主，黄芩为引。

（三）客观认识毒性

临床中医家及患者多对攻伐之药有所顾及，唯恐误用或过用而伤正，对于补益之品则以其为延年益寿之品，常见多服或久服者，岂不知任何药物使用时均需注意分寸，如不对证而用，则均成杀人毒药，不仅对健康无益，且会出现各种变证。

苏永春《药物之温补与寒泻琐谈》指出，人参乃汉药中之贵重品，无病亦可常服，补气补血，大有功利，但内伤虚证，肺虚作嗽，产后血虚腹痛等症用之则易出现补力未生反热度炽张，易成吐血、衄血之坏症，或濡而滞血、热结呕逆、热结膀胱而成淋闭；防党参常可在四君、补中益气等汤药中代替人参，但中满有火者忌用；西洋参苦寒，适用于牙宣出血，虚而有火之人，虚寒之体服食则易损伤脾胃，纳减腹泻；北沙参淡补肺经，用治肺虚咳嗽，但肺中有邪者不可随便使用；甘草，生用泻心火，炙用补中扶元，唯中满忌用；葳蕤，即玉竹，能治见风泪出，唯知痰多者不宜；黄芪有益气兼能补血之功，兼用凉血之品即可治阴虚盗汗，如六黄汤，但是肺家有火，表邪未清，胃气壅塞者应当忌用。杨雨膏《久服熟地有无利弊》引《神农本草经》，谓熟地"气味甘寒，无毒""久服轻身不老"，且性质胶黏，孕妇伤胎若多服熟地往往能腻护胎元，胸膈空虚之人服之亦有大效，此熟地之益处。但阳虚之人久服熟地则滞腻膈中，不得下舒，使邪气敛藏于少阴而无出路，即使服硝黄亦不易宣泄，甚者如水势滔天，阴霾填胸，百药不效，终至阳气暴脱而殒命，故熟地有害于阳虚之人。《本经》将其列为上品，意为骤用无甚功效，但亦需辨证、辨体而用，否则易酿生祸患。不只是药物，食品的摄入也因人而宜，如金文华指出，西瓜虽有解渴的功效，但不可多吃，多吃则腹部膨胀，胃弱之人、产妇、小儿均应忌食，且忌与油饼同食。

对于一些通常意义的毒、猛药，龙江医家则认为应辩证看待其毒性。例如对于细辛，自宋代陈承《本草别说》"细辛不过钱"之说以来，中医界多视其如洪水猛兽，而李宏毅则据《神农本草经》细辛"久服明目，轻身长年"的作用，认为细辛无毒，曾用含二钱半细辛的小青龙汤治疗13岁小儿而愈，且无任何副作用。而对于附子，龙江医家则依《素问》"有故无殒，亦无殒"的治则以附子汤治疗胞阻。

（四）详辨品类及炮制法

中草药取自天然，同一科属下类种繁多，有入药者，有不入药者，还有入药而药性药效千差万别者。且不同地域所产同一种药物会因土质、气候、日照、雨量等不同而药效有别。另外，同一药物不同的入药部位也有不同的性味归经，适用于不同病证。这些观点在龙江医家的论文中均有所展现。

苏永春在《药物之温补与寒泻琐谈》中列举了部分参类的效用特点。如移参味甘苦，性热，适于老人内伤虚羸，而中年之痨瘵、女子之闭经则非所宜；全须参性平，宜少量常用，不适于少年阳旺者；拣参性燥，濡性少，补性亦少，适用于内伤寒邪、痈疡溃陷者；党参大补中气，功倍黄芪，虽性平，而虚羸劳伤内伤皆宜，多用久服，可生血补气，非他参能比；沙参味濡气轻，有润肠生津止渴之功，性无热而清凉，故火热肺嗽最宜，无大补气血之效；红赤参味甘苦，性热，回阳救厥功倍他参；白大洋参味清苦，有消毒之功，疮疡最宜。野军性烈，有破癥荡积除痕之功，非实证不可投；纹军性缓，有理血顺滞通瘀之缓效，能助肠蠕动，以消热瘀，如膨胀气痛皆可用。苏氏还对比了桂枝各部位的药效：肉桂辛温，具浊气，功能散积破滞，用治妇人产后腹痛、男人五积寒痛，对血寒瘀滞经络而作痹痛者无甚疗效；桂心甘热，甘入脾胃，热暖中焦，故能缓水脏，去寒痛，生肾火，少用更有引火归元之妙，但不擅风痹积热；桂枝味极薄，独具辛而无热之性，所以专行表入肺，调和荣卫，有发汗之效，但不擅温中破聚；另外，官桂作为唐宋时上贡的肉桂中佳品，较之普通肉桂味薄，行于上而去风痹疼痛，化气利水，故五苓散用之，但不擅暖中理积。

朱芳指出，石药之性与草木之药不同，烧煅之后其性迥异。如丹砂无毒，煅后则有毒；煅石作石灰，其燥烈之性顿发，以水浸之其热如火。临床上最常被误用的是石膏。石膏生用则散，煅用则敛。朱芳注意到当时很多医家误认为石膏大寒而煅用，石膏煅后其辛散之性变为收敛，无发散外感实热之效，故若外感热证用之，一两即能伤人。据其考据，《神农本草经》谓石膏微寒，而非大寒，谓其治产乳，故可推知其性纯良。朱氏列举《伤寒论》中石膏的用法："白虎加人参汤内石膏一斤；桂枝二越婢一汤石膏二十四铢；大青龙汤石膏鸡子大一块，合今足于二两；麻杏石甘汤石膏半斤；白虎汤石膏一斤；麻黄升麻汤石膏六铢；竹叶石膏汤石膏一斤。俱未用煅。按各书考察，汉之一两，今之三钱，一铢今之二钱半，每剂合今秤不下二三两，可见石膏于诸汤中分量独饶。"以此佐证石膏用于外感实热证时宜生用、重用。苏永春对附子的几种炮制方法做出了说明。黑附片为中等大小的泥附子经盐卤水浸泡，煮沸，水漂，厚片，再浸入，调色，水漂，蒸熟，烘干，晒干而成，性大热，有毒。佐干姜专为回阳之功，色黑入肾，故能愈寒疝。孕妇禁用，虚寒者误服易有大渴引饮、阳气暴冲之弊。盐附子为较大的泥附子经盐卤和食盐混合液浸泡，每日取出晒晾，并逐渐延长晒晾的时间，直至表面出现大量盐结晶且变硬为止，性味咸热。专治膈下寒滞停水心悸，亦可用治水溢；咸能入肾，行血分，故可通淋巴腺；气府火衰，水谷不化者可用其热以助火，用其咸以渗水，故真武汤用咸附，不用黑附。生附子辛热，辛则达表，故有逐风湿五痹之效；热则行血，故有祛血中寒瘀之力。川乌、草乌其性甚燥，用之多生害，反不如生附性缓为佳，但无回阳之力。苏氏还自制土附子，即以生附用黄土炒，取遇土则安之意，合他药用治胃寒呕痛，屡见奇效。苏氏还对比了生姜、干姜、炮姜，生芪与蜜芪，玄明粉与芒硝的性味功效，为临床选用提供了切实依据。

（五）遣方用药严守性味

病之所成及传变由正邪偏盛、脏腑特性决定，故辨证施治时方剂中各药亦需讲求生克制化。如杨雨膏在《当归补血汤解》中指出："当归禀木气而入肝，得火味而入心。肝藏血，心主血，今心血既亏，而肝血亦少，故用当归入肝以生血，入心以补血，然当归不过一分而已，必以黄芪五倍之者。盖黄芪又为补气之药，轻清之品，味甘无毒，禀太阴之味而入脾以补中，质轻以走表，微温，禀少阳之气入胆与三焦，以助中正生发之气，则虚弱可补。故此方用当归之补血，倍用黄芪之补气，以为统运。轻清走表，以为互导，使其气盛而化血，即所以补血也，并导皮毛之瘀热则从微汗以出，而血虚身热之症固所必愈，较胜四物、八珍等汤之百倍也。"曹鸿声也对四君子汤中各药味的产地、气味、功效做出详解，他指出《神农本草经》中所谓"人参味甘，微寒无毒，气味轻扬，阳中微阴"是指上党山谷辽东、幽冀等地所产之参，四君子汤用以为君，以安元虚火动，心志不宁者；以镇惊悸怔忡，健忘恍惚者；以敛精神散乱，魂魄飞扬者；以补阴亏阳脱，气血两伤者；以生津而解渴，而治汗下过多，津液失守者；可和中而升阳，治脾虚胃弱，饮食减少者；可健中而复元，治吐泻之后阴阳俱虚者；可养卫而调荣，治劳伤既久，形容羸瘦者。白术味甘苦辛，味厚气薄，阴中阳，无毒，为脾胃之要药，其味甘所以和脾，气辛所以健胃，性本清而质浊，若用陈壁土炒之，制妙如神。茯苓味甘淡，气平，无毒，坚固荣卫，分理阴阳，能利水行脾胃之湿，流通渗泄，利窍不滞，主清热，化膀胱之气，镇惊定志。《本草》谓其"能生津液"，实为其性质滑润，通窍利水而动其液，需同人参之大补元气之品同用，使气足血充，方能生液。甘草味甘，气平阳，无毒，有实心、脾、肺、胃之能，调肝、胆、小肠之气。

经两位医家如此细致深入地分析，则中医遣方用药时如将军布阵般相互呼应，对病邪围追堵截，严丝合缝。据此思路，则医者临床应用时有章可循，不必苦于在数百味药品中选择时不知所措。

第三节　辨治急性热病

抗战时期局势动荡，此前的军阀割据与日军的侵略使各地战火纷飞，疫毒四起，且人民生活水平下降，正气多虚，加之缺乏卫生防疫意识和知识，导致各种急性热病肆虐。当时《传染病预防法》中划定的传染病包括百斯笃（鼠疫）、虎烈拉（霍乱）、赤痢、疫疠、肠窒扶斯（伤寒）、把拉室扶斯、痘疮（天花）、发疹窒扶斯（斑疹伤寒）、猩红热、实扶垤利亚（白喉）、流行性脑脊髓膜炎、再归热等疾病。由于传染病传染性强、传播迅速、死亡率高，防治传染病成了当时医药卫生人员的首要任务。日本侵略者对某些传染病的防治，甚至采取了灭绝人性的做法，中国人民深受其害。

在《月刊》中有关传染病的论文甚多，包括了肠窒扶斯（西医伤寒病）、斑、麻、痘、疹、疟疾、痢疾、脑脊髓膜炎等，多针对专病说明其病因或致病菌、好发季节、好发人群、传染性、免疫性、传染途径、发病过程、治法、预后及调养，如陈志和《答岳毓峰君问百日咳之治疗法》、杨秀森《赤痢浅说》等。论述中或沿用民间俗称或径用西医拉丁文或英文音译名，可通过症状描述与当今病症对应。以下对诸文中具有特色的共性观点加以总结分析。

一、析病因

（一）社会因素

孙希泰认为脑脊髓膜炎在抗战时期高发与战乱频繁有关，"大兵之后，必有凶年，疾疫"，因战乱中的腐尸之气随地气上升所致，"天之气化受其毒，天气下降，地之万物受其毒。加上冬春风雪无时，阴阳愆伏，郁为疫疾"。黎雨民在《续论疫病溯源及预防》中也表明了疫病与战争有关的观点，但他认为其中还有人的心理因素作怪："人心混浊，其所呼出之空气亦浊"，如此则大气混浊，恶气生发，"其怨毒之气及其尸体游离之原素，化生一种有毒之生物而遂为害于人也"。文中还以化学元素及分子原子理论探讨了细菌之本源，并以易学理论解释了疫病流行的时间规律，认为温病名家吴又可《温疫论》中的杂气致病说与西医细菌学理不谋而合："某气专入某脏，专发某病，及牛病而羊不病，人病而禽兽不病"之说与细菌学中每病有各自的特异致病菌，每菌感染时表现出特异症状的观点相合；"知某物之能制某气，则一病只须一药之到，不烦君臣佐使、品味加减"之说与细菌之性各有宜忌，有宜于酸性者，有宜于碱性者，宜者生，忌者灭的特点相合。结合吴又可疫病杂气说和西医细菌致病说，黎雨民认为大气本"为发生万物之本原，为交媾万物之媒介"，而大气中各种成分的失衡及失纯酿生了疫气。

（二）外感、胎毒、正虚

《素问·热论》云："今夫热病者，皆伤寒之类也。"张启后认为外感热病多源于风寒，"疟疾、热病诸病，亦不过风寒淤于膝理而已"。风寒初中于人时毛窍闭塞，风属阳，寒属阴，风寒相争，阴阳相夺，阴不胜其阳，则阳盛，故病热。热为寒郁而内藏，寒因热盛而退逊，风寒藏于皮肤之内，伏于荣卫之间，不得外越。张景星、高尊五、陈志和认为霍乱为邪气入于肠胃与正气相搏，以致正邪相争，清浊混淆，出现挥霍闷乱的病证，此邪包括暑、湿、寒热夹杂、饮食积滞、过食生冷及霉腐食品。安子明指出冬温是因为冬天当寒不寒，反而温和，人们感受着这种不当温气所生的病症。陈志和介绍虾蟆瘟"又名风热胀，俗名耳根痰，发生在两耳根，漫肿得很快，寒热疼痛，牙龄开阖也很不便。这是感冒风邪着夹痰热蕴结经络所致"，依此描述，虾蟆瘟即为病毒性腮腺炎。葡萄疫为出现紫癜红斑的症状，葡萄疫毒为猩红热。阎海门指出，葡萄疫毒为天地疫疠不正之气随着空气流行，由口鼻吸入气管，再传脉络。孙希泰指出，脑脊髓膜炎相当于中医之痉风强病，盛于春秋二季，病于春的风多，病于秋的必夹湿。杨秀森与陈玉堂均认为痘疮并非尽因传染而来，多因毒早藏于先天胎元，但病发需借外感之疫气："人之有生，受气于父，成形于母，是父精母血之毒已凝聚于肠，阳施阴受之始，是胎元之初成，即胎毒之储蓄，故名之曰胎毒。"高镜清也认为："痘之源深也，禀父之精、母之血，精血之浊气蕴蓄于肾中，待生之后而内蕴之毒气始发焉。"若遇岁运太过之年或天行时疫之气，或受风寒，或因惊恐感触其毒，痘证于是作恶。高香岩指出中暑是因为"三伏炎炎，三暑蒸蒸，腠理开泄，真气不藏，故暑气之中人也。每乘虚而入，元气先伤，热郁于内，及偶被外邪束闭，营卫不达，内热不宜，气愈耗而津愈伤，则暑热之证作矣。"

《素问遗篇·刺法论》云："正气存内，邪不可干。"中医对于杂病的认识多参此说而重视正气亏虚在发病过程中的作用，但对于急性热病则更强调疫毒之邪的峻猛。而在疫病的流行中也并非所有感触者均发病，可见疫毒的传播仍与正气的充盛与否有密切关系，必是正气不固使疫毒有可乘之机才致发病，若正气强盛，卫外密固，则疫毒无由以入。而急性热病之所以有热势高张、剧烈吐泻等严重症状，皆因为正邪在体内互不相让，剧烈相争，否则正气无力抗邪，则束手就擒。

二、辨病机

对于病机，龙江医家多融汇中西医理加以解析。

陈志和认为，热毒随血散布周身，无微不至，所以见发热、周身痛困、神形疲倦；若血行速率过度，微细血管破裂，就成为疹、麻、斑、痦、痧，即血分毒证；血热则血液温度上升，大血管发炎，所以有喉痛、喉肿、头晕、头痛诸症；热甚之时，胆汁升溢，故有口苦、苔黄的情形；热甚胃液受伤，所以口渴，舌焦；再热甚，则脑筋受累，所以昏迷、谵妄、抽掣、瘛疭等症也相继出现。

西医学认为，疟疾为疟原虫寄生在人体血液中所致的发热、寒战、多汗、贫血、黄疸、脾肿大等一系列症状。《疟疾之治疗及预防》中，高仲山将疟疾概括为素体内蕴湿浊之人抗毒力减弱，如遇气候变迁或饮食失常等诱因，则感染疟疾胞虫子，出现疟疾之症状。另外，《素问》："夏伤于暑，秋必痎疟。"《吕氏春秋》"月令"篇云："孟夏之月，寒热不节，民多疟疾。"《周礼》天官疾医章云："秋时有疟寒热。"说明古人早已注意到疟疾与季节的关系，其所论疟发之时令，正为疟蚊发育最盛之时，只是限于当时诊断学未精，且无显微镜，故未知实为疟虫所致。

三、定病位

热病因其热势高张而被认为多为火毒之邪所致，之所以呈现出不同症状是由于病位的不同。

（一）卫气营血

李西园在《诊断赘言》中认为，温病病位与邪入途径有关："由营分传入者，邪在于血；由卫分传入者，邪客于气。"说明为温邪并非依卫、气、营、血的顺序依次传变。营卫主一身之表，为邪气所入之门户，不同邪气所入之处有别，其所居之处亦因此而有定数。陈玉堂在《痘毒有轻重之别》指出，毒有在气在血之不同，火有轻重之辨、隐见之辨及在气在血之别，并提出火在脏腑之辨。高仲山认为急性时疫为温毒侵及血分，即使初感邪气为风、寒、湿，也会迅速化火化燥；慢性时疫则纯为气分湿秽病。安子明认为邪不汗解，则渐传气分；若壮热懊忱，渴饮汗多，舌黄尖赤，脉洪或数，则为邪传阳明气分；痰或带血，周身隐现斑疹，为邪在肺胃；斑疹色红为热邪传营；舌绛焦糙，唇焦齿垢，斑紫或黑为邪入血分。阎海门阐述了葡萄疫毒的病位为邪气由外入里，复出于外的变化，并结合脏腑经络辨证认为毒邪历经营血、肌肉、胃与心，而表现为红斑、青点、龈腐、咽痛、舌烂等症状。

（二）脏腑经络

高仲山认为急性湿温有郁于肝络和郁于心络之分。郁于肝络者相火劫液，液结化燥，多发自少阳胆经，首犯胃经血分；郁于心络者君火烁血，血热生风，多发自厥阴肝经，最易上蒸脑筋。高氏还认为邪气不同则病位不同，湿重于热者发自太阴肺脾，多兼风寒，治疗时以轻开肺气为主，肺气化则脾湿自化，即有兼邪，亦与之俱化，宜用藿朴夏苓汤；热重于湿者多发于阳明胃肠，虽或外兼风邪，总属热结在里，表里俱热，气分邪热，郁遏灼津。孙希泰认为斑麻痘疹统归于心，正所谓"诸痛疮痒，皆属于心"，同时四者又分别具有具体的内因、外因。斑内发于脾，外因伤寒失下，而致热毒蕴于脾胃成斑；或温热失表，热毒蕴于肌肉而成斑。麻内发于肺，外因风热初起，邪客肺经之中；或湿温将退，邪从肺气外达。痘内发于肾，或由着衣过暖，渐引肾邪外泄；或由劳动汗出，顿触肾邪外越；或由口鼻吸受时行痘毒，立使肾邪外应。疹内发于肝，外因或由寒邪内郁，束其筋，搏其血；或由风邪外入，触其筋，激其血。杨煦认为斑属三焦无根之火上侵于肺，有伤寒发斑、时气发斑、阳毒发斑、温毒发斑，其中阴斑因肾气太虚，阴盛于下，迫其无根之火聚于胸中，上熏肺分而为斑；疹为心脾湿热之火上侵于肺，属热与痰在肺，发则痒痾不仁，且多兼风湿。陈志和指出麻疹为胎元之毒复感天地之邪，阳火旺盛之气自脾肺而出。

四、详鉴别

由于疫病发病初期均有发热症状，如疟疾与伤寒，或外证表现均有斑、麻、痘、疹，又或病名相近，临床必须仔细观察，详加鉴别，否则差之毫厘，失之千里。

陈志和指出，麻疹的初期症状，如全身发热、咳嗽、喷嚏等，与感冒相似，如有"眼泪汪汪""两胞浮肿"等前驱症状则须绝对留意。"且麻疹之疹与初期痘疮相似，又与其他病中所发之疹颇近，例如西医所谓猩红热发疹、斑热、发疹热及汉医所谓斑、痧，不可不区别"。孙氏在《斑麻痘疹之分别》中将斑分为阴斑和阳斑，阳斑为猩红热，阴斑为温热虽盛而气血不能应之的邪实正虚之候，即《金匮》所论之阴阳毒。孙希泰指出，麻、痘分真假。实麻又称真麻，病起发热，继而皮肤胸脘之际出现似疹而色白、似痘而不高的无浆之麻，为风热袭肺，肺气内燥，外结皮毛所致，属实证；虚麻又名白痦，病退之时，发热渐解，皮肤胸脘之际出现似痱而形大，似痦而色白之麻，此为湿温之邪已从肺气外布，邪气方退，正气待复之证，为虚候。痘分真痘和水痘。真痘即天花，发热3天后见点，再3天后出齐，再3天后浆满，再3天后成痂，耳冷尻冷，耳后有红筋为者为重症。水痘又名假痘，发于膀胱，温邪行于肌表之故，发热一二天现痘，尽含水液，若发于夏月则成天疱疮。孙希泰与杨煦均将疹分为痧疹和瘾疹，认为颗粒显透皮肤的为痧疹，红癗隐密皮肤不透出的为瘾疹。痧疹，又名瘄子，西医猩红热不同，其形如沙，必伴腹痛，总由风邪入于血，致肝筋不舒而腹痛，肺热冲肺而咳嗽，兼喉症者，为风夹肝热，移于肺胃也；瘾疹又名风瘰，时出时没，出时则皮痒，阴虚之人易患，无咳嗽腹痛，但身有微热，此肝之血分不足所致。霍乱要与仅泄泻而不霍乱的疾病相区分，仅有泄泻者为多食生冷，胃运不健所致；疟疾需与回归热、伤寒少阳证进行鉴别。高镜清提出应辨斑色，从病势上看，痧麻重于癍。陈志和指出百日咳需与急性支气管炎、支气管喘息、肺结核之咳嗽相鉴别。

张启后认为，疫病与温毒不可混淆。疫乃杂气，毒乃浊气。疫邪多入气分，毒气多走血分。疫病初起，先恶寒而后发热，头痛身痛，日晡益甚，或气促便闭，或胀满喘急；温毒初起，先呕血而后发斑，狂言谵语，或不省人事，或循衣摸床。疫气之脉多浮洪，温毒之脉多细数。

伤寒与温病的区别广受《月刊》各作者关注。伤寒乃冬伤正令之寒而得名。冬伤于寒，春必病温，至夏日热病，则为温病。寒温二病之名异而根同也。经曰："温病者皆伤寒类也。"二者均有外感热病，均有发热、身痛等症状，且《伤寒论》阳明篇中的很多治法方药，如白虎汤、承气汤可用于治疗温病。但在发热特点、是否口渴、胸闷与否、头痛部位及痛性、发狂时间、是否有臭气、面色、舌苔、神色、脉象等方面二者均有差别，故治疗也应区别。

五、精治疗

龙江医家在临床中发现，很多西医束手无策、病情危笃的急性热病，以中医中药治疗往往有意想不到之疗效，对现代传染病的治疗有诸多提示。

（一）辨六经治伤寒

宋希尧以三阳经辨外感头痛，以仲景之麻、桂、葛、柴分别解之。李宏毅认为表邪外袭必先入太阳而头痛，应疏解表邪；表邪不解则传入阳明胃腑，夹胃中浊垢凝滞，若不从表解则燥热上熏而头痛，故可以仲景承气法导滞下行；疫病所致头痛为燥热之性，故应以白虎、清瘟、败毒一类；水不涵木则肝阳头痛，故清肝散风平肝潜阳；阴虚火旺用六味丸，即六味地黄丸。

陈志和、李永春、宋希尧均对伤寒与温病的区别加以论述。陈志和认为伤寒其病在表，宜用辛温之品，仲景有桂麻二方；温病应用辛凉之品，吴鞠通编银翘、桑菊二剂。宋希尧认为伤寒之邪，自表传里，里证皆表证所侵入；温病之邪，由里达表，表证皆里证所浮越。

（二）辨病程治温病

1. 初期 温热毒邪初起之时，因毒尚未发而多为表证，不可未见火毒而妄用寒凉，否则冰伏毒热，变症丛生。正治法为表散邪气，祛邪外出，即叶天士所言之"在卫汗之可也"。陈志和、杨煦、金文华、孙希泰认为，温病、虾蟆瘟、麻疹、斑疹、痘病初起宜解表为先，使毒气达于肌表，用紫苏、杏仁、薄荷、荆芥、大豆黄卷之类；若身热不退，不恶寒，口渴喜饮，舌苔渐厚而黄，寸脉数大，尺肤热，则知阴从阳化，病已由浅入深，但亦不可过用寒凉，而当急以辛凉轻平之剂解之，如桑菊饮、银翘散之类；即使出现发斑，亦应辨清外感内伤，内伤发斑者初起无头痛身热之表证，乃劳役过度，胃气虚极，一身之火游行于外，或汗吐下后中气虚乏，余邪无所归附，散于肌表，此时宜补宜降，不可妄行凉药，宜大建中汤。高镜清认为不同病证治法当有区别。痘疹虽初起发热时似于表，但耳尻肢凉，中指独凉，不可以辛温、辛热之品发表而耗散津液；癍疹乃外来邪气伤于气血瘀滞而成，故宜辛凉表散。解表剂用治温病时，虽有祛邪之能，实乏托毒之力。张启后指出，治疫气多用利气祛邪之法，多用厚朴、草蔻之类，治温毒多用清血解毒之品，如犀角、生地等。

2. 收没期 疹为阳证，热毒炽盛则血为之耗伤，现于皮肤而为疹，故疹没后宜养血为主。病久心胃已伤，有体羸少气，自汗，不进饮食者宜以减桂人参养荣汤治之。赤痢病后可服两仪膏或山药粥，以弥补气血的消耗，促进体力的恢复。两仪膏中，以党参健胃，地黄补血，且是流质，吸收更觉容易；山药粥，用生山药去皮切块，和米煮成稀粥，或咸或甜，各从所好。山药富含蛋白质，是食补上品，但在病后，胃力薄弱，应当少量频服。

（三）辨津、气、营、血治火毒

1. 津 风热火毒之邪易化燥伤津，故急性热病多现津伤之象。若津液被灼，火燥化风，肝风内动，肢抽痉厥，就应当育阴潜阳，清热息风，可用定风、复脉二汤。中暑发热口渴，脉微欲绝者，以生脉散主之，阴虚者可加天花粉、芦根。

2.**气** 火性发扬时宜用寒、凉、清三法，使热毒无稽留余地，柴胡清热饮、化毒清表汤及归宗汤重加生地、石膏、玄参、大青叶均可。化斑者，宜于甘寒清降，白虎汤合玄参、麦冬、鲜生地以清之。

3.**营** 热盛阴伤，传变不一，若由气分传营，而舌绛，口反不渴，当以清营为主，见瘀疹者，务须辛凉轻托兼清血。若舌苔中黄边绛，乃气血两燔，应清心胃之营，以玉女煎投之。红斑初起青紫点已成，烦渴口燥者，应多服加减银翘散，以咸寒甘苦，凉血清胃，扫逐疫毒。疫毒入攻心胃，牙龈腐臭，咽痛舌烂，血涎交出，胸闷神昏，肌表斑点，情形暗淡者，亟服加味化斑汤。

4.**血** 若火毒侵血而发生血证，则应先破其瘀，而后凉解，宜大剂归宗汤加生地、锦纹军、青皮、紫草茸、木通、黑玄参。若逆传，心包被灼，神明扰乱，症见神昏谵语，当急清心宫，清宫丸、紫雪丹、安宫牛黄丸等。若消散太速，毒反内攻，神昏闷乱者，急服荆防败毒散。高香严认为，中暑神昏者，以犀角地黄汤主之，清心涤热以安神；血分有热的，可以加上犀角、丹皮。杨秀森《赤痢浅说》指出，治疗赤痢应先用木香槟榔丸攻逐肠中的原虫，原虫已净，再用血碳粉止痢。血碳粉由动物血焙制而成，可杀菌止血。

（四）辨顺逆，随证治变证

对于逆证或变证，陈志和指出，虚热留于肌表，麻疹当散不散，潮热烦渴，口燥咽干者，柴胡四物汤治之，血和则余热悉除也；疹毒未解，鼠粘子汤清之。始终邪留气分，邪盛正虚，不能一汗而解，或隔一二日再战汗而解。先要救其气，益其阴，复其脉，益胃汤等，使阳旺阴复，阴升则水与汗并，热达腠开，使邪从汗出。脾家风湿发疹，用黄瓜水调伏龙肝散服。疹出未透，无汗喘急，乃表邪怫郁其毒，用麻杏甘石汤发之；外感斑势未透，升麻玄参汤发之。其他，如呕吐，用竹茹石膏汤；夹疹痢疾，用清热导滞汤；疹出作泻，用黄连解毒汤加木通、赤苓；疹后烦渴，用竹叶石膏汤；治疹未出或疹已出之谵妄，可用三黄石膏汤、黄连解毒汤。若阳火邪气自肺脾而出，疹出前宜用加味桑菊饮，疹出宜清金宁嗽汤。疹出已透，胸满喘急者，以清气化毒饮清之。表邪郁遏，咽喉作痛者，桔梗元参汤主之；里热壅盛，或疹已发于外，而咽喉肿痛者，消毒凉膈饮主之。

（五）巧外用治急证

陈志和指出虾蟆瘟内治同时可外用金黄散配红茶露、白蜜调敷；衄者内服犀角地黄汤，外吹发灰散；凡斑欲出未透，可用干葛、蝉蜕、苏叶煎汤揩之，或用葱白擦拭，或用姜汁喷涂，使斑势欲发为度；痧疹不发，气急鼻扇的，用芫荽捣烂，同酒浆研匀，热揩头面胸背，覆被取暖而自愈，同时以西河柳之阴干者大剂煎服；干霍乱外用刺痧法及刮痧法，或用卧龙丹吹鼻，或隔盐灸脐，或以肉桂末隔姜灸脐，同时配以内服，先用盐汤探吐，再服痧药水，或飞龙夺命丹、苏合香丸、八宝红灵丹、至宝丹等；湿霍乱则不可用针刺痧，以防"泄气"。

六、断预后

急性热病来势迅猛，发病急骤，若根据疾病所现而提前做出防范则可降低病死率。如疹出喉痛最为危险，病久中虚的，发生白痦，如果脉象微弱，多成死候；若汗出肤冷，安静卧睡者为吉象；若汗出肤冷，躁扰不安者为凶象，必成气脱之症。因毒热可从衄而解，故疹家衄血预后较好。杨煦认为，青蓝色的斑"不能治"，赤斑半死半生，黑斑九死一生；针头稠密者凶；喘促自汗者死；气实足暖者易治，气怯足冷者难医；自胸腹散四肢者可治，自四肢入于胸腹者不治；发斑前先自吐泻者吉，既发之后久泻不止者凶。张景星依据患者体质判断疫喉的预后，正气不衰者，受邪虽深，正气有抵抗之力，虽重还可治；若正气虚弱，出现灼热无汗，脉极细软，舌色白或淡红微燥等正气虚脱之象则危重。阴虚之症状与正气虚的症状相同，唯独舌绛而且光，脉弦细数，甚或至于痉厥，无论喉痧、喉风、白喉均为难治。

七、阐发特殊传染病

（一）狂犬病

狂犬病旧称恐水病，黎雨民解释为"毒质由狂犬齿牙之唾液泡沫中传于人身之破伤皮肤"所致。黎氏在《答友人论后世注释本草之误及恐水妊娠等各种病理书》介绍了此病的西医学理论及疗法，并重点分析了临床治疗此病的中医验方。验方为人参败毒散加减，即人参、茯苓、甘草、枳壳、桔梗、柴胡、前胡、羌活、独活、川芎、薄荷、生姜、紫竹根、紫竹叶、地榆，共15味药。黎氏认为，此方有增进体力，补益精神，消灭毒质，麻醉神经等种种之作用。有医家每年以此方活人百数。

（二）霍乱

陈志和指出，霍乱需辨虚实寒热。高镜清则说霍乱有8类：阴、阳、虚、实、表、里、寒、暑。贪食瓜果冷物，致寒气伤脾而成为吐泻者，为饮食内伤，当以消导调气为主，可用平胃散合二陈汤；胃气空虚，感受外邪而吐泻者，为形寒伤脏，当温中散寒为主，可用藿香正气散或金不换正气散；暑热伤脾，火迫下注而成为吐泻者，为邪热下利，治当清脾解暑，可用五味香薷饮；热蓄膀胱，焦迫津液，致水不归经而吐泻者，为膀胱伏热，治宜利水清热为主，可用四苓散；中气素虚，起居不慎，以致寒毒中脏而吐泻者，为直中三阴，治宜大加温热以消阴翳，而复亡阳可用大剂回阳，如四逆汤、附子理中汤之类。湿霍乱经过大吐大泻，肠胃必大受损伤，元气津液耗散，应用大剂理中汤或独参汤、复脉饮、六和汤、黄连解毒汤、蚕矢汤、六味地黄丸及藿香正气散等，如能兼用西医的盐水注射，以补充水分，更是救急的妙法。小儿湿温，也和成人的相同。但因小儿易于积食，由食而酿为病，每多神志昏迷，四肢抽动。此时不能直认为惊风，一味用凉降的方法。又头痛甚的，不能认为脑膜炎，而行抽水注射。

（三）肠窒扶斯

"肠窒扶斯"为日医对西医术语的日语音译名，此病当时在我国俗称"热窝子病"，因其轻症似太阳病，热邪稽留或间歇者似少阳病，病重持续发热似阳明病，而在很长一段时间被认为是仲景所论之伤寒病。清代，方传教士将西医病名传入中国，初期曾译为"肚肠热症""小肠热症""泰斐士热"等。1908年，由高似兰主编的《医学辞汇》将其译为"肠热症"，希望作为官方名称，但使用不广。抗战时期，来自日本的译名"肠窒扶斯"成为该病通用名。此译名最早由日本汉医绪方郁藏在1855年刊行的《疗疫新法》中使用，以替代中医"伤寒"病名。

实际上，中医所论伤寒病不只是肠窒扶斯这种伤寒杆菌感染所导致的热病。黎雨民与高仲山两位学贯中西的大家均持此观点。有关中医伤寒病的记载始见于《素问·热论》："今夫热病者，皆伤寒类也。"《难经》明确指出，伤寒的涵义有广有狭，广义伤寒包括狭义伤寒及中风（感受风邪所致的外感病，不同于杂病中风）、温病、热病、湿温等疾病，即以"伤寒"名称总赅风、寒、湿、热等病邪所致的多种外感疾病。汉代张仲景所著《伤寒杂病论》中，外感热病部分以六经辨证为纲，使中医学理法方药得到和谐统一，奠定了辨证论治的基础。由是观之，伤寒为外感病之大症，古医书皆以伤寒为外感病之总名，故凡中风、湿温、热病、温病，后人通称"类伤寒"。

高仲山认为肠窒扶斯的症状其实与湿温时疫相同，他在《湿温时疫症之研究》中介绍了伤寒杆菌的形态及特性，认为其病因为污秽腐臭之地孕生杂气，交感于青壮年。病程包括潜伏期、体温上升期、高热期、危险期、恢复期。指出其具有脉搏与体温不按比例增加的特点，即使体温高达40℃，脉搏不过百数。此病可引发多种合并症，主要有"心脏变质，动脉炎症，血栓栓塞，手足坏死，血色素与白血球均减少，咽头炎，扁桃腺及咽头伤寒，鹅口疮，耳下腺炎，胃痛，黄疸，臌胀，鼻黏膜充血，衄血，喉头后壁溃疡，喉头软骨骨膜炎，声门水肿，支气管炎，肺炎，肾脏炎，不眠，以及精神忧郁，神志昏迷等"。在诊断方面，高仲山介绍了多项西医理化检查法及其病理变化，并指出此病需与急性粟粒结核、阴性败血症、传染性骨髓炎，肉中毒、疟疾、流行性感冒、鼠疫、急性发疹各病、发疹伤寒、旋毛虫病等相鉴别。但西医因知致病菌繁殖于肠道而仅用局部疗法，不知此病浸淫各脏，皆起变化，不如中医之临机活变。既知此病为中医湿温时疫，故可用中医方法诊疗。高仲山分别论述了急性湿温和慢性湿温的诊疗要点，指出湿温还可转化为其他急性热病，如痧气、霍乱、疟疾、泄泻、黄疸、痢疾、水痘、肿胀，并对各变症的症状治法做出详细说明。

黎雨民详细介绍了肠窒扶斯的发病原因、症状、分期、治疗方法及用药，并与狭义伤寒作对比，认为二者确有诸多相似之处，且麻黄汤可防止肠窒扶斯并发症的产生。他认为发疹肠窒扶斯为中医温病热病及温毒发斑者，含漱治法为预防患者口内发炎，以免转生种种病变，为西医治未病的例证。

（四）痢疾

东北之地一年中多为寒冷之季，当时人们有诸多御寒之法，却难以适应暑热之气，不了解夏季的摄生保养之法。如遇酷暑暑淫升腾之时，多畏热而喜凉，或饮食生冷，或袒衣露宿，以求一时舒适，不知风寒暑淫乘机羁留体内。重者霍乱水泻，轻者入秋后偏于表者为疟，偏于里者化痢，因此龙江居民入夏后多发的痢疾成为龙江医家在《月刊》论述最集中的疾病之一。

《月刊》所论之痢有休息痢、蛲虫痢、噤口痢、水谷痢、湿痢、湿热痢、热痢、寒痢、赤痢、白痢、赤白痢、脓血痢、暑痢、五色痢、痢血水日夜无度、积痢、虚痢、滑痢、劳痢、气痢、风痢、毒痢、疫痢、久痢、酒客痢。

孙希泰认为，痢疾的成因在于生冷碍胃，暑淫阻滞，"肠胃的蠕动力因之薄弱，上不能运化水谷精气，下不能分泌水谷糟粕，上下交相混淆，应当排泄的废物，留滞不出，经几度变化，成一种白色或红色的毒质，由便道排挤而出，这就是痢疾。"

冯素荣指出，治痢不可一味用白头翁、秦皮等清热解毒，应分清病因病机，随证而治。如痢疾初起宜攻下，收涩太早则邪留体内成为休息痢；痢疾日久宜补益，若仍用白头翁、秦皮一类清热解毒则苦寒伤胃，累及中气。高镜清认为，需依脉处方，而久痢责为脾肾两虚，可朝用香连丸，晚用肾气丸。孙希泰也认为很多痢疾的治法都应以补益为主或兼以补益之法，如水谷痢为脾胃气虚不能化谷所致，应用保和丸或调中益气汤，休息痢以双补脾肾、补中益气为主要治法，即使是蛲虫痢亦不应一味杀虫，而应同用参苓白术散、四君子汤调补肠胃，兼清湿热。若是湿痢、热痢、湿热痢，则以清热除湿，理气平胃为主要治法。孙氏还在文中对痢疾发病中一些突出症状及后遗症，如下痢腹痛、下痢肛门肿痛、下痢脱肛、下痢孔大、下痢里急后重、下痢虚坐努责、下痢呃哕、下痢色黑、下痢发热、下痢谵语、下痢身重、痢后疟、疟后痢、痢风、痢后风的治法做出了指导。总之，辨清虚实寒热，以不留邪、不伤胃为要。

另有一奇恒痢较为特殊。奇恒痢指患痢六七日后饮食起居如常，却忽然咽干声哑，谵语如见鬼状，病势急骤，预后凶险的特殊痢疾，左云亭、孙希泰均在文中提及。孙氏认为此为火毒上攻肺金所致，当急用白虎汤合大承气汤凉而下之，但预后极差。

第四节　辨治内伤杂病

内伤杂病，是相较于外感热病而言的疾病，指病在脏腑、经络，由饮食不节、情志内伤等诸多原因引起，出现脏腑生理功能失常、气血津液输布障碍的一类疾病，具有致病因素多变、病机复杂、病程长短不一、病情虚实寒热常易错杂等特点。抗战时期，龙江医家在学术上尊崇岐黄，效法仲景，同时眼界开阔，思想开放，对古往今来各家学说兼收并蓄，灵活运用。临证时常在纷杂的症状中抽丝剥茧，认清病机，以使遣方用药有法可依，有章可循，常挽濒危于顷刻，救困厄于朝暮。

一、明确外感内伤之分界

"外感"与"内伤"，指病因言，自古即分作两途：一为体外邪气由外入内，一为先天不足、饮食劳倦、起居失宜、情志过极等致脏腑经络、气血津液失和。医家临证，如遇外感，多遵《伤寒论》之六经辨证，或叶天士、吴鞠通之卫气营血、三焦辨证；内伤杂病则多遵《金匮》之脏腑经络辨证，又或是八纲、气血津液辨证。但正如《素问遗篇·刺法论》所言："正气存内，邪不可干。"人体感受外邪的原因为内伤所致之正气不足，内伤杂病也常由外邪诱发，因此，外感与内伤常无法明确区分。

高仲山在《半半斋导游录》中首先明确了二者在名称和病因上的不同，篇中所谓"时病"指"感四时六气为病"，而非单指感受疫疠之气的传染性热病。高氏指出，时病乃感受"春之温、夏之暑、秋之燥、冬之寒"的外感热病，多有季节性，故"人冒其气，统称时病"，取其应时而发之义。"杂病者，对时病而称"，即以排除法定义时病外的其他疾病为"杂病"。其次，在传变规律上，由于"时病不外六经之感受，六经之传变有统系可寻，一定之治"，而"杂病则各自为症，连带者少"，故杂病较外感而言传变规律多种多样，系统性不强，其治多宗张仲景之《金匮》，虽有"张景岳撰《杂病谟》、徐大椿撰《杂病源》"，"于伤寒之外，别树一帜"，但究其本源，则"《金匮要略》一书，尤为后世治杂病之准则"。

然外感与内伤虽在病因病机上需相互区别，在治法用药上却不必截然分开。如《伤寒论》太阳篇之小青龙汤，《金匮》痰饮篇亦用之；《伤寒论》阳明篇之大承气汤，《金匮》下利篇亦用之；《伤寒论》少阳篇之小柴胡汤，《金匮》呕吐篇亦用之。其他如桂枝汤、桂枝附子汤、白虎加人参汤、瓜蒂散、甘草泻心汤、小建中汤、麻子仁丸、小承气汤、五苓散、十枣汤、茵陈蒿汤等均两见于《伤寒论》与《金匮》。故临床运用方药，当遵循"有是病，用是药"的原则，不可拘泥死板。

综上，临证时分类清晰，诊断明确，有利于医者把握病机，对病证传变有所预判，正如《内经》所言："谨候其时，气可与期""谨守病机，毋失气宜"。龙江医家通过对历代医家所论内伤杂病与外感热病不同证治规律的探索及自身临床实践，强调二者的分界与联通，对于内伤杂病证治规律的总结有颇多裨益。

二、活用众方

《金匮》作为中医辨治内伤杂病的首部专门典籍，乃医圣张仲景"勤求古训，博采众方"，汇汉代以前医之大成之作。其所论杂病的证治准则验于千年而不爽，因此，龙江医家在内伤杂病证治方面的理论观点多参仲景学说。同时，龙江医家又不拘泥于经方，对孙思邈《备急千金要方》及朱丹溪、李东垣等名家著作中的方药亦多有运用和阐发。

吕云岐、张恩阁、曹鸿声皆认为治痫病应以金石重镇之药，如《金匮》风引汤之法；治标以祛痰为主，宜用礞石滚痰丸；痰气上扰心君，宜本《内经》"在上者，因而越之"之法，用三物瓜蒂散吐之；如脉见细数，或眼斜、臂短、手缩者，须以乌梅丸治之。杨秀森本于《内经》《金匮》分析了风邪中人由浅而深的传变特点，并认为中风治疗的关键在于补阴阳两虚，否则风出而复入。治疗上，他首推仲景中风方药，认为侯氏黑散即为兼补阴阳的代表，其他如风引汤、防己地黄汤、桂枝芍药知母汤、乌头汤亦体现了阴阳并补、治病求本的思想。杨雨膏分析下利腹胀满、身体疼痛的病机为脾虚兼表里俱寒，治法当以温里为先，而后以散表为次，以使里气得充，外攘有力，否则阳气外泄，则里寒转增，指出温里以四逆为要，攻表以桂枝为主。

孙希泰以《金匮》对痉病的描述为依据，对脑脊髓膜炎即中医之"痉风强病"的观点进行了论证，认为《金匮》栝楼桂枝汤、葛根汤针对痉病将成未成之时，大承气汤治痉病入里，并论述痉病其他阶段的病机及治法方药：初起病机为风淫于内，似风温，自拟二子清轻饮，清轻宣散，透肝泄邪；温邪化热后，阳明燥烈而项脊强痛，身体反张，卧不着席，头汗齐颈，神昏谵语者，金石保津汤清热凉血，存阴保津；温热燥化后，除前症外更加大便结实者，拟抽薪保阴汤急下存阴。

陈志和在癫病的治疗上，秉于仲景与《千金》之方，如心气实者用诸泻心汤及千金竹沥汤之类，心气虚者用桂甘龙牡合小半夏加茯苓汤及千金茯苓补心汤之类，肝气虚者用桂枝去芍加蜀漆龙牡救逆汤之类。袁钟麟对心痛的治疗以仲景方为主，兼用《千金》。因寒者，初期可以麻黄桂枝汤温散，或以千金九痛丸温利；感受外邪者，宜藿香正气散，或五积散加生姜葱白之类；实证，宜大柴胡汤；木克土者，治以小建中汤；水侮土者，治以理中汤；痰涎壅气而痛者，宜小半夏茯苓汤加枳实；胸痛短气为水气在脏腑，轻者五苓散，重且有痰者宜二陈汤加姜汁。赵铭三以千金九痛丸治疗九心痛，以特定药物为散，煎汤送服。虫痛者，以"鹤虱五钱、君子仁五钱微炒，水煎送下"；痧痛者，以"藿香、檀香、良姜、紫蔻各三钱，水煎送服"；风痛者，以"独活、白蔻、方香各三钱，水煎送服"，等等。宋瑞生将《内经》、仲景、丹溪、东垣对癃闭的治法总结为分消法、宣通法、清降法、润肺法、滋肾法、探吐法、升举法。高尊五对比了淋与浊的区别，并本于《内经》与仲景之说，认为淋属胞与膀胱病，而西医的淋病为花柳病，与脏腑无关，并以张寿甫之论为依据，论述了膏淋、石淋、劳淋、气淋、血淋的病源、病状、治法。

《月刊》中亦载医家运用经方之验案，现摘录评按如下。

（一）张恩阁以附子粳米汤加味治腹满痛案

于晓峰，年四十余，患少腹痛，痛时响声大作，登厕时腹满胀痛。此《金匮》所云之寒疝证也。《内经》载，肾合膀胱、三焦，缘饮入于胃，由胃入三焦，由三焦入肾，由肾入膀胱，膀胱之后为气海，即命门火所行之处，膀胱假此火蒸动水气，上入三焦。命门火衰，膀胱之气不化，太阳寒水之气上入三焦，是以由少腹上攻而痛，腹中水声大作也。前医之主芒硝、大黄，正是咸寒入肾，岂不相反？余思《金匮》附子粳米汤与此症颇合。盖以附子益命门火而化寒水之气；半夏降逆行水而走三焦，仲景大、小柴胡汤均用之，以其走少阳三焦，而行水也；粳米、甘草、大枣益脾，以脾为三焦司权也。试查仲景之小柴胡、真武汤、四逆散诸方之加减，均曰嗽加干姜、五味，下利者亦加干姜、五味，此病原有泄泻，并兼咳嗽，故仍借用附子粳米汤加以干姜、五味子。全方以附子暖胃而救硝黄之误；以半夏降逆止痛；以干姜、甘草、大枣温脾止泻；以粳米、五味生津以救舌燥。遂依方服数剂而瘥。

按：仲景《伤寒》《金匮》有诸多救误之法，说明时医常难辨病证之虚实寒热而失手误治，正如此患经前医所犯"寒寒"之戒。腹满之症因其满胀感而常被误以为实证且夹热，因此，《金匮要略·腹满寒疝宿食病脉证治第十》开篇即教人辨识脾虚寒盛之腹满，以诫后人临证切误以寒为热，而妄投寒下之品。张氏仲景理论功底深厚，依据患者腹中肠鸣剧烈之症而选用附子粳米汤，临床还需以兼症、舌脉加以辨识。加用干姜、五味子恰合病机，故应手而愈。值得注意的是，此案之证需与《金匮要略·痰饮咳嗽病脉证治第十二》留饮欲去证相鉴别。此患如厕时腹满胀痛更剧，与正气抗邪，留饮欲去之"欲自利""利反快"有别，可为凭据。

（二）李西园以薯蓣丸治风气虚劳案

唐氏女，年十六岁。辛酉冬十二月初旬赴邻里筵席，归而感寒，遂患咳喘下利病。至壬戌春二月，病势危殆，行步需人服侍。屡用参、芪，迄无效果。予诊其脉浮而微。证候咳嗽，喘息，胀满，腹痛，下利，不能食，不知味，微恶寒，鼻流清涕，面色苍白，肌肉消瘦，风寒之症俱在而元气已虚。宜补虚兼驱风寒，乃用《金匮要略》薯蓣丸，变为汤剂。与四剂竟有转机，八剂病愈多半，再与薯蓣丸五十粒，月余病瘥，二月康壮如初。

按：《金匮要略·血痹虚劳病脉证并治第六》以薯蓣丸治疗"虚劳诸不足，风气百疾"者，为表里同病之证，依常理，应依病机、病势选择先解表或先治里，但此证因正气虚衰，卫外不固而感受外邪，非补益不能生祛邪之力，非表散不能升脾阳之清，故仲景立扶正、祛邪并举之方，使二者相辅相成，表里同治。"卫外不固"即当下所谓"免疫力低下"者，患者似此案少女，现形瘦、纳呆、面黄或白等脾虚之象。脾为后天之本，气血生化之源，脾气一虚则营卫无由以生，营卫俱虚则感邪在所难免。李氏深谙经方之道，见是证而用是方，还妙龄少女以康健之体。

（三）李西园以甘草附子汤治寒湿案

唐氏妇，年三十余岁。壬戌春偶觉膨闷，胀满，屡用顺气丹丸无效。至长夏，病势益剧，周身肌肿，自汗恶寒，体重节痛，不得屈伸，溲清利，口中和，短气，心烦，六脉沉迟。断为寒湿伤阳，宜助阳除湿。以甘草附子汤治之愈。

按：该患初起为木郁乘土之象，病家未识"治未病"之理，见肝气失疏之气滞则一味顺气，未行实脾之法。迁延至长夏，脾土终虚而感召湿邪。加之长夏之季湿盛热亦盛，阳气随汗而泄，致卫阳不足、卫表不固而自汗；里阳虚则恶寒；湿邪趁机而入，留于肌肉、筋骨则肿，痛，不得屈伸。邪从外来，故从外解，遂以汗法治之。甘草附子汤见于《伤寒论·辨太阳病脉证并治下》和《金匮要略·痉湿暍病脉证治第二》，所主之证均以风湿为病因，出现"骨节疼烦，掣痛不得屈伸，近之则痛剧，汗出短气，小便不利，恶风不欲去衣，或身微肿"，方中以桂枝、炮附子通阳扶阳以祛湿行痹，以白术并行表里之湿，以甘草甘缓止痛。

（四）李西园以猪苓汤治少阴湿阴壅遏案

张氏子，年十四岁。癸亥秋病发热，恶寒，头痛，口渴，误用麻桂发表，转加咳嗽，喘促，大渴，饮水须臾则吐，频饮频吐，腹痛下利，彻夜不眠，脉象弦数，八九至，众人皆以为不治。予诊时，已五日夜不眠，未曾食物，肌肉消瘦，时时发热，鼻翼扇动，面色淡白。经云：水入则吐，名曰水逆，宜五苓散。又云：少阴病，口渴心烦，不得眠者，猪苓汤主之。总关阳明热结水蓄，而恐伤及少阴之真阴，遂用猪苓汤加犀角治之。一剂病减，六剂获安。

按：此案虽为水逆，却有热象，故选用清热利水益阴之猪苓汤，而非温阳利水之五苓散。热久入于阴分，故以犀角清营阴之热。

（五）李西园以黄连汤治产后发热案

马氏妇，年二十许。产后弥月，感受风邪，患寒热往来，微呕，小腹痛，时时咳，少阳证也。误用八珍汤、理中丸助其客邪，转暴泻，腹满，大痛，呃逆，仰卧不敢移动。伊父请予治之，忆《伤寒论》云：伤寒胸中有热，胃中有邪气，腹中痛，欲呕者，黄连汤主之。遂用原方与之，一剂诸症如失，后用调经剂，调理而痊。

按：《金匮要略·妇人杂病脉证并治第二十二》中论妇人杂病三大病因为虚、积冷、结气，意即妇人一生因经带胎产及情志失宜而易耗气血，泄阳气，阻气机，临证时需在此三处加以留意。但妇人3篇之方证多达40条，妇人之病证、病机之繁绝非仅此三端。故医者不可谓妇人因每月必出经血，以及历经胎产而必为虚证。无论男女老少，处方必须精于辨证，否则必如此案之前医，见如此显而易见之小柴胡汤证却一心益气血，温阳助运，对仲景之说只知其一，不知其二。

三、以脉辨证并预后

临床诊察虽然主张四诊合参，但切诊最为可靠，全凭医者指下所得，不易受病者主观因素干扰，尤其病证复杂难辨时多以脉为凭。这是因为在中医理论体系中，脉不仅是心脏射血、血管运血所产生的脉搏跳动，而且是蕴含了气血盛衰、邪气性质、脏腑功能、体质特点等诸多信息的客观体征，多可反映疾病本质，在复杂多变甚至相互矛盾的症状群中给医者以线索。且脉象之本为胃气，而脾胃为"后天之本，气血生化之源"，故由脉可知胃气盛衰有无，进而可预知人之生死。故诊脉对判断疾病预后有很强的指导意义。

宋希尧除以头痛的时间、部位进行内伤头痛辨证外，还尤其注重脉象。

血虚者，脉象沉数，昼夜均痛，警惕善恐，宜加减四物汤；气虚者，脉大无力，清晨痛甚，面黄肌瘦，宜加味补中益气汤；胃火上攻者，脉象洪大，烦渴饮冷，头筋扛起，宜加味升麻汤；痰厥头痛者，脉象滑弱，胸膈多痰，动则眩晕，宜半夏白术天麻汤；肝火暴逆者，脉象弦数，口干胁痛，耳鸣目眩，宜一贯煎；阴虚血少，风痰侵入者，眉棱骨痛，宜选奇汤加减；偏头痛者，左属血虚，右属气虚，宜补中、四物二汤；阳气大虚，寒邪入脑，真头痛者，脉微肢厥，急进理中汤加味。袁钟麟主张以脉判定心痛的性质："或危急，或短促，或涩，浮大而弦长者死，沉细者生。心痛左脉浮弦或紧，兼恶风寒者，此有外邪""脉弦数为木克土；脉沉细者是水来侮土；脉实坚，按之心下满痛者为实"。陈志和以脉象辨呃逆之真假寒热，如有面赤脉洪者却舌苔白润，脉象微细，且呃声低怯而缓，此《内经》所谓"逆气象阳"证，万不可用寒药；四肢厥冷而发热口渴，气阻胸闷，舌苔黄腻者，若脉象滑数，声高有力，连续不已，则为上焦清阳积郁，气不达于四肢，必为热证。他还指出，弦大为痨病之脉，为水亏火旺之象，大而无力为阳虚，但气血未衰，易治；弦而无力为阴虚，气血已耗，难治；细数泻散的不治。鼓病脉来关上弦，或迟而滑，盛而紧，大坚而涩，又虚为虚脉，老为实脉。膈病之脉紧滑而革，右脉无力是气虚，左脉无力是血虚，痰凝者寸关沉滑而大，气滞者寸关沉浮而涩，血瘀者芤涩，火逆者数大。

脉诊还可作为疑难杂病的诊断依据。如王秀三曾治一患者，自觉有物沿脊柱上窜入脑，他医均以风症治疗而不效，王氏凭其脉左脉细小，右脉沉涩无力，认为此属肾水亏乏，心肾不交，治以滋生肾水法，果然效如桴鼓。陈志和以脉判断中风病的预后，风脉浮缓，故浮迟沉缓为吉脉，洪大急疾为凶脉，若现脾脉独缓无力者，难治。男子久病，气口脉弱则死，强则生；女子久病，人迎脉强则生，弱则死。

四、重中焦脾胃

在龙江医家的论述中，脾胃不仅为后天之本，气血生化之源，其运化水湿，调节气机升降的功能同样在杂病的发病过程中发挥重要作用。如胃中燥热则易炼液成痰，脾虚失于运化亦可聚湿生痰或不化水饮，由此化生的痰饮之邪易成为多种杂病怪症的病因。

"百病皆由痰作祟"。"怪病多痰"。王秀三曾治一医界同仁，右乳上跳动，异常不安，自药无效。经X线检诊查，谓为心房上生长血瘤，为不治绝症。王氏诊其左脉细小无力，右脉滑数，便定为痰证，用滚痰丸治愈。陈志和认为，病痨日久，"痰瘀逗留而变幻生虫的，名叫：'尸痨'"。治以滋阴降火清其源，消痰和血涩其流。陈志和认为风症皆由痰为患，故以疏风化痰为君，补养气血为佐，通络舒筋为使。

杨秀森根据中风邪留之所的生理功能分析其症状，如腑邪必归于胃，胃为六腑总司，水谷之仓廪，若邪入于胃，则水谷不能溢精液，而结为痰涎，壅塞隧道；胃之支脉络心，若有壅塞，其阻神气出入之窍，所以不能识人。李宏毅认为上、中、下三消病机均与阳明胃热有关，上消多为阳明实热，中消多为胃中虚火消食，下消为阳明实热下迫致肾水不足而命门火衰不能司胃之开阖。陈志和认臌胀为"土败木贼的病"，其病因为脾阴受伤，转运失职，胃虽纳谷，脾不运化，则阳不生而阴不降，清浊相混，阻塞隧道，致气血留中，分气、血、虫、水及连及五脏六腑兼病的情况，其中以脾最为多见。

胃与痰是神志病的病机关键。陈志和在《癫》一文中首先从阴阳消长关系分析癫与狂的病机，指出人体正常的阴阳升降过程中之所以不出现一方偏亢，全靠脾胃中气为之旋转，若"中气失守，则升降乖常""阴阳迭位，精神迷乱，气血拂逆，魂魄妄行，感伤并乘，癫狂乃作"。依此理论可解释癫狂间见的现象：癫而兼狂者为降极必升，责之于脾；狂而兼癫者，为升极必降，责之于胃。

五、重肾中水火

除痰邪作祟外，王秀三认为肾水亏乏可致一些感觉异常的怪病。如肾水不涵肝木，肝生邪气，随胆汁入胆，胆即为之缩小，会出现突然一心求死的怪状。治法当从其根本而从肾论治。王氏以地黄汤加龙虎散三钱，每服一钱，药汤冲服，治愈一此病患者。又有肾水亏乏，心肾不交者，患者"自觉似有一物，从尾闾缘脊骨上行入脑海，致两目眩金花，头迷难举。如用手由颈后下按，则觉此物仍下注尾闾，不时又起"，"他医均认为风证，但服药无效"。患者左脉细小，右脉沉涩无力。王氏以大剂地黄汤加鳖甲三钱，以镇上窜之气，一剂而愈。李宏毅所论头痛多为热性，唯有下元真阳虚衰一类为阳虚头痛，其具体病机为阴液失于蒸化，凝聚于上，阻塞清空，而发头痛，故治疗上应温助肾阳。若日久阴不济阳，阳不护阴，则用肾气丸阴阳并补。金昌认为喉科疾病"热的十居八九，属于寒的十中一二"，其中寒证的病机为下焦虚寒，无根之火上炎。陈志和认为风之为病必有真元耗散、营卫空虚为内因。他在《风痨臌膈脉证治法》中指出，痨病病机为真水燥竭，少火不生而壮火上炎；膈病之因为脾胃肝肾之火动，致令阴营耗衰，火气逆迫，火与痰结，填塞道路，所以上格而不得入，下关而不得出。总归于真水不足，虚火独亢，少年患此者少，老年得此病的多。

六、专论惊痫

曹鸿声在《惊风的解释和治法》中否定了将惊风解释为"惊字是病源，风字是外风"的观点，其依据为仲景治中风的侯氏黑散、风引汤和治癫狂的防己地黄汤中所用药味均为清肃饮邪之品，而非麻黄汤、桂枝汤等解表祛风之品，故知此病非为外风所致。小儿惊风缘于其体质如"春天的草木，萌动苗壮，生气勃勃，肝阳最旺，内风容易动，所以惊风的病此较多"，而妇人产后风则因"血虚于下，则肝阳易升于"。但同时他指出，食惊、痰惊、吓惊并非内风，"因为第十对长脑筋分支入肺、心、胃三经，若肺病痰闭，心受惊吓，胃有停食，全能由第十对筋累及于脑，变为惊风。治法当豁痰定心消食，惊风自然痊愈"。

罗敏之、李西园、张霭霆认为，小儿禀受薄弱，癸水未成，脏腑柔脆，元精未满，气血搏疾，元气无根。风寒外感，暑湿内蕴，或滞满内停，痰火胶滞，火热闭塞，即生惊风之症。急惊风，率因心肝火盛，外为风塞郁闭，经络不得宣通发泄；慢惊风、慢脾风，均为土虚木盛，前者为先天，后者为吐泻日久，脾气大伤。李西园提出，小儿体质与此病关系密切。小儿肥胖，湿热素盛，化为痰涎，填塞精髓，胸膈逆满，发为痰厥；体质阳脏，习惯便秘，津液枯燥，神经被炙，发为抽搐；体质阴脏，消化不良，泻利无度，荣养不足，元气衰弱，发为慢脾风；气质薄弱，精神未充，猝遭大声震惊，精神恍惚，神经错乱，谓之客忤惊吓。

七、详论寒地高发病

东北地区，尤其是黑龙江地区的高发病有肺部疾患、心脑血管疾病、骨关节疾病、寄生虫病、性病等。龙江医家在诊治大量患者的过程中，不断学习古今医家的相关论述，形成了各自的诊疗特点。

（一）心痛

袁钟麟据《内经》《难经》《伤寒论》中相关条文，认为面无青色，四肢不厥，痛亦不至无声的心痛实不在心，而属心包络。有阴盛阳虚者，有邪痹阴血凝注或阴虚者，或痰或寒，或虫或食，皆能上干包络，包络脂膜拘急，故捧心作痛。若君火心阳衰微，大寒触犯心君，或瘀血上冲，则发为真心痛，病势危急。李德荣将胃脘痛分为外感风湿而内伏湿热者，以及单纯内伤者。《素问·至真要大论》云："诸气膹郁，皆属于肺。诸湿肿满，皆属于脾……诸胀腹大，皆属于热。"王俊卿认为，水肿为此三者相因为病，应以健脾、保肺、生津、理肾为要，自拟除湿汤、五皮散。

（二）咳嗽

金昌从原因及其病理、症状、治疗3个方面论述了外感风、寒、暑、湿、燥、火及内伤阴虚、阳虚咳嗽的证治。李子玉从肺的脏腑特性论述外感六淫易致咳嗽的原因及治法。李庆孚认为肺痿多因咯血而成，即虚劳病治法以补中益气养血为要，用药不离人参、五味、阿胶，随证加黄芪、白芍、当归、生甘草、地黄、桑皮、杏仁、地骨皮、知母、炙甘草、米谷、乌梅、大枣。药性宜静不宜动，最忌苦寒败胃、辛温散气。李德荣认为肺痿、肺痈均因肺阴亏虚，复又脾胃薄弱不生津以润肺，二者均宜清养肺阴。肺痈降热去瘀，通利络道，用生地黄、京玄参、川象贝、百合、甘草、桔梗、当归、芦根、薏苡仁、冬瓜仁、天花粉、桃仁、橘络、沙参、蛤壳之类；肺痿则润燥生津，降逆气而化痰，可以生脉散加减，用人参二钱，或党参三钱，又或用西洋参二钱，麦冬四钱，五味子八分。

（三）风湿骨痛

李西园观察到关节风湿痹证用散风除湿化痰等品多不效，认为此病对应于西医之"关节风湿痛"，即痛风，分为急性、慢性二症，多发于肌肤丰盛壮年人，男子多于妇人。但其曾遇壮年妇人患此病，治以吴鞠通加减木防己汤，方用防己、通草、滑石、石膏、桂枝、姜王片、海桐皮、薏米、苍术、萆薢，或稍加风药，如羌活、大艽、灵仙、白芷、葛根等选用一二味即可，若风药过多，反增肿痛。

（四）寄生虫病

董春荣在文章中描绘了6种人类常见寄生虫的显微镜下形态，描述了其各自的繁殖方式、感染途径、症状表现，不仅举出调胃承气汤、万应丸、石榴树根皮煎汤内服等中医药疗法，更对当时的西药驱虫剂进行了介绍，并提示其副作用强烈，需谨慎服用。

八、特殊治法

袁钟麟提出，心痛可在内治的同时施以外治，于足三里捣之九九，擦之九九，行归元法逐痛处，以发散胃火。杨煦介绍却行法治头痛。李德荣用涌吐痰涎法治肺痈，一种以咸陈芥菜露，每早取半杯，以豆腐浆冲服，吐尽臭痰为度；一种以活蛤蚌浸在清水中，每晨取两枚剖开，去壳肉，用蛤蚌壳中的水来漱口，臭痰随水吐出，日久自愈。

第五节　辨治妇科疾病

由于女性的生殖功能与年龄、营养状况、心理因素密切相关，因此在妇科病的治疗中，除需辨别虚实、寒热、气血、阴阳外，龙江医家还提倡全面参考患者的年龄、职业、生活环境、情志因素等进行辨证，进而确定治法方药。

一、分龄论治

《素问·上古天真论》曰："女子七岁肾气盛，齿更发长；二七而天癸至，任脉通，太冲脉盛，月事以时下，故有子；三七肾气平均，故真牙生而长极；四七筋骨坚，发长极，身体盛壮；五七阳明脉衰，面始焦，发始堕；六七三阳脉衰于上，面皆焦，发始白；七七任脉虚，太冲脉衰少，天癸竭，地道不通，故形坏而无子也。"说明女性生殖功能及生理特点随年龄增长而发生具有普遍规律的变化，因此在诊治妇科疾患时，不仅要辨证论治，也应分龄论治。

左云亭认为，女子在不同龄段易出现特定的经带病。他以两年为1个阶段，将女子从13岁至52岁分为10个阶段，依每个阶段的生理特点分段而治。如未嫁室女十三四岁时行经时，常见经行腹痛或发热，身体不宁，口苦面红，寒热不定，头目眩晕，治宜八物汤："白芷一钱五分，羌活（上身不痛者不用）、砂仁、桂枝（无寒不用）、白术各二钱，香附二钱五分。分二帖，加姜三片、葱三棵，空心热服"。亦可用和气散："厚朴五分，陈皮、藿香六分，白术、元延胡、枳壳各三钱，香附（炒）五钱，草果（热不用）、甘草、砂仁、小茴香各二钱，木香二钱。为末，或丸，或散，每服二钱，空心下"。而室女十五六岁时则常见月水不通，日夜寒热，手足麻痹，头痛，恶心，呕吐，腹中忽然结块冲痛，治宜四物调经汤："当归、川芎、柴胡、黄芩、白芍各三钱五分，青皮、砂仁、甘草各一钱五分，熟地、白术、陈皮、枳壳、小茴香（炒）、三棱、莪术各一钱，红花五分，白芷二钱五分，肉桂一钱。分四贴，加姜三片、葱三根，空心煎服"。可见尽管年龄仅有两岁之差，却在治法上有祛风解表理气与养血活血行气之不同。当然，临证时应随证变化，不可拘泥于此。

二、辨识特殊体质

尽管《素问·上古天真论》以7年为一时段归纳了女性的生殖生理，但龙江医家普遍认识到临床上不可拘泥于文字，生活条件和个人体质均对初潮时间及月经周期有明显影响，不可死板地以"有是龄而无是征"断定其为病态。无论是初潮迟还是周期异常，若无其他病症，可不必施治，更不可妄用通经破瘀之品。

如孙文廷观察到当时有很多女性到十五六岁，甚至十七八岁才行经，此时父母会因爱女心切而多方求治。孙氏认为，只有身体强壮，气血充足，月事方能应时而下，而抗战时期，东北居民多"禀赋素弱，形体微小"，故月经多有不能应时而至，或至而愆期者。除此之外，临床上亦可见到不符合一般周期规律的经期现象，如一年一行经、三个月一行经、两个月一行经及受孕后月经依然来潮，即朱振声所论之"避年""居经""暗经"等。龙江医家均认为以上现象若无其他见症则不属病态。曹鸿声曾见一妇人，已生子女8人，每次受胎后均不停经。据曹氏考证，"西医斯克慈谓：八千名妇女中，有十四人无月经而亦能受孕者"；"亚里斯德雷之实验，凡妊孕中有月经者，则有三类：一为妊娠之初期一二月仍有月经来潮者，二为妊娠前半期后的全妊孕期每月均有月经来潮者，三为妊孕中必来月经一次者"。此为生理之异常现象，可见月经与妊孕之关系，不甚确切。"

三、审因论病

（一）情志病因

《素问》曰："思想无穷，所愿不得，意淫于外，入房太甚，宗筋弛纵，发为筋痿，及为白淫。"白淫即白带。左云亭认为，未嫁室女及师尼寡妇多因思想无穷，所愿不得而发为带下病。此类情志之疾，宜以情治之，决非药石可为功。如劝室女早嫁，有夫则愈；劝师尼寡妇清心寡愁，并告之此病将来易患血枯、经断、痨瘵之危险，恐惧之念一生，则欲心自减。更当使其不闻乱声，不视乱色，识字者，令其多看正式书籍，佛道哲学之书尤佳，以其恬淡虚无，能宁神静志也，或令作一极有趣味之事，日日为之，则神情专注，情志转移，所念自忘，可以不药而愈。张景星认为"若素喜郁，肝不条达，气乃滞结，先哲谓'气有余，便是火'，故成肝热上升……血被火之煎熬，腐蒸变色"，故带下腥臭。张四维指出月经病多有郁积肝旺所致者；金昌认为妇女性情多郁善思，稍不遂心则恚怒忧愁，致肝气郁结不能舒畅，气与思结，动任之隧道，即有所壅而阻遏，因此月经不调，当用加味逍遥散；高镜清也认为月经愆期多缘自七情所伤，由愤怒忧思所致。

（二）房事致病

张景星认为带下"其因梅毒及淫火者，盖缘入房太甚，交接失于清洁，毒菌内侵，或先梅疮而后成带，或两症同时发生，故局部生炎，两阴溃肿，带成五色"。左云亭也认为，已嫁有夫之妇及妓女，易因入房太甚而得带下病，"白淫既多，经血必少，久则成瘵"，故应及早治疗。嘱患者寡欲，节制房事，不节欲而徒言方治，终非根本之法，节欲之外再以方药治之。李德荣认为，妇人房事过多易患子宫癌。

四、肝脾并调

《素问·阴阳别论》曰："二阳之病发心脾，有不得隐曲，女子不月。"李全德认为"二阳病"指胃与大肠经受病，"胃为受纳之府，大肠为传送之官。食入于胃，浊气归心，饮入于胃，输精于脾，则胃即能纳，大肠复能化焉"，若胃与大肠受病，则精血无以资生，进而伤及心脾，出现"男少精，女不月"。金昌认为，妇科各病多伴月经异常，如脾胃虚弱的女性由于饮食化生的气血仅能荣养脏腑，而无以变化经水，故常见月经不调，调治时应以健脾益气为本，当用十全大补汤、归脾汤、归芍六君子汤、六君子汤等。对于带下病，张景星认为，属脾虚湿盛者，初期应用胜湿崇土燥湿法，如苍术、白术、茯苓、泽泻等；若不愈，则以健脾化湿，苍术、白术、黄芪、甘草、山药、芡实之类；若缠绵日久，淋漓不断，则当用温补固涩，兼佐风药，取"风能胜湿，舞动脾阳"之意，宜理中汤、八珍汤、玉屏风散加萆澄茄、芡实、荆芥炭、白果、五味子等。高香岩认为，妇人产后气血大亏，故产后病治愈后均需补脾生血，因脾胃主化精微而生气血。若纳谷不旺者，宜健运脾胃。女子以肝为先天，脾为生血之源，而蓐劳善后，唯宜调养肝脾，更宜寡欲戒怒以养肝，滋补慎食以养脾，调理得宜，方不致虚损。肝经郁火者，先以龙胆泻肝汤、萆薢分清饮之类，泄木排浊，清火导热，继则以黄连、生地、丹、栀、滑石、川楝、白芍、茯苓、车前、王不留行籽等。若其肝火虽清，而带不止，腰痛肢酸，此乃久病伤及肾经，宜养血固脱，如石斛、当归、白芍、杜仲、补骨脂、龙、牡、薏苡、熟地及归脾汤加减。

五、气血同治

女子一生以血为本，经、胎、产病与血有直接关系，唯独带下似与血无关。陈德从西医学角度分析出带下病的原因为"血管不能收摄血中之蛋白"，得出"经、带、胎、产妇科四病均与血相关"的结论。"气为血之帅，血为气之母"，气热则血热，气寒则血寒，气升则血升，气降则血降，气凝则血凝，气滞则血滞，气清则血清，气浊则血浊。气与血可分不可离，均与妇科病关系密切。因此《月刊》的妇科论文中，多涉及气血同治的内容。张四维认为月经病的辨证不可以经期提前为热，退后为寒，月经病除辨寒热外尚需详辨气血，并四诊合参。罗敏之重用生黄芪二两，补气升提为主，并以补肾止血法治愈一经漏半年的患者。高香岩认为所谓产后三冲，即冲胃、冲肺、冲心，虽有虚损脏腑之不同，然总归于血瘀或血虚，恶露异常亦为气滞或气血虚弱。对于产后病痉、郁冒、大便难，所谓蓐劳病，高香岩认为属血虚津亏兼外邪侵袭之本虚标实证，以大补气血及疏风祛邪法治疗，效验颇丰。田丹蓉指出妇人产后乳汁不下有因临产去血、瘀凝气滞、气郁不舒、气血虚弱数种情况，故宜以四物汤为底方加减治疗，不可一味运用通窍下乳之药。

第六节　辨治外科疾病

《丹溪心法》云："有诸内者，必形诸外。"指一切外部症状必由体内病变引发，外科疮疡等疾病的发生与体内阴阳、脏腑、气血、津液等失和相关。《月刊》有关肿疡、溃疡、痈、疽、疔、疮、斑、痣、粉刺、乳痈、痔疮等外科疾病的论述中，诸医家均认为皮肉或骨肉病虽发于表，而根在于里，或内因七情所结，或外感六淫而生，因此在治法上除有专病专用的外用药外，还应遵循内科辨证原则内服汤药，以达标本兼治之效。文中诸多理法秉于薛己、李东垣之外科著述。大体上诸病均需辨肿，辨脓，辨善恶，辨兼病。

一、重鉴别

出现在同一部位的皮损需审症辨病、审病求因而治。比如同是发于颧部的颧痈与颧疽，颧痈属皮肤病，为外感风热之邪与血相搏所发之痈肿，易溃易敛；颧疽属骨肉病，为饮食不节，热积小肠，蕴毒上炎，毒滞血凝，由内达外所致，难溃难愈。再如生于颏部承浆穴的皮肤疾患，坚硬肿痛者为承浆疽；焮红肿痛者名颏痈；形如小豆，麻痒疼痛，寒热心烦作呕者为承浆疔。

二、重辨证

（一）辨肿

虚证漫肿而轻；实证高肿；热证红肿而坚；寒证木黯；湿证触按如烂棉，破则流黄水；风证皮皱而红，微热；痰肿软如棉，硬如鳗，不红不热；气肿按之皮紧肉软，遇喜则软，怒则长，不红不热；跌仆瘀血肿，不红不热；暴肿如溃，其色必紫。

（二）辨脓

按之坚硬，不热多红，为脓未成而易消。无脓不软，脓熟才软。没成脓的按之即起。已成脓的，深按速起，则内有黄水；深按缓起，则内有污脓。按之实而痛，内为血；按之实而不疼，内为气。轻按即疼，是脓已成；重按才痛的，是脓深。胖人脓宜多，瘦人脓宜少。按之陷而不起，疮顶虽温而不甚热者，为脓尚未成；按之随指而起，顶已软而甚热的，为脓已满。

（三）辨善恶

利用病情发展情况或疗效判断愈后，如凤眉疽"六日内刺之，得脓则吉，无脓则险"等。

三、治法有序

疡症总治法为先发散，后托补。虚证应补虚扶正助其生脓；近筋处或生疡而痒者，应施灸；无脓者应消散；有脓者应攻托。

外证痈疽大毒，内外治法均分为初、中、末三期。初期消散；毒盛且消散不效而进入中期成脓者，外用提毒箍毒药，使其速溃速敛，以免毒势蔓延；末期脓溃后，应培补气血，排脓托毒，提毒生肌。属火者，去脓后用平性药，切忌寒凉。如颧痈初期内服仙方活命饮，外用紫金锭、金黄散；中期内服透脓散，外用金黄散、金箍散、大红膏；末期内服四物汤，外用太乙膏、九一丹、海浮散。

四、以内治外

左文宪认为外科疾病应辨疮疽、脏腑、气血、上下、正邪之虚实。诸痛为实，诸痒为虚；脉洪大而数为实，细微而软者为虚。进而确立治法，虚则补之，和其气而托里；实则泻之，疏利而导其滞。其引薛己所云五实之证，"即在严寒之令，必用苦寒之剂泻其阳以救其阴"；五虚之证，"即在盛暑，必用辛热之剂散其阴以回其阳"。另外，诸病特点各异，临证不可千病一法。如疔疮是火毒，无论已溃未溃，都应先清化，不应温补；凤眉疽治法要点为提住疮根，不使散漫，初起宜仙方活命饮散之，倘散而不效，急服托里透脓汤托之。

同时应注意辨证，肿疡虽多实证，亦多有不足者，则宜补不宜泻；溃疡多虚，但亦或有有余之证，则宜泻不宜补。疡肿而痛，渴而大便秘的，为阳证，用寒凉药专治之。焮肿作痛，寒热头痛的，全是在表的症，应当和解之。漫肿痛而不溃脓的是血气虚弱，急应托补。色黯而不溃，或溃，或不敛，是阳气衰，应当温补。若大便结，是邪在内，应当疏利之。溃疡若脓溃以后，二便乃闭的，是毒还没有解，用清热消毒汤。热退而渴不退，是津液不足，用八珍汤加麦冬。热不止，肿痛反甚，是虚热内作，用保元汤以清心净血。热退，而肌肉不生，用十全大补汤。疮白而下陷，是寒气太烈，用五味异功散。手足并冷的，用六君子汤加姜、桂。妇人刀伤，遇经来，疮必痛，应与以四物柴胡汤。外伤皮不破，内必有瘀，宜用攻通之法。若毒气攻心，可急服白砂糖三四两。

宋希尧在《乳痈肿溃治验》中记述了仅以内治法治愈乳痈的病案："产后患乳痈，始则乳房肿疼，继则溃烂不堪。先赴医院求诊，谓须急速割治，否则危矣。惟病人惧割，遂求治于余。余曰：'此病发于肝胃，虽割无益。治其肝郁胃滞，其病自愈。余可为君设法，勿虑也。'用下开药品三服而愈。白归五钱，生草二钱，滴乳一钱，明没二钱，瓜蒌一个，生芪二钱。"

五、多法外治

外治法包括去腐法、定痛法、止血法、生肌收口法、薄贴法、箍围药法。

疡坚硬，且屡涂难陷而外突者，不可用膏药；疡深而脓左右流注者，可用膏药。敷溃疡的膏药不可嫩，应当老而薄，以易贴敷；敷伤口的膏药要嫩。膏药均需加长肉药少许，即结靥，加多反会攻脓。未软者不可敷凉药；若半肿半黯，当用辛热药。

外治法不仅要分期而治，更要辨证用药。骨槽风初期属风热者，外用敷散，如金黄散、冲和膏、干蟾散；属风寒者，宜用膏散，如阳和膏、十将丹、平安散、桂射散、针灸法，并当艾灸；内证阳虚者，用阳和膏、十将丹、平安散、桂射散，并隔姜灸；阴虚痰热入络者，只用膏丹即可，如用阳和膏、十将丹、平安散。

中期外感风寒与风热的治法相同，用阳和膏、九黄丹、海浮散；内伤阴虚与阳虚的治法相同，用阳和膏、黑虎丹加升降丹少许及海浮散。颊疡牙关紧闭，经年缠绵不愈的，内服附桂八味丸，外用豆豉饼加艾灸之，再加盖阳和膏，疮内插七仙条。

若中年生黑痣，根脚不深者，可用外治法以除之，用线针将痣挑破，涂以水晶膏，三四日结痂，其痣自落，再用贝叶膏敷贴。饮食戒酱醋，可减轻愈后瘢痕。

海马崩毒法：凡发背、对口、搭手、眉疽、乳发等症，初起时以热水自肘后洗至手六经起端处止，日洗数十遍，直洗至指甲皮瓤、疮势衰，以泄热毒。因三阳经全归督脉所领，洗到指甲皮瓤则热从根本而解。

六、治疗禁忌

瘿瘤结核，不宜开刀；疮症及跌打伤，不宜房事，否则作痛；痈疽伴遗精者，须先治遗精，痔病亦然。大痛须戒污积，如系妇人，适经来，医治也难见效，须经后才能收功，且需忌房事。痈肿多为阳热证，多有前驱发热的症状，但切不可妄投寒凉及破气伤胃之品。大头瘟切忌早用寒凉，以免邪闭内陷变成败症。

面部血管神经密集，与脑位置邻近，故面部疮疡患者疼痛明显，病情多凶险，且有碍观瞻，故杨景周设专篇论述了颧痈、颧疽、颧疔、面发毒、面游风、痄腮、颊疡、骨槽风、发颐、时毒、凤眉疽、眉心疽、太阴发、龙泉疽、虎须毒、燕窝疮、雀斑、肺风粉刺、黑痣、黧黑斑、大头瘟，按各病的发病位置进行脏腑经络辨证。王洪绪更提示说："惟疔用刺，禁用升降二丹，以防腐烂。"

七、随证救治

误辨病性而失治或过敷寒药以致肌冷毒滞难消难溃者，当用升阳散火汤发之。若治疗期间饮食起居失宜，如外感风寒、饮食不节，以致疔疮根脚放大、肿势增加、红晕散漫、有走黄之势、烦闷欲死者，为毒气内攻，当急用疔毒复生方（山栀、牡蛎、木通、乳香、没药、银花、连翘等），再服蟾酥丸三粒，外用立马回疔丹提去热毒。病势急迫者可用颧疔备急方、琥珀蜡矾丸、野菊花药汁、芭蕉根汁等随证救治。

第七节　卫生预防

抗战时期，社会的两极分化严重，下层百姓的生活条件简陋，卫生环境差，缺乏卫生常识，长此患病，且误以为疫病的流行出于天降而不知预防；政府官员等富足之人则整日山珍海味，不思劳动，且对于疾病及恶性传染病也只知治疗不思预防，以致各地每年因传染病而丧生者不可计数。龙江医家中不乏善于接受新知识新理念的有识之士，他们在《月刊》中不遗余力地进行卫生防疫知识的普及和宣传，号召民众做好自身防疫，以期"一人倡之，百人效之，举国人行之"，呼吁不可因官方已有防疫措施而有恃无恐。同时对日常摄生常识也多有介绍，并对病后护理有诸多阐发。其中涵盖的防疫知识及卫生保健观念在今天看来仍具有很强的先进性和实用性。

一、"卫生"的概念及意义

现代汉语语汇中，"卫生"一词等同于"整洁""干净"，为形容词。其实，"卫"为保卫、守卫、护卫之义，"生"指生命、生存、生长，"卫生"为动名词短语，指有意识地采取某些方法、手段来保卫生命、护卫生存。龙江医家所论之"卫生"即为此义，相当于现代之预防病学及中医养生学。

《说文解字》释"卫，宿卫也"，即通宵值守；"生，进也"，即生长、发展。因此，汉语中"卫生"的本义即守护生长，从另一角度可理解为预防疾病。中医学从古至今均注重预防，《黄帝内经》将保健防病放在首位，其论"五脏坚固，血脉和调，肌肉解利，皮肤致密，营卫之行，不失其常，呼吸微徐，气以度行，六腑化谷，津液布扬，各如其常，故能长久"为日常养生，维护正气的方法；"虚邪贼风，避之有时，恬淡虚无，真气从之，精神内守，病安从来"为预防病邪的要诀。但龙江医家却发现，当时之人死于疾病者多，死于衰老而终其天年者鲜，认为此皆因"不晓卫生之故"。"医药能救人于已病，而不能救人于未病。欲求救人于未病之道，则必须注重卫生，方能保持健康，不受疾病之灾害"。可见抗战时期，龙江医家对卫生的理解更为广泛，既包括了日常作息中的养生之道，如注意个人、用具、居处整洁，也包括了对疾病，尤其是传染病的防御。

二、正气的概念及作用

中医早就对抵抗力有明确的认识，《内经》所云"正气存内，邪不可干。邪之所凑，其气必虚"即指处于同样存在邪气的环境中，内秉正气之人不易被邪气冒犯，而感邪之人必定正气虚弱。说明正气具有与邪气抗衡的作用。高仲山等医家则在《月刊》中明确地将中医"正气"与西医所谓"抵抗力""免疫力"相联系，认识到"每个人的身体，本来都有自卫的能力，所以能扑杀那些进入身体的微生物。若是精神疲乏，身体就失去这个自卫的能力，就容易生病"。很多恶性传染病的发生都与抵抗力下降相关，例如肺结核好发于精神愁苦、营养缺乏之人。因此，众医家就如何提高抵抗力、维护正气提出了自己的观点，例如要有足够滋养身体的好饮食，每日要多在户外运动、早睡早起等。

三、依体摄生

辨证论治是中医学特色之一，具有突出的先进性和科学性，一向寻求同一论的西医学近年来开始转向"个体化治疗"，从侧面再次证明了辨证论治的科学性和先进性。中医学现代研究中的体质学说即从辨证论治理论中衍生分化而来。体质学说认为人的先天体质各有不同，禀赋的差异决定了所患疾病的种类、性质。其实，不仅疾病与体质有关，中医养生之法亦应充分参考个人体质。如同样身处炎热的夏季，阳气充盛之人应避居室内，以防过汗伤津；阳虚湿盛之人则不妨适当处于户外，恰可借助日光之阳热之性驱赶体内寒湿，即使汗流浃背也毫无不适，反觉体轻力健。

体质的概念同样体现在《月刊》多篇摄生防病的文章中。如高仲山认识到身体薄弱、贫血之人最易罹患肺结核，大多数患者先天不足，为"痨瘵质"，因此此体质之人平素应多加注意。尽管体质属先天而成，却可通过日常调摄设使身体强健，避免被传染的危险。李西园也认为，饮食之量因人不同，不可设立统一标准。

四、未病先防

（一）衣着舒适整洁

抗战时期，穷困者力求蔽体，富足者虽讲究高贵洋气，但亦以舒适为本。因此《月刊》中在着装与卫生防病的关系方面论述较少，只言"衣服者，为人类所必需之物也。其要点有三：一避寒暑，二保体温，三调节气候。如冬时无衣则不能御寒，夏时无衣则不能御热"。再则需注意衣服清洁，不着汗衣，"慎勿于汗干之后，再穿身上，致滋疾病"。

（二）饮食谨慎适度

气血生成有赖于水谷之摄入，饮食是人类每日生活中不可缺少的重要内容，因此饮食的质量、脏腑对饮食的消化、饮食对脏腑的影响均是关乎健康的重要环节。

宋希尧、李西园分别以"胃病一般的疗法""脾胃之卫生"为题发表了对饮食卫生的观点，刘巧合、高仲山也介绍了饮食预防疾病的常识。其主要观点有如下。

1. 品类均衡，营养全面 李西园对水、盐类、蛋白质、脂肪、碳水化合物及5种活力素（维生素）的性质、生理功能、摄取途径及缺乏时所致疾病做了详细介绍。众医家均力主摒弃佳肴厚味，认为易于消化之米、面、谷、豆、蔬菜为上品，且其富含蛋白质、脂肪、碳水化合物、维生素等人体所需营养，为人体生长发育及日常活动的能量供给佳品。而肉类脂肪过剩，难以消化，属食料中的次品，应少食，以免"刺腹灼肠"。

2.定时定量 胃为水谷之海，仓廪之官，虽司纳谷，然有定量，不及其量则饥，超过其量则胀。故每餐食量不宜变化过大，不可任意增减。早饭宜淡而早，午饭宜厚而饱，晚饭须少。李西园分析了食物的消化过程，得出所摄食物约4小时后化为糜粥状，再3小时后糟粕移于大肠的结论。故进食应有定时，两餐间隔4小时以上，可免重积之弊。另外还应戒除速食，"食物消化赖口中之唾液化淀粉为糖质，胃中之液汁化蛋白为蛋白质，输入十二指肠之胆汁化脂肪为乳剂。若不细加咀嚼，囫囵吞下，则肠胃必出余力以代齿牙之劳"，长此以往加重胃肠负担，导致消化不良。

3.饮食新鲜，制熟食用 不可食用未经煮熟，或隔夜陈腐，或被苍蝇叮过的食物。食物煮熟后"一则便于咀嚼和消化，二则食品所附之微生物（病原菌）可同经高温消灭"，避免病从口入。饮用水同样会携带病原微生物，亦应煮沸而用。夏季暑气炎蒸，阳张于外，阴伏于内，因此进食汽水、冰糕、冰果、冰棍皆对人有害，瓜果均宜少食，否则极一时之快，而遗胃肠疾患，轻则消化不良，呕吐下利，重则发霍乱痢疾。

4.精神愉悦，有助运化 情志与饮食消化的关系即肝与脾、木与土的关系。精神爽快，则胃肠蠕动有力，消化自然迅速，若精神抑郁，肝气郁滞，则肝气横逆犯脾，胃之运动必定迟缓，阻碍消化。故若要消化顺畅，平时宜"姿为笑乐，进餐尤戒忧愁思虑"。

5.用餐前后亦有宜忌 用餐前后不可用脑。因"饮食之时，血液集于胃中，若用思考，血聚于脑"，胃脑同用则胃之血液不充，难以腐熟运化，影响消化吸收。故宜每逢进餐之前后间隔1小时办事或读书，以免阻碍消化。对于脾胃虚弱之人，可在每次饭后热敷胃脘，以刺激血液入胃，辅助消化，平时亦应避免腹部受寒，睡眠时尤宜注意。饭后徐行与按摩可"增加胃之活动，使食物易于消化"，因此也是饮食摄生，促进消化的重要方法。孙思邈《养生铭》曰："食了行百步，数将手摩肚。"曾国藩亦在家书中训诫："饭后走数千步，是养生家第一秘诀。"民间有以手徐摩小儿腹治其停食的方法。另外，合理的睡眠、适度沐浴等措施也有助于维护健旺的消化功能。

6.适当断食，放松胃肠 胃为仓廪之官，受纳一切入口饮食，饮食一旦摄入，胃腑便尽力蠕动、腐熟、推送。因此宋希尧认为，消化之所以不良，是因为平素胃腑担负消化之责过于繁重，导致纳减运迟，机能渐衰。若予脏腑以充分之休息，可恢复其健康。宋氏主张废止早餐，并支持断食，认为尤其在胃病发作时，如不断其饮食，则如资寇以粮，病必由轻而重。

（三）睡眠充足高质

睡眠是人体阴阳消长变化的结果，与营卫之气交会贯通相关，与心神及脏腑功能相关。人的一生大约有1/3的时间在睡眠中度过。人体在睡眠中降低耗能，并进行细胞修复及再生，有利于保护大脑，提高记忆力，还能够增强免疫力、康复力。因此，良好的睡眠有助于人体达到气血调畅、阴平阳秘的和谐状态，达到养生的目的。

抗战时期，龙江医家已认识到睡眠休息的目的在于"恢复操作损失之力，并且保养原有精神"。同时对睡眠休息的时间进行了科学指导："睡眠行之于夜，休息行之于昼。睡眠每日宜八小时，休息不得逾三小时。"这与现代养生学睡眠不宜过长或过短，午休时间不宜长的理论完全符合。同时龙江医家依据《素问·四气调神大论》春三月夜卧早起，夏三月夜卧早起，秋三月早卧早起，冬三月早卧晚起的理论指出，入睡时间应依季节、天气变化灵活调整，如"春夏宜早睡早起，秋冬宜早眠晚起"。《月刊》对睡眠环境及起床后的活动亦有指导，指出"夜则最忌卧不息灯，贪凉露宿"，起床后应"至新鲜空气地方做呼吸运动，吸氧气，吐碳气，如此才能达到健康的结果"。

（四）身体、用具清洁

身体清洁可免除皮肤病及各种疾病，故身体宜常沐浴。手上指甲长则有害，容易藏垢，故应及时剪除。牙宜常刷，以免腐败口臭。被褥、衣服时常洗濯更新，如此虱、蚤虫类不能生，可免除传染疾病。高仲山提示，由于很多病菌通过唾液传播，故亲吻也应当严禁，以防夫妻、母婴间相互传染。不可用不洁之物触碰眼睛，如用脏手揉眼睛，以防沙眼的传染。

（五）主动调整环境

住房为蔽风雨、防寒暑、休息睡眠之所，明亮、洁净、安静的居处不仅使人心情舒畅，休养生息，更能有效预防病菌、蚊虫的滋生，起到养生防病的作用。

龙江医家很重视日光的作用："日光之于生物很是重要，背向日光的植物多半萎枯，面向日光的植物都能茂盛。故人的身体健康亦不可缺少日光。

日光酸化的能力，能杀灭各种病菌，有机物的酸化能生长万物，并促进人体的新陈代谢的能力。"居室的大小也对人体有所影响，刘巧合认为，房间"必得占空气十六个米的方圆"，否则二氧化碳多于氧气，则室中之人必有窒息之患。从预防传染病的角度来说，结核杆菌在缺乏新鲜空气，幽暗、潮湿、温暖的地方易于繁殖，因此终日在污秽的场所劳动，或居处幽暗潮湿、日照不足，且空气不甚流通之地的人最易染患肺结核。因此应选择高大干燥、阳光普照、空气流通良好的场所活动及居住，并于每晨开窗换气以增加室内含氧量。保持室内清洁也很重要："所住房屋力求清洁，屋内用具时常刷洗，地板时常擦涤，灰尘自少，对于肺之呼吸也有相当助益"，"四壁宜用石灰刷新，或兼用除秽药水浇洒，以杜湿毒之患"。室内所置物品也应注意："垃圾为秽气所乘，不宜任意倾倒，宜倒在桶内，候清道夫挑除"，"摒弃罐坛瓶钵，积储宿水的习惯，此法最易生蚊"，"天水阴沟，须时常冲洗，勿任闭塞。若将火油灌入阴沟，以免秽湿"，"不可停棺于家，设死者系患传染之症，其害更不堪设想，故丧宜将棺柩速葬为要"。龙江医家日常观察之细致，力促民众居室整洁之用心可见一斑。

（六）运动恰当适量

此点专对养尊处优或脑力劳动者而论。运动是强身体、壮筋骨之妙法，可以增进抵抗力，"人身体器官不使用就要萎缩，时常锻炼能使虚弱者转为强健。若是专讲保护，安逸太过，怕冷畏热，会使虚弱之人更加虚弱，就是平素强壮的人，也会因安逸过度，筋骨也要衰弱，脑筋也要迟钝"。另外，食物之消化，皆赖胃气，胃气鼓舞，皆资于脾阳。脾阳每因身体运动而旺盛，故人充分运动，脾胃才能充分消化。这便是劳工食量甚大，而安逸之人食量甚少的原因。因此无论何种职业、何种阶层之人，均应进行日常工作，或充分运动。午饭后宜少坐，晚饭后宜散步，闲时做轻便运动。若能"登山凭眺，涉野环观，用深呼吸法，吸收新鲜之空气，最为预防时疫之要法"。

（七）情志恬淡舒畅

五志过极，或情志不舒，所欲不遂，可直接导致情志疾病，如癫、狂等，也可间接酿生其他疾病。如忧思愤怒，情志抑郁，肝气不疏，则脾土淫郁，中气隐屈，致消化停顿，必发生胃肠疾患，尤以妇女为多；贫困忧愁也容易成为结核诱因。而情志舒畅则气血通达，不仅有利于胃气消化吸收食物，更使全身脏腑运转正常。

（八）房事避险

房事应有节制的养生观点已被世人熟知，而龙江医家则提示，在某些情况下行房会酿生疾病或造成不良后果。杨雨膏撰文《精未足而御女，精髓有未满之处，他日有难状之疾论》，告诫世人不可过早行房，因"精虽生于五脏，而肾实为藏精之脏，乃先天立命之本也，人当廿岁以前，精尚未满，伤之易损，耗之易尽"。未满20岁行房则"根基先摇，枝叶必枯，壮年衰老虚证丛生，遂使他日有难状之疾"。不可待病状丛生之时依赖药石，长期保养乃是真。王子良《醉以入房》指出，饮酒后入房易诱发少腹痛及脱阳脱阴之证。少腹痛应"急用胡椒摊少腹痛处，再以橡皮热水袋纳沸水熨之"，轻者即愈，重者须再服以肉桂、乌药、两头尖、归尾、乳香、没药等辛温流通之品。脱阳即男子交媾时精泻不止，元气瞬息即脱；脱阴为女子阴精大下，口中呼呼，牙关紧闭，目睛直视，身体发僵。王氏提示脱阳脱阴病发时切勿分身，急呵热气于患者口中，并刺其敏感部位促醒，后议调补。《伤寒论·辨阴阳易瘥后劳复病脉证并治》指出，伤寒邪气未尽时行房则会将病邪传给对方："伤寒，阴阳易之为病，其人身体重，少气，少腹里急，或引阴中拘挛，热上冲胸，头重不欲举，眼中生花，膝胫拘急者，烧裈散主之。"陈志和《裈裆散治阴阳易之经验谈》认为病后脏腑气血未充，荣卫未通，肠胃未和，尚未完全恢复健康，应禁忌房劳，否则患者不仅易陷于危笃，且会使对方患病。

（九）日常避害

蚊蝇是疾病的重要传播媒介，高仲山介绍苍蝇可传播"伤寒、赤痢、疫痢、结核、霍乱、癞、百斯笃（伤寒）、创伤传染病、传染性皮肤病、传染性眼炎、痘疮、小儿麻痹等，还能把蛔虫、蛲虫、十二指肠虫、绦虫等类的卵传播到人们的食物而入于人体"。苍蝇还能作为中间宿主，把"病原体在他身上潜伏到发育完成的时候再传染于人，亚非利加睡眠病即如此传播的"。高氏还描述了疟蚊与常蚊的区别、消灭虫卵及幼虫，以及驱除蚊蝇、预防蚊蝇传播传染病的方法。除捕灭蚊蝇外，还应积极防止蚊蝇污染，食物必须遮盖，碗盏用时须先洗净。卧宿须垂帐子，勿使蚊蝇吮血，致生传染之病。

（十）积极预防

龙江医家提示，疫病易发时节应对饮食起居施以特殊关注，如"夏令当茹素三五旬，其一切腥膻发物，俱宜远戒，房劳亦宜撙节"。时疫盛行之际，除慎起居，节饮食，薄滋味，谨嗜欲外，还应有针对性地采取一些预防措施。如喷洒消毒药水，"室中宜常洒以石灰酸水或来苏儿"；佩戴或服用解毒避秽之品，"入病人室，宜唅囫囵皮蛋一枚，能饮者，佐以高粱酒少许"，"无论老少强弱之人，虚实寒热之症，常以炒香枇杷叶代茗，肃清肺气，可杜一切痧秽时邪"，"男妇老幼，俱宜佩太乙避瘟丹一颗，以帛囊之，当心悬挂"；注意饮用水卫生，"食井中，每交夏令，宜入白矾、雄精之整块者，解水毒而辟蛇虺也，水缸内宜浸鲜石菖蒲根及降香"；恰当服药，"夏时微感不适，就应速购藿香正气丸或六合定中丸服之，以作预防"。

（十一）公共防疫

传染病的流行属于社会事件，因此卫生防疫工作须由政府组织实施。龙江医家提出以下措施：

（1）设自来水管，供给居民良好的饮用水。

（2）开通沟道，在地底设污水道，排除脏水。

（3）扫除尘埃，排除秽物，并随时烧弃，保持街市清洁，以减少苍蝇的繁殖，从而减少病菌媒介。

（4）取缔不符合卫生标准的饮食。

（5）多设公园，以备市民游览。

（6）改良道路，以求交通便利。

（7）监管家庭、工厂、学校、会场、剧场、医院、饮食店等处卫生设备。

（8）制定传染病预防法，出现传染病时，无论中医、西医，共同负责，进行体检，并驱除蚊蝇和鼠类。

（9）室内设痰桶，厕所经常撒布石灰杀菌。

（10）教导居民向磁盂或阴沟吐痰，不随地便溺，倾泼脏水时注意清洁，以防污染空气。

五、病中调摄

传染病患者，除常人之卫生措施外，还应加以特殊措施以防疾病蔓延，更应注意起居休养，以防病进，以促向愈。

（一）杜绝传染

陈志和提出顿咳的防疫措施，"患者与健者间应严格隔离，健者不宜前往病情猖獗、人烟稠密区域。邻近病区的居室应喷洒石炭酸溶液（3%）或石灰水"，"患者不可任意涕唾"。高仲山亦提示，肺结核患者不可随便吐痰，"应当吐在盛消毒药水的痰盂里，在户外也不可随意吐痰在院中或街道上，应当吐在随身带着的纸或是手巾上，吐后携回烧化或用沸水煮过"；"每逢咳嗽或打喷嚏时，应当用手巾掩盖口鼻，不使涎沫点子散在空中，手巾用后当用热水煮"；患者应使用个人专属餐具、洗漱用具、寝具；无论患者、健者均应独屋、独床，以防空气传播。

传染病患者需尤其注意清洁，以免病菌借患者体温繁殖进化，否则不但有碍病愈，更易使病情危殆，且易传染家属及医师。黎雨民提示病者"须日日更换衣服，卧体被褥尤须清洁。一切旧衣被等，凡可蒸发之物，必须安置空屋，锁闭箱中"。另外，黎氏临床曾见有患者"闷毙许久，而旁人但知其熟睡者，迨呼之不应，揭其盖覆，始知其人已死，莫不曰死于急痧，近年来闻见颇多"。因此，不可为防着凉而被覆过暖，使热郁于内而气不宣达。

（二）饮食宜忌

多数传染病患者均宜摄取清淡、易消化的饮食，以减轻胃肠负担。黎雨民和陈志和均提示，外感疾病患者不但应忌"油腻腥发、曲蘗炙煿"之品，还应禁食瓜果生冷，以防冰伏脾胃。可以萝卜汤、陈干菜汤疏导胃肠，渴则饮少许清露、开水或细芽茶，以输运津液。病势轻减后，可略进流食，如薄粥、薄藕粉、开水冲热之鸡蛋等。宜少食多餐，略充饥肠。湿温病患者甚至可以禁食，因进食反会助热，由于有病以抵挡饥饿，十余日不进食也无碍。病将痊愈时，不可因热清胃开而掉以轻心，仍应禁食各种生果、油类及一切固体、不易消化食物。但结核病类营养不良型消耗性传染病患者不宜断食，而应适当以牛乳、鸡蛋、鱼肝油、水果和青菜等食品补虚扶正。

（三）起居宜忌

据临床实际所见，感染疫病者以身居荆户蓬室之人为多，可见空气污浊、人员密集区域病菌繁殖迅速而量多。黎雨民由此提示，家属切莫因忧心病患而多人照料，若满屋皆侍病之人，骈肩接踵，交头接耳，汗露交流，则使空气污浊，且人气"最热、最毒，浊气多而清气少，即使无病者久居此室，亦必头目昏晕，胸膈气闷，于患者更加无益"。抗战时期，寻常人家无电灯，夜晚照明多用火烛，家属夜间为照顾患者而燃灯，不但有碍于患者休养精神，且灯火之毒由患者口鼻吸受，浸淫肺胃，故家属应科学照料病患，不可因一时心切反毒害患者。此外，病者居室应保持空气新鲜，不同疾病患者宜居环境不同，如对于肺结核患者，室内空气宜燥，因潮湿环境易滋生结核杆菌，而顿咳患者居室则不可过燥，宜顺肺喜柔润之性。

（四）活动宜忌

空气充斥人体内外，对于呼吸系统传染病来说，吐纳新鲜空气有助于将病邪荡涤出体外。高仲山建议"患肺结核的人应当常在户外，以多得清气"，最好住在室外，不但可以多得清气，而且又可以多得日光，因为日光也是治肺结核的良药。若不发热，痰中也没有血，就应当天天运动，但不要过度。陈志和也认为顿咳患者"如能于新鲜空气之山中行转地疗养者，更佳"。但进行户外活动的前提是避风寒，"宜谨慎调护，不可冒风寒等试验为要"，否则顾此失彼，触冒六淫而病进。

（五）医药宜忌

医生之于患者无异于救命稻草，遇庸医则原本轻证亦致毙命，逢良医则疑难变证也可随手而愈。因此患者及家属应千方百计觅良医，切不可病急乱投医。同时，还应避免遇良医而不信，干扰正常治疗。龙江医家提示了选择良医的方法："观其临证时，审问精详，心思周到，辨证确切，方案明通，言词直爽近情，举止落落大方者，虽向未谋面之人，亦一见而知为良医矣！其药可服也。"同时提倡求医要有用人不疑的觉悟，文中引用周雪樵之语："病者之安危，即为医家之荣辱。苟始终信任之，医家之于病人，自有密切之关系。若朝暮易医，则各骋意见，各施治法，势必温凉杂投，筑室道谋，无一人任其咎而后已。而最为愤事者，则病家之略知医药者也，愈病不足，掣肘有余，最为良医之阻力。凡于方药之有力量者，必不敢服，曰恐其误治也；于方药之能速效者，又不敢服，曰嫌其霸道也。及得至平易之方，则安然服之，病而不效，则又归其咎于医，曰今固无良医也。"

疫病多往诊，医生立方后由病家自行购取。因家属不辨真伪，且药店多有鱼目混珠者，使疗效大打折扣，即使神医，亦不能以假药治真病，严重者会危及生命。龙江医家引用陆定圃之案例："桐乡陈氏子，夏月霍乱，延医定方，有制半夏二钱，适药肆人少，而购药者聚，误以制附子与之，服后腹即大痛发狂，口中流血而卒。李归咎于医，医谓药不误，必有他故，索视药渣，则附子在焉，遂控药肆于官，馈以金乃已。"因此病家宜选择信誉良好的药店购药，在此环节差错则功亏一篑。

第八节　统一术语

早在秦汉时期，以《黄帝内经》《神农本草经》《伤寒杂病论》为代表的中医经典著作确立了包括人体生理、病因病机、病证、症状、治则治法、方药及养生等在内的中医概念体系及中医术语体系。由于历史久远，术语词义几经演变，加之历代医家以各自理解更名演绎，以及少数民族医学、外来医学等影响，中医术语体系传至东北时已繁杂混乱，出现了外延宽泛、内涵不清、一词多义、一义多词等现象。任何事物或学科的发展，如果没有确定的定义和统一的标准，都无法进行广泛流通和深入发展。中医术语的混乱给医家交流学术观点、总结理论经验带来了很大困扰，尤其是在现代文明及西方文化洪流冲击下的抗战时期，中医术语与现代语言及西医学术语的格格不入使中医学很难与西医学及其他现代学科"对话"，严重影响了中医学术的传播与进步。

一、阐明意义

哈尔滨汉医学研究会会长、《月刊》创办人高仲山在《月刊》中坦言中医术语体系存在的弊端："汉医书中多数术语为我国固有之名称，与现代学说迥不相谋"，"致令初学汉医者，每一展卷，茫然难解，兴趣索然，且易贻社会以口实，诬汉医学含蓄神鬼之道"。由于中医"诊疗病症完全是根据实验上经历而确定，用的药品也完全根据治疗上的实在效验来应用"，虽由此造就几千年来"汉医药学的光荣历史"，但却也"给汉医药学的进展上生出许多障碍，并给一般人许多疑问"。因此，他极力主张统一中医术语，与西医学病名相对应，与当时的语言习惯相融合。

病名的混乱固然会给中医学的交流及发展造成阻碍，而药物名称的滥用、乱用更会直接导致购药时的差错而影响疗效，甚至危及患者生命。杨雨膏发现，当时"尝有方开'小草'，市人不知为远志之苗，而乃用甘草之细小者；有方开'蜀漆'，市人不知为常山之苗，而竟加干漆者"，又有"写玉竹为'葳蕤'，乳香为'董陆'，天麻为'独摇芝'，人乳为'蟠桃酒'，鸽粪为'左蟠龙'，灶心土为'伏龙肝'者，不胜枚举"。杨氏指出，中药固然有古名，但医生应用时应以通俗为要，"若图立异矜奇，致人不解，危急之际，岂非误事"。可见中药名称统一为抗战时期中医界亟待解决的问题之一。

二、工作策略

在龙江医派众多医家中，高仲山作为接受过正规中医院校教育，接触过申沪国际化气息的年轻中医家，对中医未来的发展道路有过深入全面的思考。尤其是其在哈定居行医后，先后任哈尔滨及滨江省汉医学研究会会长，创办《月刊》，广纳贤医，广交名医，自"接掌哈尔滨汉医学研究会，追随诸同仁之后，创行《月刊》用作学术之切磋，以为整理改进汉医药学术之开端"，在中医学界的管理改进方面积累了丰富的经验，对统一中医术语提出了具体整理改进的方法、步骤。

首先，由于中国幅员辽阔，术语繁杂，若欲统一术语则要涉及全国各地中医药从业者，且学术工作量庞大，实非民间及各地各级中医药团体所能承受及推广。因此，高仲山提出，国家政府应设置专门机构开展此项工作："汉医学术，历史久远，素无显明系统，故其内容之繁复、神秘、散漫为任何学术所不及，冒言整理改进，莽无头绪，无从着手。"其次，改进统一术语体系必须要较之以往更为科学合理，否则越改越乱，浪费了人力、物力与时间，更遗害后人，使中医药事业退步。因此，高仲山认为，应首先从工作者的素质着手，"聘请汉、西医药通才及化学师、药剂师"，同时为使其心无旁鹜，专心事业，应"丰其待遇，始无生计之累，以整理改进汉医药学术为终身业务，则戮力同心，精神贯彻，方可收整理改进之实效"。专家完成学术整理统一后，还应加以大力传播，"一方面设立汉医学校，教育汉医人才，以为体；一方面各地设立汉医病院，实验疗效，以为用。则汉医术之昌明，可计日而待也"。时至今日，中医术语的规范统一正是沿着高氏的工作设想而逐步实现，足见抗战时期青年高仲山治学理念之先进、管理思路之科学清晰！

三、工作内容

（一）古今相应

《月刊》中诸多医家在论病前首先总结自《内经》至明清及近代中医对此病的认识及称谓，以使读者明确其所指，同时列举西医学与此病对应的病症，或一对多，或多对一，并不拘泥于形式或牵强附会，而以客观实际为准。此体例与今日之教科书颇为相似。

如罗敏之在《痢》中引用《素问·六元正纪大论》"太阳司天……风湿交争……民病……注下赤白"，《素问·太阴阳明论》"食饮不节，起居不时者，阴受之……阴受之则入五脏……入五脏则䐜满闭塞，下为飧泄，久为肠澼"两句，认为其中"赤白""飧泄"及《难经》"大瘕泄"、《伤寒论》"便脓血"、《金匮》"下痢"、《备急千金要方》"热毒痢"、《范汪方》"天行痢"、《赤水玄珠》"疫毒痢"、《本草纲目》"瘴痢"、《三极一病证因方论》"风痢"、《秘方集验》"疫痢""禁痢"皆为痢疾之称，并将其与西医学中的细菌学病名相对应："近世新说，痢分二种：一为赤痢，即日本医学博士志贺洁氏发现之赤痢菌；一为阿米巴痢，即由雷希氏发现之阿米巴虫。"孙希泰指出，痢疾被汉医称为滞下，"赤痢，古名肠澼，又名滞下，俗称为刮积"，同时又从病理角度寻找其与西医学的共通点："若在西医解剖观察，则肠壁间患有烂癍或痈疡等"，"正合内经上称为'肠澼'的同义"。高仲山在《疟疾之治疗及预防》中首先总结了疟疾的所有中医病名：《内经》称之为"疟""痎疟""寒疟""温疟""瘅疟""风疟"，《金匮》称之为"牡疟""牝疟""疟母"，《诸病源候论》称为"瘴疟""劳疟"，《素问·刺疟》中有六经、五脏、胃腑等疟疾，后世还有"痰疟""食疟"及"暑疟""湿疟""燥疟""火疟"等名称，《左传》称其为"痁"。后又列举了西医学中疟疾英文名称及各种译名："西医称之为malaria，译为'泥沼热'；日本将英文音译为'麻剌利亚'；有人称为'间歇热'；博医会翻译成'瘴热症''霉毒气''疟热症'等。"此为将中医学与西医学对应，也有对西医病名不甚了解而从中医学病证中寻求相应者。如陈志和解答了同仁岳毓峰关于百日咳的疑问，指出百日咳为日译名称，因其"经过缠绵而定名百日咳"，"在我国中古以上包括于咳嗽病中"，《素问》称为"肾咳"，至明清因其顿呛阵嗽而称为"顿咳"，而抗战时期此病尚有"疫咳""痉咳"两名，分别从其传染性和特殊症状命名。可见陈氏不仅从中医诸多不同症状的咳嗽病名中准确筛选出与百日咳相符者，更解答了同一疾病不同病名的命名缘由。

（二）简释术语

自民国初期西学东渐，国人便逐渐为西医学的客观实证性所折服，更见中医理论笼统而不求甚解的缺点，因而试图废止中医的声音此起彼伏。

对此，高仲山于《月刊》第四期以"整理汉医学术的先决问题——统一术语"为题，就汉医药学中具有鲜明特色及纲领性的几个重要概念，如"阴阳""表里""寒热""虚实""邪正""五行"等予以阐释与澄清。今日看来，某些观点虽难免偏颇，但吾等后学不免为高仲山之高屋建瓴的真知灼见所折服。高仲山认为，所谓"阴阳"，为代表性符号，但其有时代指具体物质，有时描述抽象属性；"表里"则指病位及病情之趋势而言，"凡疾病酝酿于皮肤肌肉之间，病情有向外之趋势者，为表；反之，酝酿于脏腑之间，病情集中于内者，为里"，"若云实质，则暴露于外者，表也；蕴藏于内者，里也"。"邪"指病毒与异物，以及病理变化中所产生的生理障碍物，生理反常作用；"正"为"抵抗病毒之能力"。由此可见，高仲山以中医理论与临床效验为根本，结合西医学表述，赋予古老的中医术语以"不悖时代"的合理说明，使汉医药学与世界医学贯通融合。同时，他一再重申，在汉医药学整理改进过程中不能"把旧的书籍加以归纳就算，更不是西医学说牵强附会就算了事"，而是有原则、有标准地收集整理，加以改进，使中医不被现代文化所遗弃。

下篇 《月刊》撷萃

第四章　医理求是

第一节　气血解

饮入胃而生气，食入胃而生血，饮食并入，而气血同生，互为功用，而不可须臾离也。倘干食入胃，不但不生血，而反燥血，必急饮水以解燥，变化精汁，上腾肺部历心，奉心火化赤，而血生焉；湿饮入胃，不但不生气，而反短气，必急干食以制湿，假吸入天阳，下入丹田气海，引心火下行，而气生焉。

气行脉外，血行脉中，气能帅血，血不能帅气，气能包血，而血不能包气。以气属阳，主卫外而为固也；以血属阴，主营内而为藏也。气刚而血柔，故气行血行，气止血止，气火而血水，气热而血寒。生气必生血，生血必生气，而其所以能生气生血者，亦惟在胃壮火旺能饮能食耳。但气血天然并立，瞬息不可分行，如气病则血病，血病则气病。经云：血非气不行，气非血不附。诚哉斯言。（安子明，《哈尔滨汉医学研究会月刊》，1937年第1期）

第二节　神气存亡论

经曰："得神者昌，失神者亡，善乎神之为义，此生死之本，不可不察也。"

以脉言之，则脉贵有神。脉法曰："脉中有力，即为有神。夫有力者，非强健之谓，谓中和之力也。大抵有力中不失和缓，柔软中不失有力。"此方是脉中之神。若其不及，即微弱脱绝之无力也；若其太过，即弦强真脏之有力也。二者均属无神，皆危兆也。

以形证言之，则目光精彩，言语清亮，神思不乱，肌肉不削，气息如常，大小便不脱，若此者。虽其脉有可疑，尚无足虑，以其形之神在也。若目暗睛迷，形羸色败，喘急异常，泄泻不止，或大肉已脱，或循衣摸床，或无邪而言语失伦，或无病而虚空见鬼，或病胀满而补泻皆不可施，或病寒热而温凉皆不可用，或忽然暴病，沉迷烦躁，昏不知人，或一时卒倒即目闭口张，手撒尿遗。若此者，虽脉无凶候，必死无疑，以其形之神去也。

再以治法言之，凡药入胃，所以能胜邪者，必赖胃气施布，而药力始能遂其或温凉，或汗吐下之功用。若邪气盛，胃气衰者，虽行攻下之剂，而胃气不能施化，其奈何哉？所以有用寒不寒，用热不热者；有发汗而表不解者，行滞而里不通者；有虚不受补者，实不受攻者；有药不下咽或下咽即呕者。若此者，呼之不应，遣之不动。此为脏气元神尽去，总有庐扁，亦属难挽，是又在脉证之外，亦必死无疑也。

虽然脉证非尽乎此，然有脉重证轻，而知其可生者；有脉轻证重，而知其必死者，此取证不取脉也。其有证重脉轻，而必其可生者；有证轻脉重，而谓其必死者，此取脉不取证也。然取舍疑似之间，自有一种玄妙，其矣哉，神之难言也。若能知神之存亡者，乃医之要者也。为医临证应诊，尚宜因机察变，原始厥终，而纤悉无遗，方是活人之妙术也。

鄙人所论意粗味淡，更愿我医界高明之士，加以改善，使精而求奥。不但对于社会民命有所挽救，且我医界进求高尚，亦少有裨益耳。（田访梅，《哈尔滨汉医学研究会月刊》，1937年第2期）

第三节　古心脏说

心为五脏之一，《素问·灵兰秘典论》："心者，君主之官，神明出焉。"《六节藏象论》："心者，生之本，神之变也，其华在面，其充在血脉，为阳中之太阳，通于夏气。"《难经·四十二难》："心重十二两，中有七孔三毛，盛精汁三合，主藏神。"《灵枢·顺气一日分为四时篇》："心为牡脏，其色赤，其时夏，其日丙丁。"《素问·金匮真言论》："南方赤色，入通于心，开窍于耳，藏精于心，故病在五脏，其味苦，其类火，其畜羊，其谷黍，其应四时，上为荧惑星，是以知病之在脉也。其音徵，其数七，其臭焦。"《阴阳应象大论》："南方生热，热生火，火生苦，苦生心，心生血，血生脾，心主苦，其在天为热，在地为火，在体为脉，在脏为心，在色为赤，在音为微，在声为笑，在变动为忧，在窍为舌，在味为苦，在志为喜，喜伤心，恐胜喜，热伤气，寒胜热，苦伤气，咸胜苦。"《诊要经终论》："九月十月地气始闭，人气在心。"《灵枢·本脏篇》："赤色小理者心小，粗理者心大，无髑骭①（胸骨剑突下，一名鸠尾）者心高，髑骭小短举者心下，髑骭长者心下坚，髑骭弱小以薄者心脆，髑骭直下不举者心端正，髑骭倚一方者心偏倾。"心小则安，邪弗能伤，易伤以忧；心大则忧不能伤，易伤于邪；心高则满于肺中，悗而善忘，难开以言；心下则脏外，易伤于寒，易恐以言；心坚则脏安守固；心脆则善病消瘅热中；心端正则和利难伤；心偏倾则操持不一。《素问·脏气法时论》："心色赤，宜食酸，小豆、大肉、李、韭，皆酸。"《四气调神大论》："夏三月，此为蕃秀，天地气交，万物华实，夜卧早起，无厌于日，使志无怒，使华英成秀，使气得泄。若所爱在外，此夏气之应养长之道也，逆之则伤心。"按心在胸部中央，为行血之总机关，与主要之血管相通，大如拳，其形上大下小，如圆锥形，尖端稍偏于右，质系筋肉，外被滑泽之心囊，中分四区，其功用在收放血液，养荣百骸，如血液不充，或流行不畅皆足生病。《灵枢·卫气行篇》："昴（星宿名）至心为阴。"

一、心脉

《素问·大奇论》："心脉小坚急，膈偏枯。"《伤寒论》："心者，火也，名少阴，其脉洪大而长，是心脉也。心病自得洪大者愈也。"《难经·十难》："心脉急甚者，肝邪干心也；心脉微急者，胆邪干小肠也；心脉大甚者，心邪自干心也；心脉微大者，小肠邪自干小肠也；心脉缓甚者，脾邪干心也；心脉微缓者，胃邪干小肠也；心脉涩甚者，肺邪干心也；心脉沉甚者，肾邪干心也；心脉微沉者，膀胱邪干小肠也。"

二、心痛

《灵枢·经脉篇》："心手少阴之脉动，则病咽干心痛，渴而欲饮。"《五邪篇》："邪在心，则病心痛，善悲，时眩仆，视有余不足而调之其输也。"《伤寒论》："里实护腹如怀卵物者，心痛也。按心痛皆属包络，实不在心。盖心为君主，不易受邪，惟因其主持诸阳，又主阴血，故阴邪盛而阳气郁者心痛，阳虚而邪盛者心亦痛。"因邪而阴血凝注者心痛，阴虚而邪盛者心亦

---

① 髑骭：髑，音曷；骭，音干。皆指肋骨。

痛，其余或寒或痰，或虫或食，皆能上干包络。包络脂膜紧急，乃捧心而作痛。其痛但爬床搔席，面无青色，四肢不厥，痛亦不至无声。若因君火衰微，大寒触犯心君，或瘀血上冲，卒然大痛无声，咬牙切齿，舌青气冷，汗出不休，手足青过节。其冷如冰者，是为真心痛，旦发夕死，夕发旦死，不可治矣。心痛之脉，或微急，或短数，或涩。浮大而弦长者死，沉细者生。

三、治法

一因身受寒气，口食冷物者，于初得之日，当与温散，或温利之。温散，宜麻黄桂枝汤；温利，宜九痛丸。若病已稍久，则寒郁为热，方中又须多加山栀，以为热药之向导，并佐以生姜汁，多用台芎开之。或二陈加川芎、苍术，倍加姜汁炒山栀。痛甚者加炮姜。

二心痛，左脉浮弦或紧，兼恶风寒者，此有外邪，宜藿香正气散或五积散加生姜葱白之类。

三脉实坚，按之心下满痛者为实，宜大柴胡汤；脉弦数者为木克土，治以小建中汤；脉沉细者是水来侮土，治以理中汤。

四因冷积痰气而痛者，理中汤去人参，加茯苓、半夏、丁香、木香、白豆蔻，或四七汤加木香、肉桂。痛而气上急者，宜苏子降气汤去前胡，加木香。痰涎壅气而痛者，宜小半夏茯苓汤加枳实。

五郁痰作痛，或因劳力酒食而发，发则自下逆冲而上者，其后必作寒热，脉必数，热与痛忽重忽轻，口渴便秘，宜清中蠲痛汤。

六胸痛短气者，水气在脏腑也，轻者五苓散，重有痰者二陈汤加姜汁。

七心气不足，时时疼痛，按之则止，虚烦少睡，夜多盗汗者，宜补益气血，用良方妙香散。

八心痛，于足三里掏之九九，擦之九九，行归元法逐痛处，流行胃火自然发散。

四、方药附录

（一）九痛丸

药品：附子（炮）三两，生狼牙（制末）、巴豆（去皮，熬，研如膏）各一钱，干生姜、吴茱萸（开口者，泡七次）、人参各一两。

制法：研为末，炼蜜为丸，如梧桐子大。

用法：强人初服三丸，弱者二丸。温酒送下，每日三次。

（二）四七汤

药品：半夏（汤泡五次）二钱，赤茯苓（去皮）一钱二分，厚朴（姜制）一钱二分。

用法：清水一盏，加生姜七片、大枣二枚，煎之，不拘时服。

（三）小半夏加茯苓汤

药品：半夏（汤洗七次，泡去涎水）一两，生姜十片，茯苓五钱。

用法：清水煮去滓，温服。

（四）清中蠲痛汤

药品：栀子（姜汁炒）、黑香附（醋炒）各一钱五分，干姜（泡）三分，川芎（童便浸，切）、黄连（姜汁炒褐色）、橘红各五分，苍术（童便浸，刮去皮晒，麻油拌炒）八分，神曲（姜汁炒）一钱。

用法：加生姜三片、大枣一枚，清水煎，食前热服。（袁钟麟，《哈尔滨汉医学研究会月刊》，1937年第2期）

第四节　脾喜刚燥、胃喜柔润解

天地之间有不可须臾离者，其唯阴阳乎。然孤阳不生，独阴不长，是二气大有互根之理也，若人之脾胃其犹是乎。

盖脾为阴土，胃为阳土，专司化水谷者也。设二脏违和，则饮食不消，不能营养全身，则人必病矣。是脾者，太阴之湿土也，其喜燥也固有深意；胃者，阳明之燥土也，其喜润也亦有至理。夫以脾之性湿而喜燥者，是欲借胃之所长以济脾之所短也。胃原性燥而加之以亢阳之品，何以化盛受之资？而脾自性柔，再施之以寒阴之质，何以作消导之用？盖太阴湿土得阳始运，阳明阳土得阴自安，若推而广之：凡阴虚盗汗，腹胀泄泻，是脾虚之病也，急用刚燥之剂以补之，遂脾之所喜也；倘目痛鼻干，肠枯便秘，则又为胃实之证也，急用柔润之药济之，又胃之所喜。然则阴阳二气相须相佐，气无偏胜。

理有固然也，医者苟于此而加意焉，何患不明胜负之理也哉？（杨雨膏，《哈尔滨汉医学研究会月刊》，1939年第25期）

第五节　六淫和七情

汉医论病的成因，每好拿六淫和七情作为根据。究竟六淫和七情是怎样一回事？怎样便成为病的成因？这是我们要研究的。

六淫都是什么？风、寒、暑、湿、燥、火，便是六淫。这六样本是天地间的正气，万物倚赖着才得以生长收藏，所以也有人称呼六样为"六气"的。可是，人感遇这六气，若是太过淫溢，就能使人生病，所以又有人管这六样叫作"贼邪"。

我们详细考察这六样怎么的便成为风、寒、暑、湿、燥、火。不外乎由于空气的变化。空气的变化大约可以分为三类：一，位置变化；二，温度变化；三，湿度变化。空气流动，我们管它叫作"风"，若是流动得太甚，气压就要降低。人体抵抗这种风的力量若是不足，或者是卫气不固，就要成为"伤风""中风"的病症。这是空气变动位置而对人体的影响。空气温度太低，我们管它叫作"寒"。人体感受这寒的势力，身体上的温度便要放散，这时身体表面的皮肤必紧缩而发生出热来，身体内部的肠胃必要停水而难于运转，就要成为"伤寒""寒中"的病症。若是空气的温度太高，人体内的热度来不及放散，就要把身体内部的水分很急速地蒸干，体内血的膨胀也骤然加增，便要蒙压脑筋而起神昏烦渴的现象，就要成为"中暑""热中"的病症。这是空气变易温度而对人体的影响。空气中的水分若是太多，就是湿气。这时人体的水气就不容易放散，其势必要转为内蒸，神经失去原来的清灵，而头裹、目蒙的湿病就成立了。或者空气中的水分不足，燥化得太厉害，津枯液涸的燥病就成立了。这是空气变易湿度对于人体的影响。

这些情形都是古人深体物情所得到的，确系具有至理。因为密切关系人体的事物就是空气，空气和畅，不失常度，人在空气交感的里面自然能够舒泰，若是空气生出剧大变化，溢出常型以外，人体的调节机能一时不能应付，就要感受而为病。这种学说实在是汉医的精粹所在呀！

七情都是什么？喜、怒、忧、思、惊、恐、悲，这七项名叫七情。这七项全属于精神的变动，变动到极处，就要生出内伤来，他的结果和"气"有联带的关系。

所以一逢喜事，便如同草木逢春一般使人的神志愉快，本来不能病人，但是心中若怀着特殊的希望和万难必得的恐怖，一旦遂了心意，或得之意外，就不免因而生惊，惊喜交集，就成了日夜不休的笑病。怒是一种刚暴的气。当着怒的时候，应当尽量地发泄出去才算对。若是怀怒在心中，没等到怒气消失便勉强进食，这样就不免要有遗患。因为怒时牵动胃气，纵然把食物纳入胃里，这时胃气还没有平复，断难于继续工作，不能消化食物，遂成为"停食""积聚"等病。忧和思各有个别的原因，而每多相因而生。如果人怀着不可必得的情欲，这就要忧；不可得而求着怎样才能得，这就要因忧而生出思来。怀着有求必得的希望，本来是属于思；转一念又以为不可必得，这就又要因思而生出忧来。这样辗转复还，纠结不清，气沉而结，融成一片，呼吸也就要为这个微弱了，食量也就要为这个减少了。当着忧思最深沉的时候，能够把视觉、听觉一时全都失掉。受惊就要气乱，受恐就要气下。惊是由外界暴来的刺激，恐是内部存的畏怖，可是畏怖的原因也大多数是由外界来的刺激，所以畏怖的情状多起于对外界的防备。这样说来，这惊与恐的两件情绪也是互相联带的，唯独因为惊而生出来的病来的猝然、发作的急暴，因为恐而生出来的病蕴蓄的很久、发作的缓慢，这是不同的地方。悲能令人气消。若是缓而轻的，便食欲减少，渐见精神萎靡，形体消瘦；急而重的，就要闹到自杀的地步。

这七情的发生，虽然原因各有不同，却有过去、现在、未来三个境界。怒和惊是对于现在的感触，忧和思是对于将来的想望，究竟结果，还没有一定。唯独悲这一种，对于过去的失败，结果已定。所谓它的极端，是往往起厌世的观念的。至于喜、乐、惊、恐，多能耗散正气，成为怔忡、失志、精伤、痿厥等不足的病。悲、怒、忧、思，多能蕴结邪气，成为癫狂、噎膈、肿胀、疼痛等有余的病。无论它是有余、不足，在治疗上一概全属于情志内伤，称为难治的病症。

从以上我们可以知道，六淫是天时，是从外而来；七情是人欲，是从内而发。因六淫得的病，是外因；因七情得的病，是内因。（韩凤阁，《滨江省汉医学月刊》，1940年第33期）

第六节　明经法制论

尝观本草，药有辛、酸、甘、苦、咸、淡之味，寒、凉、温、热之性；察《内》《难》经，病有风、寒、燥、火、暑、湿之因，气血、脏腑之异，俱在医以明之。当临证也，必视其病者之形证，听其声音，审其饮食，诊其脉息，辨阴阳，分表里，度虚实，别急缓，知病之所在，然后定其用方，择其加减，君臣佐使，配置合诸治法，依旨而推之。病有不愈者，鲜矣。是故味甘入脾，味酸入肝，味咸入肾，味苦入心，味辛入肺，此五脏所喜入之味也。然辛主于散，酸主于收，甘主于缓，苦主于坚，咸主于软，此调治之法也。

辛甘发散为阳，酸苦涌泄为阴；淡味渗湿为阳，咸味濡泻为阴。轻之清者，亲乎上；重之浊者，本乎下；气之盛者，取乎气；气之微者，取乎味；若气味全无，难以取一，必因性质异同，取乎其配。此主治之法也。

以寒治寒，以热治热，名曰正治。以寒治热，以热治寒，名曰反治。寒因热用，热因寒用。通因通用，塞因塞用。用热远热，用寒远寒。发表不远热，攻里不远寒。形不足者，补之以气；精不足者，补之以味。急则治其标，缓则治其本。肝郁达之，谓吐之，令其条达也；心郁发之，谓汗之，令其疏散也；脾郁夺之，谓下之，令无壅碍也；肺郁泄之，谓渗泄，解表利小便也；肾郁抑之，谓抑其冲逆。此用治之法也。

近者奇之，远者偶之。汗者不可以奇，下者不可以偶。补上治上，制以缓；补下治下，制以急。急则气味厚，缓则气味薄。此施治之法也。

服药之际，凡补剂不可以骤，骤则助气盛；下剂不可以缓，缓则下必难。气之急者，宜与缓，缓则气自下；气之逆者，莫与急，急则呕反出。发散之药，宜热顿，热顿频服邪自退；清火之药，宜缓寒，缓寒徐服火渐消。治气之药，阳分服；理血之药，阴分服。在上之病，食后服；在下之病，食前服。此服治之法也。

风从汗泄，以之而发散祛风，则风自解；风从火化，以之而疏泄其火，则风自衰。风自热生，以之而通畅热郁，则风自清；风能胜湿，以之而燥湿行风，则湿自除。热从汗解，发汗可以清热；热自虚生，补虚而热自平。热自瘀生，非苦寒而热不退；热自阴虚，非滋阴而热不减；日晡潮热，非苦寒下之而热不去；往来寒热，非和解治之而热不清。火之为病，君火从其心，相火从其肾，阴火从其补，阳火从其泻，虚火从其补，实火从其泻，此理治之法也。风则散之，寒则温之，暑则清之，湿则燥之，燥则润之，火则泻之。病在表者，发之；在里者，清之；半表半里者，和解之。虚者补之，实者泻之。饮食不能健运，消导之。气之闭者宜开，以甘缓之；气之急者宜缓，以酸收之；气之散者宜敛，以苦泻之；气之实者宜泻，以咸软之；气之郁者宜散，以辛散之。药味淡者，主于渗，谓渗湿也；味苦者，主于下，谓下气也。下者上之，谓升提也；上者清之，谓清头目也。积聚者破之，谓削去癥瘕也；劳损者温之，谓温能除热也。清轻可以上升，重浊可以下降。清阳实四肢，浊阴归六腑；清阳发腠理，浊阴走五脏。阴中之阳，发上升；阳中之阴，利泄下；阳中之阳，大温中；阴中之阴，腹可通；阴中之阳，清头目；阳中之阴，利小便。此正治之法也。

心苦缓，急食酸以收之；肝苦急，急食甘以缓之；脾苦湿，急食苦以燥之；肺苦气上，急食苦以泻之；肾苦燥，急食辛以润之。心欲软，急食咸以软之；肝欲散，急食辛以散之；脾欲缓，急食甘以缓之；肺欲收，急食酸以收之；肾欲坚，急食苦以坚之。此宜治之法也。

咸味走血，血病勿多食咸；苦味走骨，骨病勿多食苦；辛味走气，气病勿多食辛；酸味走筋，筋病勿多食酸；甘味走肉，肉病勿多食甘也。多食咸，则脉凝滞而色变；多食苦，则皮槁而毛拔；多食辛，则筋急而爪枯；多食酸，则肉胝而唇揭；多食甘，则骨痛而毛落。此忌治之法也。

风淫于内，治以辛凉，佐以苦甘，以甘缓之，以辛散之；寒淫于内，治以甘热，佐以苦辛，以咸泻之，以辛润之，以苦坚之；燥淫于内，治以苦温，佐以甘辛，以苦下之；火淫于内，治以咸冷，佐以苦辛，以苦发之，以酸收之；湿淫于内，治以苦热，佐以酸淡，以苦燥之，以淡泄之；热淫于内，治以咸寒，佐以甘苦，以酸收之；湿淫于内，治以苦热，佐以酸淡，以苦燥之，以淡泄之；热淫于内，治以咸寒，佐以甘苦，以酸收之。又坚者削之，客者除之，劳者温之，结者散之，留者攻之，燥者濡之，急者缓之，散者收之，损者益之，逸者行之，惊者平之，上者下之；摩之，浴之，薄之，劫之，开之，发之。此平治之法也。

自始至终，不可舍《内》《难》两经之理，不可废其法，亦不可徒读其书。务必用心于寒、热、温、凉偏胜之气，辛、酸、甘、苦、咸、淡之味，复审其平治、补泻、佐宣之法，明其表里、虚实、气血之论。读神农本草，仿伊尹汤液，考图经，辨症类，采求李东垣、刘河间、朱丹溪、张子和、诸家方案，选择而用。古今虽有不同之点，智者依理而求之，随时变通之，乃为有学之医术耳。效雷公法制修炼，以数十味君、臣、佐、使之药，合诸治症之用法，足以痊百病矣。（曹鸿声，《哈尔滨汉医学研究会月刊》，1937年第5期）

第七节　病理浅说

无火不作痛，以火盛迫血，血与火争也，故调气散火，破瘀生血而痛止。无湿不作肿，以湿与火结，凝滞不开也，故利湿降热而肿消。无风不作痒，以风入皮肤，伤气耗血，毛孔虚也，故挠之气动血来而不痒，散风温肉，调气和血而愈。无气滞不麻，以气滞血瘀而不流畅也，故通气和血而麻止。无气闭不木，以气闭血壅，气血不通，而无知觉也，故破血开气，通经活络而木止。无内寒不腹胀，以肠胃有寒滞食，故温导肠胃而胀消。无热不胸满，以热气填胸，引水上腾，积湿已甚也，故清热渗湿而满去。无寒不吐，以寒气客胃，胃虚不纳也，故益火温胃而吐止。无少阳之火不呕，以胆存苦汁，而无他物也，胆火非热不升，胆有火，呕水不吐食也，故和解表里，火气发出而呕止。无火不结，以火甚伤血，血不濡润也，故降火救阴而燥解。血不燥不抽搐，以血干筋急也，故滋血润津而抽搐止。无火不狂，以火入心而神乱也，故清心镇神而狂止。无痰不痫，以痰结于胆也，故疏肝化痰而痫止。无火虚不癫，以火不生血，心虚无主也，故补火生血而癫止。无寒不泄，以肠胃无火，失其升提之力也，故补火助气而泄止。

血不亏不成女痨，以血少生热，热而生燥，燥甚凝滞，滞极至枯也，故清热开瘀而女痨愈。气不虚不作男痨，以火不旺于中，上不纳谷，下不升水，久而衰也，故建中气而病已。无火不吐血，血为死物，随气而活，气上血上，气降血降，以吐血必因火气上升，热伤阳络也，故降气清火而血止。胃不寒，肠不热，不便血，血统于脾，脾寒不益胃，胃寒不吸血，肠热下引血，致血下脱也，故升阳益胃，降火清肠而血止。肝不热，肾不燥，不作目疾，肝开窍于目，肝火燥烈，无肾水以滋养，肝火升腾，上达于目而作也，故滋肾清肝而目疾愈。火不郁，血不滞，不生目翳，盖由火引血，血与气凝，积厚而成也，故散火破血而翳退。气不滞，不生疮，气为火，能动血，火结血滞而疮生也，故行气活血解毒而疮愈。气不虚而不痿，痿因气虚不畅，血不生活而不支也，故调气补气，生血活血而痿愈。

下无湿热不作湿脚气，脚因动而发火，再遇血盛，火气凝血，火血交结则肿，肿甚流水而不流血者，以血从阳化也。痒而不痛者，以火不敌水也，故利湿清热而愈。下无火不作干脚气，干脚气多血少，火来制血，孤阳发燥，而干痛不痒也，故生水清火而痛止。中气不虚，不手足擅摇，中气虚即胃火虚，脾主四肢，四肢无力也，故补中气而四肢举。寒热不结而不痢，痢本寒火凝滞也，胃干作热，贪食生冷已甚，不化之物，过胃入肠，肠寒胃热，或肠胃有火，过食生冷不甚，易化之物，过胃入肠，肠热升而不降，浊汁蓄于肠内，致里急后重，利而不利，故清胃热，散肠寒，和解而愈。湿热不结而不淋，以心火动而及肝，心肝火动而及命门，心肝命火俱动而火烈。火壮于阳，阳物始举，举而精泄，则火消而不淋，举而精不泄，火不得消，或消而不应急，或未至入阴，无阴吸阳，阳不阴而精自脱，精脱而不尽，致精半留于精道内，精败气秽，凝塞精道，内有命火升提，自无下出之力，故痛而下，下而涩也，故导滞渗湿，降热通气而愈。

无胃寒不作心痛，心为火脏，寒聚于胃，阴气上攻，火与寒交争也，故温胃去寒而愈。肠胃无寒不作腹痛，肠胃均为阳，遇寒凉则伤火，火遇寒争则痛矣，故暖胃去寒则愈。无风火不头痛，风气入脑，火气合之，风火交加，致内胀而满，满而痛，故散风去火而愈。无寒不头迷，寒气入脑，冲散阳气，使气不足故也，故升阳去寒而愈。无痰火不偏痛风，火寒杂错入脑，头必全痛，惟火痰、寒痰结聚一偏，以火痰属阳，在右入气道，必由气生痰，而痛在右，故清火降痰而愈。寒痰属阴，在左入血道，必由血生痰，而痛在左，故益气行血而愈。气血滞则腰痛，腰为肾府，命火主之，不可火盛，火盛伤血，血亏作热，热凝血滞而痛，故补血而愈。亦不可水盛，水盛伤火，火不行血，血寒作结，气血不畅而痛，故温经散寒而愈。

气血不滞不腿痛，腿为水位，寒气最盛，赖行动之火气以配之，则气血和畅而不痛，滞则痛矣。无湿热不作痔症，气热结湿不散，致气血不和而成，故利湿清热而愈。无湿热不发杨梅，以男女交媾必动，动极生热，热极引湿，湿热交融，结成秽恶之气，男透入茎管，女入阴道之内，再遇一人，并时交媾，两积并蓄，秽气蒸腾，而杨梅成矣，故破血通气，降热利湿而愈。无气虚不流涎，气虚即火虚，火虚不收也，故补中益气而愈。

无胆虚不流泪，胆火虚，肝不藏水，水被外来风热吸之，而泪下也，故温胆散风而愈。肺不寒不流涕，肺寒即肺火不足，无收引之力也，故温肺和表而愈。命火不衰不遗尿，以火衰不能提水也，故补命火而愈。命火不衰不遗精，以命火不能生土，土虚无升提之力也，故补中益气而愈。脾肺不热不成痰，以土不生金，火来燥金，金燥引湿，凝结为痰也，故清肺化痰而愈。脾肺不寒不成饮，以土来生金，火不制金，金湿为之也，故补土燥金而愈。心火不盛不舌肿，以心血虚不制火，火气上炎也，故清火补血而愈。肾不热不病喉，以肾液不足，不上润于喉也，故凉肾而愈。胆无火不病耳，以肝血亏，不制胆火也，故凉肝而愈。

气不虚不落发，以气不升血也，故补气生血而愈。肺不虚不皮燥，以肺金不足，不能润于皮，故润肺生津而愈。胃不寒不气短，以火不生土，土虚不实，不上助肺也，故暖胃去寒而愈。无风不臂痛，以风入少阳阳木，少阳在身之侧也，故和解少阳而愈。胃无火不牙痛，以牙龈属胃，胃火炽盛，上升引湿，湿结龈肿，肿甚牙高，故长而痛也，故清胃去火而愈。胆无火不作瘰疬，胆为少阳阳火，内合筋骨，外合皮肉，在半表半里，行春生高发之气，故发项侧长圆如核。内挟肝气，故内核如筋；不通心火，故不大痛；不通脾湿，故不大肿；肝被胆制，血被气伤，故久而经闭。至出乎胆经之外，入于脾胃之内，故连及胸胁皮肉，肿溃破烂而死。故平肝去热，行气化痰而愈。

肾无寒不阳痿，以火不作强也，故补命火而愈。肾无火不阳强，以无水制火也，故凉肾而愈。气不虚不中风，以正不敌邪也，故养正祛邪而愈。气不虚不成痹症，以气虚不御风、寒、湿三气也，故散邪扶正而愈。气不虚不脱肛，以中气不升提也，故补中益气而愈。气不虚不冷，以气虚不能卫护身体也，故益气而愈。气不实不热，故气能发阳也，故降气救阴而愈。内不热不渴，以火能制水也，故清热存津而愈。伤食必恶食，以食滞伤火，而不吸引也，故温胃助脾而愈。伤风必恶风，以风开毛孔，风来入里也，故固表益气而愈。伤饮必恶饮，以饮停生寒无火以吸引也，故逐水暖胃而愈。伤热必恶热，以伤热蓄热，火不引火也，故清热而愈。伤寒必恶寒，以寒伤阳，阳虚不御寒也，故温经散寒而愈。

脾虚必瘦，以脾虚不化血，血不生肉也，故补脾而愈。胃虚不纳谷，以胃无阳而不吸阴也，故温胃而愈。阴虚生内热，以血衰不制气也，故益水生血而愈。阳虚生外寒，以阳不生气也，故补气而愈。肺燥必皮干，以肺津不足，不润肺也，故润肺生津而愈。胆火虚必生恐，以寒能下气也，故壮胆火而愈。胆有火必耗气，以火主动，动生力也，故凉胆而愈。心有火必昏，以火入心而神动也，故清血安神而愈。心有寒必明，以寒入心而神静也，故病寒者不昏。形寒饮寒，形热饮热，无不伤肺，肺为娇脏，寒热皆可伤也，故抑火救金补土生金而愈。苦寒必伤胃，以胃属火，水克火也，故补火生土而愈。生冷必伤脾，脾为阴脏，重阴伤阳也，故温脾而愈。近湿地必伤肾，以肾为水，湿亦为水，重阴生寒也，故补命火而愈。

暴怒必伤肝，以肝为木，木生火，火性急，气亦急，急与急合，必刚暴而折也，故平肝火而愈。思虑必伤心，思则气结，心火不扬，不引水生血也，故补火升水化血而愈。悲甚则伤肺，以过悲则气散，津不养肺也，故补肺生津而愈。恐甚必伤肾，以恐则气下，气不发扬，肾液竭也，故补火生水而愈。劳甚必伤筋，以劳则动，动则热，热气燥血，血不润筋也，故散火益水而愈。久视必伤血，视用肝血，久视必耗，耗而伤也，故补肝血而愈。久卧必伤脾，以卧则肉沉而不动，脾气不伸不统血也，故升提脾气而愈。久语必伤气，以语非气不出，久语则气散也，故敛气生津而愈。内伤必气下，以伤时用力太过，气由下陷也，故补中益气而愈。理直必气壮，以心正有火也。理屈必气弱，以心不正无火也。

以上总论之病原，未悉可否，尚祈同道方家，参阅指正可耳。（安子明，《哈尔滨汉医学研究会月刊》，1937年第2~4期）

第八节　营卫气血之界说

营者，血也；卫者，气也。以气血而名营卫者，气血是以体言，营卫是以用言，故必区别其义也。气血之变化，男精女经；气血之功用，阴营阳卫，各有分别。血守于内，如兵家之安营，故曰营；气御于外，如兵家之护卫，故曰卫。此内营外卫之义也。

一、营出中焦，卫气出于下焦

中焦受气，取汁奉君火变化而赤，是为血。又，谷入于胃，脉道乃行；水入于经，其血乃成。若此，似营卫皆出中焦矣。别之曰，卫气出于下焦，乃为索本求源之论也。盖人身之先后两天为生化之本营，血虽生于心，而取汁则在中焦也，故曰营出中焦；卫气虽统于肺，周于太阳皮毛之间，而其气之化源则在脐下丹田气海之中，是先天之所生化也，故曰卫气出于下焦。卫出先天，督脉主之；营出后天，任脉主之。任督相贯，营卫相循；营行脉中，卫行脉外。此又为生生不息之义也。谨勒数句，未尽气血梗概，不揣学陋，以达微曲，仍企同道贤士指正是幸。

二、医案

壬戌之春，余在呼兰曾治一幼女，时年十三岁，即张永升之女也。所患之病状，周身战栗，手足伸缩不已，坐卧不安，不能语言，已经三个月有余矣。延医二十余名，用药七十余剂，无一效者，延余诊治。其人手伸缩无停时，不得其脉，细视其面，清白无血色。余问张某：其人有他病否？答曰：只此症，无他病。又问：其所用之药是否按中风之治法？答曰：然。余曰：既然系中风之症，如何不效？张又问曰：此症究竟为何病？余答曰：按此病状，类乎瘛疭也，此乃营卫极虚之症也，非大剂补气生血之品不能有效。拟以补中益气汤加减以求阳生阴长之义。服一剂，病减去大半，又照方连服二剂，霍然而愈矣。（刘翰章，《哈尔滨汉医学研究会月刊》，1938 年第 3 期）

第九节　西园医论三则之少阴亡阳则死论

　　吾人皆以伤寒为大证，邪入少阴更是大证中的危证，若少阴病，到亡阳的时候便是死证了。医家对于本证莫不视为重要，虽有救法方法，然而缺乏相当把握。究竟少阴亡阳证是怎么一种原理呢？鄙不避谫陋，请赘述它的梗概。我们如果研究出它的真义，再研究治法，亦是我们应尽的责任。

　　少阴元阳是怎么一回事呢？一般人把这个"阳"字看得太玄奥，就费解释了。若解释近乎虚玄，更使人不易明了，反不相信啦！自鄙人拙见，这个"阳"字很简单，极易明白，因为人体百骸皆赖温热煦养而生活，故有体温。凡温热，皆是由中心向四外而放散，人的体温也是这样，自中心向体外放散。少阴经就是人体中心（心、肾），热度既然向四外放散，同时中心亦必继续产温以供给周围，这种产温的能力是与生俱来的，根据先天就有，所以命名叫作"元阳"。阳气不住地产生，热度陆续向外放散，由中心以达脏腑，由脏腑散于骨筋、肌肉、血脉、皮肤，上至头颅，外至四肢，无所不到。温热放散最外层就是皮肤（属太阳），所以阳气之根在于中心（少阴），阳气之末（外层）达于皮肤（太阳），少阴、太阳为表里，就是这种关系。

　　少阴温度不能低过常度，若低过常度时，则四肢皮肤自然得不到温热煦养，遂起四肢厥逆、肤冷恶寒症状，因为阳气放散所达到的范围缩减的缘故。不但皮肤、四肢阳气缩减，就是内脏温度也为低减。所以脉搏微弱无力，精神方面也感觉疲倦，有欲眠的症象。再进一步，胃肠冷却，吐利等症相因而起，这样一来，我们可以知道中心产温的机能退化啦！在此千钧一发的时候，若不急速救援，人的生命就像风中的摇烛，倏忽便扑灭了，所以叫作亡阳证，最为危险而且急速。

救治的方法是什么呢？仲景已经有了成方，就是四逆、白通、通脉四逆等汤。急速投予，壮起中心真阳，使其阳气迅速兴旺，得以恢复责任，则一切症状消失。要在用方时不可过缓，亦不可过急，勿失掉机会才可奏功呢！

（李西园，《滨江省汉医学月刊》，1941年第52期）

第十节　汉医治疗七法概谈

一、绪论

古人治医，无不注重实际；今人治医，往往偏于空论。重尚实际者固不可非，偏空论者未免失于本质，岂能谓之医术哉？末学不敏，爰将古有汗、吐、下、温、清、和、补七法，逐次申明，并示证治，立方案，举原理，明究竟。既不分门别类，复不偏重何方，以期两者并辔而驰，轻重得宜。其中所援证者，皆出自名论，间或连及旁家著者，略其繁芜，拾其菁华，俾广大方药之用，庶与实际理论各不相悖，此本论之大旨也。

二、分论

（一）汗

吾人欲寻索可汗之原因，则必征诸于病理。盖人身具有抵抗病毒之机能以及抗毒素等，苟一旦为外来之邪风苛毒所侵，则群起而抵抗之，调节之，或中和之。此等抵抗、调节、中和之作用即所谓反射作用，是欲使病毒从汗腺、呼吸或从胃肠等处而排出者，故病主有头痛、发热、恶寒、项背强急等之感觉。设反射作用强，可自汗出而解，或不作汗亦能使病毒消灭于无形，否则必借其他发汗剂以辅助之，方得扫除病毒，使归安全。

吾国医圣张氏仲景深明此等机转，故对此有汗之设也，其作用汗法之标准有四：头痛，发热，恶寒，项背强急，脉浮紧，不汗出者，此其一；脉浮而数，兼有外候者，此其二；身痛腰疼，恶风无汗而喘者，此其三；伤寒脉浮紧，不发汗而衄者，此其四。揆诸病理，当以前二项为轻，后二项为重。盖前者除交叉神经及浅层动脉变硬外，并无其他重症杂于其间。后者则不然，不仅交叉神经及浅层动脉发生变化，即运动神经、知觉神经以及肺部、鼻黏膜等处亦受相当之刺激，在表皮之毒素必缺乏出路，因此肺脏起代偿作用而为喘息，非以汗剂从而辅助之则不可。古谓"肺与皮毛相合"，斯言固非虚论。

然可汗及汗机之原理，殆如上述，可汗之病证则不止于此，张氏仲景仅举其主症而未言及旁症，吾人亦可凭素日实验所得为之推广。凡遇冷风与风、寒、湿三气合而成痹者，可汗；喘息而胸满者，可汗；卒中晕迷，痰涎壅盛，心下坚，身大热者，可汗；初生婴儿发热，鼻塞不通，可汗；痘疮见点时，高热烦闷而喘，可汗；哮喘痰潮，声音不出，坐卧不安，可汗；头热痛，目赤如朱，鼻塞恶寒，可汗；周身发斑，发热恶寒甚者，可汗。以上有剪缀古人之实验，有出自个人之心得，非敢埋没古人，攘为己有也。

虽然，其利既明，其弊则不可不知。凡无外候者，不可汗；有外候而里重者，不可汗；咽喉干燥，不可汗；淋疾，不可汗；失血，不可汗；疮疡，不可汗。反是，则其弊立至。医者于此可不慎乎？一言以蔽之，经多方考查，证明病毒在表者可汗，在里者则不可汗。何以知病毒之在表在里？发热恶寒而小溲清长者为在表也，但发热不恶寒而小溲赤绛者为在里也。

（二）吐

有可吐与不可吐。《伤寒论》曰："病如桂枝证，头不痛，项不强，寸脉微浮，胸中痞硬，气上冲喉咽不得息者，此为胸有寒也，当吐之，宜瓜蒂散（瓜蒂、赤小豆）""少阴病，饮食入口则吐，心中温温欲吐，复不能吐，始得之，手足寒，脉弦迟者，此胸中实，不可下也，当吐之""病人手足厥冷，脉乍紧者，邪结在胸中，心不满而烦，饥不能食者，病在胸中。当须吐之，宜瓜蒂散（见前）"。此皆痰饮为患，非吐不可。

考痰饮之为物，由于水分、黏液聚合而成，黏液与水分何从化合而为停痰留饮？因肺脏与胃腑等部分由病变而发炎，由发炎而渗出。渗出之物，痰饮是也。此等渗出物，既不能吸收，复不能排除，势必阻遏肺脏、胃腑等部分之机能，而激起气上冲咽喉，不得平息之见症。古人不明其为炎性渗出物，但知为寒凝所致，故曰"胸中有寒""当宜瓜蒂散主之"。究知以痰饮为本，炎症为标，故驱其痰则障碍减少而炎症自灭也。若温温欲吐，复不能吐，是为正气驱病毒外出之候，证明胸中确有痰实，非吐不可。医者苟能明其机转，因势而利导之，则病毒自去，正气可得自复，否则变证百出，难于究诘。痰饮流入经络则为痰厥；潴留胃管则不欲食；若不入于经络又不潴于胃管，定必踞盘肺脏。古人有云："肺为贮痰之器"。痰积既久，肺脏受遏郁必深，致成肺痈咯脓血者，屡见不鲜。病已至此，危之又危，苟能急用吐法或可获痊。

然吐法之用不止于此，直自戴氏思恭以后，其法失传，降至今日，医者视为危途，更鲜倡导，深以为感。张子和曰："咳嗽痰厥，涎潮闭塞，口眼㖞斜，半身不遂，当吐之；上喘中满，酸心腹胀，时时作声，痞气上下而不宣畅者，可吐之；赤白带下，或如白物脂者，独胜散（香附子）主之，妇人有污浊水不止，亦同此方；幼儿发惊，涎潮搐搦如拽锯，人事不省，目瞪喘急，将欲死者，当吐之。"永富独啸庵曰："胸中有停痰宿水而为诸证者；噤口痢水药不得入口，五十以内偏枯涎潮，胸满而腹气坚实，龟胸龟背，黄疸病烦渴欲吐者，皆可吐之。狂痫者，可数吐之。反胃诸呕最宜吐。诸气急、诸积聚、心下痞硬，询其生平无吐血、咯血、衄血之患，悉可吐之。伤寒投承气不下者，吐了再下。月事经年不下，心下痞硬，抵当诸药不验者，吐了再服。口吐大便者，先使吐之。痿躄初发，按其心下痞，亦吐之。"《奇效良方》云："瓜蒂散治风癫，宜服此药吐之。"雉间焕曰："瓜蒂散，真心痛、真头痛及产后郁冒、忽然晕厥并胸痹，皆主之。或舌疽，或结毒入眼及黄疸耳鸣，又疟疾骨蒸，若一切痼疾结在上部而胸满，皆宜此方。又大头痛时服之有效。"《古今药统》引朱丹溪云："小儿急慢惊风，发热，口噤，手心伏热，痰热，咳嗽痰喘，此类证并用涌法吐之。"《外台秘要》云："又瓜蒂散，主伤寒胸中痞塞，宜吐之方。"观此，可知吐法之应用莫不效如桴鼓，否则，偾事亦多，不可不慎也。

窃维吐法为用虽广，流弊亦多。论云："太阳病吐之，但太阳病当恶寒，今反不恶寒，不欲近衣，此为吐之内烦也""伤寒，若吐若下后，心下逆满，气上冲胸，起则头眩""伤寒吐下后……八九日心下痞硬，胁下痛，气上冲咽喉，眩冒，经脉动惕者，久而成痿""伤寒吐后，腹胀满者，与调胃承气汤""太阳病，当恶寒发热，今自汗出，反不恶寒发热，关上脉细数者，以医吐之过也。一二日吐之者，腹中饥，口不能食。三四日吐之者，不喜糜粥，欲食冷食，朝食暮吐，以医吐之所致也。此为小逆"。夫太阳伤寒当以汗解而反吐之，则犹方枘欲内环凿，岂有不偾事之理？吐之后伤其心液则内烦，栀子豉汤（栀子、豆豉）可缓其急；伤其胃气则腹胀，调胃承气汤（大黄、芒硝、甘草）可缓其急；动其水气，则上冲为头眩，苓桂术甘汤

（茯苓、桂枝、白术、甘草）可缓其急（关于此汤，各树一帜，近人陆渊雷氏谓"此方即苓桂甘枣汤以术易枣"，余略，见阎博士所著之《仲景伤寒论评释》）；伤其脾胃或味觉神经则不能食，甚至不喜糜粥，欲索冷物，朝食则暮吐，暮食则朝吐，理中汤、丸（人参、白术、干姜、炙草）可缓其急。惟误吐后以气冲、头眩等症为常，心烦、腹胀等症为变。《万病回春》云"气上冲胸，起则眩晕者，吐之过也"，可以证焉。然则心下痞硬，胁下痛诸症，当为下后之变证，自与误吐后之变坏丝毫无关，泻心、真武诸条可以见也。吾人既知吐法之不可妄用，则当举其不可吐者而诏示之。论曰："少阳中风，两耳无所闻，目赤，胸中满而烦者，不可吐下，吐下则悸而惊。"永富独啸庵曰："病在床褥者，不可吐；凡腹气虚者，决不可用吐方；凡危急短气太甚者，或平居患有吐血之患，或其证候有血证，决不可用吐方。"明乎此，然后可言医，否则无往而不见其草菅人命。噫！医道虽微，刀圭之间，诚有出入焉。

（三）下

下其继之。所谓下者，荡秽去垢是也。凡糟粕与热毒互结为患，肠胃机能蠕动衰减而致腹胀便闭，神昏谵语者，皆可以下法治之。

吾汉医之善于应用诸法者，以仲圣为矫矢，其言曰："其人喜忘者，必有蓄血""屎虽硬，大便反易，其色必黑者，宜抵当汤（水蛭、虻虫、桃仁、大黄）下之""阳明病，下之，心中懊侬而烦，胃中有燥屎者，可攻""病人不大便五六日，绕脐痛，烦躁，发作有时者，此有燥屎，故使不大便也""病人小便不利，大便乍难乍易，时有微热，喘冒不能卧者，有燥屎也，宜大承气汤（芒硝、枳实、大黄、厚朴）""阳明病，其人多汗，以津液外出，胃中燥，大便必硬，硬则谵语，小承气汤（厚朴、枳实、大黄）主之""伤寒发热，汗出不解，心中痞硬，呕吐而下利者，大柴胡汤（柴胡、黄芩、大枣、芍药、生姜、枳实、半夏、大黄）主之""伤寒有热，少腹满，应小便不利，今反利者，为有血也，当下之，不可余药，宜抵当丸（水蛭、虻虫、桃仁、大黄）""结胸者，项亦强，如柔痉状，下之则和，宜大陷胸丸（大黄、葶苈、杏仁、芒硝、甘遂）""其人漐漐汗出，发作有时，头痛，心下痞硬满，引胁下痛，干呕短气，汗出不恶寒者，此表解里未和也，十枣汤（芫花、甘遂、大戟）主之""下利，谵语者，有燥屎也，宜小承气汤（见前）""少阴病，得之二三日，口燥咽干者，急下之，宜大承气汤（见前）""少阴病，自利清水，色纯青，心下必痛，口干燥者，急下之，宜大承气汤（见前）"曰宜大承气，曰宜小承气，曰宜大柴胡，曰宜抵当丸，曰宜大陷胸丸、十枣汤等，皆下法之类，异证而异方，惟用承气之正，其他皆为下之变。腹满谵语，自汗热炽者，承气治之之正；目中不了了，睛不合，口燥咽干，自利清水而色纯青，时有微热，喘息不能卧或下利谵语，承气治之之变也。胸满烦惊，郁郁微烦，大便微硬且口苦，大柴胡治之之正；汗出不解，心下痞硬，下利者，大柴胡治之之变也。腹满而小便利者，抵当汤、丸治之之正；喜忘而大便反易者，抵当汤、丸治之之变也。心下痞硬，不按而亦痛者，大陷胸汤、丸治之之正；项强如柔痉状，大陷胸汤、丸治之之变也。心下痞硬而满，干呕气短，胁下痛者，十枣汤治之之正；漐漐汗出，发作有时，不恶寒，十枣汤治之之变也。

古方古法之妙用有如斯之广，今人多置之而不顾，良可慨也。即使有能运用者，亦多不善变通，终难免"头痛医头，足痛医足"之诮。若能见下而再下，见善忘而确定为有瘀留，见烦躁而为有燥实者，更鲜。间或用药而不对证，或对证而瞑眩特甚，遂彷徨失措，疑虑莫决，不得已转入下法一途，亦在在不少。

夫《伤寒论》中误下后之变，脉促胸满，振寒脉细而喘，利遂不止，胸满烦惊，小便不利，谵语，一身尽重不可转侧，不欲饮食，胁下满痛，面目及身黄，小便难，四肢拘急难以屈伸，颈项强，热不去，心烦腹满，起卧不安，谷不化，腹中雷鸣，干噫食臭，心下硬，邪热下利，心中懊恢、不能食，等等，所幸误下伤寒者为轻，不幸而误下中风者为重，最不幸而误下并病、合病或厥、少二经则尤重，甚致一去不返，难于救药。仲圣深恨当时医工之浑浑，故特揭数端，为之垂戒，曰："阳明病，心下硬满者，不可攻之，攻之利遂不止者死""阳明病，面合色赤，不可攻之""阳明病，不能食，攻其热必哕""阳明病，自汗出，若发汗，小便自利者，此津液内竭。虽硬不可攻之""阳明病，潮热……不硬者，不可与之……此但初头硬，后必溏，不可攻之，攻之必胀满不能食也""伤寒五六日，不结胸，腹濡，脉虚复厥者，不可下，此亡血，下之死""结胸证，其脉浮大者，不可下，下之则死"。为医者当于此等垂戒处加以注意焉。

（四）温

有可温者，十有九焉。腹满而吐，饮食不下，自利益甚，时腹自痛者，可温；自利不渴，脏内有寒，可温；小便白，下焦虚寒，可温；下利，脉微涩，呕而汗出，更衣反少者，可温；膈上有寒饮，作干呕，可温；少阴病，脉沉细，可温；下利清谷，里寒外热，手足厥冷，脉微欲绝，不恶寒，面色赤，或腹痛，或咽痛，或利止脉不出者，可温；腹痛，小便不利，四肢沉重疼痛，自下利或咳者，可温；口中和，其背恶寒，可温；大汗，若大下利而四肢厥冷，可温；病人内有久寒，可温；手足厥冷，脉细欲绝，可温；阴阳二气不相顺接而为厥者，可温；蛔上入膈，得食则呕，后烦者，可温；发汗，遂漏不止，恶风，小便难，四肢微急，难以屈伸，可温；身体疼痛不能自转侧，不呕不渴，脉浮虚而涩，可温；下后心下痞硬，噫气不除，可温。

然人之气禀有强弱之分，年龄有盛衰之别，操作享用或丰俭，或劳逸，亦各不同。因此之故，病毒中人，正气必起而抵抗之。正气足者，则显机能亢进之现象；正气虚者，则显机能衰减之现象。前者为阳，后者为阴。单从阴证中而推其病之所在，则有里寒表寒之别，或上或下之殊。是故以上所列诸证，有宜甘草干姜汤（甘草、干姜），有宜真武汤（茯苓、芍药、生姜、白术、附子）、理中汤（甘草、人参、白术、干姜、附子），有宜当归四逆汤（当归、桂枝、芍药、细辛、大枣、甘草、通草）、吴茱萸汤（吴茱萸、人参、大枣、生姜）、附子汤（附子、茯苓、芍药、人参、白术）、桂枝加附子汤（桂枝、芍药、大枣、生姜、甘草、附子）、四逆汤（甘草、干姜、附子）等。

综上可温之十数证而释之，则又不出一个"寒"字。得食则吐或作干呕者，寒气阻上，胃机能起反射作用。腹满而痛，寒气踞于中，肠得寒则蠕动亢进而为痛，胃得寒则消化机能失职，残余水谷发酵成瓦斯而为满也。小便白，下利甚，寒气迄于下，一因膀胱有寒，尿溺沉淀而出，一因肠蠕动机能作适当亢进，驱出残留水谷外出，故作泄而不痛。脉微欲绝者，寒气袭入心脏，扩大、收缩机能两相减退。自汗出，背恶寒而厥者，寒邪侵于表内，因浅层血管扩张，体温随汗液而放散，故恶寒或厥也。是则上部急者温其上，吴茱萸汤、乌梅丸（乌梅、细辛、附子、桂枝、人参、黄柏、干姜、黄连、当归、蜀椒）之类是；下部急者温其下，真武汤、附子汤之类是；中部急者温其中，四逆汤、理中汤之类是；体温低减者，温其血液，当归四逆汤之类是；表气微者，温其外，桂枝加附子汤之类是（以上诸汤药品见前）。吾人苟能举一反三，则可温者岂此数已哉？

间有不可温者，亦不在少数。下利便脓血，因于肠胃有发炎症，不可温；下利脉微弱，设当行大黄芍药汤（大黄、芍药、当归、甘草、肉桂、枳壳、木香、槟榔、川连、子芩），不可温；下后大实痛，不可温；身无大热而烦躁，不可温；大便乍难乍易，时有微热，不可温；心中懊憹，饥不能食，但头汗出，不可温；发热恶寒，呕不能食，汗出濈然，不可温；本自寒下，医后吐下之，寒格更逆，吐下，食入即吐，不可温；厥而后发热，不可温；下利屎色焦黄而热臭，或于稀薄水中杂以小块，或下清水，色纯青，不可温。以上但举不可温之疑似证，以与可温者相鉴别也。

（五）清

实者当泻之，热者当清之，所以别毫厘之间也。若实以清治，则无异于以水投石，虽不变坏，亦已伤矣；清以实治，则无异于落井下石，变坏犹可陷于不可救药者，良可哀也。

仲圣深明乎此，乃立可清与不可清以为对峙，俾与实证分辨，故曰："下利后，更烦，按之心下濡者，为虚烦也，宜栀子豉汤（香豉、栀子）""下利，欲饮水者，以有热故也，白头翁汤（白头翁、黄连、黄柏、秦皮）主之""热利下重者，白头翁汤主之""下利，脉数而渴者，今自愈，设不差，必圊脓血，以有热故也""伤寒，脉滑而厥者，里有热，白虎汤（知母、石膏、甘草、粳米）主之""少阴病，下利六七日，咳而呕渴，心烦不得眠者，猪苓汤（猪苓、茯苓、阿胶、滑石、泽泻）主之""少阴病，咽中伤，生疮，不能语言，声不出者，苦酒汤（半夏、鸡子，汤法详《中国医学大辞典》1957页）主之""心中烦，不得卧，黄连阿胶汤（黄连、黄芩、芍药、鸡卵黄、阿胶）主之""伤寒瘀热在里，身必黄，麻黄连轺赤小豆汤（麻黄、连翘根、生姜、杏仁、赤小豆、甘草、生桑皮）主之""伤寒，脉浮滑，此以表有热，里有寒，白虎汤（见前）主之""伤寒，无大热，口燥渴，心烦，背微恶寒者，白虎加人参汤（知母、石膏、甘草、粳米、人参）主之""心下痞，按之濡，其脉关上浮者，大黄黄连泻心汤（大黄、黄连）主之""发汗，若下之，而烦热，胸中窒者，栀子豉汤主之（见前）""喘而汗出者，葛根黄芩黄连汤（葛根、黄芩、黄连、甘草）主之""身大寒，反不欲近衣者，寒在皮肤，热在骨髓也""太阳病，发热而渴，不恶寒者，为温病"。此皆可清之类。仲景曰不可清，而曰"与之""主之"或不立方治者，非省文即所以使人意会耳。其中因受下药之刺激而引起烦躁懊憹，心下痞濡，喘而汗出等变者，栀子豉汤、大黄黄连泻心汤、葛根黄芩黄连汤之类是也；不因汗也，而传变为热候者，白虎汤、猪苓汤、苦酒汤、黄连阿胶汤、麻黄连轺赤小豆汤之类是也；因传变下利而为热候者，白头翁汤之类是也（以上诸汤见前）。即不因于传变，复不因于汗下，初起即为热候，温病之类是也。以上数方虽号称为清剂，然有清中兼散，多服伤其津液，更不可移彼而治此、移此而治彼者，则又不可不知，惟在临床时之善自酌裁而已。

其有不可清者非少。阳气微，脏气虚，脉数有客热，不可清；被火谵语，脉浮发热，不可清；大渴饮水，腹为之胀满，不可清；心烦，小便频数，大便结实，不可清；汗多而渴，不可清；胸中虽有热候，但胃中有邪气而作痛者，不可清；发热不解，烦渴欲饮水，水入则吐，不可清；汗下后病仍不解而烦躁，不可清；热多寒少，脉微弱，不可清；大汗出，脉洪大，形似疟证，不可清；胸胁满微结，小便不利，渴而不吐，头汗出，心烦，不可清；吐则手足厥冷，烦躁欲死，不可清；欲吐不吐，心烦但欲寐，兼有自利而渴之症，不可清。详究不可清之症，皆与可清之症相近似，设非审症稳确，无往而不见其草菅生黎，此医道所以以实验为经，以理论为纬也。

（六）和

和，缓和之谓。古人以柴胡为少阳方，谓少阳之病在躯壳之内，脏腑之外，汗之不可，攻之非宜，必以和解始为妥当，当此一唱百和，遂以柴胡为少阳方矣。殊不知柴胡之外尚有可称和剂者在，取一遗二，实非所宜。试观《伤寒论》中桂枝汤、桂枝加芍药汤、桂枝加大黄汤、麻子仁丸（麻子、芍药、枳实、厚朴、大黄、杏仁）、四逆散（甘草、柴胡、芍药、枳实）、黄芩汤（黄芩、大枣、甘草、芍药）、调胃承气汤（芒硝、大黄、甘草），等等，何一非和解之方耶？若只知少阳经当和，其他各经则不知当和，无怪乎汉医学术之日趋后尘也。

凡病四逆，或咳，或悸，或小便不利，或腹中疼痛，或泄利下重，以四逆散和之；咽中疼痛，以甘草汤（甘草）煎汤温服和之；下后腹满而痛，以桂枝加芍药汤（桂枝、大枣、生姜、芍药、甘草）和之，设不差，以桂枝加大黄汤（桂枝、大枣、生姜、甘草、芍药、大黄）和之；二阳合病，自下利，以黄芩汤（见前）和之；汗后不恶寒但恶热者，以调胃承气汤（见前）和之；病人脏无他病，发热汗出而不愈，以桂枝汤（桂枝、芍药、生姜、大枣、甘草）和之，荣卫不调，亦以桂枝汤和之；咽喉干燥，唾脓血，泄利不已，以麻黄升麻汤（见前）和之；脉浮而涩，大便微硬，以麻子仁丸（见前）和之；自汗出，小便利，津液内竭而兼大便不通，以蜜煎导和之；潮热，便溏，胸满，胁下痛，以小柴胡汤（柴胡、黄芩、人参、甘草、大枣、生姜、半夏）和之；妇人经水适来或适断，因病胸胁满谵语等症，以小柴胡汤（见前）和之。仲圣明知柴、芩、四逆等方为和解之剂，故不标明为和，独于调胃承气、桂枝诸方则曰"可和"或曰"微和"，所以定犹豫，避嫌疑也，学者勿过疑之，可已。

间或误用和解之法而招祸者，亦在非罕。《伤寒论》曰："凡服桂枝汤吐者，其后必吐脓血也""桂枝本为解肌，若其人脉浮紧，发热汗不出者，不可与之也，常须识此，勿令误也""若酒客病，不可与桂枝汤，得之则呕，以酒客不喜甘故也""太阳病三日，已发汗，若吐，若下，若温针，仍不解者，此为坏病。桂枝不中与之也""伤寒脉迟六七日，而反与黄芩汤彻其热……腹中应冷，当不能食，今反能食""心下温温欲吐，而胸中痛，大便反溏，腹微满，郁郁微烦，先此时自极吐下者，与调胃承气汤。若不尔者，不可与"。窃观误用和解法中，其变坏者以桂枝条为最，黄芩、调胃诸条为次，此外则未言变坏与误投，以意度之，其误投变坏当不下于桂枝、调胃诸方矣。

（七）补

凡汗下后，放散体温多，伤其血液少，而致细胞生活力减退或心脏及脾胃等脏之机能起时间性之衰弱，而有脉微欲绝，恶寒下利等症，在温之例也；不因汗下等法之刺激，体温放散少，津液平素伤耗多，心脏机能未见过分衰弱，只觉血液虚少，不能供其鼓搏而为心动悸者，在补之例也。

可知伤寒脉结代，心动悸为血虚之甚，非炙甘草汤（又名复脉汤）（生地、麦冬、人参、桂枝、生姜、阿胶、甘草、麻仁、大枣）不能挽狂澜而奠骇浪；伤寒吐下后，虚烦脉甚微，心下痞痛，胁下痛，气上冲胸，眩冒，经脉动惕者，非真武无以回其阳（茯苓、芍药、生姜、白术、附子），非炙甘草汤（见前）不能补其液；伤寒二三日，心中悸而烦者，非小建中汤（桂枝、生姜、大枣、甘草、芍药、胶饴）不能调其气而滋其血，不效，则当以炙甘草汤（见前）峻补之。他若发汗过多，叉手扪心或耳聋无所闻，当补之；汗后恶寒者，当补之；疮家虽有疼痛，亦当补之；衄家汗后额上陷者，当补之；亡血家寒栗而振，当补之；病人旧微溏者，当补之。前者取决于炙甘草汤（见前）、小建中汤（见前）之间，后者决于附子汤、理中汤（见前）

之间。因血虚之中而兼阳微，在温补之间故也，故此节之所云补者，系滋其血液之虚少。

欲知血液之虚少，则当辨之于脉搏。历观对于是证之脉时，言之独详，舍仲景莫属。其言曰："伤寒脉结代，心动悸，炙甘草汤主之。"释之者曰："心动悸即西医所谓心亢进也，心亢进之原因不一。本条症状则因血液虚少，血压有低落之虞，心脏起代偿性搏动兴奋，故一方面自觉心悸亢进，一方面因血液不能充盈其血管，心房虽大起大落，其搏动不能依次传达于桡骨动脉，故脉有结代也。"或有释之曰："心动悸者，谓心下筑筑惕惕焉，动而不自安也。若因汗下后多虚；不因汗下者多热；欲饮水，小便不利者，属饮；厥而下利者，属寒。今病伤寒，不因汗下而心动悸，又无饮热寒虚之证，但据结代不足之阴脉而主以炙甘草汤，以其人平日血气衰微，不任寒邪，故脉不能续行也。此时虽有伤寒表证未罢，亦所不顾，总以补血为急，通行营卫为主也。"按前后二说，皆甚精巧，惟后说谓"若因汗下多虚，不因汗下多热"云云，未免含混莫辨。何则？盖每见《伤寒论》中因汗下伤其阳而为脉微或欲绝者居多，伤其血者颇少。纵然，亦多阴阳并伤在温补之例，不在专补之范围也。再《伤寒论》中苓桂草枣汤证，因汗下而心悸者，在温之例，亦不在补之间也。

三、结言

温者，即所谓回其阳，恢复细胞之生活力；补者，即所谓滋其液，增加细胞之原浆也。血液不乏则不能言补，阳气未伤则不能言温，痰饮不留则不能言吐，胃实不结则不能言下，表气未郁则不能言汗，热邪未聚则不能言清，病之机转不在进退之间则不能言和。此七法所由分，阴阳所由立，岂能含混从事哉？（辛元凯，《哈尔滨汉医学研究会月刊》，1938年第13期）

第十一节　治疗上的八法

无论病是怎样千变万化，治病的法子却是只有八个，这八个法子叫作：汗、和、吐、下、消、清、温、补。这八种法，作医生的如果能够精熟，就无论它内伤外感、寒证热证、表里阴阳，奇奇怪怪的病证，都不能出乎这八个治法以外。所以初学看病，要先精熟这八个治法。

一、汗的治法

人身上所有的毛孔都是血脉流行以迎合空气往来，人才可以没有病。若是偶然感受风寒外邪，把皮毛的孔窍闭塞，使得窍肉的血脉不能够流行迎合外面的空气，就要生出病来。不是头痛怕冷；就是鼻孔不通，声音不爽，身体疼痛。这种毛病必定要用汗的法子，如若把汗一出来，病自然就好了。

但是这种汗的法子也是不可乱用的，必须认准他是三阳的病证才可以用汗法，若是三阴的病证就不能用汗法。太阳证用麻黄汤，少阳证用柴胡汤、香苏饮这一类的药，阳明证用柴葛解肌汤，两感证用九味羌活汤。若是对于体质虚弱的，或者是年纪老的用汗法，又要带着同用点补气血的药才好，如参苏饮、补中益气汤、芎归汤之类再加入表药，都是用以发汗的法子。

又有那不可发汗的证候，作医生的更得留意。在古人的医书上面也都说过，少阴中寒不可发汗，误用汗法就要厥逆；寸脉弱的人不可发汗，误用汗法就要亡阳；尺脉弱的人也不可发汗，误用汗法就要亡阴；生疮的人不可发汗；失血的人不可发汗；有淋证的人不可发汗。

二、和的治法

汗的法子是用治病在表分的，下的法子是用治病在里分的，吐的法子是用治病在胸膈之间的。至于病若是在半表半里的地位，那么，有什么法子治呢？若用汗法，这病却进了一层；若用吐法、下法，这病还没到这个所在呢。况且半表半里是胆的部位，胆是清净的府，没有出入的路径，所以只有这个和解的法子最为稳当，既不伤表分，又不犯里分，把它的阴阳分理清楚，营卫调和明白，邪气自然就解散了。所以柴胡汤是用它来治病在半表半里的主方，或寒或热，或虚或实，都不外乎在这个方子里加些药味或减些药味来医治的。

三、吐的治法

吐的法子是去上焦的病的。如胸膈中间、咽喉里面，或有郁痰、痈脓、食滞各样病症，当用吐法吐出。若缠喉风、锁喉风这些病症，都有风痰郁火壅滞在里面，用别的药开通没有这么快，若用吐的法子，一吐就松快了。又有那饮食停积，消化不及以致胸口胀满，疼痛，气急；或停痰留饮阻住胸中，清气不能上升，浊气不能下降，头眩心跳，吐酸水，嗳腐气，这些毛病都应当用吐法开通内中的各积病，才能渐渐地好起来。

四、下的治法

下的法子是通大便的。病在上焦胸膈间可用吐法；在表分可用汗法；在半表半里可用和法；至于病在里分，只有用下的一个法子。如果大便一通畅，病势自然轻松。但是这下的法子也有数种。

仲景说，少阴病，两三天，口里燥，喉咙里干，当赶紧通大便；六七天，肚里满，大便不通，当赶紧通大便；肚里泻，脉按着滑，并且带数，又不要吃，心下用手按着觉得硬些，这是有饮食停滞的缘故，当赶紧快通大便；阳明病，口中说胡话，饮食不能进，这是胃中有燥屎的缘故，可以通他的大便；病人发热汗多，也应当通大便。又说，少阴病，大便泻清水，颜色又是纯青色，心下疼痛，口中干燥，当快通大便；伤寒病了六七天，眼中不明白，眼睛不大活动，外面无太阳证，大便又艰难，这也当快用下法。

若伤寒的病，还有太阳的表证，是病尚在阳分，还没有到里面，若下法用的太早了，邪气即结在胸内，致胸间痞闷硬痛，这叫作结胸。又有那年老的人、虚弱的人，血燥不能滋润大肠，致大便日久不通，这要用养血润肠的药才可，若误用下法去攻他的里，必定变证不测。总而言之，用下法必要病人外面有实在见症才可用得。若口燥咽干，神气昏，说胡话，胸下硬，大便难，舌苔黄糙或干黑起芒刺，有裂破的纹，按病人的脉，又来得实大有力，才是合法。

五、消的治法

有一种积聚的毛病，壅塞在经络、脏腑的内面，日子久了变成硬块，随肚里的气上下撑痛。这种病症或因老痰结成；或是本人肝气素旺，气和血结成一块；或是饮食被气血裹着；或是风寒藏在血分凝成不化。这个病初起的时候若不用消法消去，等到年深月久，根牢蒂固，就变成癥（肚内有形，同怀胎一样）、瘕（因肚内的食物或小儿误吞铜钱，被血裹着，日久成形，如血鳖、石瘕诸病都是）、癖（是结在隐僻地方，外面难见）这样的证候。到了这时候，虽用药可以消去，也就不容易了。

消的法子，有用破气药去消的；有用破血药去消的；有先用补药，后用消药去消的。总而言之，因人用药，病去了七八分就可止了，不可过于攻伐，恐伤本人的元气，最要紧。

六、清的治法

《内经》说，热的病证须用寒的药去医，这就是清的方法。

凡人有病，除了中寒、寒湿两样外，无论他是什么病，都要化了热才能出来，但是这种清的法子有几等用法。外感的实火，用凉药去清它；内伤的虚火，却要不能用凉药去清它，却要用补药去清它。又有那体质虚弱的人，他的脏腑本寒，就是有了热病也不能重用凉药，倘用凉药太过，热病没有医好，他本来的寒病反倒要发作了，所以用药只要恰当就是。可知清的法子不是一定，必要因病用药，随人的体质强弱用药。

阴分不足的人，用六味壮水以镇阳光；真火不足的人，用八味引火归原。总而言之，用白虎汤、三黄汤、竹叶石膏汤这些寒凉药固然是清，就是那人参、黄芪、附子、肉桂这些大补大热的药也是清。用药不同，辨证所以最要清楚。

七、温的治法

《内经》又说，寒的病证须用热的药去医，这就是用温药的法子。人若受了寒病，必定要用温药下去才可表散，如天寒地冻，日光照着的地方冰冻就解释了。

但是这用温的法子也有几样用法。受病轻的，只用寻常那些杏苏散、香苏饮、参苏饮就可医好；至于直中寒气，肚痛，便泻，口鼻气冷，四肢绷紧，厥逆无脉，这个病非用大温药不可，如附子理中汤，干姜、肉桂都是很要紧的药。

八、补的治法

表病、里病、实病，可用上面的汗法、下法、吐法、消法、温法。唯独那虚怯的病症，却不能用上面的法子。这就要用补的法子才可以起死回生，转弱为强。譬如年久旧屋，或墙垣好塌，或木料霉烂，若是修补好了仍旧可住。人的虚病也是这样。

但这补的法子，又有补阴补阳的不同。气虚的人，就可用四君、六君、补中益气这些汤头去补；血虚的人，用四物、六味、归脾这些汤头去补；那气血全虚的人，用八珍、养荣、十全大补这些汤头去补；又有那体虚久病的人，外邪内陷，正气亏极，若用表的药，因他体质太亏，当不起这种表的力量，势必要攻补同用，大可把他内陷的邪气送出外面来。这便是补法的应用。（高尊五，《哈尔滨汉医学研究会月刊》，1939年第30期）

第十二节　张李刘朱为金元四大家，其治病各有所长，如若取法将谁适从抑可尽为则效欤

孟子曰："伯夷，圣之清者也；伊尹，圣之任者也；柳下惠，圣之和者也。"皆未免有所偏辟，非若孔子圣之时者也。圣教犹且偏好，而况治病之医道乎？若张子和主攻破，李东垣重脾胃，刘河间专主火，朱丹溪主补阴，亦皆有一偏之见，非若轩、岐、扁、张医圣之时者也。

夫医虽小道，乃寄死生最要变通，不宜固执，必深明药、脉、病、治之理，洞悉望、闻、问、切之情，而后方可出而问世以业医也。药推寒、热、温、凉、平和之气，辛、甘、淡、苦、酸、咸之味，升、降、浮、沉之性，宣通、补泻之能；脉究浮、沉、迟、数、滑、涩之形，表、里、虚、实、寒、热之应；病有外感、内伤、风、寒、暑、湿、燥、火之机；治用宣通、补泻、滑涩、湿燥、重轻之剂。外感异乎内伤，寒证不同热证。外感宜发，内伤宜补，寒证可温，而热证可清。苟不辨彼此，虚虚实实，补有余损不足等弊，其不致死者鲜矣。

然四子为金元四大家，其治病各有所长，学者如若取法。欲治实证可从子和之攻破，欲治脾虚宜从东垣之健运，欲治火证当从河间之清热，欲治阴虚堪从丹溪之补阴。择其善者而适从之，则效其长弃置其短焉可矣，然后治虚、治实、治寒、治火自能知之明，处之当焉。如是取法，岂能不攸往咸宜乎？果有以张、李、刘、朱之各长而是则是效者，亦可至轩、岐、扁、张医圣之时中矣。（程汉章，《哈尔滨汉医学研究会月刊》，1939年第25期）

第十三节 十二经起止及气血流注表

医之于十二经起止及气血流注等，每苦其难。今按铜人图经穴将其起止气血之流注谨列一表，俾供医者之临时参考而易于辨识之也（见表1）。

表1 十二经起止及气血流注表

五行属性	十二经	脏腑配属	起	止	气血属性	气血流注
金	手太阴	肺脏	出中府腋旁至少商	手拇指	少血多气	寅时
	手阳明	大肠腑	起少商手食指上迎香	鼻旁	多血少气	卯时
木	足厥阴	肝脏	起大敦足拇指上期门	乳下	多血少气	丑时
	足少阳	胆腑	起瞳子髎目锐眦下窍阴	足四指	少血多气	子时
水	足少阴	肾脏	起涌泉足心上俞府	胸前	少血多气	酉时
	足太阳	膀胱腑	起睛明内目眦下至阴	足小指	多血少气	申时
火	手少阴	心脏	出极泉腋下注少冲	手小指	少血多气	午时
	手太阳	小肠腑	起少泽手小指上听宫	耳中	多血少气	未时
土	足太阴	脾脏	起隐白足拇指上大包	腋下	少血多气	巳时
	足阳明	胃腑	起承泣目下下厉兑	足次指	多血少气	辰时
相火	手厥阴	膻中（即心包络）	出天池乳后注中冲	手中指	多血少气	戌时
	手少阳	三焦	起关冲手各指上丝竹空	眉毛	少血多气	亥时

（张四维，《哈尔滨汉医学研究会月刊》，1937年第4期）

第十四节 冲任督带

人体内除去脏腑以外，还有纵横联属的经络表里配合，维系着全身，气血得以周流全部倚赖着这个。然而冲、任、督、带、阴阳跷、阴阳维八脉，确乎没有表里的配偶。但独立的个性和十二正经相异，统领着全身的经脉。这就是古书上所说的"奇经"。论它们的功用，则各有所长；若说它们的病理，则关系很大。但是古今的方书中说的都欠详细，现在先把冲、任、督、带四脉的生理功能和病理状态采集古人的精义，参酌西说的所长，草成这篇文字。虽然不是独得的发明，或者可以算作医界的一个帮助。

冲脉是十二经的大海、营血的总汇，起于胞中，上循腹里，就是西人所说的大动脉和大静脉。所以这一脉若是充盈，在女子就能月事以时下，在男子就能髭须茂盛，这是生理的常态。至于它的病，若因寒则逆气里急，脉不通而喘动应手；因热则血液妄行而为失血；若干枯，则就是痿躄虚劳等病。

任脉是阴脉的总司，起于中极的下边，以上毛际而循腹里，上关元，至咽喉，上颐，循面，入目。主营内脏的自然运动，就是植物性的交感神经，有输卵、排精的作用。《内经》说："任脉为病，男子内结七疝，女子带下瘕聚。"这里只说病状，而没能说到病理。实则男子的疝和女子的瘕聚，名虽不同，理则相通。所以然的缘故，因为瘕聚的病借着任脉的津血聚集而成的。而疝病呢，也无非是由于凝聚不通的缘故。带下是阴中黏液绵绵如带而下的病象，因为任脉通于子宫，若是因于七情气郁，外受六淫，神经受其刺激，就有酿成带下的可能，这就是《内经》所以指为任脉的病因。

督脉是阳脉的海，起自胞中，循腰贯脊而通于脑，这是督脉的经络。若照西说，实在就是动物性的脊髓神经，而主四肢躯壳的知觉运动的。所以它的病，若是实就是脊强反折，若是虚就是项软头重，现急、慢性脑脊髓炎的症状。

带脉起于季肋而束于腰，和冲、任、督全都有连带的关系。所以这三脉有病则必腰酸腹满。因为带脉是腰间的卫带，得借着冲、任、督的津液以为所养，若失去所养便要失去它固有的能力而驰纵下坠，这是"腰酸腹满，溶溶如坐水中"的所由来。这样看来，前人指着带下作为带脉病的，那怎么可以令人信呢？（杨秀森，《滨江省汉医学月刊》，1940年第12期）

第五章　经典发微

第一节　《内经·生气通天论》浅释

医学为神圣事业，事属诚然。世俗不察，每目为浮夸之论。伊属门外，予对伊，亦不能加以任何表示。惟吾侪身业岐黄者，自不能以等闲视之，又不可以学说法术观之，贵能深求经旨，体察至道。盖吾人何以有生命？何以能生息？何以有动作云为？何以有意念情感？何以有聪明智慧？曰有神经，曰有脑髓，不过明其当然，而未知其所以然。所以安在？仍要考查《内经》，其深言奥义，无篇不显，而尤以《生气通天论》为明白彰著者也。予爰以管窥蠡测之见略引其端，至于发挥广大，尚待于明者。

黄帝曰：夫自古通天者，生之本，本于阴阳。

帝欲述生气通天，解人疑惑，故贯以"自古"二字，泛言其意，包含广阔，括其要者言之。经云："寒热者，阴阳之征兆；水火者，阴阳之极致；左右者，阴阳之道路。"故阴阳之功用，按动静、寒热、上下、内外、升降、浮沉为解最当。例如：阳动生热，升上浮于外；阴静生寒，沉降下藏于内。以后申述其常度，及调摄之道、失和病变及治疗之理由。通篇所重，生气之调摄，既可杜患未然，自能寿命常保。"阴阳"二字，以标非臆说，非创论也。然生气虽通于天，而作用本于阴阳。

天地之间，六合之内，其气九州，九窍、五脏、十二节，皆通乎天气。

上节言人生气通天，恐后人不能了解，而发生疑惑，故本节复推广言之。曰六合之内，九州之地，生气普遍之，通乎人体，五脏之内，九窍，十二经，生气充满之。夫天为阳气之父，地为阴形之母，阴阳合德而生人，惟身形为人所共见。按解剖，绘图经络脏腑，骨骼筋膜，可目睹瞭了，而人一见无疑。惟阳气属于无形，言者虚空，听者渺茫，一般不无疑议。然而阳气虽难言，其功用实不可掩。此篇所以详言生气通天之真理，在人体作用、变化，启示吾人者，正教人保生疗病必在阴阳气化上注意。无形可以赅有形，有形者不可赅无形也。

其生五，其气三。

生气一也，而有生、长、化、收、藏，则分为五。生气一也，倚于阴阳则成三，按数以纪生化妙用之次序也。

数犯此者，则邪气伤人。

生气不可犯伤，若不知顺其自然之生化，而频数扰乱之，生气失和，邪气伤人。

此寿命之本也。

申明寿命之本，即是通天之生气。此气寓于阴阳之中，而不属阴阳，孟子所谓之浩然，医家所谓之先天，即真一之炁也。吾人必先知此为主要根本，而后研求其功用，及保证调摄之道，培养根本，保全寿命，以后论者是也。

苍天之气清净，则志意治。

苍天主仁，仁者生气也。此节言苍天之气，至清至净，无纤毫杂气间之也，是为极治。志意极其清宁，悠久健运无疆，资始万物，生化无穷。吾人先知乎苍天所以保全之道，而后取以为法，保全个人之天真，即使吾之心志、意念常常清静安和，远离嗜欲妄想，凡一切不当之爱憎喜怒，动吾心，扰吾气者，则摒除之，庶吾心志无扰，而真气安宁。

顺之则阳气固，虽有贼邪，弗能害也，此因时之序。

吾人之意志，能清静如苍天之无扰，是顺天则昌，而身之阳气自固，虽有贼风虚邪，不能侵害，因阳气能随天道四时之序，以生长化收藏也。

故圣人，传精神，服天气，而通神明。

此节经文，深藏奥义，非形象可求，非科学可证，包涵哲理、神学。如曰精神可以相传，天气可以服食，积养纯熟，可通神明，为事实，而非理想空谈，故必圣人而后能。谓生气通天之妙用，有如斯之证明也。

失之，则内闭九窍，外壅肌肉，卫气解散，此谓自伤，气之削也。

此节谓人不知养护调摄，足以削伤其生气，以致失和，而变病态。例如：内伤七情，五脏气争于内，真气不能敷布，则九窍因之闭塞；外伤于六淫，则正气不运，邪气壅塞于肌肉，卫气失其功用，而解散矣。戒人所当之惧也。

阳气者，若天与日，失其所，则折寿而不彰。

此节复申明阳气在人体之重要，取譬如天之与日。阳气者，即生气也，秉赋自天，故谓之阳气。阳气之在人体，虽各处充满之，然因时序变迁，昼夜动静，于是其寓藏有所。譬如天之有日，日光虽普照天下，而日早在东，午在中，晚在西，夜则入于地中，故阳气之在人体也；早在上，而晚在下，昼行阳分，夜行阴分，此为一日阳气所在之所。又有四时阳气当旺之分，春气在经脉，夏气在络脉，长夏在肌肉，秋气在皮肤，冬气在骨髓。设人事不戒，劳扰阳气，以致所失，则其功用不彰显，而人寿夭折矣。

故天运当以日光明。

重申天运当以日光明，借比吾人当赖阳气以生也。此节寓有郑重叮咛之意，人应如何以宝贵阳气，而求保证之道哉。

是故阳因而上，卫外者也。

生气通乎天，阳气清轻亲上，故能上行外达，以卫外，此言阳气之作用。

因于寒，欲如运枢，起居如惊，神气乃浮。

枢，中枢也，运枢内动也。冬季严寒，阳气蛰藏于肾，斯时当深居密藏，安养阳气，运于内而勿露于外。设不知蛰藏安养之道，反起居惊惶猝暴，则阳气被扰，神气浮动矣。故曰"静则神藏，躁则消亡"。

因于暑汗，烦则喘喝，静则多言。

上节言阳气被扰浮于外，此节言暑热合心酿于内。夫夏季阳气在络脉而通于心，伤暑自汗者，邪热固可由汗以宣泄。惟暑热刑金伤津，故肺热呈喘喝症状，心热则心烦也。若暑邪轻者，邪只在心，未至伤肺，故气息平静而多言，盖言为心声，心阳太盛，鼓动其舌，以宣其热。

体若燔炭，汗出而散。

伤暑无汗，身热若燔炭者，热邪壅闭于表也。用辛凉剂发汗，热随汗散矣。

因于湿，首如裹，湿热不攘，大筋緛短，小筋弛长，緛短为拘，弛长为痿。

此节言伤于湿热，蒙蔽于上，冒覆清阳，则首如裹。若不能设法祛除，则湿热下注，袭其项背上肢之大筋，緛短而患拘挛；湿热下注阳明，袭其下肢，小筋弛长而痿废。

因于气，为肿，四维相代，阳气乃竭。

此承上节，湿气酝酿化而为肿，日久则筋骨血肉组织中，陈旧废物增多，互相代负，邪盛正衰，阳气乃竭。

阳气者，烦劳则张，精绝，辟积于夏，使人煎厥。

冬季劳扰不已，则阳气外张，少阴失藏而阴精绝其生化之源。苟能随时警觉，深根固蒂，保养元真，尚可挽救。惟恐积辟不知，不改素行，至于夏日，天人合气，热势如煎，而病厥矣。

目盲不可以视，耳闭不可以听，溃溃乎若坏都，汨汨乎不可止。

承上节言煎厥之症状。热壅于头，神明蒙蔽，官能障碍，失其功用，如崩坏之都市，庶政俱废。

阳气者，大怒则形气绝，而血菀于上，使人薄厥。

人当大怒，气逆于上，血菀于膈，阳绝真气之往来，则患薄厥，必俟气返血行，其人始苏。

有伤于筋纵，其若不容。

筋赖柔和之阳气养之，若因怒气以致阳气失和，则筋伤，缓纵不用而痿废。

汗出偏沮，使人偏枯。

半身常出汗，则半身元气丧失，易成偏枯之疾。偏枯，半身不遂也。

汗出见湿，乃生痤疿。

汗时被湿水抑制，阳气被郁，留于皮肤，易发生疖疮湿疹。

膏粱之变，足生大疗，受如持虚。

味生形，吾人养生，固必须乎五味，然宜精洁，无需膏粱。若膏粱厚味太过，充其变，足以阻碍气血之流行，发生疗疮。犹如手持空器，接受盛物之易也。甚言膏粱太过，极易发疮，故养生家主张素食，不特为仁心爱物之一端，亦诚防患未然之道。近来研究，植物大豆所含之蛋白成分甚佳，可以代替肉类。我国大豆产量丰富，欲改善国人荣养问题，取资于此，良有以也。

劳汗当风，寒搏为皶，郁乃痤。

在劳动出汗之际，血液循环旺盛，阳气充于肤表，忽被风寒所搏，阳气被郁，遂发生痤疮、粉刺等症。

阳气者，精则养神，柔则养筋。

至清至精之阳气，可以养人之神，柔者即间谷气者，可以养筋。

开阖不得，寒气从之，乃生大偻。

阳气开于太阳，阖于阳明，设阳气不充，则太阳失开。而阳明失阖，于是寒气得以客袭腰背，遂患偻俯之疾，偻者背弯曲不直也。近西医书载佝偻病（骨软症）病状，足软不能立，背屈不能直，谓多发于恒居暗室之妇人、小儿，尤以北地城市内患者为多，盖荣养不良，兼光线缺乏所致。然则太阳阳气不充，被寒气侵袭，患偻俯信然。

陷脉为瘘，留连肉腠，俞气化薄，传为善畏，及为惊骇。

承上文申言寒气袭入太阳，下陷于经脉，发痔瘘疾。邪气留连肉腠而不除，则背俞阳气愈呈薄弱，患者自觉如失卫护，常有畏惧之心，且于静止或睡眠之际，恒觉如有物激动，故发惊骇。

营气不从，逆于肉理，乃生痈肿。

上节言卫气不足，此言营血瘀塞。

魄汗未尽，形弱而气烁，穴俞以闭，发为风疟。

此言身形弱者，被暑热消烁其气，汗出未尽，后被风邪侵袭，穴俞以闭，遂发风疟。

故风者，百病之始也，清静则肉腠闭拒，虽有大风苛毒，弗之能害，此因时之序也。

此节言风为百病之长。《金匮》云"风气虽能生万物，亦能害万物"，又云"五脏元真通畅，人即安和"。盖人生气交中，与风气息息相通，故风气寒热温凉、湿燥清浊，均与人有密切关系。养生家必使志意清静，则阳气内守，腠理闭拒，虽有虚邪贼风，不能侵入，何以故？因吾身之阳气充足，能随天道时序，生长化收藏也。

故病久则传化，上下不并，良医弗为。

久病患者，生气变化，上下阴阳之气离绝，成为虚脱，虽有良医，不能治也。例如亡阳等症，有不能治者，有不及治者。

故阳畜积病死，而阳气当隔。隔者当泻，不亟正治，粗乃败之。

阳气虽为可贵，然贵乎清静、和缓、舒徐、升降无滞、表里宣通，以遂其性而成其功。反之，若阳气不能流通而蓄积，积阳生热，热盛必极于阳明，令隔塞不通，焚灼而死。医者，应见机于早，于将隔塞之倾，急用苦寒咸冷之剂泻之，庶邪火不致燎原。粗工不知亟泻隔阳之道，胆识不足，迟疑瞻顾，败事必矣。

故阳气者，一日而主外。平旦人气生，日中而阳气隆，日西而阳气已虚，气门乃闭。

人之阳气，原出于天，故其动静隆虚与天同轨。盖阳气寓于少阴，而旺于太阳，故夜半子水，为阳气之根，其时阴气旺盛，而阳气萌动于其中。但阳气甚微，不能主事，必待日出之时，阳气行于阳分，始为主于外也。平旦，寅时也，人生于寅，故曰平旦人气生。日中，午时也，在天之阳极旺，人身之阳气亦隆。日西，酉时也，日入则天之阳虚，人身之气门亦闭。气门，指汗孔也。古人云："向晦入晏息，盖避阴养阳也。"

是故暮而收拒，无扰筋骨、无见雾露。反此三时，形乃困薄。

日暮阳气入于阴分，阴气用事，而阳当退听。斯时，人宜安静，收敛个人之精神，拒绝一切事务，勿再作劳，以扰筋骨。又当居处室中，避免雾露之侵袭。如此，则阳气安和，为一日保生之要道，可以常保其天真。否则，人之作息不按天道时刻，违逆阳气隆虚之时，与天相反，自取困薄者也。

岐伯曰：阴者，藏精而起亟也。阳者，卫外而为固也。

以上皆述阳气之作用，此复申明阴精之功用，见阴阳相互为用之妙。阴者，主藏真阴之精华，以立体而数起以应阳；阳者，主卫外，以坚固腠理也。

阴不胜其阳，则脉流薄疾，并乃狂。

阴主静，而阳主动。阴阳和平，则脉和缓而有常度。若阴不胜其阳，则阳动太过，而脉搏疾快，数脉是也。并乃狂，阳邪盛于阳明之分也。

阳不胜其阴，则五脏气争，九窍不通。

阳不胜其阴，则阴盛于五脏。五脏之气争搏于内，阳气失功，不能行于外，则九窍乏气，而呈闭塞。

是以圣人陈阴阳，筋脉和同，骨体坚固，气血皆从。

此言圣人，陈说阴阳之义、天人相通之理，令人易晓起居有节，顺从四时，随所宜忌，保全天真，故有许多益处，并如下节所云。

如是则内外调和，邪不能害，耳目聪明，气立如故。

极言保全生气、调和阴阳所得之效益。

风客淫，气精乃亡，邪伤肝也。因而饱食，筋脉横解，肠澼为痔。因而大饮则气逆，因而强力，肾气乃伤，高骨乃坏。

此节言人起居动作无有制节，贪欲过度，皆随其所伤而致病，吾人当戒惧于平时。

凡阴阳之要，阳密乃固。

此言养护阴阳之要道，仍要注重阳气。惟阳气最易浮动，动则气散而生命不固。故养阳之道，在乎密藏，必须戒情欲，蠲嗜好，不妄作劳而后可。

两者不和，若春无秋，若冬无夏。

此节设譬，言阴不可无阳，阳亦不可无阴，阴阳必须合奏其功。若有春无秋，有冬无夏，独阴独阳，必无生化之功用也。

因而和之，是谓圣度。

因其偏颇而调和之，使其平和，谓之圣度。圣度者，参赞化育之妙，必本圣人之法度而后能，盖非一般人所可置议也。今人读经而不遵经，求学而不师圣，师心自用，弄巧反拙，贻误良多。凡我同道当好古敏求，规矩准绳，未可一日离也。

故阳强不能密，阴气乃绝。

阳强太过，有升散而无密藏，则阴精无续，遂告枯绝。

阴平阳密，精神乃治。

精神寄托于阴阳，阴平阳密，则宅舍隐固，精神乃治。

阴阳离绝，精气乃绝。

此言阴阳脱离或偏绝，则精气亦必无资而竭绝。

因于露风，乃生寒热。

以上言阴阳所以失和，多本于内伤，此节并下数节述说因外感亦令阴阳失和而发疾病。

是以春伤于风，邪气留连，乃为洞泻。

于春季风气鼓舞之时，体虚者感受风邪，邪气留连不解，陷于坤土之中，遂发洞泄之疾。

夏伤于暑，秋为痎疟。

夏季伤暑，邪热蕴酿于心，至秋金气外敛，暑热内发，寒热争搏而为痎疟。

秋伤于湿，上逆而咳。

秋季燥金用事，反伤于湿。例如：汗出衣里冷湿、雨水雾露侵袭、饮食水浆太过等，湿气逆于肺中，燥从湿化而为咳。

发为痿厥。

此承上节而言。湿气浸渍，燥金失功，手太阴、足阳明同病，乃作痿厥之疾。

冬伤于寒，春必病温。

此言冬日伤于寒气，时时侵袭，以致阳气被扰而不密。至春季阳气上升，风气鼓舞，合人身被扰易动之阳，化为温病。外内合气，天人相通之故。水流湿，火就燥，生化之理，原属自然。

四时之气，更伤五脏。

四时之气，风、暑、湿、燥、寒各因其太过或不及而伤其所胜之脏，或伤其本脏。

阴之所生，本在五味。阴之五宫，伤在五味。

此"阴"字，指形体言也。味生形，故曰"阴之所生，本在五味"也。阴之五宫，谓五脏也。五味入五脏，味太过，则伤之也。

味过于酸，肝气以津，脾气乃绝；味过于咸，大骨气劳，短肌，心气抑；味过于甘，心气喘满，色黑，肾气不衡；味过于苦，脾气不濡，胃气乃厚；味过于辛，筋脉沮弛，精神乃央。

以上所述，五味太过伤其五脏者也。既各伤其本脏，尤伤其所胜之脏，嗜啖肥美诚非福也。

是故谨和五味，骨正筋柔，气血以流，腠理以密，如是则骨气以精。谨道如法，长有天命。

此总结全篇之义，教人谨和五味，以养五脏，并养筋骨血气。勿使劳作失宜，保持筋骨正常之生理，而再戒慎情欲，避免六淫，则气血流畅，腠理闭密，骨健髓充，刚强日至。此为保生之要道，谨慎守之，克享寿考之天命。（李西园，《哈尔滨汉医学研究会月刊》，1938年第10~12期）

第二节 《内经》解释

女子七岁，齿更发长；男子八岁，齿更发长。女子尽七七，是年生女，其生也，不过四十九；男子尽八八，是年生男，其生也，不过六十四。

此系《内经·上古天真论》篇中之提纲挈领语也。原夫女七男八之数者，乃一阴一阳，一奇一偶之数也。其数出于河图，而河图之数，即天地之数也。按河图，一六居于北，二七居于南，三八居于东，四九居于西，五十居于中。人虽知一奇一偶，一阴一阳，配合而成天地矣，然必兼明"阴阳"二字乃双声合为一音，即"中央"之"央"字也（查《说文》自明）。归于中央，始堪成一极，由极而化，由化而辟，此天地起极之真理也。昔贤云："不知天地人，不可为儒，不知天地人，不可为医。"诚哉！斯言也。

天数有五，一、三、五、七、九，天数共合为二十五；地数亦有五，二、

四、六、八、十，地数共合三十。凡天地之数，五十有五。天一生水，地二生火，天三生木，地四生金，以一、二、三、四，四生之数，相衍为十，是为无极。当无极时尚无土，无土则万物不生，此所以谓"无形之先天"也。

一五相衍，地六成之；二五相衍，天七成之；三五相衍，地八成之；四五相衍，天九成之；五与五相衍，地十成之。六、七、八、九、十，共合为四十之数，此之谓太极者是也。五数居中，其数为土。土为万物之母，居中衍外，始成为后天，以化生万物，此所以谓"有形之后天者"也。

无极之数为十，太极之数为四十，共合五十，为大衍之数。凡天地之数，五十有五，至所余之五数，已在五五相衍为十之内，所以谓"大衍之数得五十"也。

试观天地大衍之数，无非为河图之一奇一偶也。所以谓河图之数，乃天地之数也。河图之数，无非一奇一偶，叁伍以变，错综生成，由斯以明天地之数；一奇一偶，叁伍以变，错综生成，遂可致其化育万物之功用焉。

易曰："乾道成男，坤道成女。有万物，然后始有男女。"夫人为万物之灵，男女为人伦之始，秉天地之道，具奇偶之数。故易曰："天七生，地六成之。"其道为坤而成女，天七为阳，是女之生数；地六为阴，是女之成数，故女之生也。阴包阳（坎中满之象），所谓男生女成，而成女也。七为女之生数，故女子七岁，齿更发长。七数终于七，故女子尽七七，是年生女，其生也不过四十九，以母之生数尽于此也。"地八生，天九成之"，其道为乾而成男。地八为阴，是男子之生数；天九为阳，是男子之成数，故男子之生也。阳包阴（离中虚之象），所谓女生男成，而成男也。八为男之生数，故男子八岁，齿更发长；八数终于八，故男子尽八八，是年生男，其生也不过六十四，以父之生数尽于此也。

试以先天论之，易知先于简能，若以后天论之，阴受先于阳施，所以通天论，女先男后。譬如耕者，先有其地，后备籽种也。明乎此，亦可知男子之阴常不足，女子之阴长有余。则知治女子病，勿过损其阳；治男子病，勿过损其阴。以保其不尽之生机，其庶乎。

黄帝问曰：妇人重身，毒之何如？岐伯曰：有故无殒，亦无殒也。帝曰：愿闻其故，何谓也？岐伯曰：大积大聚，其可犯也。衰其太半而止，过则死。

此言当时黄帝问其臣岐伯曰："妇人若在有孕之期间患病，医者处于此时，若护其胎则必纵病为患，若治其病则必致胎有害。际此两难，如之奈何？"岐伯遂即答曰："所谓'有故'者，是云其人既已有病矣，因有斯病，必主以斯药，药虽具攻伐毒质，自然有斯病代为承受，决不累及于胎，此胎之所以无殒也。然如不识病势之浅深，而竟卤莽过投药饵，亦未免有伤于胎也。独能勿过用其药，不致殒其胎也，可耳。"黄帝曰："愿闻'有故无殒'之'故'字，果何所指欤？"岐伯对曰："若论攻坚破结之药，对于孕妇，可禁而不可犯。果遇大积大聚之重病，势不得已，必用攻破之方，约计斟酌，病去大半，便可止服。如大积大聚之病，已经衰其大半矣，而此时必欲求去病根，仍以前药与服，究不知止，是不慎而过剂，过则其胎亦死矣。"

按此节经文，余师房琅轩先生尝云："有极著名之医生，竟将其可犯也。"之"其"字作"岂"字看，又因语尾"也"字，与"岂"字口气不合，遂将"其"字，改为"不"字。此其人非独不知医，抑亦不懂文。查此节经文，"有故无殒，亦无殒也"两句是题，下文用行文中之分疏法，以"大积大聚，其可犯也"分疏"有故无殒"；以"衰其大半而止，过则死"分疏"亦无殒也"。章法句法何等明了，惜乎读书死于句下者，不深究焉。

客有过我而问曰："大积大聚之病，留待产后治之，不亦可乎？"余曰："邪正纷争，其势不能两立，胎气为正，积聚为邪，去邪方可存正，留邪则必伤正，何待之有哉？"又曰："衰其大半，犹余少半，如此独非容邪之谓乎？"余曰："大积大聚之症，即非得之于孕妇，亦必无攻克至尽之理。夫平人以元气为正，以积聚为邪，元气乃为人身之真药，所以治病，不令其尽，留其小半，是欲元气渐复而自胜之也。"（陈修园以理中汤加味治积聚即此意欤。）

征引一则：吾乡高云梯先生之侄媳，已患经闭，扪腹中结块，其大如掌，体瘠气微，一息奄然。其夫芷汀，与余彼时同游龙沙，芷汀于寓中出家信示余，并述该妇平素之状，余寻思良久，已决其为实症无疑，遂悬拟去邪存正之法。即立大黄䗪虫丸合三甲散为丸之方，令其守服。家人得方，配合与服，后两月余，经脉得通，体已转弱为强，独原有腹中之积时仍未化。芷汀得信喜告于余，所虑者腹中之块，恐再为患。当时余亦颇疑，后阅一月经脉复断，其家已不知该妇之为孕也。仍服前药，及已知为孕时，而前药已几尽半料矣。似此峻厉攻破之药，服之起沉疴，而不致伤胎，谓非大

积大聚，其可犯也之明证欤。（张恩阁，《哈尔滨汉医学研究会月刊》，1938年第9期）

第三节 《内经》"精气溢泻，阴阳和，故能有子"其所以溢泻之理解

精气者，乃胃之水谷，化生津液而成者也。何以言之？冲任二脉，起于胞室，丽于阳明而属后天，主奉心化血。是阳明饮食所化之精汁，上归于肺，奉心火之化，则色赤而为血。既化成血，则由冲任两脉，导引而下行，以入胞宫，复得癸水之化，是谓天癸。其浊者，乃饮食五谷之精；其清者，为冲任二脉之血。血充则冲任之气满溢，溢则可以得薄出矣。彼谓精是外肾睾丸所生，不知睾丸只是发精之器，非生精之所也，况本男女统言之词乎。

夫天乙之水，根于阳而成于阴，一言夫水，而火在其中，水火无偏，二气交盛，此和字之理也。女和则经行，男和则精溢，故能有子。

今人不知此理，每妄服泛药以求子，岂非有达天地生成造化之意乎。（陈志和，《哈尔滨汉医学研究会月刊》，1939年第23期）

第四节 经云"阴不胜阳则脉流薄疾并乃狂"

生成之道，造化之理，不离阴阳。阴阳即水火，水火即气血，宜平不宜偏，宜交不宜分。故火性炎上欲使下，水性就下欲使上。阴者藏精而起亟，阳者卫外而为固。阴阳调和，乃能无病，此乃定然之理、自然之势也，偏盛则病生矣。

经所谓"阴不胜其阳"，即水衰而火偏胜也。夫火偏胜则阴气无所依附，故其脉之来疾而且数也。"并乃狂"者，阳盛之病状也。阳盛则耗血，而血虚矣，血虚则火益肆其虐，以致火乱其心，故狂也。甚则登高而歌，弃衣而走，非阳盛而阴虚，水衰而火旺，以致之乎。故经云"阴不胜其阳则脉流薄疾并乃狂"。吾人欲顺生成之法者必使阴阳调和，水火既济，使其不偏胜，则疾病亦无由生，庶可归于养生之道矣。（张启后，《哈尔滨汉医学研究会月刊》1939年第23期）

第五节 《内经》脏腑相通之确解

经云肝与大肠通，肾与三焦通，肺与膀胱通，脾与小肠通、心与胆通。此种相通之理，学者似皆含混读过，不甚注意，以为无关紧要，因而向无一人透彻发明其义者。殊不知此等处对于医家临证具有密切之关系。按此相通之理，似乎易解，其实尤不易解。若唐容川先生之才之美，尚不过指谓脏腑具有微丝细管相通而已。若此笼统浮泛之解法，犹不免西医偏重形迹，不言气化之意。果如所云，脏腑皆可相通，《内经》亦不必专指某脏与某腑相通矣。愚勉为寻绎，始知其中确有相通之道路，兹即逐一分析如后。

一、肝与大肠通

肝与胆同气连枝。胆者，为肝之府。人但知有胆汁，而多不知胆汁之功用。夫食物由胃中腐烂，归入小肠，端赖胆汁排其糟粕，转入大肠，疏泻而出，是肝转胆，而得与大肠通也。

二、肾与三焦通

人由鼻孔吸入天阳，从肺历心，而下归入于肾经之气海（即膀胱之后大肠之前），乃成人天之真阳。此阳蒸动膀胱之水化气，而上入三焦，行遍周身，至肺而复化成水，《内经》所谓"温分肉"者是也。肾又必转膀胱，而与三焦通也。

三、肺与膀胱通

肾阳蒸水化气，上达于肺，肺主清肃之令，气触于肺，复化成水而下行。即所谓阳生于下，而升于上，阴化于上，而藏于下者是也。然此水下行，仍须由三焦而汇归入膀胱，方能成生生不息之妙，是肺转三焦，始与膀胱通也。

四、脾与小肠通

脾间有甜肉汁，即医书所云"膏凝散半斤"者盖指此也。总言之，即"太阴之湿"也。所谓此汁，为入胃化食之用。胃属阳明，主燥；脾属太阴，主湿。甜肉汁入胃化食，即燥湿化合之真理也。胃中食物腐烂，而入小肠，是脾转胃，而得与小肠通也。

五、心与胆通

食物入胃，赖脾阴之化，归之于小肠，又借胆汁，入小肠排浊提清，取食汁之精华，复归别肠，上奉于心，经离火所化而成血。是即《内经》"中焦受气取汁，变化而赤，是为血"者。其辗转生化有如斯焉，是胆转小肠，而得与心通也。

此解无他谬巧，无非取旧说，而稍参新理，必求医理明畅而后已。试观此解，脏腑之相通。毕竟与脏腑之功用，适相吻合，足可以救空谈之弊。深望业斯道者，幸勿疑为飞短流长之解，致生多虑也，可耳。（张恩阁，《哈尔滨汉医学研究会月刊》，1938年第10期）

第六节　三焦原解

《内经》曰："三焦者，决渎之官，水道出焉。"其义深且远也。"焦"字古作"膲"，即人身之隔膜，所以行水之道路也。今人谓水至小肠下口而渗漏入膀胱，非也；又为水从小肠脐下乃飞渡入膀胱，亦非也。《金鉴》谓三焦有名而无象，而又分上、中、下三焦之说，是皆无稽之谈也。惟清·王清任从军时，曾剖死人，详细剥视，力诋"空腔子"之误而著《医林改错》，知《内经》有"气府"之说，联接小肠，即鸡冠油，而气府鸡冠油，下连大肠，前连膀胱，此油中有细窍。凡人饮水入胃，胃之四面皆有微丝血管，吸出所饮之水，散走膈膜，达于连网油膜之中，将水分出，走入油网而不直入大肠，亦绝不入小肠也。

西法云人身内外皮里，皆有连网相连，凡骨肉之间、脏腑之内，莫不有网以连缀之。所以人食入于胃，由肠而下，饮水入胃，皆从胃之四面微管将水散出，走入膈膜，此膜即三焦也。因水入上焦，历肝膜，透肾系，而又入下焦膈膜，此膜即俗谓之网油也。是网油连着膀胱，水因得从网油中渗入膀胱，此即《内经》及仲景所名"三焦者，决渎之官，水道出焉"，旨在是矣。惜今人莫能探其本，不明"焦"之意义，空将《内》《难》诸经经文虚读，疏于研究。格物之功，沿革后世，不揣其本，记方几页，不明经文，未悉生理，敢称司命之职，以致汉医日趋卑劣。往圣云："医本儒流，非通儒者不可以学医。"即不明经文者，亦不足以学医。由此观之，汉医之浅劣，不明经文者多，此一陋也；涉猎医书，习而不察，疏于研究之功能，此二陋也。为王清任名出鸡冠油，西医发明连网，理皆不悖。幸有唐容川先生，考诸《内经》，参以西说，溯源探本，探择实验，将《内经》"三焦"古作"𤓰"字深加解释，以其从采有层折可辨也，从"韦"以其膜象韦皮也，西法以"连网"二字形之，古圣只一个"𤓰"字，已如绘其形也。再西法云连网从内出外，则为皮里肉外之膜，包裹瘦肉，其两头即生筋而着于骨节之间，此即《内经》所谓"三焦者主腠理"之说也。腠者，皮肉相凑连接之义也；理者，有纹理可辨也。即人周身膜网，有缝隙窍道之义也。由此按西法诸说，而鸡冠油与连网皆三焦之义也。虽鸡冠油、连网理虽不悖，究其实不明三焦发源何处，管领何事，惟《内经》、仲景则精而详指示也。

盖三焦之根发源于肾中，肾之中间有油膜一条，是为肾系，而肾系贯脊通髓，右为命门，是为焦原，故曰三焦根于命门。从命门而发出膜腠，是生胁下之两大板油，又生脐上之网油通于膀胱，是网油中有细窍相通，故曰肾合三焦膀胱也。是故三焦与肾膀胱有相联属之义也。所以从焦原发生板油，连胸前之膈，以上循胸中入心包络，连肺系上咽，其外出为手背胸前之腠理，是为上焦所管领之义也；从板油连及鸡冠油，着于小肠，其外出为腰腹之腠理，是为中焦所管之道路也；从板油连及网油，后连大肠，前连膀胱，中为胞室，其外出为臀胫小腹之腠理，是为下焦所管领之道路也。

凡人身瘦肉外、肥肉内夹缝中有纹理，名曰腠理。其外为肌，肌外为皮毛，管血从内出外，有血丝导之而至于肌以为卫之应。此血丝管，大而直者名经，小而纵者名络，此皆行于膜中出腠理而居于肌肉者也。卫气从内出外，由微缝循肌肉而达于皮毛，所以卫气随呼吸而更换，营血则一日一周回。约而言之，营卫之行，要皆在腠理往来，故有往来寒热之证焉。《内经》谓少阳为枢，正言其从阴出阳，责在腠理，所以如户枢当内外之界也；从下而上，责在胸膈，亦如户枢当出入之界也。凡此皆是少阳三焦膜中道路，为脏腑周身内外之关键，故伤寒六经皆有少阳证。为是艺者，不解少阳三焦之意义，则六经之证能通达者鲜矣。是以三焦发源之形如此，而少阳之变化亦渊源有相关系者也。

盖少阳者，秉水木之气化，木火之气生，故有少阳之名称焉。以其主气在初运之交化而生阳气之际也。所以少阳于一岁为初之运，当属正、二、三月，在一日又属寅、卯、辰时，此皆阳气初出发生之间也。故天之阳气当冬收藏之令，潜于地下黄泉之水中；至春生生之令，阳气从水中透出于地，万物秉此阳气而萌芽始生；渐而至三月，发陈阳气已旺，故草木复荣，于是由木命而交火命矣。根据出于冬而交于夏，而水生木之气机、木生火之运化。故少阳之初气水木之阳也；少阳之终化，木火之阳也。人秉此气，而生三焦与胆。究其实三焦之源，根于肾系，秉水中之阳，达于气海，上合肝胆为水生木，即《内经》所谓少阳属肾，即指秉于肾阳之义也，上合胆木之生阳而布舞气汁于胃中，为木能疏土，以化水谷，上达胸膈，以至心包，为木生火，相为表里。《内经》所谓少阳之上，火气治之，即指胆木生火而言也。

盖水生木为少阳之根源，木生火为少阳之成功，所以水火调和，风木不郁，则少阳舒畅而百病不生。若少阳三焦与胆皆不病，则风木清畅，生阳条达，人自不知也。设病少阳胆木之火，即火从油膜中上入胃口，而病口苦咽干。设病少阳胆木之风，则风从膜中上走空窍，入目系合肝脉，肝脉贯脑入目，胆与肝相合，故风火相煽，而发目眩之病。眩者，旋转不定如春夏之旋风，乃风中有郁火之气也，此少阳胆脉自致之病也。

若邪从太阳肌肉，入于膏油而内着胁下，居板油之内，故病则胁痛满；膏油主消食，故此病则不能消食；邪从皮毛而入于膜，是为腠理阴阳之界，故病则往来寒热；腠缝内气逆而上，则为干呕。或脉已沉，邪欲内陷之象；或脉紧状，正与邪争，而欲外出之象。所以先哲处以小柴胡汤，清理疏达，而使膜中油中之邪仍透出而解矣。此为邪从太阳不解，转入少阳，必以小柴胡法，仍达阳之气化，使邪从枢以外出者也。（孟昭霖，《哈尔滨汉医学研究会月刊》，1939年第30期）

第七节 "三焦有名而无形"的解释

古今来讨论三焦的，是代有其人，而对于《难经》中的"三焦有名而无形"的说法加以讨论的，更是纷纷纭纭。在这种有形、无形两说之间，也不知道废却了汉医多少精神、若干笔墨，终归还是众口嚣嚣，莫衷一是，使后学者不知道应当从哪一说为是。现把一得之愚，贡献出来，也不知道相当不相当，还得求高明指教！

《难经》这部书，是阐发《内经》的大意而又加之以详细的，成为学医者的教科书，审视症状的圭臬。为什么单单对于三焦的解说这样荒谬呢？既然说"三焦有名而无形"，又说"三焦亦是一腑"，这不是秦越人作《难经》作到后面忘了前面所说的了么？若不然哪能这样自相矛盾呢？吾想秦越人决不能把这样龃龉的言语写到简册上面，留给后人作为褒贬。而且褒贬的人，常在章句之间推敲，不能在没有字的地方去考求它的意义。

请看《二十五难》上所说的："心主与三焦为表里，俱有名而无形。"心主，是心包，那么心主也能像三焦似的而没有形么？越人既是不知三焦是有形的，怎么也不知道心主是有形的呢？因为心包的体形和五脏不同，三焦的体形和五腑不同，所以说是无形。无形，是对着有形而说的，心包配五脏，这并不是同于脏的形体；三焦配五腑，这并不是同于腑的形体。越人所说的，大概是这个意思吧。

这个腑，也就是府库的意思，执掌受纳的机能，变化有形的物质。五腑里头，像胆、胃、大小肠、膀胱，全都接受有形物，单独三焦不受纳有形的物质。像胆囊储蓄胆汁，胃和小肠贮运水谷，大肠出纳渣滓，膀胱贮尿，唯独三焦没有有形的物可受，所以说"三焦有名而无形"。像这样，则所说的"无形"并不是说三焦没有形体，乃是说三焦不贮藏有形的物质，因为它不贮藏有形的物质，说它无形，不也是很恰当么？

因为三焦有气化的功用，而没有受有形体的物质传化的作用，所以《三十五难》说："肺合大肠，大肠者，传道之府。心合小肠，小肠者，受盛之府。肝合胆，胆者，清净之府。脾合胃，胃者，水谷之府。肾合膀胱，膀胱者，津液之府也。"这本来是《灵枢·本输》篇的文字，越人又从而述之。在这五脏五腑中，独独没把心主、三焦列入，岂是心主和三焦没有功用么？得要知道有形体的功用和气化的功用不同啊。

古人多迷信仁慈，解剖实验万不及现代。所以对于论断人身脏腑的形状多说得不详尽，不像论断气化的理，能头头是道。我所以说，古人忽略了生理解剖是有的，若说越人不知三焦是有形的，那未免太武断了。况且古书上语义很深奥，若是意思稍偏，则所论的就要有不得当的地方。读书的再拘泥章句，便要疑窦频出。可见读古人书的，是得从字外去揣摩才对呢。（陈志和，《滨江省汉医学月刊》，1941年第44期）

第八节　三焦论

三焦者，六腑之一也。号孤独之腑，揽总司之权，有名无形，谓上、中、下三焦之气耳。

盖焦者，热也，满腔中热气布护，不惟引导阴阳，开通秘塞，而且能通调水道焉。假使水道不利，非外泛作肿，即内泛作胀，或上焦不治也而水溢高原，或中焦不治也而水停中脘，或下焦不治也而水蓄膀胱，是气弗治而水道不通，讵非三焦之过欤？夫中脘为上、中之界，阴交为中、下之枢。水谷入胃，化其精微，由中脘上布而为营。浊气下行阴交，升清而为卫；绕阴下行，则归二便。经曰"上焦如雾，中焦如沤，下焦如渎"，其理可深长思也。

所足异者，马玄台割右肾为三焦之腑。夫五脏六腑各有定位，肾居五之脏一，本有两枚，岂容割右肾为三焦乎？考之岐黄所说，三焦在上、中、下三孔出，推其义，上焦法天，中焦法地，下焦法人，则三焦之说正三方之义也。至理名言，如日月经天，江河行地。后人谓三焦有形，或指网油以实之，纵欲自神其说，岂足以乱之哉？吾愿世之论三焦者，尚其即三字之义而反复思之。（李全德，《滨江省汉医学月刊》，1941年第44期）

第九节　胃不和则卧不安论

经云："五脏不和，则七窍不通；胃府不和，则卧不安。"由岐黄所言，以阐发其义，可知五脏不和，尚悉能召病，况胃府为人生之后天乎？

盖胃，土府也，不惟生万物，而法天地，贯五行，无所不治。且位居中央，常以四时长四脏，各十八日寄治，而五脏六腑，亦因其经受气于阳明。由此观之，则胃府不诚生人之根本乎？

夫饮食入胃，生精气，以传于肺。清者上行，浊者下降。气化循环，脏腑流通，岂有不和者哉？彼卧不安者，乃阳明气逆所致也。盖阳明胃经，为水谷之海，其气或升或降，而不得由其道，故不得卧焉。经云："阴气虚，则阳气入；阳气入，则胃不和；胃不和，则精气竭；精气竭，则不能荣于四肢也。"

明乎此，而"胃不和，则卧不安"之义，思过半矣。（李全德，《滨江省汉医学月刊》，1941年第50期）

第十节　经云"风寒郁于腠理则闭塞发热"理由、症状、治法

风者阳也，寒者阴也，其闭塞而为热者，则不过缘于风寒之郁塞而已。盖风寒之中人，必毛窍闭塞，毛窍闭塞，则风寒相争，阴阳相夺，阴不胜其阳，则阳盛，阳盛有不病热者乎？其始也，热为寒郁而内藏；其发也，寒因热盛而退逊。风寒藏于皮肤之内，伏于荣卫之间，不得外越，故闭塞而为热也。《内经》云："今夫热病者，皆伤寒之类也。"非此之谓欤？

故其现状，或但热而不寒，或消烁肌肉，手足发热，或口渴欲呕，或骨节疼痛。盖消烁肌肉者，非阳极则阴自消乎？手足发热者，非阳主四肢而阳盛乎？口渴乃郁热耗液；欲呕乃阳邪干胃；骨节疼痛乃热邪从少阴出外，发生于肾水之中也。

至于治法，总以驱风寒和阴阳之药为主。消烁肌肉手足热，以桂枝及白虎汤斟酌用之；口渴欲呕，骨节疼痛，以二陈平胃散小柴胡汤等加减与之。此乃治热病之大概，设搜罗而广之，则疟疾热病诸症，亦不过风寒郁于腠理而已矣。（张启后，《哈尔滨汉医学研究会月刊》，1937年第，3期）

第十一节　冬不藏精、冬伤于寒，春必病温

《真言论》说："夫精者，身之本也。故藏于精者，春不病温。"《生气通天论》说："冬不藏精，冬伤于寒，春必病温。"所说的这个"精"，是指着"一身津液由于水谷所化，水谷之精气，和调于五藏，洒陈于六府，为后天生身之本"。怎么见得是这样呢？就像"食气入胃，散精于肝，淫精于脉，输精于皮毛"及"饮入于胃，游溢精气，上输于脾，脾气散精，则归于肺""水精四布，五经并行"这几个"精"字上，就可以考究出来，"精"就是所说的"正气"。《内经》说："邪之所凑，其气必虚。"故贪心动则津出，哀气动则泪出，愧心动则汗出，皆为精所施化，多出皆能伤精。可是若和肾精相较，则"动感有浅深，质有厚薄，伤有轻重"之不同，但皆不出庐陵所说的"百忧动其心，万事劳其形；有动乎中，必摇其精"几句话，因此可以用一言以蔽之，说是"正虚"。

正虚，不仅在冬季能得伤寒，就是四时也容易为邪所凑。如："春伤于风，邪应于肝"，至夏而生飧泄；"夏伤暑湿，邪应心脾"，入秋而变痎疟，"秋伤于燥，邪应于肺"，逢冬而咳嗽。这些病为什么不随感而随发呢？也就是因为渐渐而伤及并非是暴然而触及的。病，凡是由暴然而来的，其患在当时；由渐渐而来的，其患在于后日。就像人们争斗似的，有那种有阴谋的人，当时则能含怨忍怒，令人出于不介意，实在还是蓄志凶险，等有机会才发动呢！章虚谷说："或云：人身受邪，无不即发，未有久伏过时而病者。"这个说法，像是有理，浅陋的人没有不遵信而从而和之的，并不知道这话是悖于经意。考查人的身上，内脏腑，外营卫，在中十二经、十五络、三百六十五孙络、六百五十七穴，细微幽奥，曲折难明。比方说一郡一邑的地方，若有匪类伏匿，还不容易令人觉察呢！何况人身上的经穴这样渊邃，而邪气又像烟似的渐渐熏染，像水似的渐渐渍润呢！所以像《内经》上所论的诸痛诸积，皆由于初感外邪，伏而不觉，以致渐渐侵入内部而成的，哪可以必定说是随感即病而没有伏邪呢？再如人身之痘毒，当未发作的时候，完全不觉，这能说没有伏么？由这说起来，则《素问》所说的"冬伤于寒，春必病温"不是妄言了。这说实在有价值！千古因有此一断，像暗室中放出一线灯光一般啊！

可是邪伏于中，若无外感以引之，也不能发。所以《伤寒论》上说："太阳病，发热而渴，不恶寒者，为温病。"可知温病的发作必因于太阳，而应于少阴了。所以用药必须辛凉，以清解达邪；兼苦甘，以泄热养阴。所谓脏腑同病，表里兼顾。若在病的起初，表寒而里热，就是大青龙麻黄也可用；若在病的末后，内外俱热，就非得承气之类以急下之，决不能生！这是治温病的三大法。若不审病的初、中、末，仅固执着"温病下不厌早"的成语，而用下的法子在初病之时，则表邪内陷，里邪也未必就能因下而尽。这个祸患，恐怕要不堪设想了。若在表邪已经化热而入胃，里邪已经结实而燥硬的时候，再用汗法，也是要祸不旋踵而至。所以随机应变，全得心领神会。

陆九芝说："各家之论温症，移入他经，或将移作他证，如弈棋然，直无一局之同者。"如喻嘉言移其病于少阴肾，周禹载移其病于少阳肝胆，舒驰园移其病于太阴脾，顾景文移其病于太阴肺，遂移其病于厥阴心包，秦皇士移其病于南方，吴鞠通移其病于上焦，陈系中杨栗山移其病为杂气，章虚谷王孟英移其病为外感。更其甚的是，张介宾张石顽以及戴天章等皆移其病为瘟疫，而石顽又移其病为夹阴。说起来娓娓动听，也像是各有一个理似的，而不知阳明为成温之薮，从古就没有异说，皆用《伤寒论》上的阳明方为治法。就像这样也未免矫之太过啦！各家之别出己见，固不足责，惟章虚谷明言外感引动伏邪，并非说仅由于外感。又喻嘉言以姜附治温，却属神昏，可是他说病发于少阴，也不大谬。怎么知道不不谬呢？冬不藏精，是伤肾之阴，而不是伤肾之阳。肾阴虚而寒邪凑之，自易化热而内伏，所以乘着春风外引而内发的，自应先去其表邪，然后清之泄之，没有不措之裕如的。其所以可清泄的，是景岳所说的"少阴不足，阳明有余也"，如口燥咽干，腹胀不大便，下利清水色纯青，果为肾水枯竭之象，就不是少阴本气君火之病，也是少阴溜府可从下法之病。所以少阴是温病之本，水竭则土燥；阳明是温病的标；而太阳实是温病的第一层，若延误不治，日久就但见阳明之证，而不能识出太阳之温病啦！若说太阳没有温病那不是太可笑了么？

关于温病的用药，陈修园说："初时用麻杏甘石汤，在经则用白虎加人参汤，入里用承气汤及阳明之茵陈蒿汤，少阴之黄连阿胶汤、猪苓汤，厥阴之白头翁汤等，皆其要药。"（陈志和，《哈尔滨汉医学研究会月刊》，1939年第29期）

第十二节 "冬不藏精，春必病温"解

论到"冬不藏精，春必病温"这句话，确是追索温病很古的一个病原论。在《内经》中鲜明的注载，复经历代许多名家解释，可以说毫无疑义了，那么今天还要解释，不是多此一举吗？但是吾侪学者，居在研究的地位，对于古今名言虽然必须信守，更要详细研究，希望彻底明了，不致盲从，方不失为学者的本职。

"冬不藏精"的"精"字，考各书中的解释，很不一致。有人说当精液解释，有人说当精气或精力解释。所以喻氏、程氏、吴鞠通氏，诸先贤各有论列，主张不同。然而《内经》文只是一句，各家解释反铺张满纸。吾侪学者，究竟当何所遵从呢？若按个人理想来信从，就失于阿私所好和盲从了，必须以经解经，才能有所根据。《金匮真言论》曰："夫精者，身之本也。故藏于精者，春不病温。"按这句话便可证明"冬不藏精"的"精"字确乎是指精液而言，并不作精气、精力等解释。可是精之所以生，由于特别构造。生殖腺的睾丸，为产精的源泉地带。精液虽为传代自然的作用，设若消耗过巨时，有如漏卮，则睾丸增加工作，必摄取气血中的滋养分，作培养精虫之用。于是，体内大部分的养分既然被睾丸特别摄取，则其他部分必感觉养分缺乏的现象。换言之，精液消耗过剧时，体内元气必感觉亏虚，而呈现虚弱症状，对于抵抗病毒能力势必锐减，所以一切外感、客邪、病毒均可侵入。在一般普通时候，不过这样。设在隆冬的时候，天地闭藏，万物归根，乃造化自然的规律。因为冬季的密藏，正备春天奉生的根本。吾人亦必须遵守此自然规律，在冬季谨慎密藏吾之精液，用备明春奉生的根本。设于此时不知固密，任意消耗，至春季温风鼓舞，阳气上升的时候，吾身的源泉涸竭，无以供给肝木的发荣。肝木郁而化热，枯燥情形毕露，所以温病乃作。发病的理由，因为吾身阴阳，失去平衡态度，呈木火亢盛，阴精亏虚症状。此时，必假甘寒、辛凉等育阴清热药物，用为救治的方法。但是焦头烂额之刻，固然有功，诚不如曲突徙薪，预防之为妙了。

　　1940年12月12日于哈市大水晶街春先堂。（李西园，《滨江省汉医学月刊》，1941年第43期）

第十三节　读《伤寒论》的方法

　　汉医到在现在，可说是衰颓的情形已达到极点。虽然是有许多人来开社结会，大声疾呼地说是保存东方的医学，发扬固有的文明。可是得知道，保存的，必得有保存的方法，然后才得以保存；发扬的，必得有发扬的计划，然后才得以发扬。若是用保存夏蒿商彝那些古董似的方法来保存汉医的学术，来发扬固有的文明，这简直是大言欺人，肤浅汗漫！这哪能坚定人们的信仰和令人折服呢？像我们汉医能够维持到现在而没至于灭亡的原因，也就是倚赖着相传的经验就是了。我们保存着相传的经验，不但不能发挥新义，而且不知其究竟，这不是和保存夏蒿商彝的人们仅知这是古物，是值钱的古物而保存，而不知从文字形式上来考求当时的政教文明风俗等情形一个样子吗？那么，我们研究汉医的人，对于汉医书，读起来要有相当的方法才能了解其中的究竟，从了解中才能希望有所发挥。

　　《伤寒论》一书，是仲景集汉代以上的经验方而成，历代医家宗之。可惜伪医叠出，荒谬之说纷纷而起，以致《伤寒》的真正意义反倒淹没了。所以有许多人对于《伤寒》不重视起来。这也难怪，因为有许多不善读书的人以为《伤寒》难读，每每的望而却步。还有一班人对于《伤寒》作委曲的解释，倡说大江以南没有真正的伤寒。用这种荒唐的学说来愚惑凡庸，实不值识者一笑！

仲景乃是医中的圣人，如我们尽人皆知的。历代医家，不论他们的家数派别是怎样不同，若追求他们的学术所从来，没有不是得之于《伤寒》的，就像和《伤寒》立于对等的温热家也不能算作例外。现在引证几位名家的言语在下面。

徐灵胎说："《伤寒》为一切外感之总诀，非独治伤寒也，明于此则六淫之病，无不贯通矣。"陆九芝说："《伤寒》无问全不全，苟能用其法，以治今人病，即此亦已足矣，后学能识病，全赖此数书——《内经》《伤寒》。"时贤阮其煜（西医）说："窃余尝读仲景《伤寒论》，辨证特详。知此书无论内科、儿科，对于诊断，详述其脉七表八里；对于病状，详述其发热、头痛、汗出、恶寒等种种病状；对于判症结局，述迹其辨别生、死、吉、凶诸法；对于治疗，详述其汗下清和，固其本原诸法。其不知者，以为仲景《伤寒论》一书范围甚小，仅论热病而已。其实医理显明，本末兼赅，直可为内科各症之基础书。能熟读此书，方得为中医内科之有根柢者。凡欲研究中医内科，必须先读仲景《伤寒论》一书。否则，中医内科不以此书入门者，仅得内科之皮毛，而不能精通其医理。故仲景《伤寒论》一书实可改其名为《中医内科全书》。故曰：治病不难，辨证为难。若不知其本，而徒事其末，无论内科、儿科，无有不偾事者！此中、西医之所以有实学，方有实效。乌可以不揣其本而齐其末哉？医者其注意及之！"日医永富独啸庵说："世医动谓《伤寒论》治外邪，蔑以复加。至于杂病，则未必然。呜呼！卑哉！夫《伤寒》中有万病，万病中有《伤寒》。回互参究，始可治伤寒，始可治万病。况于古医方中一得骊珠，则《千金》《外台》，宋、元、辽、明等之琐言繁辞亦皆供我驱遣，犹如正统一归，则九夷八蛮，悉奉正朔也。"日医吉益赢齐说："……故《伤寒论》者，遗后世以治万病之法，引而申之，举莫能外，此作者立法之精也。"

这样看来，《伤寒论》一书实在是习学汉医内科的入门的大道、初步的基础。就是因为此书流传太久，辗转传抄，不能没有错误，而后世的注书的人又为"古"字所拘，自觉着圣经贤传，古代珍宝，断断不能有一个字的错误，所以遇着讹谬文字的地方，不知道实事求是的去旁搜博引的来参考改正，大概都是故意推求，多方附会，随文敷衍，将差就差，以致众说纷纭，出来了莫衷一是的现象。柯韵伯说："著书者往矣！其间几经兵燹，几番播迁，几次增删，几许抄刻。亥豕者有之，杂伪者有之，脱落者有之，错简者有之。"若是能够明白这种情形，这才可以读《伤寒》，这才可以研究医学！

把一切穿凿牵强的说话、空洞浮泛的言语，更应当摧毁净尽，不使遗留。就是各中风、伤寒的定名，也不可拘泥，因为那不过是包括几种病症，而来假定它们的名字叫"中风""伤寒"，并不是说"中风"的一定是被风所中，"伤寒"的一定是为寒所伤。只要能辨证明晰，自然可以药到病除。究竟病体里是有风无风，有寒无寒，不但是病人自己不知道，就是为医家的也不容易知道。假令有说知道的，也是承袭以前伪医的荒谬的、臆断的学说。

唐容川说："归某经，见某症，即用某药。"程应旄说："有是症，用是药。"又说："从前之误，不必计较，只据目前。"这就是凭症用药，不顾病名的最重要的言语。再有诸先哲阐明风寒的名称的说法如下。

柯韵伯说："冬月风寒，本同一体。故中风、伤寒皆恶风恶寒。营病卫必病。中风之重者，便是伤寒；伤寒之浅者，便是中风。不必在风、寒上细分，须当在有汗、无汗上着眼耳！"又说："仲景之方，因病而设，不专因脉而设。盖风寒本是一气，故汤剂可以互投。仲景审脉症而施治，何尝拘拘于中风、伤寒之名是别乎？"《医宗金鉴》上说："风寒二气，多相因而少相离。有寒时不皆无风，有风时不皆无寒。"《医宗金鉴》桂枝汤方解说："凡中风伤寒，脉浮弱，汗自出，而表不解者，皆得主之。"尤在泾说："学者但当分病症之有汗无汗，以严麻黄、桂枝之辨；不必执营卫之孰虚孰实，以证伤寒、中风之殊。"

关于三纲鼎立之说，辟之如下。沈尧封说："按三纲鼎立之说，桂枝治风伤卫，麻黄治寒伤营，大青龙治风寒两伤营卫。其说创自许叔微，相延至今，不知其说似是实非也。窃谓麻黄已属风寒两伤营卫，而大青龙症则外伤风寒而内伏喝热也。若不审病症方药，徒泥于一脉，妄作三纲鼎立，则一误无所不误。"柯韵伯说："麻黄汤主寒伤营，治营病卫不病；桂枝汤主风伤卫，治卫病营不病；大青龙汤主风寒两伤营卫，治营卫俱病。三方割据瓜分。太阳之主寒多风少，风多寒少，种种蛇足，羽翼青龙，曲成三纲鼎立说。巧言如簧，洋洋盈耳，此郑声所为乱雅乐也。"

关于经府病之说，辟之如下。沈尧封说："夫恶寒太阳症也；微恶寒不恶热者，犹未离乎太阳也；惟不恶寒而反恶热，乃是阳明的症。《伤寒》注家皆以胃家实为在内之腑证，承气主治；以身热、汗出、恶热为在外之经病，桂枝汤主治。不思桂枝汤为恶寒而设，若不恶寒反恶热，如何可用桂枝汤？是经病之谬说也。"

至于论中的六经之分配，也不可深信。观看徐灵胎之所论，就可以明了个梗概。徐灵胎说：《伤寒论》当时已无成书，乃叔和之所搜集者，虽分定六经而语无诠次。阳经中多阴经治法，阴经中多阳经治法，参错不一。后人各生议论，每成一书，前后必更易数条，互相訾议，各是其是，愈更愈乱，终无定论。不知此书非仲景依经立方之书，乃救误之书也。盖因误治之后变症错杂，又无循经现症之理。当时著书亦不过随症立方，本无一定次序也。"一部《伤寒》，不过是凭症用药，有是病，用是药。六经传变，本无一定。张令韶说："本太阳病不解，或入于阳，或入于阴，不拘日数，无分次第。如传于阳明，则见阳明症；传于少阳，则见少阳症；传于三阴，则见三阴症。"《伤寒》绪论说："因此经本虚，邪即传之，本无定例也。"沈明宗也说："最虚之处，便是容邪之处。"虽然是这样说，可是传经的无定也是依照病体而分别和用药错误的变化。像《伤寒论》所说："太阳病三日，发汗不解，蒸蒸发汗者，属胃也""伤寒三日，脉浮数而微，病人身凉和者，此为欲解也""伤寒脉弦细，头痛发热者，属少阳。少阳不可发汗，发汗则谵语，此属胃，胃和则愈，不和则烦而悸。心下有水气，咳而微喘，发热不渴，服小青龙汤已渴者，此寒去欲解也""太阳病，发热汗出，不恶寒而渴者，此转属阳明也""服柴胡汤已渴者，属阳明也""本太阳病，医反下之，因尔腹满时痛者，属太阴也""伤寒一日，太阳受之，脉若静者，为不传；颇欲吐，若燥烦，脉数急者，为传也"。时贤张山雷说："仲景《伤寒论》次序，以太阳病始者，正以风寒之邪必多先入太阳经。亦以太阳循行部位，自头至足所过之地位最多。外感初步，必多太阳见证故耳！非谓伤寒之类，必先太阳，次阳明，次少阳，如行路者必按部就班，循次进步也。自诸家之注《伤寒》者，多谓太阳为六经之第一层，故表病必先太阳，而后递及阳明、少阳以入三阴者。则又误以仲景《伤寒论》之次序，认作病情传变之次序。抑知病状万变，活泼泼的，岂有依样葫芦，逐步进退之理？《素问热病论》：'一日太阳受之，二日阳明受之。'虽曰言其步骤之板法，以立标之准，固无不可，余终嫌其说得太呆，恐非医理之上乘。而为《伤寒论》作注者，又有拘执'一日''二日''三日'等字面，教人必以日数推算，而辨其病在某经者，抑何呆笨乃尔。又有知'一日''二日'之必不可以分别六经传变者，则又造为'气传而非经传'一说。尤其向壁虚造，画蛇添足，更非通人之论。试观仲景六经皆有"中风"之明文，及《甲乙经》或中于阴，或中于阳之说。可见六经无一不可为受病发端之始，又何得曰一日必在太阳，二日必在阳明，三日必在少阳乎？近贤论伤寒温热病之传经，已知病之轻而缓者，多日尚在一经，不必传变；病之重而急者，一日递传数经，难以逆料，最是阅历有得之者。学者必须识此，庶不为古人所愚。要之手足十二经，本无一经不能发病，而其传变也，亦惟病是视。必不能谓某经之病，必传某经。然后可以见证论证，见病治病，心虚手敏，应变无方，岂不直捷！而伤寒传足不传手，温病传手不传足之说，皆是瞽言，胥当一扫而空，不使束缚学者之性灵，方是斩绝葛藤之大彻大悟也。"张令韶说："病邪之相传，随其症而治之，而不必拘于日数，此传经之大关目也。不然，岂有一日太阳，则见头痛、发热等症，至六日厥阴不已，七日来复于太阳，复见头痛、发热之证乎？此必无之理也。"根据前面的言语，可知阳明病不是全由于误治太阳而得的了。《伤寒论》说"病有得之一日，不发热而恶寒者""虽得之一日，恶寒将自罢，即自汗出而恶热也"（本论所有病名，概皆凭症而定，是以认症为治疗第一要义）；"太阳之为病，脉浮，头项强痛而恶寒""阳明之为病，胃家实""少阳之为病，口苦、咽干、目眩也""太阴之为病，腹满而吐，食不下，自利益甚，时腹自痛。若下之，必胸下结硬""少阴之为病，脉细微，但欲寐也""厥阴之为病，消渴，气上撞心，心中疼热，饥而不欲食，食则吐蛔。下之利不止""发热，汗出，恶风，脉缓者，名为中风""或已发热，或未发热，必恶寒体痛呕逆，脉阴阳俱紧者，名曰伤寒""发热而渴，不恶寒者，为温病""太阳中热者，暍是也""汗出，恶寒，身热而渴也""太阳病，关节疼痛而烦，脉沉而细者，此名湿痹"其疾"小便不利，大便反快，但当利其小便""病者一身尽疼发热，日晡所剧者，此名风湿""太阳病，发热无汗，反恶寒者，名曰刚痉。太阳病，发热汗出，不恶寒者，名曰柔痉"。最要的是随症以分经，而不是因经以定症。

凭据证候而用药，是治疗上所不能违背的。至于病是从哪一经所发的，或者是始终只在一经，或者是转属于他经，合病、并病，各经自由各经的"的证"可验，原不能以日数而拘定。沈尧封说："即以'渴'字认燥热，小便不利验湿气，'汗'字判风寒。"程郊倩说："仲景六经条中，不但从脉症上认病，要人兼审及病情。太阳曰恶寒，阳明曰恶热，少阳曰喜呕，太阴曰食不下，少阴曰但欲寐，厥阴曰不欲食，凡此皆病情也。"柯韵伯说："太阳为一身手足壮热，阳明为蒸蒸发热，少阳为往来寒热，此三阳发热之差别也。"合参诸家的话，没有不是偏注重在认症的。所以桂枝、麻黄两汤，原为正治太阳经中风伤寒的正法，可是在太阳篇中，除两汤（麻黄、桂枝）外，尚有承气汤、抵当汤、真武汤等。例如："太阳病三日，发汗不解，蒸蒸发热者，属胃也。调胃承气汤主之""太阳病，身黄，脉沉结，少腹硬。小便不利者，为无血也。小便自利，其人如狂者，血证谛也。抵当汤主之""太阳病发汗，汗出不解，其人仍发热，心下悸，头眩身𣊢动，振振欲擗地者，真武汤主之"。承气汤、白虎汤原为正治阳明病的汤剂，可是在阳明篇里，除两汤承气、白虎外，尚有太阳篇中的桂枝汤、麻黄汤，少阳篇中的小柴胡汤等。例如："阳明病，脉迟汗出多，微恶寒者，表未解也，可发汗，宜麻黄汤""阳明病，脉浮，无汗而喘者，发汗则愈，宜麻黄汤""阳明病，发潮热，大便溏，小便自可，胸胁满不去者，小柴胡汤主之"。在太阴经中亦有用桂枝汤的时候。例如："太阴病，脉浮者，可发汗，宜桂枝汤"。在少阴经中亦有用承气汤的时候。例如："少阴病得之二三日，口燥咽干者，急下之，宜大承气汤""风寒本是一气，汤剂可以互投"。这是柯韵伯说的话，实在是至理名言。有些人拘泥成法，强别六经，妄定风寒，弄得荆棘满途，反倒无所措手了。柯韵伯又说："仲景之道，至平至易，仲景之门，人人可入。而使茅塞如此，令学者如夜行歧路，莫之指归，不深可悯耶！"尤在泾说："能不谬于俗说，斯为豪杰之士。"我虽然是不敢说希望为圣贤，可是取法乎上，仅得乎中。为的求汉医的改进起见，应当先不为谬见所胶执，不为邪说所拘囿。因为若是良莠一去，嘉禾自生。

《伤寒论》中的论脉论症，处处都是精义独阐，审慎周详，自然不是别的书所能及得上的。实在是行之千里而无憾，推之中外而皆准的。所以徐灵胎说："仲景之论脉，其立论反若甚疏，而应验如神。若执《脉经》之说，以为某病见某脉，某脉当得某病。虽《内经》亦间有之，不如是之拘泥繁琐也。试而不验，于是或咎脉之不准，或咎病之非真，或咎方药之不对症，而不知皆非也！"现在节录几条仲景脉法大纲在下面："凡阴病见阳脉者，生；阳病见阴脉者，死""凡脉浮、大、滑、动、数，此名阳也；沉、弱、涩、弦、微、迟，此名阴也""脉浮为在表，沉为在里，数为在腑，迟为在脏""寸脉下不至关为阳绝，尺脉上不至关为阴绝，此皆不治决死也""寸口、关上、尺中三处，大小、浮沉、迟数同等。虽有寒热不解者，此脉阴阳为和平，虽剧当愈""表有病者，脉当浮大；里有病者，脉当沉细。肥人当沉，瘦人当浮"。

即如辨别燥屎用大承气汤攻下之法，标准有数种，可说条分缕晰，举此一端可例其余。现在先说以小便利不能食辨燥屎："若小便利者，大便当硬""若不大便六七日，小便少者，虽不能食，但初头硬后必溏，未定成硬，须小便利，屎定硬，乃可攻之，宜大承气汤""谵语有潮热，不能食者，胃中有燥屎五六枚也，宜大承气汤下之。若能食者但硬耳"。现在再说以潮湿手足汗辨燥屎："有潮热者，此外欲解，可攻里也。手足濈然汗出者，此大便已硬也""阳明病潮热，大便硬者，可与大承气汤。不硬者，不可与之"。以谵语辨燥屎："下利谵语者，有燥屎也，宜小承气汤""汗出谵语者，以有燥屎在胃中，须下之""胃气不和谵语者，少与调胃承气汤"。以腹满痛胀辨燥屎："发汗不解，腹满痛者，急下之，宜大承气汤""少阴病六七日，腹胀不大便者，急下之，宜大承气汤。吐后腹胀满者，与调胃承气汤"。以汗多辨燥屎："阳明病其人汗多，以津液外出，胃中燥，大便必硬""发热汗多者，急下之，宜大承气汤"。以喘冒不能卧辨燥屎："小便不利，大便乍难乍易，时有微热，喘冒不能卧者，有燥屎也，宜大承气汤"。

仲圣论症，大概一定要像这样精详，唯恐或误，这不过是举出一个例来而已，一经汇参，便觉了如指掌。谁说仲景的书不容易读呢？大便燥结这种症，随在皆有，并非伤寒，《伤寒论》中竟论及之，岂是《伤寒论》中除伤寒外皆不足为法吗？现在把《伤寒论》中的治法最扼要的举在下面："本发汗而复下之，此为逆也。若先发汗，治不为逆。本先下之而反汗之，此为逆也。若先下之，治不为逆""凡病若发汗、若吐、若下、若亡血、亡津液，阴阳自和者必自愈"。

古昔圣贤，本数十年的精力学识，发为至论名言，后世的学者，不在这些真理处探讨研究，尽在风中于卫寒伤于营等谬处推敲，这真是食古不化。所以汉医学术不能日见精进反倒日见退步，真是可悲可叹！现在就着管见所及，略言其一二，或者也足以为读《伤寒论》的一个帮助吧！（安子明，《滨江省汉医学月刊》，1940年第31期）

第十四节　伤寒歌诀：六经证治之提纲

太阳经：伤寒一日太阳病，头项强痛恶寒风。无汗而喘脉浮紧（脉浮紧为伤寒），汗出恶风缓（脉浮缓为伤风）鼻鸣。伤风自汗桂枝（汤）治，伤寒麻黄（汤）汗淋漓。项背几几邪入络，桂（枝汤）加葛根奏奇功。

阳明经：阳明胃实大便难，脾约同分身热谵（身潮热谵语）。大渴烦躁（脉洪大无伦者）白虎（汤）治，胸满便硬承气（汤）痊。外证不解仍须桂（枝汤）（阳明病脉迟，汗出，微恶寒者），脾约治以麻仁丸。郑声气乏言重复，直视喘满命难全。

少阳经：往来寒热少阳经，脉弦目眩而耳聋。口苦咽干心烦呕，和解方用小柴（胡汤）宗（少阳病惟以小柴胡汤加减为对证）。咳减参枣加（干）姜味（五味子），腹痛加芍（药）去黄芩。不渴微热参易桂（枝），心下痛鞕大柴（胡汤）攻。

太阴经：太阴腹满频作吐，时腹自痛四肢烦。自利不渴食不下，三阴同属脏有寒。脉浮（应）微（发）汗桂枝（汤）效，寒用四逆（汤）理中（汤）丸。误下时（腹）痛大实痛，桂（枝汤）加芍药大黄痊。

少阴经：少阴（脉）微细但欲寐，麻黄附子细辛（汤）瘥（少阴病始得之，反发热者）。谵语（小）便难因误汗，临症施治细切磋。四肢逆冷利不止，恶寒烦躁身蜷卧。头眩时冒息高恙，散见诸证难起疴。

厥阴经：厥阴消渴渴欲饮，少少与之病渐愈。气上撞心心疼热，饥不欲食食吐蛔。诸四厥逆不可下，下（之）利不止命必亏。脉细欲绝（当）归四逆（汤），厥而下利求乌梅（丸）。

痉病（脑膜炎）：头项强直背反张，有汗柔痉无汗刚。太阳过汗亡津液，六经致痉要参详。疮家津涸不可汗，妇科产后血多伤。柔痉瓜蒌桂枝治，刚痉主以葛根汤。产后血脱惟大补，胸满龁齿承气方。摇头上窜及口噤，离席掌许命不昌。（陈志和，《哈尔滨汉医学研究会月刊》，1939年第24期）

第十五节　经气循行之辩解

医者临症，苟不本六经气化以求，虽童年习之以至于皓首，可以断其必不超乎上乘。是经气，乃吾汉医精微奥妙之诀，直言之，不解此者，则不许其为医。独是六经之行有常有变，常者固无论矣，变则其人必病。如不知其常，安知其变乎？曾闻极有名之大医，一则曰传经，再则曰传经。究竟是门面话，皆非真知经气运行与夫病气传变之真理。知之而不得确解，亦犹不知也，又何用焉？今将六经之顺逆、邪正传变试为略解，或与读仲景书者不无小补，并可与订正云。

《伤寒论》之言六经，是始之于太阳而终之于厥阴。至于《内经》之言六经，又始之于厥阴，终之于太阳。两书之说，迥然不同，果何故欤？前贤隐庵张氏，冠绝一时。彼云气之行也，是由阴而阳，由三而一。人如患病，则经气变而逆行，有如天变之星辰，逆行而退归入舍，所以又由阳而阴，由一而三。更云传经乃系正气传，并非邪气传。六经必须六日传遍一周，固然矣。若果执是说也，六经轮流值日，一日气在一经，则其余五经是必无气。假令值日者系太阳经，若患病可谓之太阳病。值日者系阳明经，患病可谓之阳明病。有是理乎？想张氏追索至此，亦当失笑。甚矣，著书之难也，亦以见读书之不易。查《伤寒论》曰一日巨阳受之；又云此三阴盛，不受邪也。据此节，即可证明是邪气传，且经云人之卫气"昼行于阳二十五度，夜行于阴二十五度"。顾经脉之行也，人一呼脉行三寸，人一吸脉行三寸，计算行一万三千五百息，至平旦而复大会于手太阴肺之寸口也。经气流行，如环无端，不舍昼夜，无时或息，讵能有一日只在一经之说耶？张氏当时失查《伤寒》《内经》两论不同之所以，遂致有《伤寒论》之传为正气传之误耳。不知《内经》所言由阴而阳之说是诚谓正气之行也，《伤寒论》由阳而阴之说是诚谓邪气之行也。前贤有言，譬之正气为主人，主人之出必须行由内室，而房门，而仪门，而后始达大门；邪气则为客人，客人之入，必须经由大门，而仪门，而房门，而后始达内室。此主人、客人，即主气、客气之喻。而阴阳邪正出入之殊途有如是也，此其小焉者也。

愿我同道诸君，速将平生所学之浮烟涨墨概行抛却，务从圣贤脚踏实地之功夫下手，能为我神圣延一线之绝绪，即为我同道增无上之光荣。思之思之，鬼神通之，此仆之不禁馨香尸祝者矣。（张恩阁，《哈尔滨汉医学研究会月刊》，1939年第22期）

第十六节　伤寒标本之研究

汉医治伤寒病，用药之法，在乎审病变之轻重，察标本之先后，故药之中肯，微妙难明。盖伤寒一症，变化万端，有宜从标治，有宜从本治，有者不从标本而从中见也。

夫从本治，即治原病之症体（如太阳病，发热无汗，脉浮，饮水多，小便不利者）；从标治，即治本病之兼证（如太阳病，发热而渴，不恶寒者为温病）；从中见，即治一病寒热兼有之证。如用热有碍于热，用凉有防于寒，为当寒热折衷以为用是也。《医学大辞典》云："如病人脉微而涩，夏月盛热欲着复衣者，冬月盛寒欲裸其身者。盛热欲着复衣者，阳微，则恶寒也，宜附子理中汤加黄连；盛寒欲裸其身者，阴弱，则发热也，宜竹叶石膏汤加附子。此即不从标本，而从中治也。"然不特此者，若六经之病，由重标本之见用药方有次序，否则忙无头绪矣。少阳病为标阳，属胆经，相火内寄，火为阳而本火。少阳胆与厥阴肝为表里，肝属木，木生火，而中见又是火，是标本中见皆属于火，火为阳，故治少阳病宜从本治（如目眩口苦，胸满为少阳本病，寒热往来为少阳标病，小柴胡汤制胆经上腾，即治本之法也）。太阴病为标阴，属脾经，湿土内居，湿阴而本阴。太阴脾与阳明胃为表里，胃属土，土化湿，而中见又是湿，是标本中见皆属于湿，湿属阴，故治太阴病，亦宜从本。《伤寒论》曰太阴病下利腹满，"身体疼痛者，先温其里，乃攻其表，温里宜四逆汤，攻表宜桂枝汤"。其用四逆汤之温脾化湿，以疗其本，本病已除，再图治标。可见仲景之治太阴病，注重在本，而略于标也。少阴标阴属肾，其本热；太阳标阳属膀胱，其本寒。肾与膀胱表里，是中见与标本互相联络，故治者，或从本，或从标，而用药有先后也（如太阳病头痛，发热，自汗，为标病，桂枝汤为治标病之法。后六七日不解而烦渴饮水，此邪入膀胱，为本病，五苓散为治本之法）。然太阳、少阴之不从中见者，以肾为滤尿之器，膀胱为贮尿之囊，经脉互相表里，与他脏无所关系故也。况太阳与少阴二症每多混合，如太阳病内兼少阴病者（即太阳病之发热而渴烦满者），如少阴病内兼太阳病者（即少阴病八九日一身尽热者），以热在膀胱，必便血也，所以不从中见也。惟阳明与厥阴，其治法则异乎斯而独从乎中气者，何哉？盖阳明标阳属胃而本燥，中见太阴脾，是燥从湿化；厥阴标阴属肝而本风，中见少阳胆，是木从火化。夫阳明燥病即肠胃枯燥之病，肠胃枯燥者，由于水分缺乏，水涸液干，故宜滋水以润燥；厥为风病，即筋厥抽搐之病，筋厥抽搐者，由于热度太多，热甚生风，故宜解热以祛风。然滋水解热，即从中治也。（陈志和，《哈尔滨汉医学研究会月刊》1939年，第27期）

第十七节　六经标本病略述

治病从本从标之说，《至真要大论》篇言之甚详，或从本或从标，或不从标本而从中气。张景岳因之发为顺逆生克，标本盛衰，病因而异，治法又当舍本从标，弃常应变，是标本有定，而病机无常也。喻嘉言因着治病宜明标本申以为律，亦言常中有变，当审症而施。至各医家论标本者，统以伤寒为例，不出六经范围，岂能越古人成规哉？仅就一得之愚，濡笔书之，以备同仁之研究。

按足太阳膀胱为寒水之经，主发卫气。病卫气恶寒，不能御外为固，则头项强痛，是其标病；膀胱郁结则病蓄水，热灼阴津则病蓄血，乃其本病。

手太阳小肠传达心火以蒸膀胱之水，蓄精津以奉心化血。不能传达心火以蒸膀胱之水，则不化气而为蓄水癃闭，是其标病；不能蓄精津以奉心化血而为肠痈，乃其本病。

足阳明胃为水谷之海，生燥气以化水谷。燥行经筋而发热汗蒸，是其标病；燥气过盛烧灼水谷成胃家实，乃其本病。

手阳明大肠传化糟粕，生育津汁以助消化。失其职守则消化不灵，食难用饱，饱则胀满，是其标病；不传化糟粕，停为燥结，或腐化为痈，乃其本病。

足少阳胆，中藏苦汁，乃火气也，入胃化谷，入三焦化水，以温润肺脏。不入胃、三焦以化水谷，使胃失其消化而为胀，三焦失其决渎之职而停水，是其标病；胆气虚弱，惊悸不眠，乃其本病。

手少阳三焦连及各经，运气行水。如阻隔不通，使寒热往来，是其标病；或痞痛利呕，乃其本病。

足太阴脾为湿土，膏油属之以保人身温度，兼润阳明燥土以化水谷之精微。温度有余，饭后沉困，手足微热，是其标病；或湿气不足，致成脾约，或湿气过盛，致成泄泻，乃其本病。

手太阴肺主皮毛，职司呼吸。形寒饮冷，皮毛洒啬恶寒，呼吸不灵，是其标病；清金失润，燥火以生，气虚咳嗽，乃其本病。

足少阴肾为先天精血化生之所。水足方能制火，水亏则火无以制，致成心烦骨蒸自汗，是其标病；元精不足，则骨痿茎缩，不能久立，乃其本病。

手少阴心为生血之源。血管瘀滞，时或疼痛，或肿壅腐溃以生疮疡，是其标病；血不养神，或散乱无主，或懊恼不安，或血溢冲脑，神经失守，乃其本病。

足厥阴肝为风化之机。上行化热，为消渴，气上冲心，饥不欲食，是其标病；下逆化寒，为下利不止，四肢厥逆，乃其本病。

手厥阴心包络，上为心行血，下导心火以入小肠，为君主之宫城，且连及大动静脉以助血液之往来。不能导心火行心血，则郁而为心下悸，是其标病；甚则大动静脉失职，血不运行，郁结凝滞，则成癫狂之疾，乃其本病。

六经标本之病，千变万化，难以枚举，兹乃略言其梗概。总之六经之本病，不外寒、湿、热、燥、火，标病不过三阴、三阳，知常知变，可以因应

无穷矣。（王明五，《滨江省汉医学月刊》，1940年第41期）

第十八节 伤寒三阳经病证治辨

霜降以后，春分以前，万类深藏，君子固密，自难伤于寒矣。若严寒之时，触犯霜雪冷冽中而即病者，名曰伤寒也。然寒乃六气之一，外邪主焉，而伤之者亦必从表致病也，何以言之？盖表乃属阳，是伤寒初起，皆三阳受之也，今且辨三阳经病之证治，略书于左。

如寒伤太阳经也，有头痛、项强、发热、恶寒等证，宜用麻黄汤，治之得法，一解表则无余事矣。如若失治，则传入腑矣，必有小腹硬痛、自利等证，是膀胱蓄血，宜用桃仁承气汤下之。小便不利、小腹胀满等证，乃膀胱蓄水，宜用五苓散利之，则无余事矣。如若失治，则传入阳明经也，有身热、目痛、鼻干、不得眠、反恶热等证，宜用升麻葛根汤，治之得法，一升散则无余事矣。如若失治则传入腑，有大热大渴等证，宜用白虎汤，一消热则无余事矣。如再失治，则传入里中之里，为谵语、胸腹满、不大便等证，宜三承气，一攻下则无余事矣。如若失治，则病传入少阳经也，其证咽干、胁痛、目眩、口苦、耳聋，虚火宜用小柴胡汤，实火宜大柴胡汤，一和解则无余事矣。及病入腑也，呕痞不痛者，宜半夏泻心汤；热呕腹痛者，宜黄连汤；自利者，宜黄芩汤；胃呕者，宜黄芩加半夏生姜汤。此乃伤寒三阳经病证治之辨也。（杨雨膏，《哈尔滨汉医学研究会月刊》，1939年第25期）

第十九节 二阳之病发心脾有"不得隐曲，女子不月"解

尝读《素问》至"二阳之病发心脾，有不得隐曲，女子不月"，未尝不拍案叫曰："《内》之文义，诚令人不可端倪哉！"其高且明也，如日月经天；其精且深也，如江河行地。几令注释笺疏者，莫窥其底蕴。训至或以男女分疏，或专就女子立论，卒致穿凿弗已，议论纷歧也。

按原文笺释：二阳有病，在男则脾受之，以味不化而少精；在女则心受之，以血不流而不月。分心脾为男女各受，其说溪人心目，诚足指千载迷津。

迨修园氏作，以为心脾当总言，男女不宜分说。推其义，以二阳为胃及大肠脉也。谓二阳病心脾受之：胃为受纳之府，大肠为传送之官。食入于胃，浊气归心，饮入于胃，输精于脾，则胃即能纳，大肠复能化焉，今二经已病，精血既无以资生，谓男少精，女不月宜矣。然男女之精血，胥由脏腑养成，若谓男子有精，专资于脾，女子有血，专资于心，宁有是理耶？亦云"在男为少精，女为不月"足耳，其义似无遗憾。

乃马元台原注略云："二阳足阳明胃脉也，主纳水谷。有时而不能纳受者，正由心脾所发。女子有不得隐曲，郁之于心，致心不能生血，血不能养脾，由是水谷衰少，血脉遂枯，月事不能时下焉。"

武淑卿从而和之，《金鉴》妇科诸书亦多宗之，皆就女界一边立论，群言淆乱，吾谁适从耶？吁！余生也晚，既不能起岐黄于九原以质疑辨难，而仅于纷纷聚讼之下求折衷一是，其心亦良苦矣！

然《内经》注释详明且尽，修园氏复截长补短而精益求精，密益求密，足为后人楷模。后有作者当不易斯言矣！彼马氏等以"不得隐曲"及"女子不月"二语皆责在女子，恐心脾受病，不惟女子皆为然也。因与经旨殊有未安，故特拈出之。（李全德，《滨江省汉医学月刊》，1940年第42期）

第二十节　《伤寒》阳明篇论

盖尝读《伤寒》阳明篇云："阳明中风，脉弦浮大而短，气腹都满，胁下及心痛，久按之气不通，鼻干不得汗，嗜卧，一身及面目悉黄，小便难，有微热，时时哕，耳前后肿，刺之小差，外不解，病过十日脉续弦浮者，与小柴胡汤。脉但浮无余症者，与麻黄汤。若不尿，腹满加哕者不治。"谨按此节论义，当以三焦为病之主体。何言之？诚以阳明者，为津液之源也，三焦运之，上通于肺，导之下行，归入膀胱。膀胱者，气化之源也，由肾阳蒸动膀胱之水，化而为气，亦由三焦上通于肺，接触外透凉气，化液而生津，内溉脏腑，外润皮毛。是阳明、太阳两经津液之生化皆借三焦为周转。本节所有之症，似乎三阳合病，而求其总因，只在三焦不通，失其决渎行气之功用。不能如阳明决渎而脉大，不能为太阳行气而脉浮。阳明之决渎不决，太阳之气不行，均由三焦火炽所致，故首言脉弦，此所以三焦为主体也。

兹再将通节病情解释如左，即如下门：太阳所化之气，不能上通于肺，故气短。腹满是太阴之提纲症，脾如三焦司权，三焦失职，脾不能散精，而上肺不能化液而下，是如地气不升，天气不降，故腹满。三焦由膜下起肾系，上结心包，三焦之部位在胁下，三焦不通，故胁下及心痛。痛则不通也，原因已属不通，按之岂不更不通乎，故曰"久按之气不通"也。膀胱所化之气不通于肺而化津，鼻为肺窍，故鼻干不得汗，借膀胱之气以化津，又不得从三焦之细膜外达肌表，故不得汗。脾失其健运之常，故嗜卧。气被阻而为热，水被阻而为湿，湿热相搏，故一身面目悉黄，小便难，又津液不化之湿热者也。胃为水谷之海，津液之源，三焦不能为胃行其津液则胃实，故发潮热。胃郁而气必逆，故时时作哕。在本为阳明中风而内郁湿热，风湿相搏则身肿，其肿必在耳前后者，何也？盖以阳明之脉循颊车上耳前，三焦之脉出缺盆上项系，耳前后故肿也。至于刺之少差，以风湿之邪未从外解，病仍不愈。十日为太阴主气之期，属肺属脾。脾司三焦之权以行水，肺吸清凉之气以化液，病本由津液不行所致，值太阴主气之期，最易随经气传入太阴而见沉脉。若脉不沉而续弦浮，是间接欲从太阳而外解也，故与以通络散邪化气行水之小柴胡汤。若脉但浮并无以上极重之症，是直接欲从太阳而外解也，故与以麻黄汤。腹满系太阴证之提纲，若腹满不尿，是脾不运水上升，肺不导水下行，地不升天不降，两间之元气绝离，但存阳明之孤阴无隔，胃液不和故哕，是为不治之症也。

由此论义思之，可见三焦一经，为人全身脏腑之要路无所不通。《金匮》曰"不遗形体有衰，病则无由入其腠理"，仲师乃指示之曰"腠者，是三焦通会元真之处，理者，是皮肤脏腑之文理也"。医者临病可不于此加之意乎？（郭春三，《滨江省汉医学月刊》，1940年第39期）

第二十一节 注伤寒之书有谓"寒伤荣""风伤卫" 者，有谓"寒伤卫""风伤荣"者论

间尝读伤寒之书，有谓寒伤荣，风伤卫者；亦有谓寒伤卫，风伤荣者，两说对峙，各怀成见，究当谁是从，无怪后学望洋生叹，多视为畏途也。自当从其是，而舍其非。

盖寒伤卫，风伤荣者是，寒伤荣，风伤卫者非。试观太阳中风证用桂枝汤，可以知之矣。夫风，阳邪也；桂枝，阳药也。以阳助阳，是促其死也，

必以桂枝治荣，实千古定论。是知寒伤荣，风伤卫者非也。其如寒伤卫者，以卫阳发于至阴而充于皮毛，如皮毛卫阳稍虚，则易招外寒，经所谓阳虚生外寒者也。是知寒伤卫，则皮毛闭塞，故恶寒而无汗也。风伤荣者，以风属厥阴肝木，肝主血，虚则易招外风，风性涣散。是知风伤荣，故自汗恶风也。况无汗有麻黄，明是治卫之药；有汗用桂枝，本为和荣之剂。愿吾求医之士，宜辨是非，而会其实际也可。（杨雨膏，《哈尔滨汉医学研究会月刊》1939年第23期）

第二十二节　"风伤卫""寒伤营"辨

历代注《伤寒》诸家云"风伤卫，寒伤营"者众矣，窃以为未明仲师之旨，未识阴阳互根之理也。

夫仲景《伤寒论》一书，原本阴阳之理而立，以人禀天地阴阳二气所生，人身之阴阳，即同天地之阴阳，所谓天人气者，其理显然可知也。阴阳二气，相吸相乘，阳密阴守，不失常道，是为无病。阳虚阴乘，阴弱阳犯，此阴阳生成之理？如天属阳而水居其下，地属阴而火处其中，肺属阳而魄寓其内，肝属阴而魂居其中。查人受病，皆因人身中阴阳气虚，天地阴阳二气为邪客之，是为有病。风寒者，天地阴阳二气；营卫者，人身气血统称。风属阳，而寒属阴；卫属阳，而营属阴。风寒之伤营卫，即天地阴阳之邪气伤人身阴阳之正气也。阳伤则阴病，阴伤则阳病，此为阴阳互根之理。设谓风伤卫，寒伤营，乃是阴乘阴，阳乘阳，岂非大背阴阳之理哉？且夫营属血，主于肝，肝在天为风，卫属气，气生于太阳少阴，少阴在天为寒。风之内入，必先伤肝，肝藏血，肝既伤焉有不伤血而反有伤卫之理哉？寒之外中，首犯太阳，太阳为生气之源，太阳既伤，岂不伤卫而竟有伤营者乎？抑闻风伤脉缓，解宜桂枝；寒伤脉紧，法用麻黄。考桂枝味辛性温，是解肌去风入血之剂；麻黄辛甘，为发表散寒行气之品。设若风伤卫，寒伤营，仲师何专以桂枝如入血去风，麻黄行气以散寒？观此"风伤卫，寒伤营"是不合理也，明矣否则即仲师不谙二药之为用也。"风伤卫，寒伤营"，迄今大多遵守，独唐容川先生以理揣究，敢为更正曰"寒伤卫，风伤营"，真能破千古之疑案，诚可谓仲景之功臣也。新学家谓空气流动为风，又查陈修园曰："风为阳邪。其性迅速。"唐容川曰："六气风属厥阴经，阴阳摩荡之气为风。"又曰："寒或随风而至，风或挟寒而来，风寒二字，往往连呼。"经云："厥阴之上，风气主之。"又曰："风寒饮冷则伤肺，再言肺之合皮也。"人身最外之第一层即卫之充实也，若肺被寒气所侵，饮冷所伤，而卫无伤者，必无之理也。风则不然，动则变，变则化，无定体也。新学家谓空气流动为风，即容川所谓阴阳摩荡之意耳。且厥者，尽也，厥阴者，阴尽阳出之意耳，正风生之象也，或肝水挟肾水而生寒风，或挟食火而生热风。盖阴尽阳生，变化之际未有不动者也，故震为雷。肝木在卦为震，是取动意也，如扇动风生，将热风冲开，而寒气乘隙来补，仍不外容川所谓寒随风至、风挟寒来之旨。修园之风为阳邪，其性迅速，似乎动象为阳，然风生于动，理通不谬，则激动之风邪射入，如矢石之中也，当强有力而速急，必然无疑。而营居卫内，外邪遽得营伤，实非寒邪之力所能为也，明矣。仲景《伤寒杂病》书中，无有"中寒"名辞，设人迹板桥，身历水霜之惨，而曰"寒伤营"，犹有可原，惟病太阳经之伤寒，又麻黄证，明言邪在皮肤第一层内，若以皮肤之微寒而不伤卫，而特伤营者，必无之理也。仲景著《伤寒》书，原文曰："太阳之为病，发热汗出，此为营弱卫强，故使汗出，欲救邪风，必桂枝汤，岂非风伤营之确遽也哉？"（吴莲舫，《滨江省汉医学月刊》，1940年第40期）

第二十三节 "风伤卫""寒伤荣"与 "风伤荣""寒伤卫"辨

《伤寒论》太阳篇的中风、伤寒，成无己注为"风伤卫，寒伤荣"。而唐容川竭力说他不对，认为是"风伤荣，寒伤卫"。众识纷纭，莫衷一是。

我想：荣，是荣养脏腑筋骨的意思，就是荣养素；卫，是保卫身体的意思，就是抗毒素。经说："邪之所凑，其气必虚。"假若卫气强盛，则风寒的邪将从哪入呢？况且荣养素之所以充畅，是依赖着抗病毒素的能抵抗外邪。今卫气既伤，风寒侵入体内，则荣气又哪得不伤？若说风伤于荣，则太阳中风，怎么能有卫去反抗的翕翕发热、鼻鸣干呕和卫气不足的淅淅恶寒等症呢？若说风伤于卫，又何以有荣气不足的汗出等症，而桂枝汤中反用芍药以和其荣呢？

仲景不是说过么，"病人脏无他病，时发热自汗出，而不愈者，此卫气不和也。"又说："太阳病发热汗出者，此为荣弱卫强，故使汗出。"仲圣既说卫气不和，又说荣弱，则中风的病是荣卫俱伤，很明显的事情。伤寒的病，又何独不然呢？

若说寒伤荣而不伤卫，则发热恶寒而喘的病，岂是伤荣的病么？若说伤卫而不伤荣，则头痛、身疼腰痛、骨节疼痛等症，又岂是伤卫的病么？

总而言之，荣之于卫，原属唇齿相关。风寒的邪，伤荣必伤卫，伤卫也必伤荣，哪有伤于荣而不伤于卫，伤于卫而不伤于荣的理呢？

所以读《伤寒论》的，不必拘泥于成，唐二氏的伤荣伤卫说。应当分别病的表虚表实，就头头是道啦。所说的，是不是相当，还请读者指教。（安子明，《滨江省汉医学月刊》，1941年第46期）

第二十四节 "伤寒脉浮滑，此表有热里有寒"的正误

关于这一条的论断的人已经很多，我又有什么可说的呢？正误的有人，附会的也有人，试看现代新注的《伤寒论》，都没能纠正出来，所以不容我不说话。然而我的这种解释对于各家的注解不加一字的批评，读者把我所说的去对证一下，谁是误谁是不误，自可了然。因为读书的条件不同，见解也就随之而不同，这就是我不加引证，不评论别人得失的一种微意。

《伤寒论》说："脉浮滑者必下血，脉沉滑者协热利。"从这见出，凡是滑脉，无论是沉是浮，全都是热候。拿"小结胸的脉浮滑，主小陷胸汤"来证验，越发知道"里有寒"的"寒"字错误。若是里诚然有寒，为什么还投以白虎呢？不是愈发寒上加寒了吗？况且表有热而里复有寒，是表的热是假热，里的寒乃是真寒。果是寒盛而反见热象呢？抑或是寒盛格热于外呢？再考白虎汤的主症，是"大汗出，面赤，烦闷……"真若像所说的这样，则里有寒不是成了四逆症啦吗？

要之，若是认为"里有寒"的句子不算错，则投之以白虎必定要坏事；若是投之以白虎不算错，则"里有寒"的句子就算是错了。因为此汤此症具于同性地位，性质都是寒的，是不容相为谋的。白虎的功效，用以治疗在里未结的热，它的实效在，《伤寒论》在，后世的验案也在，一查考便可知道，

我们不应当附会着，硬解作"寒"字才对。（金文华，《滨江省汉医学月刊》，1941年第45期）

第二十五节 《伤寒》热入血室条，勿犯胃气及上焦，"必自愈"浅解

凡《伤寒论》书中之文，尽属旁征侧引，对勘互证之义，学者必须将全书前后互勘，方知其中之主文命意，若断章摘句，望文生义以解之，则真义转晦矣。

如热入血室第三条下："勿犯胃气及上二焦，必自愈"。释者竟谓不药而自愈，足见未能将全书会通，致有如此之谬误。夫既云不用药而待其自愈，又奚能犯胃气及上二焦？且论中谓"勿犯上二焦"，而言外之旨明明道是病在下焦，不必求诸上，此读书当悟到无字处也。查论中，前有"太阳病不解，热结膀胱，其人如狂，血自下，下者愈。其外不解者，尚未可攻，当先解外。外解已，但少腹急结者，乃可攻之，宜桃仁承气汤"，是谓膀胱蓄血者，此血如不药而能自下，则血下邪去，所以能愈。设或不下，必攻之而使其下，然虽攻之，必俟外邪解除之后，方可攻之。又一条，"太阳病六七日，表证仍在，脉微而沉，反不结胸，其人发狂者，以热在下焦，少腹当硬满，小便自利者，下血乃愈，所以然者，以太阳随经，瘀热在里故也，抵当汤主之""太阳病身黄，脉沉结，少腹硬，小便不利者，为无血也，小便自利，其人如狂者，血证谛也，抵当汤主之"，此二节乃血室蓄血之正文及认症法、主治法。其文云"小便不利者，水结也"，至查小便自利，乃决之为血结。谛者，证也。是结，不徒有水与血之不同，而亦更有上与下之各异，不但在脏腑，而更在经络者，所以下文一再阐述结胸、痞等症，辨水结与血结，至为精微。至于热入血室三条，第一条云"经水适来"，是言经水正来之时，热邪与血结合，其症胸膈下满，如结胸状。热与血，虽同一结也，而此结则独不在血室，而在上二焦之胸膈间，即俗所谓之"血结胸"者是也，仍不可以抵当汤下之，但刺期门穴以泄其邪，随其邪之实处而泻之即其意焉。然非刺期门，则法外无法，足证不用抵当。明言下焦邪未实，不可妄施。第二条"乃经水适断"，血室之血已空，其血必结者，谓脉络之血，非血室之血，

所以亦不用抵当，但以小柴胡汤通达脉络足矣。惟第三条"经水适来，昼日明了，暮则谵语，如见鬼状者"，此乃可以认定热邪与血结于血室之的症，即前文所云"血证谛"也。此种谵语如狂，不可误认为阳明胃实，亦不可误认为第一节热与血结在上二焦之症，当知确为血结下焦血室中之的症，至于叮嘱勿犯胃气，及上二焦，是恐舍此有辜，伐彼无过，致有变病之虞，到此再照前法，用抵当汤攻下之，自无疑义矣。

汉代文朴而奥，非互勘对证，仔细披玩，终不能得临症之实用。若断章摘句，望文生义以解释之，纵洋洋万言，风云月露，又何补救于当时之医道哉？（张恩阁，《哈尔滨汉医学研究会月刊》，1938年第12期）

第二十六节 桂枝去桂加茯苓白术汤的研究

汉医界自来对于《伤寒论》靡有不奉为圭臬的，然而对于文字中的不可理解的地方，不责难自己的学力不逮，竟反倒斥责王叔和编次的不当。或诿过于错简，任意增删，或挪前移后，或借东补西，使像黄金一般学术淹没不彰，未尝不是始作俑者的罪过，而继起效颦的人也令人难于原谅。

就如《伤寒论》中桂枝去桂加茯苓白术汤条，意义原本显明，文词也极贯澈，后人竟有认为是错简的。论上说："服桂枝汤或下之，仍头项强痛，翕翕发热，无汗，心下满微痛，小便不利者，桂枝去桂加茯苓白术汤主之。"按头项强痛是病属于表的，风邪还没有去，怎么反去了治风的桂枝汤中的桂枝？心下满微痛是里症，如观仲景所说的阳邪下陷，故不去芍药，与"太阳病下之后，脉促胸满者，桂枝去芍药汤主之"条合参，就觉得此处为去芍药方才算对。然而此处不但不去芍药，反倒去了桂枝。从表证而言，则不合桂枝治风的定例；从里症而言，又和桂枝去芍条相矛盾。有许多人拿着这一说，认为桂枝去桂，应当是去芍的错误。嘻！这真是有点犯了近视眼的毛病了！

桂枝去芍条，仅只胸满而不痛，乃是阳邪渐次下陷的微征。去芍，是专显桂枝的升发之性，不令内陷，希望从外得解。这条不仅是满且微痛，还加之小便不利，这种痛是水造成的，不是阳邪下陷的见证，若是阳邪则成结胸证了。果然用了桂枝去芍汤，桂性是升窜的，能保得住水邪不随着这种升发之性而外犯变成筋惕肉瞤，振振欲擗地的真武证吗？与其服桂枝去芍汤使其生变，而再服真武汤，何不先筑堤防，巩固于未然呢？如发热而为恶寒，无汗而为漏不止，就是纯粹的真武证，何必再加苓术呢？这就是桂枝汤去桂、真武汤去附的合方。仲景对于这种证，权衡其病证，定出去桂加苓术一汤，实在是补天浴日的手眼。论又说："太阳病三日，已发汗，若吐，若下，若温针，仍不解者，此为坏病，桂枝不中与也。观其脉证，知犯何逆，随证治之。"这一条也是以上所说的道理。（金文华，《滨江省汉医学月刊》1941年第51期）

第二十七节 "伤寒由毛窍而入，温病由口鼻而入"辨

伤寒为法，法在救阳，古圣尝有六经之分。温病为法，法在救阴，昔贤卓著三焦之论。

夫仲景、鞠通为医中之圣贤，其所论伤寒由毛窍而入，自下而上，一日为足太阳证，膀胱属水，寒即水之气，同类相从，故病始于此。温病由口鼻而入，鼻通于肺，始手太阴，肺手太阴金也，温者火之气，火未有不克金者，故病始于此。然而伤寒初得之，证见发热恶寒，身痛项强，其脉阴阳俱紧；而温病初得之，由感受天地厉气触而发热，头痛，微恶风寒，身热，自汗，口渴，或不温而咳，其脉浮数，午后热甚。要之伤寒伤人之阳，乃喜辛温、甘温、苦热，以救其阳，其入手也，一汗即解，否则传里不易为也。而温病伤人之阴，尤喜辛凉、甘寒、甘咸，以救其阴，其权舆也，一清即愈，否则入中焦不易治也。

呜乎！寒之病，原于水；温之病，原于火。水火两大法，医家不可不知也！夫张长沙之传伤寒心法，吴鞠通之著温病条辨，大经大法，炳若日里。苟明病识证，临时变通，而运用之妙，在乎一心，岂惟治伤寒、温病已哉？（李全德，《滨江省汉医学月刊》，1941年第49期）

第二十八节 痉和痓

《内经·气厥论》上说："肺移热于肾，传为柔痓。"《厥论》上说："手阳明、少阳厥逆，发喉痹嗌肿，痉。"这是痉的本病。所以《五常政大论》伪经中说："火曰赫曦。赫曦之纪，其经手少阴、太阳，手厥阴、少阳，其脏心肺，其病痓。"这痓病明是属火，可知不是湿病，和《至真要大论》所

上说的"诸痉项强，皆属于湿"完全不同。

《伤寒论》："太阳病，发热无汗，反恶寒者，名曰刚痉；发热汗出，不恶寒者，名曰柔痉。"又，"发热脉沉而细者，名曰痉""发热太多，因致痉""病身热足寒，颈项强急，恶寒时，头面赤摇，目脉赤，卒口噤，背反张者，痉病也""结胸者，项亦强，如柔痉状，下之则和，宜大陷胸丸方"。按《伤寒论》第四篇所举四例和第七篇所举的稍有出入，惟并不是论本病。

成无己注《伤寒论》，说是"痉"当作"痓"是传写的错误，引本篇"颈项强急，口噤，背反张，痓"为证，因为《金匮》所举的和这相同。后来的医家从成氏的学说，不但把《伤寒论》上的"痓"字全给改成"痉"字，就是《内经·气厥论》上的"柔痓"，《厥论》上的"痓"，也一概都改为"痉"，说是古人把"痉"字都是写成"痓"的。

然而《千金》《外台》等书引《伤寒论》，则仍作"痓"。成氏生在宋金，去唐朝已远，去汉晋更远，为什么王叔和、孙思邈、王焘等人不改正，而成氏能以改正呢？假使成氏确有见解，可以引《内经》以改《伤寒》，而不可引《伤寒》以改《伤寒》。至于后世的医者，并引《伤寒》以改《内经》，这是尤其不可的。这全是成氏作的开端，喻嘉言归罪于王叔和，并归罪于林亿、成无己，称他们是"逢事之恶"，实在是很恰当的。然而把"痓""痉"二字仍然合而为一，这不但不能折服成氏的心，并且助长俗医的口舌。叔和、无己两人若在地下有知，一定要穷笑喻氏有造法毁法的矛盾现象。

《金匮》上的"痉"，固然不能改为《伤寒论》的"痓"；而《伤寒论》的"痓"，也不能一概都看成《金匮》上的"痉"。因为"痉"是"痉"，"痓"是"痓"，乃是两样病，不是一样病。况且现今通行今文《伤寒》，虽是仲景所撰述，实在是王叔和所编次的。就着所举第四篇的四例而言，刚痉、柔痉，已竟和痓就不相似。脉沉细，汗太多，更不是痓。惟有病身热足寒一例，成氏根据着以改原文的，实在是痓病，不是痉病。至于第七篇所说的"结胸项强，如柔痓状"，这是不是仲景的原文，或者叔和所比附的，实应加上一番研究的功夫。

痉、湿、暍三症，全是湿病，若论它们的征象，全都属于太阳一经。至于痓病，依照《气厥论》和《厥论》所述的，是"肺移热于肾"，为柔痓，是由太阴传入少阴的。"手阳明、少阳厥逆，发喉痹，嗌干，痓"，是由于三焦、大肠气化不舒，以致肝火、胃火上攻的。和痉是由于湿毒从督脉上犯的不同，和暍是由于饮冰过多，热射心脏的也不同。

若是拿现在的病来证明，则痓病近于脑膜炎，而痉病则很像盲肠炎。脑膜炎的病源，由于脾络的失其动踔，名为风，实在是湿。盲肠炎之病源，由于汗孔的失于启闭，名为热，而实在是寒。一纵一横，病舍不同，病源也各别。怎么见得呢？《厥论》上说："少阳厥逆，机关不利。机关不利者，腰不可以行，项不可以顾，发肠痈，不可治。阳明厥逆，喘咳，身热，善惊，衄，呕血。"正和下文所说的"发喉痹，嗌干，痓"等相对照，也和王冰注《气厥论》所说的："柔痓，谓气骨皆热，髓不内充，故骨痓强而不举，筋柔缓而无力"相对照（按：王注也不甚确，热应当作燥，缓应当作惫。但引这一条，也就足以破成氏的谬误了）。因为痓是"窒"的意思，厥是"撅"的意思，气厥是气机栓塞，所以柔痓则见气厥，而痉则系于气逆。倘若用广义来解释，不仅是盲肠炎、盲肠窒闭算作痓，就是其他肝回管、大脉管栓闭，也算作痓。这就是许慎《说文》训字"痓"为恶病的意义。

那么，仲景为什么把痉、痓混合为一呢？而叔和又为什么贸然从之呢？可以说这不是仲景的错误，也不是叔和的不知道，乃是后人传写的参错。仲景原文必定是"痓痉湿暍"，用痓和痉对勘，湿和暍对勘（按《伤寒》《金匮》所举病名，文多对勘），去分别象证。后人在《伤寒》上脱掉一个"痓"字，在《金匮》上脱掉一个"痓"字，《千金》《外台》依照原本无所变更，到成无己手，遂据脱简以改原文。由这可见改"痓"为"痉"固然是不对，混痉、痓为一，尤其不对。（陈志和，《滨江省汉医学月刊》，1941年第46期）

第二十九节　"痓""痉"二字的分辨

医经上《痓湿暍》篇，说的是刚痓和柔痓。有人说："痓，充至切，音厕。"《集韵》："痓，风病也。"《正字通》："痓证有五。"《难经》："脊强而厥。"《方书》："脊强，五痓之总名。"汉、晋书，"痓"俱作"痓"。朱奉议说："刚痓属阳，柔痓属阴。"陈修园《金匮浅注》则说："'痓'当系'痉'字之误！'痉'，奇颈切，音敬。"《说文》："痉，强急也。"《内经》说："诸痉项强，皆属于湿。"陈修园对于"痓、湿、暍"遂改成"痉、湿、暍"；"刚痓""柔痓"，改成"刚痉""柔痉"；凡是《金匮》篇中所有属于痓病的"痓"字，多都改成痉病的"痉"字，以致"痓""痉"不分。但是痓、痉两种病各有各的不同，因为"痉"字的简写法，和"痓"字有点相似，后世传写错误实在是有皆因的。陈修园"痓"当作"痉",一概都加以更改,到现在将够一百年了,还没有明眼人来辨别更正,揭而出之,实在是令人惊奇的一件事。宋·郭雍说:"东平刘寅论痓、痉病之别,谓痉病以时发,痓病不以时发。"考查汉晋书上所载的"痓病"和所载的"痉病",状各不同,隋唐的医书上所载的也是状各不同。

痓和痉毕竟是不同的。痓是症的名字,正像《伤寒论》上所称的什么是"伤寒",什么是"中风"的症名似的。痉是病的名字,正像《伤寒论》上所称的什么是"结胸",什么是"痞气"的病名似的。由这可以知道,痓湿暍的"痓"字不可以改为"痉"字是很明显的事。

因为"痉"是经脉和筋发生强直,角弓反张,所以伤寒里有痉病,诸风里有痉病。痓症里也有痉的,也有不痉的。仲景说:"刚痉正病,不过太阳病,发热无汗恶寒,柔痉正病,不过太阳病,发热汗出而不恶寒。"从这一点看来,痓轻而痉重,痓而又痉则更重。我很感叹"痓""痉"二字的因错就错,而后世的医家又少有发明和纠正,以致讹谬相承到在现在。幸亏这两种病用药上不甚相远,若不然的话,贻误病家,实在是令人不堪想象了。

(马骥,《滨江省汉医学月刊》,1941年第53期)

第三十节 结胸和痞

《伤寒论》说:"病发于阳,而反下之,热入因作结胸;病发于阴,而反下之,因作痞。所以成结胸者,以下之太早故也。"

从这段文中我们可以知道,结胸的证候是由于阳热的邪气盘踞在表分,本应解表,而误予攻下,以致胸膈空虚,阳邪乘之,热结胸膈,硬固不解,便出现心下硬满,短气烦躁,喘满,心中懊恼,或项强像柔痉的形状,或胸中高起,或腹内剧痛,或舌上燥渴,或日晡小有潮热,或从心下至小腹硬满等症。但这全是阳热的实症,所以应当用大、小陷胸汤以下胸中的热结。热除,则胸结自愈。

痞则和结胸不同。因为痞症属于阴,是阴邪误下而成的。这和阳邪的结胸不同的地方,是阳邪结胸属实症,宜用攻下的大陷胸汤;阴邪的痞结属虚热,不宜用攻下的药物,只可用泻心汤等泻其虚热的痞。痞症是仅仅觉着满,而按之不痛;结胸不但满,而硬痛。由这可以看出虚实的显然情形,所以治法也就有天渊之别。

《伤寒论》说："伤寒五六日，呕而发热者，柴胡汤证具，而以他药下之。若心下满，而硬痛者，此结胸也，大陷胸汤主之。但满而不痛者，此为痞也，柴胡不中与之，宜半夏泻心汤。"又说："伤寒大下后，复发汗，心下痞，恶寒者，此表未解也，不宜攻痞，当先解表，表解乃可攻痞。解表宜桂枝汤，攻痞宜大黄黄连泻心汤。"这是因为大便硬，所以用大黄。然而又恐怕大黄性猛，过入胃中，所以渍之绞汁，取其性质缓以速下。可见痞满的证候，有表证未解，须得柴、桂解表，然后用泻心汤等剂疏里。若是未经过攻下，而见痞满的，就不是真痞，是痰食凝滞所致，也不应当用攻下的药，若误用了，必变为真痞。

结胸和阳明胃热也是迥然不同的。胃热虽然也是由于误下所致，可是胃热是属于中焦，所以应当治中焦，才合乎情理；胸属上焦，热结于胸，所以应当用陷胸，以涤除上焦的热。假如用了承气汤，那未免过位了，害处立即可以出现。胃热是实症，都不可以用结胸的治法，何况痞是属于虚的，哪可误用攻下的药呢！

世人有许多不细究结胸和痞的原理，常用泻心治结胸，陷胸治痞症，或者乱投以承气，因此结胸愈结愈固，而不是痞的反倒变成真痞。毫厘之差，谬以千里。所以特拈出来作一研究。（左云亭，《滨江省汉医学月刊》，1941年第47期）

第三十一节　论诸病皆由于伤寒

伤寒病以外又有杂病，杂病的来源全是生于伤寒，所以能治伤寒就能治杂病，没听说治杂病而不由于治伤寒的方法的。在伤寒初起的时候，若能随证用药，或用桂枝解肌，或用麻黄祛寒，或用大、小青龙以两解风寒，如若治之得法，哪能不奏效如神呢？然而若是误法，便要由误而渐变为他病。谚语说"百病皆由于伤寒"。这话真是诚然。仲景的《伤寒论》虽然是治疗外感伤寒，然而其中的种种言论次序分明，条条是道，实是大有裨益于治杂病。时医不明白这一点，以为《伤寒论》论的只是伤寒病，和杂病没有关系，以致于将《伤寒论》一书置于度外，不加研究了。可是，不知道《伤寒论》对于论证是曲曲写出，对于治法有层层变化，真可说是妙不可言！看他每条的论理，没有不合于治杂病的。现就管见所及，略举出几则由伤寒病变成杂病的，以为治杂病的参考。

伤寒初起见头项强痛，发热恶寒，就是太阳病，应当用麻桂以解之。若治不得法，便要变证丛生。如大汗后，余邪未尽，其形像疟，日再发的，应当用桂枝二麻黄一汤主之，这就是伤寒的变证。邪又不解，传入少阳，不用柴胡汤以枢转其邪，邪气盘踞，又加入到血液中，原本就有疟虫内伏为祟，遂趁着少阳的气而转成疟疾。叶香严说："伤寒过经坏病，变为温疟。"或者寒邪不传少阳，乃乘里虚而传入太阴，就变成痞满胀泻的证候；若传于少阴、厥阴，不成为热痢，便成为咽痛。伤寒初起，发汗失宜，邪则伏于膀胱经。膀胱是表中之里，膀胱有热，即成小便艰涩；肾和膀胱俱虚，热邪乘之，即小便频数，甚至皆可转为癃闭。阳明热病，若服大凉大寒过度，则水没有出路，溢于脾经，泛于肌肤，遂变为肿胀。久肿不消，即成水臌。伤寒化热传入阳明，热伏于胃，应当用白虎承气汤以除胃热。若误投热药，胃热过甚，即成发狂；热伏于脾，脾湿生痰，痰热作扰，上迷心窍，即变为癫（和七情病的癫不同）。

伤寒病经汗、吐、下后，胃弱不和，虚气上逆，即成噫气。《伤寒论》说："伤寒发汗，若吐、若下，解后，心下痞硬，噫气不除者，旋覆代赭汤主之。"伤寒过汗，卫阳虚疏，即成自汗、盗汗；汗出过多，荣气大伤，就变成虚劳血虚的证候，便是西医所说的贫血症。寒邪不解，传入肺经，便是喘嗽；热势伤肺，肺络受损，便是咯血。当汗失汗，邪热入脏，热灼于胃，血不循经，溢入于胃，热迫上腾，即为吐血；如若素患酒客，误服桂枝也能鼓动其血以成为吐血。热伏于肠，湿热内蕴，肠络受伤，为下血。阳明热病，失用凉解，热毒郁于皮肤，轻则发生疥疮，重则转为阳毒斑疹。又有太阴温病初起，投以桑白皮，邪很容易被邀入而成为痨瘵。小儿伤寒，误服鲜石斛，热反传里，必变惊风。

从以上看来，杂病皆由于伤寒的变化，假使能细审伤寒的变证，早设法治疗，可以不至于有其他的变证。古人说"上工治未病"，就是这个意思。《伤寒》这部书是治疗外感的秘籍，是审杂病的根源，从医的哪可不加研究呢？西医治伤寒病不分表里虚实，见发热便用退热剂，见便结便用通便药，除这以外就是待期疗法。至于邪是从哪来的，病是由哪起的，反没有仲景所说的恰当。汉医能以这个自豪，足见仲景留给我们的遗产实在是不菲呀！

（杨秀森，《滨江省汉医学月刊》，1941年第51期）

第三十二节 《金匮》谷气解

仲景《金匮》书中，将积、聚、谷气分别为三种病。其病痛而不移其处，为病在脏，曰积；若其病，聚散无常，居处无定，为在腑，名曰聚。此二者尽人皆知。独是谷气一病，罕见其解。

按"谷"字，音榖，释义"谷气"也。其病胁下急痛，按捺之则已，少时复发，名之曰谷气。盖以胁下之地位，乃大肠之横回处也，若肠胃之中素有积宿垢秽淤浊之物，再经食气入胃，蒸动原有之浊垢，下行迫注于大肠之中而作痛。只因其痛是属虚气膨胀，并不若积聚之实结，所以按摩即可暂求一时舒泰，过时即消。但是淤垢未除，食入未免复发，余治慕润田、韩雪樵，均系食入后行坐不安，卧更不得，必俟食物化尽之后始得安舒。逢食必发，苦不可言，直至食不能下咽。诊其脉，均属关部濡而沉滞，左右皆同。夫肠胃中之湿热浊垢，为谷气熏蒸而发，食消即愈，此即所谓之谷气病也。主治以开郁清热，除垢排浊之法，便可捷效，幸勿贪美多食，自知节戒，不复发矣。（张恩阁，《哈尔滨汉医学研究会月刊》，1938年第9期）

第三十三节 《金匮》妇人脏燥悲哀欲哭如有神灵所凭解

仲景《伤寒论》热入血室之第三条，其原文有"如见鬼状"一句，此云"妇人脏燥"，则谓"如有神灵"。一则言鬼，一则言神，果可谓欤？

盖以人身之中，有阴精阳精之别，阴精所聚则为魄，阳精所结则为魂。魄为阴，为鬼；魂为阳，为神。而阴阳之精，交会气血，由气血又分为阴阳。气属阳，血属阴，如热入血室，是缘外邪入血，邪与血并，始结之于血室之中，所以谓如见鬼状，主以抵当汤下之，则将死血与外邪可以一并廓清，此为外感六淫之实症也。此言脏燥者，是言子宫燥也。子宫亦即血室也，其所以致燥之因者，是其人平素必多蕴忿怒，久之伤肝，肝气横传入脾，脾不得散精归肺，肺则无由生津，以润于下。冲任之脉又由子宫更挟其燥而上袭于心肺。肺主悲，所以悲哀欲哭。肺之所以能生津者，必借上行之阳气，兹则中枢被肝气所压，阳气必结于心下而不行。阳气不行，则心神不运，所以谓"如有神灵"。若夫子脏既燥，血必因之瘀滞而不行，此为内伤七情之虚症也。若医者横施攻坚破结之药，未免阴津愈耗，不尤增其燥耶？假使攻之，俾旧血去，新血亦必复瘀，一之为甚，其能再乎？因此仲景乃主以甘麦大枣汤，不失调以甘药之旨，以为甘缓养津之计，津生则不燥，燥愈则瘀去矣。

"鬼""神"二字之分晰如此，亦足征汉文之精确不移，每于一二字中寓无限奥义。吾望同道诸君，读仲景书，用仲景方，能字字寻译仲景之文，始能得仲景之心。其不然者，师心之用，草率读书，其于问世也，有以济乎？

（张恩阁，《哈尔滨汉医学研究会月刊》，1938年第12期）

第三十四节 《金匮》血气"入脏即死，入腑即愈"两节意同而有气实脉脱之异解

闲尝读《金匮》，至"血气入脏即死，入腑即愈"两节，其意虽同，而究有气实脉脱之异，是有不可不辨者。

夫第十节所云"入脏即死，入腑即愈"是言寸脉沉大而滑。沉则为实，滑则为气，是谓邪气之实也，故有卒厥之名，而有眩仆之证，即如唇青身冷，是阴进阳退，则为入脏即死也。盖五脏者，藏而不泻，邪气随血气入之，卒不得还，神去机息，则生息已矣。若入腑，则大相径庭焉。春回律转，是身温而汗自出，阳长阴消，则邪退而神机亦固，故为入腑即愈也。况六腑也者，主传而不主藏，即令邪气附随血气入之，无满而不泻，亦无往而不复，气运血行，焉有不愈之理哉？

查第十一节亦云"入脏即死，入腑即愈"，然示"脉脱"二字，与上节之气实则有南辕北辙之异矣。盖脉脱者，正与脉之沉滑迥不相侔，细微散涣，或脱而不见也。凡脉脱不见而死者，是正气不返也；脉脱不见而或生者，是邪气闭而复通也。非为卒厥一病而然，举几百病之入脏入腑，亦莫不皆然。

若是则此二节一为气实，一为脉脱，即一实症；一为虚症也明矣。仲师两节互示，亦相对待之文也，司命者，可不于疑以相仿之症而深加之意乎？

（杨雨膏，《哈尔滨汉医学研究会月刊》，1939年第22期）

第三十五节 论"病下利，腹胀满，身体疼痛"之证因及治法

今有患者下利腹胀满，身体疼痛，同时并病，所谓合并症也。

凡患下利者，多属脾虚，胃肠失其消化之能也。夫脾主运输，为胃行其津液者也，今脾虚无力，致失其消化之权，故谷食既入转出而为下利也。其腹胀满者，以里寒盛，不得阳化故也；其身体疼痛者，以表亦着寒同时并发，故为痛也。治法当以温里为先，而后以散表为次。盖恐里气不充，则外攘无力，阳气外泄，则里寒转增也。然温里之剂，可以四逆为要，攻表之剂当以桂枝为主也，要之规法可寻，投施在心，则头之是道左右逢源矣。诸如此类，加之意焉可也。（杨雨膏，《哈尔滨汉医学研究会月刊》，1939年第23期）

第三十六节 中络、中经、中腑、中脏的分别和治疗

风邪的中人，由浅而深，经上说："是故百病之始生也，必先于皮毛，邪中之则腠理开，开则邪入客于络脉。留而不去，传入于经；留而不去，传入于腑，廪于肠胃。"留而不去，传入于肠胃之外，募原之间。因此，中风一病有中络、中经、中腑、中脏的分别，一切形症，仲景说的其详。

《金匮》中风历节篇说："邪在于络，肌肤不仁；邪在于经，即重不胜；邪入于腑，即不识人；邪入于脏，舌即难言，口吐涎。"又说："邪气中经，则身痒而瘾疹；心气不足，邪气入中，则胸满而短气。"从这看来，则风中经络、脏腑的分别可以了如指掌图绘。

然则风的中人，虽有经络、脏腑的分别，而其要则不外乎阴阳两虚所致。阴虚则血衰，阳虚则气弱，所以外风得以乘虚而入，经所说"以身之虚，而逢天之虚"，这是两虚相感。络虚则风邪中络，络在经络以外，是卫气所居的地方，所以只能肌肤不仁。经虚则风邪入于营脉之中，内而骨，外而肉，全失所养，所以机体重不能胜；营主血，邪中营脉则血凝滞，所以身痒而瘾疹。可是这还是在躯壳之间，至于入腑入脏，则已越躯壳而深入了。腑邪必归于胃，胃是六腑的总司、水谷的仓廪，邪入于胃，则水谷不能溢精津而结为痰涎，壅塞隧道。胃的支脉络心的，若一有壅塞，就把其神气出入

的窍堵住，所以不能识人。诸脏受邪至于极盛必要进入于心而乱其神明，神明无主，则舌就难于言语，廉泉开而流涎沫。风中于内，营卫不行，邪混胸中，阻遏正气，所以胸满而气短。假设阴阳不虚，则虽有贼气邪风也不能为害。

所以治风病，于祛风之中应当兼填空窍，空窍一实，这才可以使风出而不复入，其病自然可愈。河间主火，东垣主气，丹溪主痰，全是知其标而昧其本。风病虽有兼痰、兼火、兼气的关系，究竟是不可以偏重的。喻嘉言驳之，认为阳虚、邪害空窍，是对的，可是仅言阳虚也不算完全妥当。若其人阳虚而阴不虚，营脉充实，则风虽能中人，也不过是客于皮毛，侵于孙络而已，又哪能斩关直入而中经中腑中脏呢？可见喻嘉言的说法也不可说是全得其要领。

仲景用侯氏黑散为治中风的主方。方中用参、术、归、芎，气血兼补；用细辛、干姜、黄芩、牡蛎，寒热并治——由这可知这种病是阴阳两虚无疑了。这以外像用风引汤治热瘫痪；用防己地黄汤治狂妄语不休；用桂枝芍药知母汤治肢节疼痛，身体尪羸，脚重如脱，头眩气短，温温欲吐；用乌头汤治病历节，疼痛屈伸不可等，皆是仲景如规如矩的妙方和《金匮》所附的古方。医者能本着那些方法因证制宜，则取之不竭，用之不尽，就是不读宋元以下的书也未为不可。因诸家主痰、主气、主火、主阳虚的方剂并不是不可取，无奈其偏的不能说没有害，善的又不能越过仲景的范围，所以宋元以下的书可以不读。（杨秀森，《滨江省汉医学月刊》，1941年第47期）

第六章 中西汇通

第一节 汉西医学笔谈

一、阴虚生热，阳虚恶寒

西医言人身发热之原理，其说虽繁，然其大纲，总不外乎物质燃烧与夫全身原子及细胞之颤动。而主持其燃烧与颤动者，则有神经中枢。此中枢埋藏于脑髓之内，其形状若核，由此核发出多数之线状神经支配全身。其作用也，有促进其燃烧者，即有制止其燃烧者；有促进其颤动者，即有制止其颤动者。两者相兼为用，则人身所生之体温方适合乎生理原则而无过与不及之弊。吾人乍闻此说，若与汉医所谓之阴阳寒热之学理似乎绝对不相容纳，不知西医之所谓神经中枢者，原分促进制止两性。其促进也，于象为动，即汉医之所谓阳性也；其制止也，于象为静，即汉医之所谓阴性也。若其动之力不足，则为阳虚，阳虚则细胞运动之机能减退，于是体温下降，故恶寒；若其静之力不足，则为阴虚，阴虚则细胞运动之机能过盛，于是体温上升，故生热。然则汉医寒热之说必根于阴阳二气，西医神经之说亦分动静两性。其名虽异，其理则同。不过神经有物质可窥，阴阳无形状可考。且探本溯源，凡宇宙间一切物质之发生，其能有一物逃出阴阳二气化育之外，而不入乾坤两卦交变之中耶？

二、阳化气，阴成形

或问：西医尚物质，汉医讲气化，两者之说，迥乎不同。子凤主中西医汇通之论，能有说以释此乎？曰：有。汉医之论阴阳，有"阳化气""阴成形"，又有"形归气"及"气生形"等语；西医之论物质，以质点疏松者为瓦斯体，质点凝聚者为固体。夫瓦斯体即为气，固体即为形，是形与气两者之殊分，均由物质幻化而来，其立象也虽繁，其归原也无二。而因其体之轻重，又可约之以分阴阳。阳则体轻，乃气之清虚而上浮者，西医则名为质点疏松；阴则体重，乃气之浊实而下降者，西医则名为质点凝聚。天道循环，流而不息，瞬息之间，变化不穷，氤氲酝酿之中，有奥衍繁博之变化存焉。故其生物也，忽而由瓦斯体变为固体，即汉医之所谓气生形也；又忽而由固体变为瓦斯体，即汉医之所谓形归气也。虽然形可见，而气不可见，自西人理化学发明，乃令目不能睹之气体变为有形可触之固体，复将有形可触之固体散为目不能睹之气体。由形以化气，由气以成形，天地生物之妙竟能以人工仿效而制出之，于是阴阳化物之神秘，为之宣泄，而汉医形气相因之理，亦赖物质之学以证明也。吾愿世之习汉医者，尚其于西人实验之说，加之意焉。

三、火分阴阳

尝考汉医学理，不但对于人身气血，显分阴阳，即对火之性质亦分阴阳。夫以阴阳大纲而论，似乎火为阳，而水为阴。火既为阳矣，又焉得以阴火名之？不知天地生物之理，其机善变，阴阳二气，体物莫遗。水固属阴，而水之中亦有阳，《易》曰"坎中满"者是也；火故属阳，而火之中亦有阴，《易》曰"离中虚"者是也。然此犹言其常也，及言其变，则坎卦一变而为离，离卦一变而为坎，坎离之象虽殊，而其本则同出一源。由是以推，得知汉医阴火阳火之说，义甚精微，并非理想，且可以坎离二卦交变之义以证实之。然此犹据哲学言之，仍恐与实验之理未尽符合，兹请再用化学之原理，一探讨之。化学之物质，以最初发生之一点而言，谓之原子。若两原子或多数之原子相遇时则起化学作用。化学云者，即"原子变化其性质，以另成一种物体"之谓也。其所以能起此作用者，以其原子之中各具有一种之爱力，此爱力谓之电子，电即真火。举凡化学所成之物，无论其体如何微渺，其中隐伏之电子必有一阴一阳。阴阳两性之电子，若遇同性，则相引而物成；若遇异性，则相拒而物散。一引一拒、一成一散之际，必有一种之火力发现及新产之物体发生。此征诸实验，而深知宇宙间之电火确有阴阳两性之分也。然则汉医之所谓阴火阳火之分者，其理不但与易卦相合，且与化学之真义相通，亦千古不磨之论也。

四、阴虚火不归源

理化学之公例，凡宇宙间一切物质，无论如何设法销毁，则其质永不磨灭。即以一木而论，若用火焚化之后，谓此木变作烟灰，散布于它处则可，谓此木之原质消灭无存，则不可也。且此烟此灰若一旦遇有机会，逐渐吸收于植物之内，使另产生一木或其他花叶果实，亦未可定，此物质不灭之公例也。而各物质之中，复具有一种之电力，电即真火，是谓之阳气潜藏。吾人日常取某种物体而磨动之，久便能生热者，即此中电力发动之象也。然则形而下之物质既不能使之销灭，其形而上之电火亦必永劫不没，可断言也。电伏于物质之中，是故物质团聚则电亦因之而聚，物质分散则电亦因之而散。人之生也，系由多量数之物质变化而成，而电则隐伏其中，熏蒸鼓动，以默持阴阳化育之机而畅遂其茂长繁殖之性。如是新陈代谢，生生不息，皆物质与电力互相作用之功能也。物质者何？即汉医之所谓成形，以属于阴者也。电力者何？即汉医之所谓龙雷，以属于阳者也。若其阳之力不足，则阴无所主。吾人虽日摄丰富之饮食，亦不能与食物中之养料结合同化，而精神遂日就委顿。若其阴之质有亏，而阳无所附，则龙雷之火势必乘隙飞腾，逞其燃烧，而身体遂日形羸瘦。由是观之，汉医之所谓阴虚火不归源者，竟与科学实验之理不谋而合，又孰谓理想不尽可靠哉？

五、恶寒即发热之原理

凡人之患外感病，即头项强痛而恶寒者，此时体内之热度必然增高，其恶寒愈甚，其体内之热度亦必愈高。此非理想之谈，乃由体温计之实验而知其然也。此法最易实行，一经取验即知余言之不谬也。其故何哉？盖人之患外感病，系由种种之毒菌，进入于身体之中，混合于血液之内。血中既有毒物，于是窜行经络，侵害生理，以致全体感觉不安，痛苦尤甚。毒菌者何？即汉医之所谓污秽不洁或毒疠不正之气也。经络者何？即西医之所谓血管，或循环系统者是也。血管有大有小，大血管为经，其分支而小者为络。分支之最小，而名毛细血管者为孙络。血管之为用，所以范围血液遵循一定之路径，使不外溢，殆如江河之有堤岸者是也。血管内之血液，除供作营养外，并能分布全身之温度，俾一身内外之阳气借血液之流行以氤氲充沛，使之无处不均，无处不暖。是故血液增多之处，其热亦增；血液减少之处，其热亦减。今血中既有毒质，于是刺激全身血管，使之营为收缩运动。但小血管收缩之力强，大血管收缩之力弱，而全身之毛细血管尤以身体之表面为多，因之首先感受此种刺激，以营为过度之收缩运动，致将体表之血液多量驱逐于身体之内部。因之内部体温增高，外部之体温减少，增高则感觉烦躁苦闷，减少则感觉恶寒战栗。斯时内部壅聚之血液及增高之体温急欲向外宣泄。所谓压力愈高，其反动力愈甚，于是向上冲击而现头项强痛等症。久之，外部收缩之毛细血管不克抵抗内部之血压，于是力竭而开放，斯时内部增多之血液急于向外奔流涌泄，而内外发烧之作用起焉。此即西医所谓恶寒即是发热之原理。欲求其详，则有专书，然大纲亦不外于是也。

今之医者，多不知此理。以为恶寒系因外部感受风寒，而又无他法以实验内部之热，所谓知其当然，而未明其所以然。以致仲师发表退热之良法埋没不彰，诚堪浩叹！其所以取用麻黄发表者，意在麻黄性热走表，足以驱逐表寒，不知麻黄有强心驱血之功，有开张汗孔之效。心脏强，则内部壅聚之血得以向外流行；汗孔开，则体内增高之热亦借以随之外散，而血内所含之菌毒亦赖多少排泄于外方，以减杀其病势，此仲景发表退热以治伤寒病之精义也。彼西医遇此，亦多投用阿斯必林等同类之药。考阿斯必林，为退热剂，亦为发汗剂。由是可以证明，麻黄之发汗系为放泄内热，并非驱逐表寒也。《伤寒》太阳篇有曰"发汗后，热不退，大烦渴饮水者"云云。细玩此语，则知麻黄发表明明系为退热，并非驱寒，否则仲景于此何不曰"寒不散"，而曰"热不退"耶？今不必取证于西医，即以汉医之学理而论，凡邪入三阳者，则从阳化；邪入三阴者，则从阴化。从阳化者，即病热；从阴化者，即病寒。今病初邪犯太阳，而又头项强痛，脉现浮紧，紧乃促急窘迫之状，浮有熏腾宣散之兆。明明病在太阳，太阳为极阳，无论所受之邪为寒为热，理当从阳而化热，万无从阳化寒之理。如其化寒，则是阳气微弱，不能胜寒，阳既化寒，则病已转入三阴，宜从内治，决无发表之说以重犯阳虚之戒也。陈修园为有清一代明医，其注《伤寒论》，谓宋太医王叔和于编纂《伤寒》时不当引用《内经》之热病论以冠诸篇首，指为有扰乱全论条文之嫌。余初学汉医时，以曾以此说为是，及学西医，又加以廿余载之临床经验，然后乃悉叔和之识远非修园所能及，而《内经》之热病论亦与西医实验之说深相契合。总之，恶寒必将发热，发热必先恶寒。而《伤寒论》为治四时传染性各种热病之书，亦成千古难翻之铁案也。至麻黄之性是否为热为寒，姑不具论，试取《神农本草》以研究之，其论述此药之功能，则有曰温疟，曰发表出汗，曰去邪热气等语。由是以推，则麻黄之发表确为退热无疑。发表即是退热，则恶寒即是发热之原理，更显而可征。况又有西医实验之法以证明耶？金刘守贞创防风通圣散，以治四时外感杂病，泻火之说颇与西医之精神暗合，《医宗金鉴》深赞其法圆妙，并以采入《伤寒心法要诀》

经方之后，其识力可谓独超庸俗。业医者，尚其于检查寒热之际留心实验，勿为理想之谈，自误也可！

六、经络与血管

如前所述，则知汉医之所谓经络，即西医之所谓血管。然则汉医之经络，有阴有阳。西医之血管，亦分阴阳乎？曰：分则分矣，但其名迥不相同耳。西医虽不分阴分阳，而于血管则分动静两性。即血液由心脏射出于外部而遍流于全身者谓之动脉管，复由身体之外部还流而汇总于心脏者谓之静脉管。动脉血射出之力强，其来也勇，其行也速，是以应手可觉，性质近于阳刚；静脉血还流之力弱，其来也隐，其行也缓，是以触手不知，性质近于阴柔。且动脉血，其色鲜红，出于左心之房室，左为阳之道路，而红亦为阳之正色；静脉血，其色暗黑，入于右心之房室，右为阴之道路，而黑亦为阴之正色。两脉之血色，虽有黑红之分，而其血水则一，不过一至左心，便因含有多量之氧气，其色即变为红；一至右心，便因含有多量之碳气，其色即变为黑。此亦汉医所谓阳极变阴、阴极变阳之特征也。非特此也！复查汉医学理，亦曰阳主动而阴主静，阳主施而阴主受矣，而西医血管之说亦分动脉出而静脉入。出则由聚而分，输送天空之养气，遍布于全身，以供燃烧之作用，是阳之施也；入则由分而聚，冲刷全体之碳气，及其他不洁之废料，容纳于血内，以逐渐排泄于外方，是阴之受也。两说相互比较，何其处处相符之甚耶！呜呼！科学昌明，神秘日露。据物质以窥精神，由精神以测物质，竟有天机巧合，步步接近相同之处！吾人求学之道，讵可限于方隅，而自隘其所识哉！

七、六经传变之义不同于血管之动静流行

或问：汉医讲经络，西医讲血管，两说既尽相符合矣，然则汉医所谓六经传变之义者，其说亦能与血管相符合乎？曰否否。查所谓相合者，是血管之形迹也；所谓不合者，是气化之流行也。兹请就两说此较以说明之。

考西医血管之学、解剖所见，虽有枝分派别穿织如网，然索其源头，罔弗出之于心脏，如树木之有根者然，由根而生干，由干而生枝，由枝而生叶，以至千头万绪，布满全身，内外如一，以司营养。是故血管者，心脏之分枝也；心脏者，血管之根本也。《内经》曰"心生脉"，又曰"脉生血"，

其理固与此相同，然一实验血管之踪迹，要皆双双并行，一出一入。其近距心脏者，数整而形大；远离心脏者，数分而形小。愈分愈多，愈多愈小，愈小愈密，卒至目不可睹。而因毛细管之连络，遂又动静相接，由分而聚，卒乃复还于心脏焉。血管之行也，其始分为三大干：曰大动脉干，曰上大静脉干，曰下大静脉干。继乃由干而分枝，由枝而分派。有行于内脏者，曰内脏之动脉、静脉；有行于四肢者，曰四肢之动脉、静脉；有行于头部者，曰头部之动脉、静脉。种种名称不胜枚举，各皆由其所行之部位而定分名。是故总其大纲虽统于一，分其细目则有千殊万别，何止于六也。而血液则流行于其中，遍布各处。彼外邪之侵入人体，必因血流之载运以窜扰乎全身，由是全身均感痛苦，并无一处得免之理。其有单现某腑某脏之症状，或表病里病之现相者，则有多故焉，兹分述之如下。

一因该脏腑素质薄弱，不能与病毒相抗。如肺气虚者，易于感染结核；肠胃弱者，易患腹痛吐泻；精神锐敏者，病即特别疼痛者是也。

二因某种细菌，专好侵犯某种脏器。如虎烈拉菌之宜于大肠，破伤风菌之宜于皮肤者。两菌若改由他处侵入，或互换其部位，即便失其毒性，不能为害于人者是也。

三因邪之侵入路径不同。如病入于胃必先经过全肠，由肠吸入血管，然后乃随血液之流行进入他脏病入尿道，其进行之路径，必先经过膀胱，次及输尿管，次及肾脏，而后再随血液之流行遍于全身。病入血管，便能直接侵犯心脏者是也。

详查以上各说，则知脏腑相连，各分系统；血液循环，原出一系。以故邪之进行，亦各分路径，虽欲绕道他行，于势有所不可，岂有如六经之说"一日太阳，二日阳明，三日少阳"，以及"四、五、六日卒至厥阴"之理？又岂有邪之侵犯必先入太阳，次及阳明少阳，又次及三阴之理？

西医不必论矣，但就汉医之学理而言，六经为气血循行之路，然血为荣，而气为卫，《内经》曰"荣行脉中，卫行脉外，荣卫周行不休。五十度而复大会，阴阳相贯，如环无端。卫气行于阴二十五度，行于阳二十五度，分为昼夜"云云，然则荣卫之周行既五十度而复大会，彼六经之传化亦应一昼夜而为终始，其不能间日而行而断言也。况以实验之学说而论，血液之循环于全身，一昼夜间约三千六七百度，而又因人身之行走坐卧及年岁老幼等显有迟速多寡之不同，并非日日确有定数。试观吾人于疾走时脉必动数，睡卧时脉必迟缓，其理可恍然而悟矣。

由是观之，以上两说之相反，何其相去过远而不符之甚耶？

谓六经非血管乎，则经络之学明明与血管相通。谓经络非六经乎，则《内经》著述又明明将六经载于经络往篇内。谓理想之说可靠，实验之法不足凭乎？质诸天下五洲万国，虽至愚蛮野之人亦不如是之顽固。今试取一种色素注入于头部血管之内，少停数分时再刺取其足部之血液以检查之，即能发见此种色素。化学之公例，若沃度遇淀粉则起化学作用而变蓝色，如设法令沃度吸收于血液之中，少停数分时再以淀粉纸浸渍于人之唾液或尿水中，即能显出蓝色之现象。此时足可证明吸入之沃度已经随血流遍于全身矣，而人身血流之神速于此可见。自生至死，无论有病无病，日日流行不息，并无一刻停止之时，此即《内经》所谓"荣卫周行不休"及"阴阳相贯，如环无端"等之说是也。且考西医病理，如使血管之中杂有血液之凝块随血流行，一旦栓塞于重要脏器，则其人立时可以毙命；细菌如窜入血管，其所分泌之毒素亦能瞬息遍于全身。然则六经之所谓"一日太阳，二日阳明""至六日乃至厥阴"等说，将恃何物堵截病邪，使不即日遍于全身耶？岂一经中邪之后，六经即分离错乱，其中有凝固之血块以阻遏邪气之前进耶？不然病邪既经侵入某经，何以不随血液即时流行，竟能在某处停留一日，或至数日不等，而后方能转入他经，以各按次序递进耶？

夫阴阳成物之后，二灵胎结，一气混然。故一言某处为阴，中必有阳，一言某处为阳，中必有阴，万无阴阳分立，各领一经或各领一脏，显有此疆彼界区分之理。若如近世所释六经之说，则经络可以堵截，阴阳可以分划，且堵截之后复能自通，分划之后亦能混合。由堵以通，由分以合，罔不任其自由，而与人之生命无关。天地生物之妙，阴阳化育之神，有如是之形迹粗陋显然可见者哉？且西医血管之说虽极繁密，然必总领于心脏而为一个系统；汉医六经之说复分手足十二，更加奇经八脉，各自独立为用而为多数之系统等是学也。人则一言而终，我则流散无穷；人则实验可据，我则理想无凭。此余对于六经之说，认为后贤之注解有误，非特不合于西医血管之说，且恐与仲景作论之原义亦显有违背也。

然则六经递传之说，其可尽废乎？曰：废亦可废，亦不可废。其可废者，后人迂陋之释义也，执刀立断，以铲尽千年之葛藤也；其不可废者，仲景立法之原则也，执简御繁，留作病理之符号也。

盖病情变化，虽有万千，而审其表里、虚实、寒热之情，总不外乎阴阳盈虚消长之理。夫阴近乎弱，西医谓为体力不足，甚或虚脱，六经则列入三阴之类也；阳近乎强，西医谓为精神充旺，甚或兴奋，六经则列入三阳之类也。兴奋则精神发扬，虚脱则体力困惫。是故病之来也，证必由至轻而转于至重，是乃阳实渐消，消尽而成纯阴之义也；及其病久而证有转机，是乃阴虚则息，息极而一阳复生之义也。试考六经传变之证，凡属于三阳者，其最初精神类多兴奋，故其脉亦浮洪弦大；凡属于三阴者，其最后体力无不虚脱，故其脉亦细小沉微。由是以推，则汉医六经之说正不必别求精义，即取作阴阳盈虚消长之理及西医"兴奋""虚脱"等语观之可也。且西医之所谓兴奋虚脱者，语无界限，而未能将病之程度浅深分别清晰；汉医之所谓三阴三阳者，非特界限极严，亦且含义甚广，除将病之程度浅深详为分类外，并将阴阳传变之许多症状均包括在内。如一言太阳，则知有脉浮、头痛、发热、恶寒等症，此属于兴奋类之轻者；一言阳明，则知有目痛、鼻干、自汗、口渴及发热而不恶寒等症，此属于兴奋类之重者；一言少阳，则知有胸满、胁痛、寒热往来、口苦耳聋、心烦喜呕、脉弦、目眩等症，此属兴奋类之最重者，病由阳实渐消，以转入阴经之兆也。其他三阴诸证可以类推，是有专书，非此篇所得详尽。虽未言杀菌之理，而独尊抗元之义，分经投药，各有专方，但使阴阳无过与不及之害，则百邪自然退处无能，不敢为殃，此汉医六经学说之所长也。如此分别证之浅深以定治疗之标准，而各以六经主病之本名标于其上以作符号，使人一望而知病之属阴属阳，或轻或重，并某病宜用某方等，断然施行，毫无疑义。殆如化学之必用拉丁字母代其构造及名称者然，俾学者易于研求，一目了然也。

如此观之，则六经之说留之似有许多裨益，而且于汉医之病理系统毫不移动。由是改进发扬，亦有确定不摇之基础。所谓不废亦可者，此也。质之海内明达，其亦以为然否？

八、心肾交济说

血液之运行于全身，必赖心脏与动脉血管之时营收缩；心脏与动脉血管之时营收缩，则有神经为之主持；然神经之机能，又往往赖有他物之刺激方能兴奋。近世日本某医学博士，由肾脏内（在副肾中）制出一种有效成分，名为盐化阿笃列那林。以此注入人身或内服之，则能医治吐血、下血及心力衰脱等症。其能医治吐血下血者，因有收缩末梢血管之效；其能医治心力衰脱者，因有亢进心脏运动机能之效。若投之相宜，确有起死回生之功，其效如神，通俗之所谓"保命药针"者，即此是也。然投之太过，则心脏鼓动之力十分增高，血行压力上升，甚至将末梢薄嫩之血管努张破裂，至有出血之忧也。由是观之，心肾两脏之作用确有直接亲密之关系，是汉医之所谓"心肾交济"者便可由此实验，以证明其确有是理也。

但汉医"交济"之说则以心属火而肾属水，水能克火，并非生火，若使水不上济，则火无所畏，势必过盛而作焚。过盛则属于实，所谓亢盛其机能者是也。西医实验之说，彼心脏之时营收缩，若遇盐化阿笃列那林相助，则其力旺盛，否则其力衰微，是知肾脏内有效成分只能发生心力，并非克制心力，其不能以水火之说赅尽心肾生理之作用可断言也。虽然汉医水火之说必本乎阴阳，阴阳交变之道不外乎易理。易者，交易也，变化也。盖谓六十四卦及三百八十四爻均由一气变化而来也，是以乾卦三爻全变而为坤，坤卦三爻全变而为乾，由是推之，离卦三爻全变而为坎，坎卦三爻全变而为离。坎离者何？即水火是也。水火者何？即阴阳是也。西医化学之实验，水由氢氧二气变化而成。若将氢氧二气分离使之还原，则此水之现象即全变为火；若将氢氧二气聚合，则此火之现象又全变为水。是水火之象虽殊，而其本则一。然则水能生火，火能生水，水火实相济而不相克，证以化学之实验若此，证以易爻之变化亦若此。

真理所显，妙用无穷；六经传变，玄机在此。吾愿世之习医者，不必高谈五行，但于阴阳盈虚消长之理详究其所本，然后读仲景《伤寒论》文，自不为庸注所误，岂仅知心肾交济之理哉？

九、药性无分寒热

尝考西医药理，极为精密，通体论述并无寒热之分，盖其中别有理在。

查宇宙间一切固结之物体，若用力磨擦，无不应之而生热，是知热之发生与否由于物质之有无震动。其震动之度强，则热高；震动之度弱，则热低。若夫强暴剧烈之震动，非特生热，且复生火，此即汉医所谓之"动则阳生，静则阴生"之原理是也。然则物物可震动，物物能生热，何故有此寒彼热之分耶？以汉医之学理而论，石膏性寒，若用强力磨擦，则亦生热；乌头性热，若煎汤置于严寒之地，亦与他物同时冰结。物质之性若此，人身何独不然耶？盖缘人身发热之原理由于细胞及原子之颤动，其颤动之力强则热强，力弱则热弱，其所以起此颤动者则因感受外物之刺激及全体之神经兴奋使然。由此推之，已足见人身之本体自具有作寒作热之功能，非特药性之寒热有以补益之也。其因服药而现寒热者，是因药中含有之化学成分有逞镇静之作用者，有逞兴奋之作用者，或有逞解毒杀菌及其他之种种刺激变化作用者。夫汉、西药物之制造虽有精粗，然皆同出于天产，彼既如此，我何不然？

由是观之，则知吾国之药性，如石膏与寒水石之退热，非利用其性寒以退热，乃因其同属矿质，故能重坠镇静，使细胞不为过度之运动是也；附子与干姜之回阳，非利用其性热以回阳，乃因其味辛而散，故能冲动兴奋，使细胞特别发扬，以营为活跃之运动也。其他药性，可以类推。

须知人身之自能生寒生热系生理上一种独立巧妙之功能。若无此能，则与木石何异？盖人身一小天也，天有风、火、湿、热、燥、寒六气，人亦具此六气，以人身自具之六气，故能抗抵天之六气，以维持其永久生活之机能。若一旦失其正轨而有过与不及之现象，则疾病作焉。此义与医学真理最有关系，医不知此则举意处方动多乖误，其可忽哉？其可忽哉？

窃思吾国医家素乏理化实验之知识，对于物性之观察但知其当然，而不求其所以然，以故见药之退热则以为性寒，见药之回阳则以为性热，不知各药之性质仅有机能作用之别，并无温凉寒热之分。其所以温凉寒热者，个中真义固在彼而不在此也。学者果能深思，自能明人身所以寒热之理，讵止研究药性而已哉？

十、血液之生理

血液在人身生理最占重要，全身新陈代谢之物质均由此变化而出。医不知此，而徒向五脏六腑追求，则便失所本矣。

查汉医研究血液之生理，以为血乃水谷之精气，又曰"中焦受气取汁，变化而赤，是谓血"，又曰"血从阳化，其色正红；若色变紫黑，则为热征；色黄如米泔，则为湿候；色浅红淡白，则为血虚"等义云云。所论各节，非不与西医之精神暗合，但有浅深粗细之别耳，兹比较而分论之。

西医实验所见，血液中之成分与饮食中之成分相等，凡饮食中含有之物质，血液中无不有之。如糖，如盐，如水，如脂肪、蛋白质等，以及各种之金属等类，血液中均含有之，而饮食中亦均含有之也。盖吾人日用饮食，必先经过胃肠。由胃肠中分泌之各种液体，以及膵液、胆汁之进入于小肠内者，群与饮食混合一处，以起化学之作用。因将食物完全消化，变为乳糜，然后又行物理之作用，晰其精粗，分途运转。其精者，则进入于胃肠中分布之血管，由此旁通四达，充沛全身，灌溉周流，以资营养，所谓"清则上升"者是也。其粗者，则成为粪便出于肛门，而由肠管之范围使不混入它处，所谓"浊则下降"者是也。夫人身之奉养端赖血液，而血液之制造必资饮食，此非血为水谷之精气而何？汉医之言可谓一言破的矣。血液中既含有各种之金属，其中最重者莫如铁质。盖饮食之精华于最初变血之时并非红色，嗣由循环之作用通过肺脏而与吸入之空气密相接触，于是血中之铁质遂与空气中之养气（又名酸素）化合，立将血液变为红色。此养气初与铁质抱合，殆进入体内，又因其他之变化而与铁质分离，遂起一种燃烧作用。人身有发热之机能者，即缘于此也。若血中原无铁质，则天空中之氧气便不能进入人身以供燃烧，俾促进新陈代谢之机而遂其阳和宣化之性，所谓"天食人以气"者即指此也。夫血液之变赤必赖氧气，而氧气作用专供燃烧，燃烧则性近乎阳。氧气亦空气中之一种成分，此"非中焦受气取汁，变化而赤"及"血从阳化，其色正红"而何？但"中焦"二字似不指肺脏而言。人身脏腑惟肺主呼吸而为容气之海，肺本居上焦，兹乃谓"中焦受气"未免相差过甚。想古书残缺，代远年湮，容或有传写之误耶。

如前所述，则知氧气能助燃烧而宣阳气，然物质因燃烧而生碳气，此为人人习见之常。须知物性若此，人亦如是。试观患热性病者，不数日间便能使人骨瘦如柴者，盖缘全身物质均被燃烧消耗以去矣。惟燃烧愈甚，碳气之量亦即随之而增长。西医实验所见，若血中富有养气者，其色鲜红，富有碳气者，则其色紫黑。以故见血色之紫黑，则知为碳气加多，因碳气之加多，而推为体温亢进。词虽不同，理则一致。所谓色变紫黑则为热征者，此也。又血液中之成分，水分居多，然此水分时时由尿道汗腺等处排泄于外方，若其排泄之机一旦受害，则血中之水分必忽焉过乎常量，于是郁积全身而为湿，彼血中之色素亦因水多之结果稀释而变黄，血中之杂质亦因排泄之障碍搀合而溷浊，所谓黄如米泔则为湿候者，此也。

至血液中重要之物质，则为血球。血球分两种，曰赤血球与白血球。赤血球之数多，白血球之数少，此为人身生理之常。若其一旦相反，或赤血球减少，或白血球增多，二者均能令血液变色而为贫血之征，所谓色浅红淡白则为血虚者，此也。

噫！汉医之理想若此，西医实验若彼。两者之说虽有精粗之分，确多相同之点。不过汉医仅言其当然而不知其所以然。然在往昔科学未发明之时代，实验无法，探索自难，得此学说亦属非易，正不得以是病古人也。

十一、妊娠呕吐

妊娠呕吐，或名恶阻。几为怀孕以后，人必有之病。轻者可不药而愈，重则颇有生命危险。汉医对此多用小半夏加茯苓汤，或伏龙肝汤等剂治疗，恒奏意外之效果。惟于病理之研究，殊欠明了，仆不敢曲为赞同。西医对此病理，犹在研究进步时代各主一说，尚无定论。近所发明者，其说有四：器械障碍说、神经反射说、发酵素增生说、脏器中毒说。

其主张器械说者，谓妇人怀孕后则子宫逐渐膨胀，于是向上压迫肠胃而移其原有之位置。肠被压，则狭缩通粪之道路而大便秘结；胃被压，则生一种不快之感，遂为逆行运动而向上呕吐也。主张神经反射说者，谓妇人怀孕，其子宫内膜乍与胎儿接触，遂感受一种刺激，于是由于子宫之神经末梢传达于胃之神经呕吐中枢。中枢者，即神经之总发行所也。人身四体百骸皆有神经分布支配，以营养为各种之机能。若神经兴奋，则各脏器之机能即应之而兴奋；神经沉衰，各脏器之机能亦应之而沉衰。神经主知觉而司运动，故最易感受刺激而盛其机能。故知其呕吐也，系胃部之机能兴奋也；其兴奋也，系感受子宫内之刺激也；子宫内感受刺激，而能影响于远隔之胃部者，以其神经贯穿全体，纵横错杂，皆有交感之作用也。是说极繁，未能详尽，兹不过略谈梗概而已。主张发酵说者，谓妇人怀孕后，体内即增生一种发酵素，由发酵素之循环于全体，刺激呕吐中枢而现呕吐焉。主张中毒说者，谓妇人怀孕后，其子宫内即产生一种毒素，随血液之流行以布于全身，刺激神经中枢而生呕吐。然此病之来，恒随妊娠抵抗力之强弱而分轻重。强者，其毒逐渐消灭；弱者，其毒日益增多，病益加重，甚则胎儿亦中其毒而发子痫，至有害于母子生命焉。

以上四说各由实验而来，并非理想，与妊娠呕吐之病理均有关系，然以丁说为最新，亦以丁说之病为重。从前之有效疗法，除将胎儿取下别无他术。近时由日人早川医学博士发明一种新药，名"改奶阻儿"，分注射与内服两种，对于此病治疗最有神效。是药之主要成分系由胆汁内提炼而出，然则胆汁不但能助消化，兼能融解脏器所生之毒。查胆汁亦为我汉医常用之药，如白通加猪胆汁汤等，以之治少阴下利，厥逆无脉，干呕烦躁之危症亦最有神效。由是以推，足见仲景立方原意，加入胆汁一合，不独重在回阳，而在消解肠内伤寒之病毒，其义最为明了。是以区区之见，若用小半夏及伏龙肝等汤加入胆汁一合以治恶阻，当较旧时疗法更胜一筹。惟药味过苦，若一时服用多量或恐胃受刺激而引生呕吐，是宜留意矫味而谋改制焉。

十二、"腺"字考

"腺"，按古书字典中原无此字，汉医书内亦无此名。溯厥[①]由来，系东邻日本于最初翻译欧西之医书时因感科学上用字不足，根据此物之生理定义添造而出，有如博医学会所造之铁、钠、钙、钾等类之字义是也。廿年前，余在天津专研西医时，常听教师讲演，皆呼此字为"泉"。自来哈埠，每见人之读是字者，皆呼为"线"。事关医学用字，究竟孰是孰非，不可不详为参证以期适合乎音义。

查腺在人身生理上为一重要脏器，分布全身，埋藏于筋肉之内或肠管之中。因平时柔软，不易触知，及其病时方始膨隆坚硬而生理反常也。其形略圆，大小不等，在人身脏器中专司生化无色之津液，不断向外分泌，以资营养及其他生理上各种之机能。若混言之，则谓之淋巴腺；分言之，则有耳下腺、舌下腺（汉医名此为廉泉、玉英）、扁桃腺、甲状腺、鼠蹊腺、腋下腺及颈腺、胸腺等种种之别名，分类其繁，不遑枚举。各腺之间皆有一长管连接，彼此互相贯通，联络以成一大系统，殆如血液之循环全身者然，故又谓之淋巴系统。总之其流通处，谓之淋巴管或名淋巴腺；其聚汇处，谓之淋巴腺。彼通俗之所谓起红线者，即指此管而言也；所谓痰凝结核及疙瘩瘟者，即指此腺而言也。腺有生化液体之能，管为流通液体之路，当创造此字时，盖因此器官不断向外渗漏液体，颇似地上出水之泉，故取"肉""泉"二字组成此字，以示此器为人身上生化津液之泉，非地上出水之泉。

顾名思义，当呼"腺"字为"泉"，不当呼之为"线"。如呼为"线"，其与淋巴腺之名称，又何以区别耶？乃查沪上某书局近印行之学生袖珍字典亦音"腺"字为"线"，不知著书人何所取义。爰志不佞之所见如是，以待高明者之考证焉。（黎雨民，《哈尔滨汉医学研究会月刊》，1938年第7、8、9、10期）

第二节　汉医"太极"与西医"细胞"两说之汇通

万物之生化也，飞潜动植，种类纷繁，变化罔极，玄妙莫测。然考以古圣理想之微言，取证于西人实验之公例，则又似有形迹可窥，真理可显者。

---

① 厥：同"其"。

借精神以探物质，取物质以验精神，两者确有相互密接之关系。是一是二，亦异亦同，正不得谓汉医理想之谈未尽合乎西医实验之法也。今且就"太极"与"细胞"两说之汇通一研究之。

西人生理之学说，以为动植物之发生，其初皆始于细胞。细胞为圆形，外层有嫩皮包裹，皮内有半明流动之液体，此液名为细胞原质。原质内有一二个或三四个之小核，核内有一小仁，仁之两端有放光体。细胞之全形极为微妙，非用最大之显微镜不能窥其形状。其生活也，时时营为旋转运动，由此运动遂分形体。由一个分而为二个，由二个分而为四个，由四个分为八个，所分皆以偶数，由之而百，而千，而万，以至于恒河沙，无量数。遂集合而结成为一个大团体，繁殖而构成一动、植等物。是知动植物之发生，其始本为一个细胞，其终则为无量数之细胞。每一细胞能营为独立生活，每一团体无量数之细胞又能应为一致运动。且其分体也，兼能分类，各司职责，统系不乱。故在动物，则有皮细胞、骨细胞及筋肉、脏腑细胞之分；在植物，则有根细胞、枝细胞及花叶、果实细胞之别。其分体愈多，其生物愈众，由之而老而少，而盛而衰，新陈代谢，生生不息，循环更迭，繁衍无穷。世界赖以不灭，万物恃以常存。佛家之所谓化身万亿者，殆近乎此。

此西人实验细胞之说大略如是也。吾人乍一闻之，以为异方之言，颇觉惊奇，不知此理已早经中国古圣发明在先，特因词旨玄奥，又无法可以证明，因之人多漠视而不究其所以，遂令生人原理沉晦至今，良可慨也。

窃谓汉医学理虽繁，而总其大纲无不根于阴阳。阴阳出生之母则为太极，孔子所谓"易有太极，是生两仪"者是也。是太极为天地万物发生之本，其形浑圆，颇与细胞之形状相类。圆形之内，判分阴阳两仪，又与细胞之原形质相类。两仪互抱之中心含有空无所有之圆圈一枚，外于两仪之首端又各点鱼睛一枚，恰与细胞内之核仁相等。太极能自运动，能自旋转，由运动以生两仪，由两仪以生四象，由四象以生八卦，由是而成八八六十四卦、三百八十四爻，所生亦均以偶数。神用无方，包罗万象，举天地风雷、山泽、日月、水火、人物、花鸟等种种有形可窥之物无不出于阴阳变化之中。以言其体，则原数为一；以言其用，则分数无量。此则与细胞分体作用之说又毫无歧异者也。

惟"太极"两字，包罗甚广。以言其小，则小不能破，虽尘介不足喻其微；以言其大，则大而无外，即三千世界亦在包容之内。可知太极之为用，充塞乎两间，普遍乎万物。若以科学言之，谓之细胞亦可，谓之分子亦可。

由是推阐字声，彼细胞与分子两名之定义尚嫌不如"太极"之名可大可小、伸缩自如，而范围普遍者也。然太极之说近于虚杳，得细胞以证实之则真理愈明；细胞之说似乎滞板，由太极以参考之则妙仪无穷。夫数也者，皆一之积也；万物者，亦太极之积也。执万物以求太极，斯物物皆为太极；据太极以言万物，离太极并无一物。天地之大，可作一太极观也；一物之微，亦可作一太极观也。是故执吾身之全体而言则为太极，剖吾身之脏器至于极小之一点而言亦为太极。其化形也不同，其作用也各异。西人说细胞，于未经分体之先即有主胚、副胚两性之分；古人说太极，于未成八卦以前即妙具阴阳两仪之性。太极无形，而细胞又至微极小，若用肉眼观之，虽有形亦近于无形。无形则不能见，不见则无由启信，此汉医学理所以未能容纳新知之一大障碍也。

然则太极可窥乎？曰：可。刺吾身之血液滴之于玻璃板上，用最大显微镜以检查之，则见有无数之血球旋走不已，此即细胞之运动，亦即太极之旋转妙用也。明乎此，然后方足以言造化之玄机、生人之妙理。而医学之精微在是，其基础亦即在是，何则？盖西医于就学之初必先修细胞学，次及解剖学，次及生理学，若不先知细胞原理，则此后之一切科目均难听讲明了也。所以西医遇有内外各科之疾病，敢于奏刀、剖腹、锯骨、割肠而行所无事者，因知细胞有独立生活之机能，有营为分体之作用。虽割其一部，自能续生以补偿；去其一肢，并无害于全体也。其有因割而即时殒命者，是乃庸医未明解剖，侵害中枢之神经或割断重要之血管，因而大量之血液流出，以致全体细胞失其生化之源，遂以饿毙也。然已死之细胞依然还之于太空之中而与其他之动植物相结，复集合而另构一新生之物体。于是生灭弗休，轮回不已。举世界之形形色色，无往而非细胞集合，即无往而不为太极所变化也。是故太极者，似可分而不可分者也。其可分者，为太极之形状、太极之功用，即西医细胞分体之说也；其不可分者，为太极之本性、太极之原理，即西医对于动植等物皆归纳于细胞集合之说也。乃今之业医者，既不知遵古以求进步，又不愿法今以学新理，仅窃取五行生克制化之说自炫其神，不知五行亦由太极两仪变化而出。除金、火两行在化学上可作单纯之生物原素外，其余均为原素所生之物。且土、木二者之中所含之原素又最为复杂，讵能列为五行以作生物之原素哉？是故五行之说可以作术学万物观象占卜之用，不足为医学研究生理变化之奇。

试观医圣张仲景所著之《伤寒》《金匮》两书，其中理论无一不报本于阴阳，以阴阳分配人身上下、内外、脏腑之部位，复以阴阳审查表里、虚实、寒热之病情。其六经传变大纲系由易之否泰两卦推衍而来。盖吾人于无病时，则阳潜内而阴布外，地天泰卦也；有病时，则阳出外而阴陷内，天地否卦也。其三阴三阳以应乾坤两卦之上下六爻，是中精义，微妙幽玄，一杂五行之理便失真相，容他日另文以详之。其一百一十三方、三百九十七法足以赅尽阴阳变化之奇，亦足作百病治疗之标准。全书理论非特不采五行一言，亦不引《内经》一语，除《金匮》篇首有寥寥五行数语以作譬喻外，其余只字不肯掺入，岂仲师之见有未及此耶？盖以阴阳化物，种类万千，在易有三百八十四爻之繁，在理有一气流行罔遗之妙，决非五行之说所能道其精微，泄其底蕴。故独采阴阳以为全书立论之根据，此仲师所以为圣、《伤寒》《金匮》两书堪作万世医方之祖也。

或曰：吾人栖息于两大之间，举凡日用饮食无一能出乎五行之外，是天地间明明有此五行，人身岂尽无五行耶？曰：有则有矣，其说亦自有别。夫金、木、水、土者，为太极取生之物，非化生万物之母也。火为万物变化时发生之现象，物烬则熄，难于实证其物也。此中真义非用化学之原理未易说明。要之金也，木也，土也，水也，乃由各种之化学原子构造而成，为细胞内含有之物质，所谓太极一点万物具备者也。火也者，为细胞旋转时发生之热力，乃太极动则阳生之现象，是中有神意存焉，灵魂寓焉，视之不见，听之无闻，西人名曰咿嗡（又名电子），汉医指为龙雷，是乃造物之玄机在此，诚不可以形迹求之也。

究之一言五行，虽一细胞之微，无不具有。细胞乃构造人身全体之分子，一脏器之中，非特有亿兆数之细胞，并有数种类之细胞，一细胞既具备五行之物，一脏器焉有独属一行之理？造物之微岂若是之显而可征耶？其他脏器之功能则心主血行，肾主利尿，皮腺排汗，睾丸造精，骨以支持全体，皮以保护全身，筋肉司运动，肠胃消水谷，肝滤血而造胆汁，肺呼碳而吸氧气，膵消淀粉以化糖，胆消脂肪以制腐，骨髓能造血球，脾脏能调血量，膀胱贮尿，精囊储精，脑以发布神经，血以供其营养。各司职权，并行不悖。而统摄为之主宰者则为太极之一点真气，由是气以判阴阳，由阴阳以司造化，听之无声，视之无形，虽体物而弗遗，实潜化而默运，合之则为一本，分之则有万殊，是故一脏虽有独立之机能，而各脏却有相互之关系。如心主血行，心病则全身之血流不通，于是肺郁血而作喘，脾郁血而肿胀，肠郁血而消化障碍，肾郁血而小便不通。若全身郁血则血中水分渗漏于血管之外，全身即发现水肿焉，此心脏病之大略也。其他各脏均可准是以推。病在某脏，某脏即发生障碍，由某种机能之障碍便可推知病在某脏。有望而能知者，有闻而能知者，有问而能知者，亦有触而始晓者，有凭有据，显而可征。又何须乎高谈五行生克之理，谓木郁生火、火盛刑金或水来克火等说，以与实验之病情相去过远哉？

抑病情变化，种类万千，而总其大纲，不外细胞之生理反常。是以其运动过盛则为热，运动减退则为寒，水分停滞则为湿，水分不足则为燥，全体震动则为风，热甚如焚则为火，是故寒也，热也，湿也，燥也，风也，火也，皆由吾身之生理变化而出，非外来之六气侵入吾身体者也。治疗之法，欲退热，则制止细胞之运动；欲温寒，则鼓舞细胞之机能；欲去湿，则利其水气；欲润燥，则运其血行；欲止风，则麻醉之使不发扬；欲熄火，则清解以化其毒性，汗下以杀其威势。凡此皆由药力以鼓动吾身之机能，使之自生自灭，非由药力以补益吾身之六气也。若机能恢复则诸病自止矣。

然则何为有病？曰：是有虚实、内外之分。虚为细胞之生理不足，病虽轻而难治；实为细胞之生理过盛，病虽重而易愈；内为喜、怒、忧、思、悲恐、惊，西医谓之精神作用，此新医学说相同之点，其名虽异，其理实同也；外则有因六气之感召，有因细菌之传染。其因六气感召者，细胞之机能一时受其障碍，不久自能恢复，此时医之，易于收功也；其因细菌传染者，苟非杀灭其菌势，则细胞之机能必永久受其侵害，或全身蒙其影响，是乃可恐之病。无论症之或重或轻，均宜特别注意以严防。当其传染之初，细菌仅占于一隅，久之，势力养成，蔓延各处，或由内以传外，或由外以传内，视细菌毒性之大小与细菌抵抗力之强弱以分胜负。盖细胞力强，则细菌不易侵入；细胞力弱，则细菌易于蔓延。此与汉医邪正相争之说暗相符合。不过汉医因无显微镜之补助，未能指出病原之形状与其定性，是为所短也。然能细审六经分证，损益其寒热，调理其阴阳，使体内之正气充沛于无形，自能发生抗毒原素，是亦间接杀菌之妙法也。尝谓汉医治病注重扶正祛邪，西医治病注重直接杀菌。惟杀菌之法，病不中，即生流弊，扶正之法；病不中，亦能抑邪。若能于扶正之中兼采杀菌之法，吾知汉医学术之迈进必可指日而待矣。

且细菌亦宇宙间万物之一也，种类万千，形状微妙。其生理同于细胞，其系统列于植物。其居住也，混杂于空气之中，依附于万物之上，发生长养，繁殖无穷，侵入人体，毒性最烈。然其变化而出也，亦不外乎太极原理，因其与吾人之赋性不同，故能为患。此乃异种相残之定例，无足怪也。或曰：子言细胞与太极相同，太极为至玄极妙之一体，范围天地之化而不过，曲成万物而不遗，致广大，极精微，通幽隐，合鬼神，以如是之体用灵妙，亦能为细菌所戕害欤？曰：生杀循环，天之道也；祸福相因，易之理也；荣枯代谢，物之数也；善恶相反，人之性也。而况仰观宇宙，烟云弥漫，日月为昏，尘沙飞扬，天地变色，久雨则湿蒸欲闷，亢旱则气热如焚，造物且不免为灾，况于吾人渺渺一身？细胞之星星一点，苟养之不善，防之未周，其能免为细菌所侵犯乎？

总之，西人以细胞为研究人身生理之基础，吾人以太极为探求天地造物之渊源。细胞之说，仅盛于近时，太极之说，早行于上古，且由此可以推知人事之吉凶、天时之变化、治人治国，无往不宜，较诸细胞之说尤为包括万有。古人理想之高，有非科学实验所能及者。学者果能辨别真伪，上取古圣明哲之言，近征西人实验之法，虚心下气，不耻问学，勿固步以自封，勿谈蠡以测海，孜孜不倦，探索弗休，久之必有新理发明造福于社会，又焉知汉医学理不随大海潮流奔腾澎湃，以贯注于西欧耶？世有同志，曷兴乎来！

（黎雨民，《哈尔滨汉医学研究会月刊》，1937年第2期）

第三节　中西眼科之比较

本刊以力谋汉医学术向上为天职，故凡学术之优良者则提倡而劝诱之，荒陋者则研究而改善之。理求一是，学汇中西，不必与科学竞异，亦不必与科学强同，但采他人之长以益一己之短，众流汇海，所聚必深，虚己以求，成功自易。此余《中西眼科之比较》所以不惮罪言，而欲剖辩于吾人之前也。

查汉医于内、外两科著述极伙，而于眼科一门向少专书。盖以解剖既未发明，生理病理自不能晓，所以上古圣人对此不肯轻于著书以教后人，而于眼科之各种疾病，当时仅用针灸治疗，其收效极为神妙。数十年来，不佞临床所睹之实验，凡遇西医眼科所认为难治之疾病，取用针灸往往奏意外之奇功。究竟眼科之病理如何，及针灸之效能奚在，古人并未明言其所以，是岂知而不言耶？抑言之恐误后世耶？乃后之为医者，竟敢以不知为知，不能为能，以一眼球之微比于天地之大，窃取五行八卦之义创为五轮八廓之说，自创学理，欺蒙后世，专用内治，以误病人。从兹，伪论繁兴，真理莫显，致将古圣所遗留之针灸妙术为之遮蔽莫行，一让西学之独昌于世，良可慨也。兹将近代中西眼科之说并列于后，究竟孰是孰非，孰优孰劣，阅者果能细心考察，自知有所去就，而信愚言之非诬也。

一、中医眼科学说

天有日月，人有两眼。地有九州，人有九窍。

天地之日月，一红一白，一大一小，一冷一热。不知人之某眼当日，某眼当月。地之九州，乃人为之区划，并非自然生成，方今世界大同，若合全球而论，足能区分几千万州。人之两眼，仅居一身之二窍，不知地之某处二州，可当眼之二窍？余不敢强作解人，姑阙疑以待贤者。

又眼眦色红而象火，属于心；瞳仁色褐而像木，属于肝；眼球色白而象金，属于肺；瞳孔色黑而象水，属于肾；上下眼胞，肥厚多肉而象土，属于脾。此五行分配五轮之说也。

五脏生理，心主血行而起燃烧，以司全体之新陈代谢；肝主滤血而造胆汁，兼助肠胃消化之机能；肺主呼吸，排碳吸氧，为天人交通之媒介；肾滤尿水，更制一种化学成分，一以鼓舞心脏，一以兴奋提神；脾有制造血球之功，亦有兼营消化之力。然则五脏之于人身，各自有其独立之职责，以并行而不悖，又何能再分其精华以群聚于眼？夫眼固足贵，其他之耳、鼻、舌身岂独贱耶？且一眼而具五行，其义已繁，孰知创是说者犹以为未足，乃于五行之外更有八卦之妙义附焉。所谓八卦者，即乾、坎、艮、震、巽、离、坤、兑是也。分而言之，略谓乾为天廓，肺与大肠应之；坎为水廓，肾与会阴应之；艮为山廓，胆经应之；巽为风廓，肝经应之；震为雷廓，小肠与关泉应之；离为火廓，心与命门应之；坤为地廓，脾胃应之；兑为泽廓，膀胱应之。然则一眼球之微，既有金、木、水、火、土五行之质，更有天、地、风、雷、水、火、山、泽八卦之象。是诚玄乎其玄，妙乎其妙！人身生理之繁密想未有过于是者也。

窃尝思之，天系日月星辰，地生动植万类。风怒号而挠物，雷震动而有声。水有江湖河海之别，火有光华灿烂之象。山生草木，泽起龙蛇，二者又善通地气以兴云雨。以如是之形形色色充满三千世界之大观，果能于一眼球生理之中，具备如斯之妙境乎？如是然也，则佛经之所谓"身心圆明，不动道场，于一毛端，偏能含受十方国土"等妙义，真可以此眼科诸说证明之也！然耶否焉，愿吾人其深思之。

二、西医眼科学说

吾人之眼形如球，故于解剖上名曰眼球。位置在头骨眼窝之内，其后部有视神经穿入脑内以司视觉。全体可分作三层，并三透明体。三层者，曰白膜，曰脉络膜，曰网膜。白膜居外，质坚而厚，前接角膜（即黑眼珠），中有瞳孔，为透入光线处；脉络膜居中，质松而薄，前接毛样体，次及虹彩轮；网膜居内，由视神经分布之多数纤维而构成，其底面有一小窝，名曰黄斑，又有一丘点，名曰乳头。三透明体：一水晶体，位在虹彩之后，其形与凸面之眼镜同；二玻璃体，位在水晶体后，其形如圆球，密与周围之网膜相接；三水样液，在虹彩体前后空腔之处，在前者名前房水，在后者名后房水。眼球之前面与眼睑之内面有一层极嫩之薄皮，以被覆之，名曰结膜。此外又有许多之副器，各营保护眼球之任。如眼睑、迷氏腺、泪囊、泪管、泪阜、泪点、眉毛、睫毛及上、下、内、外、斜、直筋等是也。眼睑遮盖眼球，以司开闭；迷氏腺分泌泪脂，以防上下睫毛之粘着；泪腺、泪管、泪点、泪阜、泪囊皆为分泌、排泄、吸收、蓄贮泪液之用，兼以滋润结膜；眉毛遮碍头汗下流，以免窜入眼内；睫毛防弊尘沙飞入，虽在风前合眼，犹能使光线从毛隙射入；上、下、内、外、斜、直筋等，一则牵系眼球，一则营为四周之活泼运动。

眼球之构造，由于各种细胞之集合，其生活也，全赖血管与淋巴管错综贯通以营养之。血管内之血液、淋巴管内之水液，均富于蛋白质及各种之化学成分，乃由饮食之精华与吸入天空之气互相化合制造而成，历历可考。全身上下无处不有，可以取而证明，非似五轮应于五脏之说莫可证实也。至于眼球之功用，实同于照相之原理。如脉络膜色黑，能吸收光线而免放散，有如照相时需用之暗室；网膜色白，能印入物体之肖像，有如照像之摄影板；虹彩能将瞳孔放大缩小，以加减光线射入之量，有如照像之遮光器；水晶体、玻璃体、眼房水等能屈折光线而短长之，使其焦点恰巧集合于黄斑之上，冲动视神，得以明视，有如照像器上之自由伸缩调节距离螺旋之机；角膜位于眼球之前方，其凸度极为平均，能令射入之物象，惟妙惟肖，丝毫不爽，有如照像器上装配之镜头。凡此作用，皆根据实验物理之学研究而得，非似八廓应于八卦之说无从考证也。

前之所述，皆关于眼球解剖与生理之范围，及其病也，一由外物之刺激，二由细菌之侵入，三由血液之变化，四由生理之太过与不及。外物刺激，有光线、灰尘、烟火之别；细菌侵入，有化脓、腐败、坏死之性。血液之变化，为感染病毒性及含有过胜化学之原质而成。生理太过与不足，乃血液浓厚稀薄及杜绝郁积所致。病犯某部，则某部即发生变化，或肿胀而疼痛，或萎缩而变质，或增生而结瘢痕，或蕃殖而为颗粒，或隆起而为肿瘤，或破坏而为溃疡，或坚硬如石，或软化似泥，或浑浊不清而碍光路，或视物莫睹而为盲人。病之来也，又有内外之分。由外而入者先占居于表面，急治则可医；由内而出者已传播于全身，症重则难愈。病在表面，不必求之于脏腑，涂药便可祛除；病在全身，不必顾及眼球，本清则标自能治。而审治之术，又有多端。分为药物疗法、光线疗法、化学疗法、电气疗法、湿罨疗法、注射疗法、切除疗法、按摩疗法、滋养疗法等种种之别。对症而施，法皆有效。比视色红应心，色白应肺，色青应肝，色黑应肾，色黄应脾等说专从心、肝、脾、肺、肾治疗较为可靠也。

至于检查之法，亦有种种。分为全身检查、局部检查、细菌检查、化学检查、理学检查。考既往以究病源，验体温以审病性。血统必查，职业必问。按眼以较软硬，诊脉以定吉凶。凡此种种，列为专书，不胜枚举。其中最有趣味而又最巧妙者，则为光线检查，此为吾人意想不到而又普通宜知者也。此法系于暗室内燃一极亮之灯光以照彻之。然后用检眼镜以反射光线，使送入于病眼之内，则得明视其眼底之状态而辨其通入光线之清浊及病灶之大小、病变之部位。其法亦分为四，曰斜照法、彻照法、直像检查法、倒像检查法，得以明视眼球之后半部。但直像检查法所得之眼底像大而视野反狭，倒像检查法所得之眼底像小而视野反广，是以欲知一部之病变则行直像检查，欲知全部之病变则行倒像检查也。然则灯光何由而射入耶？曰：眼球之中所有角膜、前后房水、水晶体、玻璃体等皆通体透明，不但有射入光线之用，且有曲折光线之能，吾人近视眼、远视眼及正视眼等既得由是而生，亦可由是而知也。盖以眼之透明体，除角膜不计外，自余其面凸者，则光线集合而屈折之度强；其面平者，则光线并行而屈折之度均；其面凹者，则光线放散而屈折之度弱。光线集合，则所达者近，不能望远，故为近视；光线并行，则所达者远，视力正常，故为正视；光线放散，则所去愈远，茫然无际，不能视近，故为远视，此即普通所称之花眼是也。是故欲矫正之，对于远视眼则戴凸面镜，以收缩其光线放散之度；对于近视眼则戴凹面镜，以分散其光线集合之度。总之，必使二者之光线调节之以近于并行，则远视眼与近视眼均得变为正视眼也。由此可知，凡市场所售近视镜与远视镜（即花镜）系由所磨之镜面有凹凸之分，并无别法以矫正其光线合散之度，俗称由药水浸渍之力者，皆欺人之论也。

以上中西眼科学理，由前之说，则处处离开眼球，专谈天地、日月、阴阳、五行、八卦之理，使人愈读愈模糊而难寻途径；由后之说，则处处专就眼球，精研解剖、生理之能及光线透射检查之法，使人愈读愈明了而趣味横生。两相比较，自以前说远乎事实，后说合乎真理。无论何人，亦难曲为之讳，不佞亦汉医也，何敢扰乱是非？故为是短长之论。曾以真理只有一个，学问不分东西，苟理近于是，余将择而从之；理近于非，余将背而去之。事关救人要术，不得不准据科学新知以打破数千年之迷梦。深冀汉医于眼科一门力谋改革，根据西医实验之学及古人针灸之术，继续有所发明也。（黎雨民，《哈尔滨汉医学研究会月刊》，1937年第6期）

第四节　答友人论后世注释《本经》之误及恐水、妊娠等各种病理书

碧秋先生足下，来书所言，持论透达，识见宏远，自非深学有得，何能道其只字？捧读回环，无任钦佩。惟所言汉药数条，理多难解。

查吾国《本经》一书，创始于神农，当时科学并未发明，在古人不过据其临床经验之事实详为纪述而已，其他关于天地生物之原理一字不提。试观《本经》所载之各种药性，但言某药性寒、某药性热、某药补气补血、某药能治某疾，字字真确，语语着实，并无高深理想之谈，玄玄妙妙之理。所谓"知之为知之，不知为不知"，此正古圣抱道守真之处，垂法济世之心。降及后世，人心不古，俗尚浮文。物本难知，而妄以为能知；理本难解，而妄以为可解。乃窃取天地、阴阳、五行之理。造为生克、变化、承制等说，以注解本草。闭户造车，意为揣测，各伸己论，颠倒是非。吾不知天地生物之妙，若辈未经实验，但凭理想，何所见而确信其为然耶？又不知天之高高在上，人之卑卑在下，而以人谈天，本属茫茫无据，何以确定其为是而固守之专耶？借曰神耶，则神当长生不死，若仍有死，是与人同。夫古人亦人也，今人亦人也，考人类知识进化之原理，愈远代愈蒙昧，愈近代愈开明，何以今人之所不解者而古人乃独能解耶？吾国人之文化不能进步，弊在事事崇信

古人，而又事事附会古人，凡古人之所不敢言者乃代为言之，曰"凡吾之所言，皆古人言外之真意也"。自兹以往，凡古人遗留可靠之成法乃为后人愈解愈支离，愈传愈荒渺。时至今日，遂至伪论繁兴，异端蜂起，以仇视科学之新知障碍，文化之进步。自以为崇信古人，其实古人立言之本旨已早为若辈湮没以尽矣。兴言及此，能无太息痛恨而亟思改革耶？

仆初学汉医，亦尝追空求虚，误入迷途，谈地说天，自炫神妙。自研西医，乃知天地生物之理极其复杂，亦极其精奥，若非经理化之实验，则无论思想如何精密，均不易得其真相。而化学之实验便是汉医所言之气化，并非有形可睹之物质，它不必论，只此一门，虽殚尽毕生之精力亦无止境。于是猛然惊醒，力反前辙。对于汉医学理则惟采取古人经验之事实，抛弃后人荒诞之学理，乃专用理化学之原则以探索旧医学所集之成法。遇有可汇通者，则乐道而记述之；其不能汇通者，则阙疑而姑待之。要之，事非经过，理非证明，仆不敢妄发一言，轻著一论。诚以医学关乎生命，造端虽微，影响甚巨，设有一言不当，其害将甚于洪水猛兽。故自习西医以后，凡旧日胸中所蓄之理想已于不知不觉之中默为迁移也，兹者辱承。

台端下问，自维谫陋，愧何敢当！虽然，窃愿采集古人经验之谈，参以西医真确之理，相与往复研究可也。其有不当，务希垂爱指示为幸。承询各条，谨一一附答于后。

【问】吾国医药纯为经验的，无科学的证明。以故因循不振，利权旁溢，即以恐水病言之（即疯狗病咬伤）。据《验方新编》所载，用人参败毒散加地榆、紫竹根，谓为灵验。予乍阅之，颇不甚信，及闻东庄武润生茂才每年以此方活人百数，不纳药资，莫不效如桴鼓。异之，就而访焉，果属非诬，疑团至今迄未能释。查该方为人参、茯苓、甘草、枳壳、桔梗、柴胡、前胡、羌活、独活、川芎、薄荷、生姜十二味，加入二味，共十四味。用药拉杂，不知何以有此效能。素仰先生深明汉、西医理，定能明示其由，爰为犬毒恐水病治法质疑云。

【答】恐水病，系属一种毒质由狂犬齿牙之唾液泡沫中传于人身之破伤皮肤，潜伏至数月后，其势乃盛，遂进而侵犯于神经系统，发现强直性痉挛及谵语癫狂、神识痴钝等种种之精神症状。因其遇水则病即发作，故有是名。因其病毒与神经结合，故发痉挛。痉挛者，即汉医之所谓中风、抽风是也。西医治疗此病，最初亦不过采用格鲁拉尔及臭素加里等剂麻醉神经，使之复于镇静，以解一时之痛苦而已。然非原因疗法，不能消其病毒，终有再发之虞。惟近时盛行之血清疗法比较前法似属有效，然亦不敢认为百发百中。

来书所言之汉方，人参能补益精神，安定魂魄；柴胡能条达肝气，退热除邪。肝气云者，即西医之所谓神经病也。前胡与柴胡略同；甘草能解百毒，兼能补助气力；茯苓能解体内余毒，兼能扶神定志，又能利小便。夫小便利，而血中之毒质亦赖以减轻。桔梗能治咽喉肿痛，其有解毒消炎之功无疑；竹根与竹叶主杀小虫，兼治恶疮筋急，既擅解毒杀菌之功，复有镇静拘挛之效；羌活、独活，主金疮，止痛，奔豚，惊痫，汉医均以之治风。风者，动象也，其与西医运动神经兴奋之理大略相同。川芎主治血，祛风，亦治寒痹筋挛。筋挛者，即犬毒病之抽风也。枳壳、生姜、薄荷三味，均能健胃消食，借资生化之源以助抵抗之力。统观全方大意，不外增进体力、补益精神、消灭毒质、麻醉神经等种种之作用，所谓标本兼顾，是以能愈恐水病也。若较诸西医仅用一种之麻醉药，其功效殆有过欤。然此仍为不佞理想的推定，而非化学的实验，岂敢确定为是？所愿与同志互相研究，务期达于真理确定而后已。其他，地榆能止崩漏，有收缩血管之效，似与恐水病无甚关系，乃亦列入此方，不知何义，仆不敢妄作解人也。

【问】吾友王君晋侯之室，怀孕已有数月。平日无病，偶俯其腰操作，事毕归房，顿觉小便困难，俄顷溺不出矣。如此者数日，满腹胀痛，至不能忍。虽用堕胎药堕其胎，亦终不得小便，医者皆束手无策。忽有一人谓某村一妪善治此病，王君漫应之，乃姑往请之来。既至，用手入膣内探之，一探而小便微利，再探而小便畅行，其病即愈。据某妪言，是症不必堕胎亦能治愈，然终不能说明其理由。不知果与《金匮》诊妇人伤胎节大同小异欤？究竟该病之起缘因何在？某妪之探系操何术以通小便？惟先生教之。

【答】查人体解剖之大略，妇人子宫紧与膣道相连，位于膀胱之后方，直肠之前方。膀胱之上有输尿管一对，与肾脏相通（汉医谓膀胱无上窍者，非也），下与尿道相接。其尿水系由肾脏滤出，即直由输尿管以入于膀胱，俟贮满以后乃由其下口之尿道以排出之。然膀胱之所以能贮尿者，以其下口有括约筋也，在尿水未满之先能营为收缩运动，既满之后能营为开张运动。膀胱之所以能排尿者，以其全体有利尿筋，在尿水贮满之后，因受一种不快之感，即起而营为收缩运动以驱迫其尿之外出。又所谓筋者，即俗所称之肉丝是也。阁下试取动物之膀胱而分擘之，即见其然也。但此两种筋肉又各有神经分布支配以主宰之。神经为灰白色之丝状物，其坚韧过于筋肉，乃真气所循行之路径。其理与电线恰同，解剖时自能见之。其总根在脑与脊髓之中，而利尿神经之总根恰当于腰部。汉医之所谓"肾司二便"者，即指此处之神经是也，但此神经不在肾脏，而在肾脏相近脊髓之中。此理皆由实验而来，并非理想，因取动物而割断其神经即失利尿之作用也。

总之，妇人子宫紧与尿路相接，若一旦发生变化，其影响于小便属情理之常。今王氏妇素无他病，偶因俯腰操作以致小便难出，想为胎儿因俯腰而转位，因转位有子宫而一部特异之膨隆，或压迫输尿之道路而水难滴下，或压迫利尿之神经而作用不生。当时若妊妇能卧床静息，心不恐慌，久之，胎儿亦自能徐徐转位以复其无病之常态。惜乎病家不明是理，或行有障碍之动转，或作无意识之揉按，种种举动，皆令胎儿感觉不安，子宫益增压迫。延医诊治，又复误下其胎，不知胎儿虽下，而前所膨隆之子宫依然压迫尿路，未能立刻复原，所以尿仍不能下。待延老妪探膣之时，或幸逢子宫收缩之际，所以一经手指拨动，则压迫之障碍立去，闭塞之尿路自通矣。以愚料之，此乃适逢其会，非老妪别有神术。不然彼一无识之老妪，仅试其一探，便具有起死回生之功，则吾辈之穷年研理而深究者其亦可以休矣。虽然，观老妪言"有是症不必堕胎"一语，则此妪又似乎深明胎儿转位有压迫尿路之理，故其探时亦必向压迫方之向而拨动之，所以尿水立下也。其不肯说明其理由者，盖因其理本属平常，人人易晓，秘之则人以神，言之则顿失价值也。此症属于器械的障碍，而非生理的变化，稍具解剖常识便知无须下胎，易于治疗，彼敢投药而轻于堕胎之某医，诚有愧此妪多矣！呜呼！吾欲无言。（黎雨民，《哈尔滨汉医学研究会月刊》，1938年第11期）

第五节　答锦邑胡海涛君函询中风病理书

【原函】舍亲某兄，现年四十五岁，身躯素弱，向有嗜好，常服补阴之品，性喜饮酒，每饭至少亦饮四五杯，不如此则自觉寡欢，毫无乐趣。前二三年间曾患头眩，发时至多不过一句钟即复常度。此人原无卫生之常识，虽经契友警告亦不先事预防。

迨去岁九月间，忽然昏倒，不知人事，口眼㖞斜，痰如曳锯，小便不禁，面色苍白，脉象沉迟。是时仆不在家，经彼家人自延汉医诊治，投参、术、附子、干姜等类一派扶阳之药。自得病之日起服至今春二月底止，始终专用兴奋之剂，并未换第二法门，虽幸保全生命，惟语言舌謇，发音困难，口带斜形，左眼青瞎，右手足不仁。后易他医，莫不根据《内经》之"肝主筋""肾主骨"等说认为肝肾两亏、血虚生风之症。其主治第一步疏风活血，第二步滋肾益肝。病家毫无定见，不得不惟命是从。所服疏风活血之剂，如羌活、草乌及活络丹之类，不知凡几，求其结果，依然隔靴搔痒，毫无效力，未能却病，反耗真元。至四月间，经仆劝其改延西医，内服铋碘等药，外用电气疗法，施治两月有余，手足稍活动，发言略较真确，然左眼依旧青盲，未见大效。病者夙仰先生大名，以为汉西医学兼长，必有活人妙术，每欲就医，深苦格于势而未能，刻已束手无策，万不获已，用特通函相询。

先生垂念同乡之义，大发慈悲，赐以方术或别指一求生之路，俾病者霍然就愈则感实无既矣。

【答】细审来函所述之症状及汉、西医家所施之疗法，则令亲之病确为脑出血无疑，即我汉医之所谓"卒中"或"中风"等病是也。

夫脑出血者，为脑髓内之血管忽然有一部分破裂，血液流出于管外，无从宣泄，遂郁积而压迫各种神经中枢之谓也。查脑出血与头出血有别。头出血者，其血液得流出于皮肤之外，吾人得一望而知之；脑出血者，其血液因有头骨及脑实质之四围包里，故始终瘀塞于内，不得宣泄于外，吾人不得望而知也。是以汉医学理，至今不能晓其病原，惟以中风、卒中等说，及中腑、中脏、中经、中络诸义凭空揣测，诸说纷歧，莫衷一是。独刘河间五志过极动火，火动上炎为害，及最初主张下泻，继则用防风通圣散以通经活血之说较与西医实验之学最为接近。如果病初采用此法，未必毫无良效也。盖河间泻火之法，最初可以引血下行以减轻脑内溢血之压迫，继服之通圣散，可以滋补全体神经之机能，兼疏通各部之瘀塞，其说虽与西医有异，其法实与西医略同，未可误听陈氏小家伎俩之谈而一笔抹煞也。

查人身各脏腑以及四体百官之机能，均由神经分布支配以主持之。神经有中枢、末梢及神经纤维三种之分，有如电灯然。中枢为发电之总机，纤维为通电之铜线，末梢为燃电之灯头，此三者若有其一破坏，在电气即不能逞其作用，在人身亦必致丧其机能。然电机为人力制造，神经乃天然长成，故电机坏可以整复修理，神经坏则难于接续复生也。然则此病何为推定其在脑耶？曰神经既有中枢、末梢、纤维三种之分，则其所布之区域亦必有广狭、长短、特殊之别。中枢为总司全体，末梢仅限局于一部，纤维则连络于二者之间而分领乎多部。故全体有患，则知其病在中枢；一部有患，则知其病在末梢；多部有患，则知其病在纤维。能洞悉电灯总机之构造底蕴，则亦能悟及神经之病理原则也。神经学说极为繁密，历经西医实验其功能，证据确凿，毫无疑义，且可与佛说之净色五根相通，因其纵横错杂，头续万端，设非据图索解未易一一详明。总之，神经既千差万别，愈分愈密，中枢亦各有专司而不止一所。今某君之病，如忽然昏倒，不知人事者，可断其脑部出血害及意识中枢也；痰如曳锯者，害及呼吸中枢也；溲不自禁者，害及利尿中枢也；脉象沉迟者，害及心脏运动中枢也；语言舌蹇者，害及言语中枢也；口带斜形者，害及颜面神经中枢也；左眼青盲，右手足不仁者，害及视神经中枢及手足运动神经中枢也。血溢某处，则发现某处神经之机能障碍。其溢血之量多，则病重；量少，则病轻。据症推断，丝毫不爽，解剖实验，铁案莫移。彼世之医者，迄今犹固守成见而不肯变其旧说者，诚可笑也。且以上之所谓各种神经中枢者，均分占于大脑皮质之内，惟呼吸运动中枢及心脏运动中枢等则在大脑以下延髓之内，利尿中枢独在腰椎脊髓之内而统由意识中枢所发出之神经纤维以联络之。盖脑之全体共分灰、白二质。灰质在表（即皮质），白质在里。灰质为各种神经发出之源，白质为各种神经交通之路。其中最关重要者莫如内囊。内囊居大脑之中，在白质之内，凡大脑内发出之各种神经，多由此处经过下降，分布于头部以及躯干、四肢、经络、脏腑。其由此处通过之血管密与神经相接，每因其人素好饮酒而发生一种化学变化，积之久久，以致血管糟朽变性，而因劳动及暴怒生气等种种关系，一旦血液沸腾上逆，最易胀破此处血管。胀破则血出，以压各种神经通过之纤维而影响于全身，遂发现以上所述之各种之症状焉。若出血多量而症状重者，立时可以毙命，其来迅速，无法施救。其出血少量而症状轻者，再加以静养得法，每能徐徐消散，以赴于自愈。但该处既经出血，必有破坏之组织，后虽治愈，亦必永久残留瘢痕以障碍神经之传导通过，此乃天然之缺恨，非温凉、寒热、攻补之剂所得而施，彼主张滋阴补阳、祛风逐痰等说者均为一种理想之谈，是否有效毫无把握。况该处血管既经一度之破裂，后虽长成，终不如原有之坚固，以故其病早晚仍有再发之虞。所以医生遇此，虽经治疗得手，亦须时存戒慎恐惧之心，防其再发，以自留退身地步。必须严嘱患者多静少动，永戒饮酒，并于便燥时常服硫黄等类之缓下剂，冀能排泄血中之水分以减轻脑压。一方用鈇碘配伍番木鳖丁内服，以促病灶内之瘀血吸收及麻痹之神经兴奋。再佐以最新之电气疗等，行之久久或可徐徐向愈。西医治疗此病，其大纲不过如此，仆亦别无妙术，即使有其他之变通之疗法，而因通函问病，远路悬揣，实不敢冒昧出方。故将是病之原理详为见告，想阁下既明其理，自能瞭然于处置之方而不致有误也。

再者，汉医针灸之术对于此病治疗往往发生神效，每于行针片刻之际便可立致患者起床步行，以仆经验所及，确能十愈七八。所取之穴不外身柱、陶道、大椎、肩井等数穴。但其中稍有手法，只能口传，非笔墨所得形容。如某君尚未用过此法，不妨就近延请针灸专家照前所指各穴一试行之。以愚所见，当能胜过西法多多矣。可否之处，诸希卓裁。（黎雨民，《哈尔滨汉医学研究会月刊》，1938年第12期）

第六节　漫谈五带

夫带之五种，似关于总摄精管之受病，于五脏不尽相关，何哉？盖饮食入于肠胃，化出之淀粉质与蛋白质，由肠壁之粟状细尖管端吸收之，而入肠后之摄精细管，由众多之细管再入附脊之总管以上入心，作血中之白血球。此管受病，不能摄收此蛋白质，郁蓄沦陷，下注胞中而作白带；郁蓄日久，受脂肪之蒸热变白为黄，是为黄带；或因血稀管薄，血因渗出，与蛋白质混合而下者，是为赤带；肝郁脾伤，饮食减少，胆汁无所事事，溢入焦膜，与蛋白质混合而下者，是为青带；或血与胆汁相同渗入焦膜，与蛋白质混合，虾留日久而后下者，是为黑带。

女子带下病者，日见消瘦，腰酸腹痛，经因不行者，诚以蛋白等质化带而不能化血故也。欲治五带之病，必先解郁化瘀，以复摄精管之原能则可耳。（陈德蕴，《滨江省汉医学月刊》，1940年第40期）

第七节　津门出水说

《内经》云："三焦者，决渎之官，水道出焉。"夫三焦，乃人身之油膜，即《医林改错》所指之"气府"，而西医又所谓之"连网"者是也。广论之，即人身最外皮毛之里层薄膜，皆属之三焦。王清任本其一隅之见，竟谓三焦无其事，似此根本错误，医道何由而明乎？

兹论津门，为出水之道路。但人饮水入胃，由何处入三焦？自《难经》谓三焦无状空有名，而后世之著书者，亦有"小无不入，大无不包"之说。如此论三焦，乃语言不详，以致后人误会，遂谓水由小肠"飞渡"入膀胱。

似此痴人说梦，荒谬不经，诚不免为他人所笑。明哲如唐容川先生，犹云"胃之通体，有微丝细管出水"，此语似亦模糊笼统。

《医林改错》曾谓"胃有津门出水"。余尝验牲畜，胃腑下口，小肠之上，有核如乳头，外与油膜相连，据此即出水之门户也。《内经》谓胃有五门，此其一欤。知乎此，其于水之路径可晓然矣。（张恩阁，《哈尔滨汉医学研究会月刊》，1938年第11期）

第八节　气由廉泉玉英出入说

《内经》曰："喉咙者，气之所出入也。廉泉玉英者，津液之所从出也。"

按喉咙即肺管，为脆骨结成，管外有软管，左右各一条，有如鸡肠之形，附之管上，本系一物。软管上端正在舌根两旁，气由此软管出入，气化之津，亦由此出，痰亦由此咳吐而出。肺管并不出气，用手按捺喉咙两侧，则气闭难忍。如果系肺之脆骨管出气，尝见已将脆骨管捺扁至碎，尚不至闭气。若人饮水误入肺管，必急呛使出，不可稍忍，岂能再容痰饮乎？王清任亦有此说，独不能详。西医剖验，虽所言形迹甚精，但剖验死人，气已散而不可见。故但知有血，不可考其气化矣。余以《内经》，谓喉咙出气者，肺管及侧软管本系一物，故可统称喉咙。

廉泉、玉英乃软管上端之两孔窍也，津液从此而出。后人所谓舌后之二穴，盖指此焉。考其实在，气与津液本是一路，津为气化，岂有分为二路之理？然肺管既不出气，在人身主何功用？余以肺管乃通空气者，上窍闭则下窍不开，譬如倒闭气酒杯，按其上孔，则下孔不能出水。所以谓肺与大肠相表里，大小便不通，责之肺气不行者，即不外此义。且气至廉泉、玉英能化成津，则又必须借肺管吸入清凉空气。譬之冬日之蒸气至寒处则成水结霜；炎暑时盆内贮水，盆外有水。又如烧锅烧酒时，甑上锅中必添凉水。稍温即换，热气蒸腾，上有凉水，始能成酒，无凉水则不能成酒。与人身气至极上之处，必须借肺所出之热气，接触外边之凉气，始能化津，其理无异。故人能早起床者，得吸清凉新鲜之空气，则身体遍觉爽快，以其呼出浊气而得天阳之养，其化津故多也。若人颓靡贪睡，直至晌午始起，则空中之气，皆温热浊秽，人触之便觉神昏不快。高年人，讲养内者，无一浓睡至午之人，而晏起者，鲜臻大寿。

明乎此，则于生津化气之道路功用，均可一以贯之矣。（张恩阁，《哈尔滨汉医学研究会月刊》，1938年第11期）

第九节　胆汁入小肠取汁奉心化血说

考西医，谓甜肉汁入胃化食，胆汁亦入胃化食。夫甜肉汁即脾间之膏油，入胃则胃之燥气与脾之湿气两相合化，其化食之功能固已如斯，若再云胆汁亦入胃化食，不但重复，义亦难通。查西医脏腑图，甜肉汁入胃，在胃之下口，胆汁入处在甜肉汁入胃之下，已在小肠上口。小肠功用在提取食物之汁液，奉心化血，然则小肠何以能提汁液？盖胆汁力能分尘，是胆汁之功用，而在乎排浊提清矣。胆汁入小肠，将食物所化之糟粕排其浊入于大肠，而提其精华，以奉心化血。故胆汁若不足，提出不净，则为飧泻之病；若胆汁有余，提取太过，则为燥结之病；胆汁太热，将食物之汁液烧坏，则为便下脓血之病；或汁液黏结，上泛而为痰病。仲景用白头翁汤治下血者，以白头翁、秦皮升举少阳之气，不致重坠下迫；黄连、元柏虽是"苦以坚之"之义，其实乃清少阳胆经之热也。温胆汤即二陈汤加竹茹，盖二陈汤原主治痰，竹茹入胆清热，俾胆汁退于温和，而复其少阳之本气，此真可以治痰之源也。观此，可为"胆入小肠取汁"之铁证欤。

按《内经》曰："食入于胃，浊气归心，淫精于脉，脉气流经。"唐容川先生解浊气为浓厚汁液是也。下文饮入于胃，不言浊气者，以水中无浓汁也。食汁归心，为心火所化，则淫溢于血脉之中而化血矣。脉气流经者，血脉随五脏之经脉，周流不息，即西医所谓之出血回血也。"饮入于胃，散精于脾，游溢精气，上输于肺，通调水道，下输膀胱，水津四布，五经并行"。言水由胃出入于三焦，脾居油膜之中，三焦为脾所司，故言散精于脾。游溢精气上输于肺者，水被肾阳蒸动，则化气上行，游溢充浮，是化气上行之象。气达于肺，肺气清肃下行，故能通调水道，下输膀胱，此申言气水升降之理也。水津四布，五经并行者，言膀胱为"州都之官，津液藏焉，气化则能出矣"之理。气至肺得清凉空气，始能化津，水津四布周身，与五脏经脉之血皆并行而不悖也。以上乃《内经》饮食气血化生出入之路，以证明此论与经义适相吻合，试观《内经》所云中焦受气取汁，变色为赤是为血。受气者，津即胃受脾汁之气。小肠受胆汁之气，取汁者，即胆汁排浊提清，入别肠以奉心化血也。此论确可证明"受"字与"取"字之义。《内经》成于上古，彼时以锥在木简上画篆字，何能绘图？《内经》所附之图，乃后世妄添耳，唐容川已证其舛谬，不必复述。

综此篇之所论，将食水出入之路、气血化生之源指出实确，思欲以救空谈气化及不明实迹者之失，此亦仁心之所应尽然也。想明哲诸大君子，先得我心者，当不乏其人，是皆为轩岐之功臣，医学之津梁，余则瞠乎其后矣，吁。（张恩阁，《哈尔滨汉医学研究会月刊》，1938年第11期）

第十节　全体之真解

男女媾精，最初之胚胎必先生两肾，而两肾之中间各生油膜一条，上贯脊骨，名之曰肾系。两肾属水，中间之油膜则属火，即名之曰命门。盖以人之先天只有水火者，此也。水火二气，皆各有专体。水之专体指肾说，火之专体指心说。是知，火离水而自成一体，是为心。乃在心体未曾成立之先，肾之阴阳水火即先行分离，因其阴阳水火之分离始生燥，燥生金，金生肺。于肾中之阴阳水火分离之时，是由肾直接先生一肺。明乎此，始可知金水同源之真理。肺既生成，然后间接方生一心，所以肺必覆于心，而心必系之于肺也。火之体虽在心，其根本实出于命门之肾系。水火既已分离，则必上下相吸，而水火之相吸即阴阳之相引，阴阳相引则生风，于是厥阴包络始结成于心之上也。由包络生出肝系，由肝系生出肝膈而生肝。肝膈名曰膻，所以每称包络为膻中者，盖依此也。所云阴阳相引者，即是阴阳相合，阴阳相合则生湿，湿生土，土生脾，而人身三焦之总机关确乎在脾。所谓三焦下起肾系，上结心包，是皆赖阴阳相合而生者，是故中间藏一湿土之脾也。

命门中所化之真阳，变化肾中之精汁而为髓，由背脊分别而行上下则化成脊骨与脑骨、锁骨及胯骨。由脊骨再分而为肋骨，由锁骨再分为臂骨，由胯骨再分为胫骨，由脑骨再分为辅骨。举凡一切主骨、辅骨，无一不由肾中之髓化生者，所以《内经》云肾生髓，髓生骨也。肾属水，而肾系则属火。此火由命门上行，至脊骨七节之旁，出而入之于心，则发为离照当空之象。《内经》所谓"七节之傍，中有小心"者，此也。然命门之火能由此处入心而发离照当空之致者，其中原有至理。原夫火之为物，必丽于木而后始明，故必以厥阴心包之风木而包于心体，方能成为离照当空之实用也。心赖此火纳小肠之精汁以化血，由任脉降入胞宫之血海，由命门之阳化而为精，下输而泄出精孔，旁输而转入督脉，贯脊上入于脑而填补脑海，旁输入骨而填补骨髓。此骨与髓之所由生也。

膜从肾系而生，膜上之膏油从脾而生，由膜而结成上、中、下之三焦，油遂附之而布满于三焦。膜向外展，油遂附之而化为肌肉。是在内之膏油及在外之肌肉皆由脾所化。此肌肉之所由生也。

三焦之膜，上结于包络，由包络发为肝系，由肝系发为肝膈，由肝膈发为膜网，由膜网发生肌肉。据欧人剖解图说，凡在肌肉有白膜包裹瘦肉之处，两头必生筋，是筋从膜网而生，膜网从肝膈而生，故曰肝生筋，其实焦膈乃生筋之原也。筋之为用，外而绷肉，内而束骨，而其总会之处乃在阴器。因厥阴之脉下络阴器，故知筋之总会在此。此筋之所由生也。

三焦发源于肾系，在上结为肝膈（膈内统名膻中），是论上焦；在中结为网油与板油，是为中焦（脾胃属网油，腹属板油）；在下结为鸡冠油，包裹大小肠，是谓下焦；又于鸡冠中结一夹室（即所谓气海、血海、胞宫、精室、丹田者均是也），与肝膈一上一下，两相对峙。肝膈以内，厥阴心包主之，夹室以内，厥阴肝木主之。心包之脉，下膈，历三焦、肝脉抵小腹，上贯膈。是肝膈与夹室乃两厥阴脉互相通连之处也。包络代主宣化而系极热之脏，命门之火上入于心，发为离照当空，而其阳热即由包络下输夹室，此之谓木火同气。

阳热蒸动膀胱之水以化气，是曰元气。此气由气海中出（夹室前连膀胱，后连大肠，其蒸动膀胱所化之气即入夹室，故夹室又名气海），挟脐之左右上行入胃（按脐之左右名气街，《内经》云冲为气街，即冲脉上行之路也。又阳明胃两支脉入气街，合并一处下行，是冲胃两脉相互通连也）。元气入胃，熏蒸胃中之水谷而化气，是名曰悍气，又曰宗气。此气由胃之大络虚里贯膈入肺，始分布于皮肤分肉之间，悍卫周身，又曰卫气。故《内经》曰：卫气者，水谷之悍气也，不入于脉而行于皮肤之中、分肉之间，熏于肓膜，散于胸腹。所谓不入于脉者，卫行脉外也。熏于肓膜者，肓膜即夹室，男子藏精，女子系胞，故曰肓膜，即气海也。明水谷之悍气由气海之元气熏蒸而化，故曰熏于肓膜。所谓散于胸腹者，以其由胃贯膈入肺，均系胸腹之地也。所谓宗气者，人非水谷不能生活，此气生于水谷，通行十经隧，温暖周身，为人身生气之主，故曰宗也。但此等化生之气不自流行，必假客气以鼓动之。所谓客气者，呼吸之气是也。按欧人剖解图，呼吸之气管从鼻入肺，过心，循脊骨而下入肾，由肾横行而前入腹，又有两管在脐两旁，其管较横行入腹之管为巨。本乎此，则呼吸之所以为用，从可知矣。盖过心循脊入肾之处，乃命门火上行入心，发为离照当空之道路。由鼻吸入之空气过心循脊入肾，行经命火上达之路已被元阳化而为热，然后横行入腹。入腹者，入气海也，入气海鼓动膀胱所化之元气，由气街上入于胃熏蒸水谷。所云脐旁两管，即气街也。胃中所化水谷之气又由吸气鼓之，贯膈入肺，转行皮肤分肉之间，而吸入之空气遂自鼻而呼出矣。《内经》谓人一呼，脉行三寸；一吸，脉行三寸。一呼一吸为一息，昼夜一万三千五百息。卫气昼行于阳二十五度，夜行于阴二十五度，至平旦则气与血大会于手太阴肺。据征，卫气必假呼吸之气而行，卫气一呼一吸只行六寸，一昼夜方行至肺，由肺吸入之气顷刻由肺呼出，则呼出之气必非元气、卫气可知。若云呼出之气果系元气、卫气，是吸入三寸之空气，换出三寸元气、卫气而抛弃于外，而竟无所用，有是理乎？于此足见呼出者仍系吸入之空气也明矣。此气之所由生也。

心生血，由心系入肺，复返于心，再由心出，遍行于周身，回转入肺，仍返于心，其轮转周身之道路则曰脉。脉自肺起，行手少阴心主之前（即上文所云返于心者也），出走于手，接大肠之脉返至鼻。胃脉由鼻起，下走于足，接脾之脉上行注心中。心脉由心起，出走于手，接小肠之脉返自目内眦。膀胱之脉目内眦起，下走于足，接肾脉上行注胸中。包络之脉，由胸中起，出走于手，接三焦之脉返至目锐眦。胆脉由目锐眦起，下走于足，接肝脉上行注于肺。脉管均有细络，血即由细络遍布肌肉，即犹膜网均有细膜，气由细膜可以遍布肌肉，均同一理。此血之所由来也。

此解乃据历验不爽之旧说稍添新理耳。所谓新理者，亦并非专指欧学而言，是凡旧有之说而未经前人道明，兹则为之直截了当，明白解释之，皆宜谓之新理。此不过为一般未窥轩岐仲景之门者辟出浅近光明之途径，亦我同志研究之资料，如此或不背本刊之大旨。若再宽皮厚肉，泛泛作解，专事皮毛，各存畛域，而仲景之道何日斯可以昌明哉？（张恩阁，《哈尔滨汉医学研究会月刊》，1939年第17期）

第十一节　张仲景论著与新医所称的伤寒之研究

仲景著作《伤寒》一书，有高人之见，异人之识，其旨既微，其义甚远，堪称医中之至圣。唯字简句古，章法短奥，后人读者，莫寻其要旨，每多望洋却步，畏难中辍。且又加新医所称伤寒之混扰，致我汉医莫敢言"伤寒"书"伤寒"二字，往往招新医界人之睥睨。乃锐意研究仲师论著与新医界言称之伤寒二者证病异同之点来解释如后，务希我同道者加以指正，努力赓续研究，发扬我汉医之学理，人民免死于"伤寒"二字，是所盼切。

一、张仲景论著之伤寒

仲景论著之伤寒，外感伤寒也。因其人所穿衣服于时序之冷暖失宜，遂感其气，由皮表受之而为病。偶有一二人患之而不传染，系感时序之正气也。

举伤寒之例，统为外感六气治法之规范，法三百九十七，方一百一十三，因文简致引起后贤之评解纷纭，读者因莫知所从，往往畏难中辍而不学。要言之，三阳经之疾患系指体温功用之变化，三阴经之疾患系脏腑原质之变性。此二语来解全部伤寒，悉此要旨，再按法逐条研究，尚较易为。人受风寒之侵袭，体温郁遏，现三阳经之发热各症。迨至三阴，风寒淫内。素禀寒者，邪从寒化，则现三阴经寒化之疾患；素禀热者，邪从热化，则现三阴经热化之疾患。至三阴经之病症，吐泻、消渴、便脓、欲寐、腹满、喉痹，皆脏腑失其常态，原质因之变性也。

二、新医界所称之伤寒

时称之伤寒，疫伤寒也。汉医谓之毒气发作使然，新医谓之菌生是也。因人居空气之中，空气中含有毒质（菌），触之即病。由口鼻而入，先肺及胃、心、脾、肾，多人症状相似，挨户挨村皆然，如役传知，谓之传染病，系岁运之戾气也。

其症与外感伤寒同，而病实异，同异之点详见后文。其病因毒火盘踞于内，火性上炎。头为诸阳之首，故头沉昏如劈之疼；邪火干胃，热气上冲而致呕吐；毒倾于肠，致下恶物而作泄；热毒已入胃，不得宣泄而发癍疹；邪火煎熬其津液，热气上腾如笼上熏蒸之露，故头汗独多；神经被毒困闭，神失其明，而四肢动转不能自主云。

经以上的研究，仲师论著谓之外感伤寒，新医所称谓之传染伤寒，信不诬也。

三、两种伤寒之症同病异对照列下（见表2），以备临证参考

表2　外感伤寒与传染病伤寒症状对照表

症状	外感	传染
头疼	太阳及阳明，项强几几然之头疼	沉昏如劈之头疼
发热	太阳恶寒，阳明壮热，少阳寒热往来	表里俱热而恶热
身疼	骨节疼有束缚意	四肢有不能自收意
泄泻	太阴下痢腹必满，次数少	下痢腹不满，日数十次
呕吐	少阳之呕胁必痛	胁不痛，频频作呕
斑疹	无	热毒不得泄致发癍疹
汗	三阳经无汗，有汗则病解	上身有汗，头汗尤多，有汗病亦不愈
脉	参阅《伤寒论》，不再赘及	紧兼数或兼涩

（郑友谅，《滨江省汉医学月刊》，1941年第49期）

第十二节　肺病和麻黄

一、肺脏呼吸作用和人体生活的关系

　　肺脏是呼吸系重要器官，呼吸是人体生存必需的作用，不能片刻停顿的。呼吸和人生的关系，最重要的共有两种：一是吸收空中氧气，二是排除体内碳酸气。氧气是体内氧化的必需品，全体内任何部分，假若没有氧气便不得生存。空气中的氧气起始由气管、支气管而至肺泡，由肺泡壁内微细管透入血液，循环全体，以供给各部分作氧化的用途。体内的碳酸气是氧化作用后所残废的东西，假若积存体中必生危害，所以必须得排除之。排除的方法：先由各细胞内部渗入血液，经血液的输送而达到肺部，由肺而排出体外。所以呼吸最重要的功用，是体内气质的交换。

　　人体内一切的化学作用，如食物之化成新组织。旧组织的分解和氧化等作用，统名为"新陈代谢"。体内的新陈代谢率，可以用氧化率测量之。因人身体内的食物依赖氧化作用才能发生热力和能力，有热力和能力，各器官

才能得以生存和工作，所以器官的工作增加，所需的氧气也必增加，是以氧化和新陈代谢率适成为正比例，呼吸率和新陈代谢率也同一关系。氧化率和新陈代谢率增加时所需要的氧气和因氧化而生的碳酸气也必增多。这时，一方要充分吸收氧气以供给所需，一方又得排除过量的碳酸气。像这样，呼吸率自然加速，所以呼吸率的迟速常依着新陈代谢率而变，这是人体上的天然调节机能。

二、肺脏呼吸和心脏血流的关系

肺脏吸收空中氧气，排除体内碳酸气，已如以上所说。然而氧气随血流而运往全身各部，碳酸气也随着血流而输送于肺。若是仅有肺脏呼吸机能而没有血液的输送，则呼吸作用也不能尽它的气质交换的职务，所以肺脏呼吸和心脏血流关系至为密切。凡是呼吸机能障碍而不能畅达时，则速率增加，血流也同时加速，以补助呼吸的不足；心脏衰弱，则脉搏加速，呼吸也必要急促，以帮助血流的不畅。互相调剂，务必使着他的生活机转得其平衡。这个理，《内经》早已说过，看它所论心脏血流的言论，像《五脏生成》篇"诸血皆属于心"；《脉要精微论》"脉者，血之府也"；《痿论》"心主身之血脉"、《脉度》篇"气之不得无行也，如水之流，如日月之行不休，如环之无端，莫知其纪，终而复始"；《营卫生会》篇"其清者为营，浊者为卫。营在脉中，卫在脉外。营周不休，如环无端"；《举痛论》"经脉流行不止，环周不休"。《内经》所论呼吸器的话，如《忧恚无言论》"喉咙者，气之所上下也；会厌者，音声之府也"；《六节藏象论》"肺者气之本"；《五脏生成》篇"诸气皆属于肺"；《五阅五使》篇"鼻者，肺之官也"；《阴阳应象大论》"在窍为鼻"；《金匮真言论》"入通于肺，开窍于鼻"；《脉度》篇"肺气通于鼻"。《内经》论心和肺的关系，如《营气》篇"营气之道，内谷归实，谷入于胃，乃传之肺，流溢于中，布散于外，常营无已，终而复始，故气从手太阴出……下注肺中，复出太阴"，这是说血为饮食所化，入于血管，运至大静脉而入肺，复由肺注心，散于全体，而复注于肺的意思；《营卫生会》篇"中焦亦并胃中，此所受气者，泌糟粕，蒸津液，化其精微，上注于肺脉，乃化而为血"，这是说养料输入静脉，静脉的血含有残废物质和碳酸气，必经呼吸作用成为鲜血方能弥补组织的缺乏。从这说起来，心、肺、呼吸和血流的关系，古人已知道的这样详尽了。

三、肺脏和神经的关系

人体内脏器、组织的种种生活机转全都受神经系统支配，肺脏自不能例外。

神经系可分为二类：一为中枢神经，二为末梢神经。中枢神经包括脑和脊髓两部，脑部又分为延髓、脑桥、小脑、中脑、大脑五部。延髓是脑的底部，也可视为脊髓的一部分，是伸入头盖中的，司各种和生命有关系的机能，是身体中最重要的中枢。延髓容积虽小，可是除去含有神经纤维，或向外或向内传递刺激以外，更为呼吸中枢和心脏运动中枢。这以外更有多数纤维和迷走神经及若干的脑神经相联络，也有和交感神经相通的。

现在由动物试验已证明，迷走神经为呼吸的感觉神经，其感觉作用为刺激性或是抑制性，这两种性质常兼而有之。然而呼吸作用不关系于神经的自动，实由于延髓所流通血液的性质和体外传入神经刺激的影响。凡吸气时，输入新鲜氧气于血液中，而在呼气和吸气的时候，均能使血液中碳酸气移动。血液含多量的氧气时则颜色鲜红，含多量的碳酸气时则颜色深暗。体内氧气丰富则呼吸可以暂止，所以运行深呼吸数次，吸收多量氧气后，可以停止呼吸片刻。反过来说，血液中若是含有多量的碳酸气的时候，不但不能停止呼吸，且呼吸的作用更得加速，目的在放散多量碳酸气而吸收氧气。各种原因所发生的窒息，均由于血液中碳酸气过多所致。这种现象可视为血液循环经过呼吸中枢时，由其性质或种类的不同而使着受相当的影响。因血液中氧气丰富，呼吸中枢不受刺激。氧气缺乏，碳酸气过多，则呼吸中枢受刺激，遂加速其吸氧排碳的动作而使呼吸加速。自体外传入的神经刺激也能影响呼吸中枢而变更其呼吸率，如穿湿衣，突然投入冷水中，忽然呼吸冷气，忽然感受痛苦，全都能促成吸气作用。脑中发生的刺激也能及于呼吸中枢，如在某一定范围内，我们是能用意志来节制呼吸的。从这看来，呼吸神经中枢因接受感觉纤维所传递的各种神经刺激和流过其中血液性质的差异而使呼吸机能起相当变化以适应之，以维持生理上的平衡，并不是由于自动的。

四、肺脏和皮肤、肾脏的关系

《金匮真言论》说："西方白色，入通于肺……是以知病之在皮也。"《五脏生成》篇："肺之合皮也。"《痿论》："肺主身之皮毛。"想要知道肺和皮的关系，必得先了解肺和皮的生理作用。

皮的生理作用约有七端：一为裹护全身，二是感触外物，三是调节体温，四是分泌汗液，五是分泌皮脂，六是吸氧排碳，七是吸收油调药物。这其中尤以调节体温和分泌汗液两端为最重要。人身体温的适当量为华氏表九十八度，不论寒暑全没有增减。体温的生成由身体中种种化学作用而来。饮食和新陈代谢源源不断，所以体温的生成也源源不断。可是体温的适当量是九十八度，之所以能有一定的量，是因为皮肤能把过量的体温放射到空气中。体温的来源多，皮肤所放射的也多；来源少，所放射的也少。炎热的时候，体温增高甚速，皮肤虽尽量放射，而不能轻易使体温降到常温的程度，于是便分泌汗液来补助之。因为汗的分泌常摄取体温而放射于外，体温愈高则汗出愈多，所以当炎热或剧烈劳作的时候，汗的分泌愈盛，这正是人体上天然的散热作用。放射和汗出全是皮肤的职务，从这可以知道，皮肤的生理作用是放散体温。以前所说的吸氧排碳是肺脏所专司的，可是除去皮肤放散体温以外，肺脏呼吸时所呼的碳酸气也能放散少量的体温。生理学家测量放散体温的比例，皮肤放散四十分之三十二，肺放散四十分之七，其余四十分之一则从二便而放散。从这看来，肺所放散的体温已不在少数。排碳吸氧虽为肺所主，而皮肤也能排除碳酸气而吸收氧气，不过其量甚微少就是了。所以肺司呼吸，同时帮助皮肤放散，皮主放散，同时帮助肺呼吸，这是肺和皮肤的连带关系，也就是"肺主皮毛"的真确解释。

人体中由氧化和新陈代谢而产生的废物质共有多种，除肠中未被吸收，即所吸收的余物质而由肛门排泄外，其余还有四种紧要的废物质，必须得排除的就是水、碳酸气、尿质、尿酸化合物等四种。这四种全由血液中分出，以三种特别器官排除之。碳酸气和少量的水由肺脏呼吸时排除之，尿质、尿酸化合物和多量的水由泌尿器排除之，其余的水由皮肤排除之。肺虽为呼吸系器官，而因碳酸气和少量的水也由肺排出，所以也可视为排泄系器官。泌尿系包括肾、输尿管和膀胱。肾和皮肤皆能排泄水分，在夏日，汗多则尿量减少，冬日则尿多而汗量减少，足可以看出这两样的互相关系，也可以看出肺和皮肤的互相关系。《痿论》"肾，水藏也"，《本脏》篇"肾上连肺"正是这个意义。再进一步说，肾脏除去排泄水、尿、尿酸化合物（这三种物质的混合物，就是寻常所说的尿）外，还有副肾素的化学作用和心肺的关系更密。副肾也称为肾上腺，为内分泌器官之一，位于肾脏的上方，是扁平三角形黄褐色的小器官。它所分泌的东西就是副肾素，是人生保持康健的要素，对于人体关系甚大，常存在血液中周流全身，以促新陈代谢的旺盛和一切细菌素的抵抗。对于肺，能膨大气泡及气管的狭窄，以帮助呼吸；对于筋肉，能刺激使其紧张；对于平滑筋更甚。副肾素既能使筋肉紧张，血管收缩，血压高升，呼吸调畅，所以生殖器的发育、筋肉的健全、心肺的协调全都和副肾素有重要关系。

五、喘息的病理

肺主呼吸，和心、肾、皮肤、神经全都有互相关系，前文所举的不过是个大略，可是必定得知道这个才能知道喘息的病理。我们得知道一切症状都是体工救济作用的表现，如因种种原因而使呼吸机能障碍以致气质交换不称其职，氧气不能充分供给，碳酸气不能照常排泄，于是呼吸加速，以希望完成吸氧排碳的职务，碳氧气质交换愈失其平衡，则呼吸率也愈速。因呼吸加速而致呼吸困难，而致抬肩引背，而致气急鼻扇，这就是本文所说的喘息。根据以前所说的，可以推知喘息的病理，其最较显著的如下。

一，新陈代谢增加，致体温亢进，产生多量的碳酸气刺激吸气中枢，使动作加速。二，凡能减少肺活量（就是最深呼吸时，肺部的容量），阻碍呼吸动作，增加肺部死腔（肺内气质的交换只限于肺泡一部，气管、支气管等处并没有吸收或排除气质的能力，所以叫作死腔。肺脏呼吸的效力正和死腔的容量成反比例。死腔愈小，呼吸机能愈强；死腔愈大，呼吸机能愈弱。因一部分吸入的空气贮藏在死腔之内，不能达于肺泡）的病变，全都能障碍呼吸。所发的病症包括：①减少肺活量的，有心脏病（致肺静脉充血或肺水肿）、肺炎、水胸（胸部积水）、气胸（胸部积气）、胸内肿瘤、腹部膨胀；②障碍呼吸动作的，有支气管哮喘、膈膜神经和膈膜筋麻痹（吸气是膈膜神经和举肋肌有关的肌肉运动，呼气是有弹力性的胸壁和肺脏退缩为原状的动作，若这个地方的神经和动肌麻痹，肺脏就要艰于呼吸）、气管和支气管的狭窄（因发炎或水肿所致）、精神病；③增加肺部死腔的，为肺部气肿。

人身体温为九十八度，增则热，减则寒。热病的成功没有不是因为造温机能的增进而放温机能的减退而成的，所以在热病的初起，大多数都没有汗，就是有汗，而放温的量也仍旧敌不过造温增进的量。体温增进，皮肤不能尽量放散，于是一部分体温改从呼吸器官而放散。而肺的放温能力只有四十分之七，体温从呼吸器官而放散的是源源而来，势不得不增加呼吸的速度，因呼吸的加速，遂成喘息症状。凡氧化率增进时，碳酸气也必增加。血液中含多量的碳酸气，当经过延髓时，刺激其呼吸中枢，也足以引起呼吸率的加速。血液循环全身后，还流于右心室，这时血中充满碳酸气，于是上注于肺，经呼吸作用将碳酸气呼出而再吸收新鲜氧气，这时的血液又变为鲜红色，经肺静脉入左心室，复出大动脉干以输至全身。假若心脏起病变，循环障碍，肺静脉的血不能照常归于心而充积于肺管中，遂起淤血症状；或因炎性机转，血液的有形成分渗出脉管以外，浸润在组织中，这渗出的有形成分就是水，水积在肺中，能减少肺活量而起喘息，这和气胸、胸部肿瘤、腹部膨胀、气管支气管狭窄、膈膜神经和膈膜筋麻痹等的阻碍呼吸动作或增加肺部死腔而致喘息的是同一机括，就是同欲完成吸氧排碳的动作。

六、麻黄的医治作用和有效成分

麻黄的医治作用，载在古医书上的有《本经》"主治中风伤寒，头痛，温疟，发表出汗，去邪热气，止咳逆上气，除寒热，破癥结积聚"；《别录》"五脏邪气，缓急风，胁痛，子乳余疾，止好睡，通腠理，解肌，泄邪恶气，消赤黑斑毒，不可多服，令人虚"；甄权"身上毒气，风疹，皮肉不仁，壮热，温虐，山岚瘴气"；《大明》"通九窍，调血脉，开毛孔皮肤"；时珍"撤目赤肿痛，水肿，风肿，产后血泄"；《植物名实图考》"肺经专药"；日本吉益东洞"主治咳逆水气，旁治恶风，恶寒，无汗，身疼，一身黄肿"；西尾重"功能发汗"；三浦"冷饮可利尿"。把这些学说汇聚到一起看来，麻黄的主治作用为定喘、发汗、利尿。证之于仲景书，麻黄汤治"太阳伤寒，头痛，恶寒，无汗而喘"；大青龙汤治太阳中风，脉紧，身疼，发热，烦躁，无汗；小青龙汤治伤寒表不解，心下有水气，干呕，发热而咳喘（喘为小青龙必有的症象，其说详后）；麻黄杏仁甘草石膏汤治汗、下后，汗出而喘；越婢汤治风水，恶风，身肿，脉浮，汗出；越婢加半夏汤治"咳逆上气，此为肺胀，其人喘，目如脱状，脉浮大"；麻黄附子汤治水病脉沉；甘草麻黄汤治里水。而《千金方》《外台秘要方》《圣惠方》《圣济方》《宣明方》《御药院方》《济生方》《百一选方》《孟诜必用方》等，卷卷都有本品配合的方以治伤寒、肺喘、水肿等证，则麻黄有利尿定喘发汗的能力可以知道了。

麻黄的医治作用在它的有效成分中。近日才知道它的有效成分是一种植物盐基类，名叫伊佛特灵，又叫麻黄精，经留美约翰赫浦金斯医科大学的陈克恢君所证明。现今市上西药所常用的伊佛特灵 Ephedren 就是这种药，它的性质作用全都和副肾素相仿，今略述其主治要点如后。一是能使血压增高，善治气喘和支气管炎；二是和副肾素配合，可作局部麻醉药用（和奴吾根 Govocain 功效相同，但它的本身并不含麻醉性）；三是能刺激各种内脏的平滑肌、动静脉、胃肌等，兼能收缩子宫，放大瞳孔；四是用小量能使血压增高，大量可使降低；五是可以单独使用，内服和注射均可。

根据这个，则它的医治作用，汉、西正相符合，如西药房出售的盐酸麻黄精 Ephedrinumhydrochloricum、硫酸麻黄精 Ephedrinsuiphata、拿采姆麻黄精 Racem Ephedrin 等全是用作神经镇静剂、血压亢进剂、气管镇痉剂，功效颇著。然而麻黄不仅止于治喘，尚有利尿的功能，西医但说治喘而未说利尿，岂是尚未发觉有利尿成分吗？

七、麻黄所能治的各种喘息

麻黄不是能治一切的喘息，《伤寒论》说"伤寒表不解，心下有水气，干呕发热而咳喘者，小青龙汤主之"；《金匮》说"肺胀，咳而上气，烦躁而喘，脉浮者，心下有水，小青龙加石膏汤主之"，均是用麻黄的好成例。这里说"表不解"，则病的恶寒发热无汗，有待于发表出汗可知；说"心下有水气"，则胸部积水，阻碍呼吸，有待于放大支气管，增加肺活量可知。这样正合于用麻黄。恶寒、发热、咳喘的病有大叶肺炎、支气管炎、渗出性胸膜炎、支气管螺旋体病、急性支气管炎等，症状全都相类，小青龙汤皆都主之。这种病，异乎寻常伤风咳嗽的症状是呼吸困难，病势重笃则鼻孔扇动。初起全都恶寒战栗，继之以高热，就是所说的"伤寒表不解"。发炎的部分毛细管充血，血中液体成分及固形成分渗出管外，各炎性渗出物就是所说的"心下有水气"。炎部往往觉得刺痛，咳嗽的时候尤甚，咳嗽的起始则干涩无痰，继则有黏厚的锈色痰，呼吸困难，不能平卧，这就是所说的"发热而咳喘"。凡是心下有水气的，照例没有不喘的，所以知道喘是小青龙汤必有的证候。方中麻黄、桂枝是为表不解、恶寒、发热、无汗而设，既可畅通皮间血运而出汗，又可以扩大支气管，增加肺活量以利呼吸；半夏、干姜，止呕兼去痰饮水气；干姜、细辛，专能镇咳，辅以五味子，一开一阖，得相济之妙；石膏善清内热烦躁。合以成方，以治恶寒，发热，无汗，干呕，咳喘或兼烦躁的病，简直是针锋相对。所以必得有这样的病才可以用小青龙，也就是有这样的症状才可以用麻黄。若是喘而汗出，身无热用麻黄的，必得是病机有外出之势，因而利导之的，看越婢汤证的"脉浮"；射干麻黄汤证的"咳而上气，喉中水鸡声"；厚朴麻黄汤证的"咳逆上气，胸满，喉中不利如水鸡声，其脉浮"（本《千金要方》十八卷咳嗽门本方下），全是相当的例子。

八、古方考证

古方用麻黄治咳喘水气的甚多，今略列数首如次。

千金橘皮汤：治肺热，气上，咳息奔喘方。橘皮、麻黄、柴胡、紫苏、杏仁、宿姜、石膏。

麻黄引气汤：治肺劳实证，气喘，鼻张，面目苦肿方。麻黄、杏仁、生姜、半夏、紫苏、白前、细辛、桂心、橘皮、石膏、竹叶。

厚朴汤：治肺劳，风虚冷，痰癖水气，昼夜不得近枕，上气，胸满，喘息，气绝，痰水盛溢方。厚朴、麻黄、桂心、黄芩、石膏、大戟、橘皮、枳实、甘草、秦艽、杏仁、茯苓、细辛、半夏、生姜、大枣。

竹叶汤：治气极伤热，气喘，甚则唾血，短乏不欲食，口燥咽干方。竹叶、麦冬、小麦、生地、生姜、石膏、麻黄、甘草、大枣。

麻黄煎：治风水，通身肿欲裂，利小便方。麻黄、茯苓、泽泻、防风、白术、杏仁、大戟、黄芪、猪苓、独活、大豆。

大豆散：治风水，周身大肿，眼合不得开，短气欲绝方。大豆、杏仁、麻黄、防己、防风、猪苓、泽泻、黄芪、乌头、半夏、生姜、白术、甘遂、甘草。

其余像《外台》所载，深师、许仁则、范汪、崔氏、《集验》《小品》《广济》诸家，用麻黄治上气、咳喘、水气方也不少，若将其方柄所胪列的诸证合之方中诸药而详细研究之，则其所以然的缘故当可了然于心啦！

九、麻黄的宜忌

喘所由起，原因在肺脏气质交换失其平衡。为欲完成吸氧排碳的缘故，膈膜神经和动肌及肺神经、毛细气管等全都为之兴奋，膈膜神经和动肌兴奋则动作加速。肺神经及毛细气管兴奋则发炎焮肿，分泌液增多。这种分泌液浸润在组织中，遂成痰饮而阻碍气道。咳即为祛逐痰饮及因强烈呼气而起的一种反应，至于体工种种救济作用迭为因果，病势增进时乃起喘息。

凡治疗，无非是顺着生理的自然利用体工疗能以为治。咳喘的原因既是这样，则治法自然应扩大支气管，使分泌物易于排出以利呼吸；消退发炎机转，使分泌物减少以通气道；开发皮肤，使体温放散，不致壅积于肺；助肾脏排泄，使水气下行，肺气得以畅达。凡是这些都是麻黄所主的，但应当知道的是，青龙、越婢之治喘全是暴病，所以麻黄只有急性病证为宜，慢性的喘若用麻黄必得另有实证可据。简直的说起来，实证可用，虚证不可用；病的初期可用，末期不可用。如热病，无论伤寒、温病，初时鼻扇，至三候后病势增进，气息喘促而鼻扇是为肺气将绝，杂证末期见鼻扇多属肺肾病，如褥劳、煎厥、肺痿等，都不是麻黄所主的，误用必要有危殆。又观大青龙汤下，脉微弱的不可服，越婢汤下，恶风加附子，它的意义自可见出。不仅是这个，若误用麻黄固然足以坏事，当用麻黄而反用葶苈、槟榔、大黄等峻降的药害处也相同。因为当用而用是顺生理的自然，不当用而用是逆处然的机转。

十、结论

麻黄于肺能定喘，于皮能放散体温，于肾能助其排尿，肺、皮、肾合为排泄系，所以麻黄可以算作排泄系的专药。肺、皮、肾同为一系，当然互相关联，而肺脏的呼吸有待于血流的协助，更有待于神经的调节，内分泌物（如副肾素等）的刺激，所以心、肺诸脏器也有互助关系。平日彼此联络以维持生理的均衡，病时相互救济以为治愈的机转。是以虽极简单的病，原因也很复杂，至于治疗的方法，更不是一端所能尽的。（孙希泰，《滨江省汉医学月刊》，1940年第42期）

第十三节　答岳毓峰君问百日咳之治疗法

一、定名

本病在我国中古以上包括于咳嗽病中，统名咳嗽病。《素问》谓为肾咳，《医学大辞典》亦载之。降及明代，以迄有清，始有顿咳、顿呛、阵嗽等名，盖以特有之病状而命名也。晚近，东西医学输入吾国，复有百日咳（日译）、疫咳、痉咳等译名，或以经过缠绵而定名百日咳，或以具传染性而定名疫咳，或以特殊症状而定名痉咳。寓意不同，名遂歧出，要其病患无二致也。本篇核名稽实，为保存我国固有之病计，故定名顿咳。

二、原因

吾国古医谓为气候之变迁（外感）刺激呼吸器所致，近代医家根据一九〇六年薄尔台及茄倔氏所发现之稍带卵形之短杆菌，谓为本病病原云。

据实际之考察，本病发生多在气候失常之春、冬二季，一人感染，波及全境。且以二岁至五岁之小儿最易侵袭，未满一岁之乳儿次之，壮老之年鲜被其害。其传染之途径与机会多因直接与患者相接触，或由含有本病病菌之痰唾、什物等之媒介，或由空气之传播，故公共团体、学校会场等尤为招引本病之良好机会。

又本病之流行通常每二年乃至四年发现一次，凡罹本病一次者即得永久免疫性，但亦不尽然者。

三、证候及经过

因多与感冒病混合发现，证候之经过中亦常有感冒证候夹杂其中。若为纯粹的顿咳，则其证候之经过约分三期。

（一）初期

初期鼻塞，流涕，喷嚏频作，时发咳嗽（与普通咳嗽殆无以异），体温微升多在日暮之时，舌苔薄白，脉搏略数，别无显著变化，全身稍呈违和状态。此期现症与普通鼻塞感冒殊难区别，谓之黏膜炎期，或称加答儿期。约至二周时间，则本病真相完全披露。

（二）痉挛期

最著者，即患者发痉挛性咳嗽。其状当咳嗽将发之际，患者自觉胸喉间苦痒异常，继而先作鸡鸣状（或驴鸣或如吹笛状）之深吸息，深吸息之后，多数之短促呼息的咳嗽连续而起，此际喉头至口腔屡见黏痰之涌出，须以指挖取之始觉轻松。其发作剧烈者往往呼吸困难而有窒息之虞，颜色青紫带肿，颈静脉怒张，涕泪交流，苦闷难堪，甚或引起恶心呕吐，如此反复发作，以致患者营养障碍，形容憔悴。轻症一日约发四五次，剧者则有数十次之发作，每发作持续时间约十秒至二十秒，甚者有至二三分钟以上者。本期因有痉挛性咳嗽，谓之痉挛期，逗留时间有二周或五六周者，殊不一定。

（三）轻快期

痉挛期过后则诸症渐退，移行于轻快期。此期痉挛性咳嗽（顿咳）渐次变化，其发作次数及咳嗽强度次第减弱，其咳嗽由痉挛性渐变为与初期相似之支气管炎之咳嗽。约略一二周间，咳嗽逐日轻松，患者遂向愈矣。

四、并发症

并发症中最多见者为鼻感冒、支气管炎、结膜出血及皮肤黏膜等出血，往往使白色巩膜变为赤色是其特征。此外，呼吸器之肺胀、气胸，循环器之右心室肥大，消化器之呕吐、泄泻，排泄器之大小便失禁，妊妇之流产，脑出血以及舌下韧带之浅溃疡等，均为本病并发症中习见者，就中尤以舌下浅溃疡于本症诊断上有宜注意之价值。

五、病理

因气候枯燥及病菌毒素之侵袭呼吸器中，故有痉挛性咳嗽之发生。病毒侵入由浅及深，故初期呈上气道之黏膜炎症状。喷嚏因三叉神经受刺激，体温微升因反射地刺激体温之中枢，鼻塞、涕泪、咳嗽等则因黏膜炎症所影响。若夫中期之顿咳，则以肺部受病毒而痉挛使然；又因呼吸促迫，氧气缺乏，碳酸堆积，以致引起静脉之瘀血怒张，颜面呈青红带肿之状；又因呼吸困难，呼吸筋强度收缩，横隔膜过度上升之故，胃部被其撼荡，遂呈器械的呕吐病状。此外，并发症中之结膜出血、皮肤黏膜等出血，以及呼吸、循环、消化、泌尿等部之病症及妊妇之流产，脑出血，舌溃疡等症，皆因痉挛期中之影响所致，病理显明，不烦赘述。至鼻感冒及气管炎之并发症，或因空气之刺激与本病同时并发，或同本病病毒浸淫，然后并发，来源虽不同，为病殆无二致。

六、诊断及预后

初期因与普通上气道疾患最易混同，往往难下确切诊断。一至痉挛期中，但根据其特殊咳嗽之发作状态便可确定为本病；如仍恐不确，再诊察其并发症中之结膜出血、舌下溃疡等，病即可证实。又本病发生为弥漫性，故临床时宜探询附近区域有无同样疾病，亦为本病诊断之一助。本病虽属缠绵疾患，苟无凶险合并症，治疗及看护得法者往往经良好转归而治愈。反之，并发肺炎、气胸、脑出血、续发肺结核者，其预后殆为危险。

七、类证鉴别

其类似证宜注意鉴别者，即急性支气管炎（风寒咳嗽）、支气管喘息（气喘）及肺结核（肺痨）等，兹分别述之。

（一）急性支气管炎

急性支气管炎以咳嗽、咯痰为主症。咳嗽频发，无痉挛性，咯痰亦甚爽利，经过期间亦不甚长，与顿咳之痉挛性咳嗽，经过缠绵者大不相同。

（二）支气管喘息

支气管喘息多于夜间突然发作，发作之际虽亦现呼吸困难等症状有似于顿咳，但其症无传染性，由来甚渐，经过较顿咳尤为顽固。有由先天遗传终身不能治愈者，且患者成人老年较多，小儿甚少。

（三）肺结核

肺结核之咳嗽常兼胸部疼痛，咳声无有力，非痉挛性。同时，患者瘦削日甚，颜面苍白、颧骨发红、潮热盗汗等接踵而起。患者以十八至三十岁者为最多，小儿殊不多见，其预后较顿咳尤为危险。

八、治法

初期与感冒并发，恶寒发热，热轻寒重，咳嗽无汗者，用葱豉汤加杏仁、桔梗、射干、牛蒡子，或用《金匮》射干麻黄汤加减亦可；如寒轻热重，咳嗽痰多者，则宜葱豉桔梗汤加杏仁、牛蒡子、橘白、杷叶；如顿咳症状已发作者，宜加味桔梗汤加竺黄、钩藤、杏仁、冬花、紫菀、牛蒡子、苏子等，兼恶心呕吐者用竹茹、代赭石、半夏等药。总以扶助自然疗能，铲除生理障害为目标耳。

九、预防及调养

（一）隔离

患者、健者须严厉隔离。顿咳猖獗，人烟稠密之区不宜前往，庶无传染之机会。

（二）消毒

住屋勿论患者或健者，凡与疫区距离甚近者，均应清洁室内，喷洒石炭酸溶液（3%）或石灰水。

（三）环境

室内空气勿使过燥，日光透射、空气交换尤应注意。如觉口鼻干燥，宜以经沸食盐水洗涤、含漱或拭润之。既罹顿咳之患者不可任意涕唾，如能于新鲜空气之山中行转地疗养者，更佳。

（四）饮食

营养物以流动疏利、易于消化之品为最有益，荤腥干燥与富刺激性之食物绝对禁忌。

（五）起居

起居动静宜审慎调护，不可冒风、冒寒等试验为要。

十、处方

加味葱豉汤：牛蒡子八分，杏仁钱半，陈皮一钱，防风一钱，代赭石二钱，葱白一钱，郁金一钱，豆豉二钱，芥子八分，桔梗一钱，射干二钱，薄荷叶一钱，赤茯苓二钱，法夏一钱。

《金匮》射干麻黄汤（《金匮》方）：射干二钱，麻黄二分，紫菀一钱，款冬花一钱，细辛二分，半夏一钱，大枣二枚，五味子三分。

加味桔梗汤（俞氏新订方）：苏子一钱，桔梗钱半，葶苈一钱，钩藤二钱，竺黄一钱，连翘二钱，芥子八分，薄荷钱半，冬花一钱，紫菀一钱，杏仁一钱，牛蒡子一钱，竹沥三钱，山栀钱半。（陈志和，《哈尔滨汉医学研究会月刊》，1939年第27期）

第十四节 脑髓说

当兹科学进化，医药倡明之时，而起源最早之汉医反瞠乎其后者，何耶？

盖医学之兴衰，以教育为关健。彼西医之兴盛者，上由国家之提倡，下有社会之组织；校有专科，学有统系，教有程序，习有实验；遵守科化之理，精益求精；而生理、解剖借助显微镜、爱克斯光等设备，故其进化捷速也。汉医则不然，既无教育之统系，更无科化之研究，分道扬镳，各尽专能。此并非汉医自弃前程，实亦社会状况有以致也。虽间有出人之才，亦有好学之士渊博群书深加研究，所得到之结果但亦泥关自守，犹不脱曩昔旧思想，竟尔秘方秘术，亡而后已，亦不肯外泄丝毫也，实为汉医之发展一大障碍。

欲求汉医之进步，须从研究至理下手。今将本人所得之脑髓神经写在下面，以供诸公之考究。

西医记载，脑髓筋分走脏腑，通贯周身而司知觉神经；复分出大脑在前，小脑在后，中有中脑，有裂有回，分岐叠积。耳、目、口、鼻，知觉、记忆，皆脑所司，故脑占全身精神之主。其论颇详，其理颇近。对于治脑则无法，因不论及十二经，及不详论脑汁之生源，故治法则无相当之术，可见研究任何之精，尚有疏免之处也。

盖脑髓汁生于肾精，循脊贯脑。肾精充盈则入脊化髓，上循入脑而为脑髓。是髓者，精气之所化也，明矣。脑髓足则分布下循，散布周身而为知觉神经，故运动灵活，知觉、运动、记忆皆可增加。此即脑髓之分走脏腑及脑髓汁之生源。试察小儿之记忆力不强与老年人之记忆力缩减，即可证明脑髓与精处之关系矣。

有谓骨内之髓与脑中之脑髓不是一样的，非也。《内经》云"髓生骨"，骨中之髓不过杂有血丝、油质耳。盖脑髓散走周身诸骨，皆穿膜附筋入骨，所以内杂血丝油质，岂有不同之理哉？《内经》云："肾藏精，精化髓。"细按其贯通径途，以肾系贯脊入脑之理或不逆于经旨。故欲补脑者，即从肾治之，其他则按其经络而治之。如肝之通脑，凡神魂晕迷风狂即从肝治之，"平肝滋肾"即是治脑之法（或类西医之脑充血症）；脑髓又通鼻，鼻为肺之门户，可治肺清肺而治脑（故流鼻涕之人则脑力受伤减缩记忆力）；脑髓筋通心通胃，皆可从而治之。故治脑之大法如是。

汉医之欲求科学化，亦不能尽弃其旧而迎其新。当其善者而从之，其不善者而研究之，庶几腾腾日上颇可期待也。（张金衡，《哈尔滨汉医学研究会月刊》，1939年第27期）

第十五节　脑脊髓膜炎的研究

脑脊髓膜炎这种病，是近代所有的一种病名，而且流行甚广。受它毒的，极为危险，而于一般筋骨未固，血肉未实，肌肤不密，抵抗不足的小孩为尤甚。有人说："时代进化，物质文明，而疾病也因之而有新发明。"这虽然是滑稽的口吻，可是也难怪这种无为的揣测。

殊不知所说的脑脊髓膜炎，系西医的定名，并不是我经过四千多年有悠久历史的汉医的固有病名。大抵西医论病，都限于部位，不究其来踪去迹，不求经络脏腑，像肺膜炎、子宫炎皆是。汉医则不然。疾病的成因，外有六淫，风、寒、暑、湿、燥、火，各异其性；内有七情，喜、怒、忧、愁、悲、恐、惊，各殊其体。而且表里阴阳、经络脏腑、气血虚实，病原不同，病状也不就迥异了？是以治法也有多端，和那种一病一方、大致相同的，其间相去哪可以道理计呢？

然则现今所说的脑脊髓膜炎，于汉医究竟是什么名目呢？就是"痉"。但是考察方书，痉病有刚、柔二种。仲景《金匮》对于刚痉说："太阳病，发热，无汗，反恶寒者，名曰刚痉。"对于柔痉说："太阳病，发热汗出而不恶寒，名曰柔痉。"这是说痉有刚、柔的分别。又说："病者身热足寒，颈项强急，恶寒时，头热面赤目赤，独头动摇，卒口噤，背反张者，痉病也。"这是说痉病原有的本证。又说："痉为病，胸满口噤，卧不着席，脚挛急，必齘齿。"这是说痉病既成而入于里的形状。凡这种种，不是现今流行社会群相惊惶嗟叹而称为杀人不眨眼的脑脊髓膜炎吗？

考究脑脊髓膜炎的初起必头疼，发热恶寒或有或无，汗出也无一定，惟起先必头痛发热，续之以项脊强直，甚至角弓反张，卧不着席，为固有的症状，并且病者汗出齐颈，小便闭，数时欲起，神识昏糊，兼有谵语。可以用一句话来概括起来说：痉风强病。

这种病盛于春、秋二季，病于春的风多，病于秋的必挟湿。然而《内经》上又说："诸痉强直，皆属于湿。"那么，以上所说是不是又不对了呢？殊不知这其间有气化的关系。

像这种湿，并不是一定不变的物。若中于太阴，则从太阴的阴，化而为寒湿，为寒湿则流于里而为湿滞饱胀，流于关节则为寒凝气滞的痹痛不仁；若中于阳明，则必从阳明的燥，化而为湿热，热甚而阳明燥化的气愈烈，燥气一烈，则湿也从燥化而为燥热了。等到燥热既甚，则阳明本主津液的，津液受烁，不能濡润宗筋，则筋强直而为痉，势有所必至的。况且《内经》又说："肺移热于肾，传为柔痉。"肾属少阴，少阴也是主津液的，不过有腑和脏的不同就是了。陈修园《金匮浅注》说："其病皆由血枯津少，不能养筋所致。"这可以说是简括明净，独具只眼，一语破的了。而其初起不外太阳，太阳的底面为少阴，太阴的接壤为阳明，或入阳明，或入少阴，而以入少阴为较重。

这种病初起即发热的缘故是病在表阳。头痛项强的，是风伤太阳之经；头热面赤的，是阳气上行于头面；头部摇动，是风邪猖獗的兆头；项脊反张，是风邪入于经腧的证候，就是《内经》说的"邪入于腧，腰脊乃强"；小便闭数，是邪气不得外达；间或有初起作呕吐的，是邪气不得下行，正不胜其邪，其气遂逆而上冲；口噤不语的，是筋脉强急而牙关闭，风客会厌而语言塞的缘故。

由这说来，所谓脑膜炎、脊髓炎，就是痉的证候。我汉医于数千年前即早有发明，而医圣张仲景更发挥详明，论证辨理，因脉施治，到在今日还不能脱离他的范围，实在是金科玉律，早为后人留下津梁，度尽金针了。一般未曾读过仲景书的，竟诋我汉医为不中用、不识病、无治法的，未免太令汉医觉得冤枉了！

那么，汉医既能发明脑脊髓膜炎于前，怎么痉的名称不见称于社会，而直到西医断定为脑脊髓膜炎后才盛称一时呢？这其中的缘故，大概是因为我国人素有厌故喜新、扬人抑己的根性，而且这种病在古时不甚常见，所以普通人不甚知晓。不但是痉病的病名，就是其他的病名也有许多是人所不知的。那么，为什么痉病在近年来忽有这种普遍的传染，为害这样众多呢？因为这其间有时气的关系。老子说："大兵之后，必有凶年，疾疫。"因大兵交战，枪林弹雨，血飞肉舞，双方战士之阵亡的尸骸枕藉，血流成渠，虽有掩埋，尸气熏蒸，于是而地气上升，天之气化受其毒，天气下降，地之万物受其毒。加上冬春风雪无时，阴阳愆伏，郁为疾疫，有识的人早就知道必有这样的事情。而且六淫是天的淫气，是常气，而疫气呢，是天的戾气，不是常气。今把尸气、杀气来混合蒸腾，郁而为戾气，发而为疫气，借着空气来散布种子，当着春气在上的时候便令人迅雷不及掩耳而病为痉症，甚重的每令人施救不及。而尤为一般小孩易于中病，因为他们的血肉组织未密，抵抗不足的缘故。

至于痉病的治法，《金匮》于初起治以栝蒌桂枝汤、葛根汤方，遂令后人买椟还珠，以为仲景的书和病不合，为不足信，而为不可读，甚至有倡为废古之议者。我们读古人书，应当具有活泼的眼光，若是迂泥不化，死于句下，如孟子所说"尽信书，则不如无书"不就是这个意思吗？是以栝蒌桂枝汤、葛根汤，虽因时代的关系、人体的变迁已不中用，然其义理也间或有可采取的。而其吃重在太阳、阳明，佐以甘草、芍药，既酸甘化阴又兼治之太过，而况细观对证用法又不是痉病的正治法，不过是为痉病将成未成的治方而已，下文大承气汤又是为痉症入里的治方。仲景原文具在，可以覆按，然则仲景为什么对于此症不为立方周到呢？读古人书的，正像以前作八股文一般，须得在题前、题后着想，当从没有字的地方悟出字来，要识得这个诀窍才可以读古人书。仲景曾说："太阳病发汗太多，则致痉""风病下之则痉"。又："痉有灸疮者，难治"。看他这禁表、禁下、禁灸三例，不是仲景已把很详细明白的度人金针显示出来了吗？明眼人略一思索，则仲景的妙方已竟就活龙活现地现到我们面前了。我今作为许子的不惮烦拟出数方，幸望同道加以教正。

一、二子轻清饮

治痉病初起，病在太阳、阳明之表。恶寒发热，头痛连脑后脊项，或咳呛，或小便频数，或呕恶胸闷，舌苔白滑或白腻，脉浮弦或带数。这是风将火化，由卫入营的证候。宗《内经》风淫于内的法以立方。

薄荷叶一钱五分，钩藤尖三钱，霜桑叶一钱，滁菊花三钱，大连翘三钱，明天麻五分，香薷头三钱，黑山栀三钱，白蒺藜二钱，川雅连三分，玉枢丹三分，大力子一钱半。

按：这个方与风温治法相同，因为痉病初起和风温是大同小异的，《千金》说："温病热入肾中，则为痉。"从这便可见出来。是以痉病初起，不外清凉解表，透肝泄邪。川连一味，热不盛的可除，如发热甚的，可以阻风温入肝，且以平邪气上冲而为呕恶。

二、金石保津汤

治痉病既成。项脊强痛，身体反张，卧不着席，头汗齐颈，神昏谵语，时时欲起，舌苔黄，尖绛，津少质燥，脉弦数。这是温邪化热，阳明燥气剧烈，急宜存阴保津！

鲜生地二两，生石膏二两，牡丹皮三钱，淡豆豉三钱，肥知母二钱，鲜竹茹五钱，鲜金斗五钱，生石决二两，鲜茅根五钱，羚羊角一钱，川雅连一钱，牛黄清心丸一粒（安宫牛黄丸也可）。

三、抽薪保阴汤

治温热化燥，津液受烁。角弓反张，神糊语昏，少腹硬实，阳明腑气燥烈不得传送，大便结实，燥热益烈。宗法"亢则害，承乃制"的意思，立急下存阴法。

生石膏三两，鲜生地二两，火麻仁三钱，元参心三钱，生纹军三钱，元明粉二钱（后入），鲜金斗一两，瓜蒌仁五钱，人中黄三钱，鲜芦根一两，犀角五分。

以上二方，如遇乡村贫民，犀、羚二味可以不用，加重石决、石膏二味即可。

再，以上方药用量全系成年壮夫的用量，若小儿等应酌量减少。

【编者】"诊务之烦，于哈市称首选而犹能钻研不倦者，其惟育宣乎"！其语也，吾闻之高仰山先生。嗣余察之良确，故本刊倚傍处亦良多。育宣为谁？希泰先生字也。先生为永吉人，行年三十又七，现于哈市道外世一堂应诊。其于人也，温恭谦退，有古君子风。不知者，或以余为溢誉；知者，或訾余言为未尽也。（孙希泰，《滨江省汉医学月刊》，1941年第43期）

第十六节　心脏病之亢进与麻痹

心脏病，虽有多端，实系二种：亢进与麻痹是也。心脏乃统血之机枢，心体常有舒缩之力，常有启闭之机。血由心体涌出，若失其常态，舒力增，缩力减，转成亢进，脉搏应之洪大滑数而有力；启机减，闭机增，麻痹成焉，脉搏应之微细涩迟而无力。

西医家辄言亢进或麻痹置人于死命，汉医亦和而唱之。然此说也，古圣先贤未曾明示，西医理又所不知，实属盲从。而我汉医之有识者，每以医术向上为最高之声浪。实质亦究无具体办法。愚不揣冒昧，搜罗群书，凑集数条，以分别心脏病之亢进与麻痹。

一、心脏亢进

有内因、外因之分：内因即内伤，外因即外感。

（一）内因

下焦阴分虚，不能维系上焦之阳，心中君火妄动，致心脏亢进。脉上盛下虚。用左归饮壮水以制浮游之火亢进，身得其平矣。

心火素盛，加胃中积热上升助之，致心脏亢进。脉有力不数，五心烧灼。治宜咸寒之品。

多思多虑，心机屡动，由动生热，致心阳常常发越而亢进。脉滑动。治以清热理肝之品。

过怒者，致肝木横恣，肺金不能肃降，或兼气上冲，气血并走于上，上干心脏，因而亢进。脉象弦硬有力。治以镇肝清肺，敛冲引血下行之剂。

（二）外因

因外感体温增高，邪热炽盛，殆阳明腑热，熏蒸心脏，因而亢进。脉洪大有力。用白虎汤清其胃热，大小承气汤涤其肠燥，心机得泻，亢进转为和平。

（三）类似亢进

因心气血虚损，无所保护，神明不能自主，怔忡之病作焉，非心脏亢进。脉多微细或虚数。宜镇安其神，滋补气血，则怔忡自止。

有因心体肿胀或瘀滞者，其心房涌血出必激荡。脉涩迟。治以开瘀化滞之品。

二、心脏麻痹

亦有内因、外因之别：内因即内伤，外因即外感。

（一）内因

心脏之阳气薄弱，兼胃有寒饮，凌溢上通心脏，而心阳不得用事，心因缩小而现痹状（小儿则为慢脾风）。脉现微细迟缓。若理其寒饮，心阳自复，麻痹自除。

有痰火、食热凝闭身体，蒙其神明，致心脏麻痹（小儿则为急惊风）。脉细滑数。用清热降痰开窍之品。

有思虑过度致心体素弱，兼心下痰饮，神明失宁，无所凭依，惊悸不眠成焉。脉微弱者，治以强心之剂；若脉数滑，系心血虚热，痰饮上溢，补虚，泻热，理饮，镇安神明可也。

（二）外因

有传染之毒菌充斥以致麻痹者，霍乱是也。六脉皆闭。治以兴奋，杀菌，奠安中土，调协阴阳。

有因外感致心脏亢进，治失其宜，由亢进转为麻痹。脉由洪大渐变为细小。速用治外感亢进之法！所以然者，心为热所伤也。（郑友谅，《滨江省汉医学月刊》，1941年第45期）

第十七节　答友人论胎儿在子宫内传染病理书

来函询及，谓"胎儿在子宫内传染之结核疾患何独偏于一侧而不遍于全身"？又曰"其始则然，但生后已历数年之久，何以其病始终偏于一侧，并不稍见转移？究竟此病能否蔓延全身？及日久全身能受如何影响"？又谓"凡病至如何程度乃为预后不良"等语云云。仰见先生虚怀若谷，不耻问学，忝系同道，彼此又具有研究性质。仆虽固陋，敢不仅据所知，以陈左右。其有不当，幸勿惜往复辩论，务期真理发明而后已。遥想台端当亦乐予匡助，而不我遐弃也，幸幸。

考胎儿之未离母体也，其全身为胎盘所包而密与子宫相接，一切营养均由其母身之血液供给，由脐带以输送之。故若子宫之一侧有病灶，则胎儿与胎盘一侧之病灶相接，其传染也亦必偏于一侧；若子宫之处处有病灶，则胎儿与子宫之病处处病灶相接，其传染也亦必遍于处处。是传染与不传染，关乎胎儿之与病灶接近与否。接近则相传，不接近则不相传。俗云"近朱者赤，近墨者黑"，此物理之当然，亦普通人所共晓也。今因邻儿之病灶偏于一侧，是以前书推定其母之子宫病灶亦在一侧。

病灶者，即病原菌所潜伏盘距之处也。该处始而肿胀，继而溃烂。溃烂之后已无良好之组织，于是结核菌乃日益繁殖，以致溃疡创面时时排泄脓汁。而已繁殖之细菌又转因脓汁之排泄冲刷于外，以杀其隆盛之势，使不致于猖獗。此亦人体自然疗病之机能，所谓有害亦有利也。于斯时也，其脓汁排泄于阴户外者，若以汉医之学理言之，则多指为赤白带下或子宫寒冷，又谓色红属火，色青属木，色黄属土，色白属金等而转责之于心、肝、脾、肺。但在西医，则直断为子宫局处之病灶流出纯粹之脓汁也，其所流出之脓汁乃体液与腐烂之组织及已死之细菌等混合变化而成，并掺杂创面内流出之血液，以故现青、黄、赤、白等色，究于心、肺、脾、肝无甚关系。此时病者必小腹疼痛，甚或连及腰腿等部。按其小腹则有硬块或硬固之索条，病者必畏痛而拒按，是皆由子宫内有破溃之病灶疮疡所致也。即此一处有病，已有危及生命之虞，若再牵及心、肝、脾、肺等重要之脏器，其尚有生活之希望乎？此乃汉、西医学相异之点，于真理病情最有关系。因阁下系汉医而好研西医，故于函询范围以外而略言及此也。

至子宫病灶所以传染于胎儿之原因，其说亦有种种。一则有由胎盘内血行之介召以传染于胎儿，但此为全身之传染，必不限于一侧；一则由病灶密与胎盘相接，于是细菌得以传播为患，始则直接以破坏胎盘，继则直接以中于儿身，如此为限局传染，所以偏于一侧也。

邪之中人也本有种种，病之传变也亦有种种，不能预定，亦不过拘，是在明于原理者临时变通诊断可也。然当毒菌之侵入局部也，以万物之发生原理推之，亦未尝不欲播其种类以占有人身之全部为其游息之乐园。惟以人之全身均由无量数之细胞组织而成，处处具有生机，处处有抵抗外邪之能力。若一处受害，则一处之细胞即起而与毒菌相战。战而不已，则两败俱伤，各有死亡。而近邻之细胞又起而助其同类，为之声援，警惕自守，严加提防，务使毒菌不能远窜。所谓邪正相争者，即此理也。斯时之细菌，若其毒性弱者，终为细胞战胜，酿脓自溃，恢复生机，此吾人身体所患之疖疡往往有不治而自愈者是也。若其毒性强者，终为细菌战胜，破坏局部之细胞而占有其领域，营筑巢穴，根基底定然后再与近邻之细胞相战，得寸进寸，得尺进尺。然终碍于良好之细胞步步与之为敌，不能任意张其凶焰遍于全身。此结核菌之潜伏于人身，所以疮底日深一日而永无治期者是也。譬诸国有内乱，甲省盗起，则甲省之兵自必与之接战，乙省之兵自必调集边防以堵塞之。若兵败而盗胜，势必占据甲省，进窥乙省，于是又与乙省之兵战。或再胜而进与丙省之兵战亦未可定，然终限于省省有兵，不易将其势力充满于全国。此结核菌之所以破坏一处而难于蔓延全身者是也。抑此说更有进者，病之进行迟速往往关于人身体力之强弱。体力强者，则病之进行也迟；体力弱者，则病之进行也速。

结核菌之为患于人身，往往有由此脏器而移植于他脏器者。特其移于外者，显而可见；移于内者，隐而难窥。是故移于肋膜，则两肋作痛；移于肺脏，则咳痰吐血；移于肠管，则五更作泻；移于颈腺，则生瘰疬、鼠疮。种种病变不胜枚举。总之，移于某脏，则发现某种生理反常之症状，然必具有结核之性质方能断为结核之病原。临床诊病之际，详密检查，自然知之。正不得谓全身未现溃疡，即不能证实其传染于全身也。

况结核菌之侵犯于人体，虽在一处，然其病灶内流出之脓汁其中有少半之菌毒、多半之滋养物质。日日如此，久之必致体液大为消耗，体力重为损伤。复再加以细菌所生之毒素每由血液之循环输送以遍于全身，一则障碍各脏器固有之机能，一则刺激全体不安发生过度之温热，日夜燃烧，进行不已，则病者之全身营养无所取资，于是日见衰弱，筋肉萎缩，骨瘦如柴，而死期近矣。故当疾患之发也，病灶虽限局于一处，影响已及于全身。譬诸前此欧洲大战，其在实行交战各国固已重受其苦，困不能支，然试问全球其他之中立各国，能有一国不商业萧条、物价昂贵、金融奇紧、民生凋弊者乎？治人犹治国也，治国亦犹治人也，物理皆同，万法一本，眼光勿限于一隅。精神自周于全局，一发之牵全身皆动，一针刺入全体不安，何况结核菌毒性最强，其病灶如附骨之疽，焉有不影响全身者乎？

至前书之所谓预后不良者，系于得病之初即预料其后日之结果不良，非待发现不良之后而始指为不良也。此乃西医书通用之术语，于诊断各种疾病上最有关系，若汉医则不甚注意及此。所谓"见其已然，知其未然"，医生若遇预后不良之症，则当特别注意预留退步以保全名誉。盖"不良"云者，即"不易治"，若"不能治"之代名词也。因结核细菌性质极为顽固，其生活也，内含强固之芽胞以产生毒素，外包坚硬之膜皮以自护其形体，其所在病灶之处皆结为坚固之小粒，是故有"结核"之名。罹是病者，大都皆先天不足之人，而又具有感受之凤因，所以一遇此菌便易传染。其侵入人体也，恰如鱼之得水，尤易发生长养，迅速繁殖，非用强有力之杀菌毒药不易扑灭。然强有力之毒药虽足以杀菌，亦足以杀人，是以不敢投用。惟有采用毒性极轻、效力和缓之药品常常服用，冀得徐杀其菌势而无害于人体。此外，仍行对症疗法及日光浴等，再加以种种摄生得法，亦偶有能治愈者。然究属例外，不能恃以为凭。故一遇此病，无论其程度轻重，即可因其无特效疗法而直断为预后不良也。

但此病之无特效疗法者，非宇宙间绝无此种之治法也，愚意虽或有之，而今日尚未发明，犹待吾人之继续研究。研究之法为何？曰由理想以求实验，因实验而证理想。西法无效者，转求之于汉法，汉法无效者，转求于西法。非实验，不得妄断其有效；非有效而又经他人证明者，不得妄诩为神奇。处处求真，语语着实，愚公移山，不平不止。则天地活人之密术，其终有宣泄之一日乎。所望吾同志共勉之也。（黎雨民，《哈尔滨汉医学研究会月刊》，1937 年第 5 期）

第十八节　药物学谈

夫汉药迄今有四千余年，首自神农尝百草以疗民病。历代以降，经先哲苦心研究，皆有独到之著述，据鄙人管窥所知者笔之如下。

上古如《神农本草经》，以后如陶弘景之《名医别录》、王好古之《汤液本草》、朱震亨之《本草衍义》、张秉承之《本草便读》、黄宫浦之《本草求真》、张隐庵之《本草崇原》、吴仪洛之《本草从新》、汪讱庵之《本草备要》，各抒心得，各证功用，然皆不甚完备。至明朝李时珍会参各家名著，编成一部《本草纲目》，于是蔚然，成为巨观。因为此书搜罗宏富，叙述详明。他将历代本草专辑一处，可谓煞费苦心矣。以后又有东洞去益之《药政全书》、小泉荣次郎之《新本草纲目》、丁仲祜之《汉医药实验谈》《化学实验新本草》、张锡纯之《药物学讲义》、黄劳逸之《新中药》、顾子静之《新本草教本》等。此不过举其最重要者，其余尚有多种，因时间关系，即不必多写矣。

何谓药物学？即是将某一药物的形态、所含的治病的效能并使用法解释明白以为治疗之标准，这即是药物学的大概意义。我们当医生所负治疗之使命亦即是仰赖药物，所以药物学在医疗范围内是居于一个重要部门的，希望各位诊于之暇要努力研究始能进步，不然的话，顺水推舟，敷衍了事，怎能谈到进化？所以人生知识有限，时间有限，学问无穷，事理无穷，岂可将有用之光阴不作有益之研求？为医生的，不可只求糊口计，利己计，必须存有祛病心和救人心，一面研讨学问，一面本诸素日经验，将药物的性能考查明白，不达到治病的目的不已。

一、汉药之成分，大别为无机成分与有机成分二种。无机成分盖出自矿物界，有机成分广布于动、植各界，其种类颇多，简析如下

（一）糖类

此为汉药之普通成分，淀粉能转化为糖，故亦属于此种。汉药中之含淀粉最多者，如葛根、山慈菇、防风、山药等；含糖量最多者，如蜜蜂、甘草、芦根等。

（二）配糖体

如祛痰药之杏仁含青化糖，下剂大黄含爱其琴，皆配糖体也。

（三）苦味质

如龙胆草、苦参、黄芩、黄连、黄柏，等等，小分剂之苦味药又为健胃药。

（四）酸类

如乌梅、五味子等。

（五）黏液质

如昆布、天冬、麦冬、知母、白及，等等。

（六）脂肪

类固体为脂肪，液体为脂肪油，如黄蜡等。

（七）挥发油

此为芳香药之成分，如肉桂、白芷、茴香、薄荷、橘皮等。

（八）碱类

此类之水溶液振荡之每多发泡，如远志、桔梗等。

（九）植物盐基

如附子、马前子等，皆有毒性。

（十）鞣酸

此为涩味药之成分，如五倍子、没食子、诃子、石榴皮等俱有收敛作用。

此外如熊胆为胆汁质、乳香为树脂质。

汉药之成分，大略如上述，尚有未能检明者，以后再加以科学研究必能判明矣。

二、汉药之作用，学术上有局部作用与吸收作用二种

（一）局部作用

药之用于身体之一部分者，是为局部作用。如上疮药、糊肿药、涂皮肤病药等是以局部作用为目的者。

（二）吸收作用

药服用后，由消化器进入身体组织中，达于远离之脏器而始现其作用者是为吸收作用。例如服大黄之煎汁而鼓起肠之蠕动，使之通便；服麻黄之煎汁而引起心脏之紧张，使之发汗退热是皆吸收作用。

药物之在治疗上所需要之作用曰药之治疗作用。以外尚有不必要之作用，是曰副作用。例如服大黄同时发生腹痛呕气，是即副作用；又如服巴豆过量发生剧烈之呕吐、下痢是为毒作用。故药物分别有治疗作用、副作用、毒作用。

三、汉药之用法

汉药之采自动、植物者，或以新鲜者应用，或以干燥者应用；采自矿物者，多以天然者应用。干燥动植物之应用方法：煎剂、浸剂、粉剂、丸剂、酒浸剂、炭剂。

四、汉药之用量

用药如欲其奏效，必须达一定之分量。如用过少，对于治疗不发生功效，药物学上谓之无效量；达相当分量而始见功效者，谓之药用量；药物之最大分量发生危险者，谓之极量。普通用药均不能超过极量，如超过极量以上，发生中毒症状者，谓之中毒量。如比中毒量更多，危及生命者，谓之致死量。所以用药处方必须详悉其用量，不可孟浪从事。

以上这不过是说说药物学之大概和要领，诸希各君要用自修工夫，本诸平素之经验，多加参考是幸。（罗敏之，《滨江省汉医学月刊》，1941年第47期）

第七章　诊法撮要

第一节　诊断学辑要

一、序言

诊断学，所以明病理。病理既明，然后可以施相当之疗法。吾国诊断学书素以望、闻、问、切为诊断学之纲领。近世以来，习俗相沿。医士以问诊为耻，而病家亦以医士之问为医士脉理不精，尤不肯以实言相告。职是之故，医士之于诊断上只有退化而无进展精神。

不佞考察数载，深知徒恃切脉绝不能尽诊断之能事，必详悉询问而后参之脉象，庶几有得。余不揣愚陋，采择前贤明训、近世名家脉学，统系起来，俾初学易于了解。非敢离经叛道，独出心裁。不过就平素之经验及参酌各书要点加以线索耳。夫诊断学之范围，博大精微，决非此小册所能毕事。请读者当诊断学海中之一粟观之，则幸甚。

二、提纲

诊断之方法诚属繁颐，总而言之可分二类：一曰"询问"，一曰"诊查"。从询问可得既往证候及自觉证候，从诊查可得现在证候及他觉证候。故医士之诊病必要先从询问起点，然后再从事详细诊查。要不事先询问，徒以脉象推求病理及病状，能否尽合无谬，吾恐谁亦不敢确定。鄙人感觉十多余年，总觉余心不安，誓必将猜闷式之诊断改成问答式之诊断，似乎确切。或有人说，据你此种说法，你一定未受过真传，未能领悟诊断三昧。可是无论他如何评判，我要根据理性去推求它，见仁见智，是不能强路人而同之。

询问方法固亦甚多，今就最简易而循序者言之。医士为病人诊病，先将诊断书按照格式一一填明，然后再为之切脉，将脉搏现象填入，以次预后、疗法、处方均行填入。病人如不肯以实言相告者，必为无知之辈或诈医之徒，医士要婉言向其解释诊断学理，待既明了，必无见阻之举。病者委实不能掬诚相告，宁勿于诊，亦不可从事于含混之诊断。

三、诊断之程式

（一）姓名

经曰"切脉问名"。病者受诊，医士必先问其姓名。

（二）性别

男性与女性生理上既有差分，病理上亦有不同。故医士诊查病人必问男女，而后可以断定病名。如男性所独患之阳痿、睾丸肿痛等类，女性所独患之经、带、胎、产、前阴、乳疾等类。今世文明，社交公开，凡游学之士女及交际之花，有化装如男性者，医士若不详为询明，每易误会。

（三）年龄

病人之年龄与病症之关系亦甚大。如青年人患中风病者甚少，老年人患痘疹者不多。同一胃病，在壮年人则多患胃溃疡，在四十岁以上者则为胃癌。

（四）职业

职业与病症亦有最大关系。如知识界之多患脑病（怔忡、健忘、失眠等），亦名之曰神经衰弱症；劳动界之多患胃病（胀满、嘈杂、吐酸等）。

（五）住址

病人之住址为平原，为卑湿，为城市，为乡村，为热带，为寒带或温带，因其居处习惯之不同遂有病理迥异之区别。又其病在异乡逆旅，或故土家庭及友谊亲属等处，因环境之感触，于诊断上亦有密切关系。

（六）体格

医学上，体格约为三种，有强壮、虚弱、中等。

（七）病历

病历，即病人以往之证候。医士必详询以前经过之病状，然后可以得正确之诊断。

（八）病因

每一病症必有每一种受病原因，医士必要详询明确，以施疗法。

（九）病名

一病有一病之名词，有现症类似而病名不同者，医士必先将病名断定，然后可以施相当之疗法。

（十）病状

病人之现在形状必要填明，以便与病因、病名互相考校。

（十一）脉搏

医士顺序诊查后，再切其脉搏是浮，是沉，是迟，是数，以印证其证候为寒，为热，为虚，为实。

（十二）预后

预后者，预言疾病之经过及转归。最后之症状约分三种：若定其必治者，曰良预后；不治者，曰不良预后；其难决者，曰疑预后。

（十三）疗法

疗法固亦多端，有空气疗法、日光疗法、物理疗法、气候疗法、水土疗法、电气疗法、精神疗法、食物疗法、按摩疗法、剖割疗法、药物疗法之类。国医之所习用者，多为药物疗法，次物理疗法（如针灸术），又其次为心理疗法（即以言语暗示病人以变其心理之作用）。

（十四）处方

诊查完毕则施以相当之处方。

四、问诊概要

岐伯曰："入国问俗，入家问讳，上堂问礼，临病人问所便。"可见问诊之法为诊断上之要事。故曰"善问之医士，必为良医"。

张赞臣曰："病藏于中，证现于外。"工于问者，非徒问其证候，殆欲就其象征以审其病因，故经谓"治病必求于本"。本者，即受病之原因。大凡人之病因，有外感，有内伤，有新病，有旧病，皆宜详审，力矫病家讳疾试医陋习。医士必要委曲细问病情。盖病有显性症、隐性症，决无一诊而尽能悉知其隐微之病情者。问诊之法，虽病因不一，终贵心有权衡，则可慎其轻重、真伪而折衷于适当，次再添之各种诊查，庶可无惑。

五、问证诗（出《景岳全书》，张心在改定，罗敏之补注）

"一问寒热，二问汗"。问寒热者，问内外之寒热，欲以辨病之在表在里。问汗者，其表邪盛者则无汗，汗出身凉热退者，此为表邪已去。

"三问头身，四问便"。问头者，头为精明之府，内藏脑髓，统系神经。凡属风寒外触、内热上蒸，无不涉及脑神经者。身者，为全体之统称，别于头部、四肢而言。凡身痛发热、项脊俱强，无不涉及脊髓。神经者，约之头痛身痛皆是火郁气滞，神经受刺激。问便者，询其小便之清浊红黄，大便之秘溏硬结，以辨其寒热虚实。

"五问饮食，六问胸"。问饮食者，可察胃腑之清浊及肠胃之寒热。病人饮食，有口欲、胃欲之别。口欲者，口中变味，馋而欲食，及食又不能下咽，此非真饥之欲食者；胃欲者，胃气流通，自然思食，此将愈之征兆。胸胁胀痛，必有表邪，不可用补药。胸中结气，急行则喘咳，知肺必有病。

"七聋八渴俱当辨"。伤寒中期至末期，往往耳聋重听；若是温邪杂症，遽然耳聋者为重，不聋为轻。口中和，不思饮水者，为寒证；口中热，甚至舌裂唇焦，大渴引饮者，为热病。大渴欲饮冰水，谵语神昏，大便秘结，小便赤涩者，为实热证；饮水不多，二便通调者，为虚热证。

"九问旧病，十问因"。问旧病者，以明其宿疾。新得之病，有因旧病而发现者，亦有欲治新病，妨碍旧病者，故此不可不问明旧病。一病有一病之原因，原因有远有近，必问明致病之因，以为治病标准。

"再兼服药参机变"。再问其前服何药，是否见效，检其方案，参之以神明变化，用药大法乃可了然于心。

"妇人尤必明经期，迟速闭崩皆可见"。妇人经血以二十八日或三十日一见为常度，不及期而至为血热；过期迟至，为血瘀或气虚或污血；数月不见者为经闭；淋漓不断者为经漏；忽然行经不止者为血崩。

"再添片语告儿科，天花麻疹全占验"。小儿痘疹初起，易与外感混同，不可不辨，唯发热之初兼见咳嗽喷嚏、鼻流清涕、眼泪汪汪、眼胞肿、腮颊赤、恶心、干呃、耳鼻发凉等症状。

六、诊察概要

近世医学发达，物质文明，对于诊察之方法不胜枚举。如检温器之检验体温，显微镜之检察细菌，X光线检察各器官之病灶，打诊、触诊、验血等。此非有专门造就、高深学识与经验，不可登峰造极。兹就简而易行者略述于后。

（一）望

1.颜色 世界人类，皮色不一，以其种族别之。吾人乃系黄种，以黄为正色，若黄甚或眼角膜亦发黄色，则为黄疸病；面色苍白者，为血液不足，必患贫血病；面色发赤者，乃体温增高，热度炽盛之候；若口之周围与鼻端发青者，必有痛处。

2.体格 病人体格良否，关于疾病之发生及预后均有极大关系。医学上分体格为三种：其人骨骼强大，胸廓广阔，肌肉坚实，皮肤润泽，是为"强壮体格"；介于强壮、虚弱两者之间则为"中等体格"。强壮者，病虽重而易治，以其抵抗力强也；虚弱者，病虽轻亦难愈，以其抵抗力弱也。

3.体质 察看病人身体之一般构造状态，得知其易患何种疾病，是为体质诊察。人之体质各有不同，医学上大别有神经质、卒中质、脉病质、肺痨质。

（1）神经质者，其举动行为异于常人。容貌伶俐，遇事敏捷，目光炯炯，精神活泼，言语爽快，学识优胜，唯其意思无常，时兴奋，时郁闷，希望远大，性猜疑。具此质者，一望而知其神经过敏，易患怔忡、健忘、心悸、失眠及忧郁、遗精等病，亦即所谓神经衰弱症。

（2）卒中质者，其人肌肉丰肥，腹部膨大，富于脂肪，面孔大而赤，头项短而厚，肩耸气粗，步履蹒跚，急行或喘。此种体质，外观虽似强壮，内部确属虚弱，极宜告其戒除兴奋嗜好，如烟、酒、茶叶、咖啡及参、茸、桂、附等补剂，不然则易患中风之疾（中风即脑出血，古名真中风）。

（3）脉病质者，小儿居多，青年女子亦易患之。其人皮肤苍白，肌肉削瘦，面如浮肿，身体细弱，静脉透于外面。项侧、腋下往往发现瘰疬，不痛不痒，日渐长大。如是者，亟宜注意，若不及早治疗，则发生瘰疬、恶核，经久难愈。

（4）肺痨质者，其人全体之构造薄弱。项胸狭，颧部色赤，日晡发热，眼球大而有一种光泽，或咳血，或不咳而时常吐白痰，或既咳而吐白沫，甚至痰中带血丝。具此体质，不问是男是女，外貌虽似秀丽，其实所谓"美人薄命"也。

4.验舌苔法　舌之本体曰舌体，舌面之垢物曰舌苔。苔有白、黄、紫、绛，舌有燥、润、光、晦。细辨舌苔，即可审疾病之在表在里，在气在血，属虚属实，是寒是热，为风为湿矣。临症辨舌亦甚有准，而辨别方法固亦多端。兹就鄙人经验所得数例，书出以资研讨。

平人之舌微白隐红，病毒侵袭，色即变常。苔白而腻，风寒所伤，解表清里，药宜辛凉；黄苔传里，热度炽张，或清或下，苦寒相当；苔黑糙刺，热结尤强，救阴清里，切勿彷徨；无苔紫绛，热毒披猖，清毒凉血，按症施方。验舌之法，宏论洋洋，未经证实，岂可雌黄？此举其要，曷敢云详，临症旁通，稍有主张。

（二）检温法

以检温器置病人腋窝验之，无病之人，其平常体温平均三十七摄氏度，以上为热度增高，以下为热度低减。

丁仲祜作《新难经》，论体温甚详，兹择录问答数条于下，以供参考。

问曰：人体何以能生温度？答：体温之发生，其故有五：一由于燃烧作用，二由于化学作用，三由于内脏之机械的动作，四由于筋肉之使用，五由于电流。

问曰：何为燃烧作用？答：有机性食物，皆自碳、水、氢、酸之四元素而成。燃烧碳素则成碳酸，燃烧水素则成水，于是发为多量之温。其所以能燃烧者，皆由于吸入空气中所得酸素故也。

问曰：何为化学作用？答：凡二原子之亲和力（爱力）最甚者，若相遇于一处而化合时则发高热。其例之最显者，如水之与生石灰是也。

问曰：何谓内脏之机械的作用？答：例如心脏动作时之生活力，由于血流之抵抗，其一部变而为温，此外诸内脏之动作，如肋软骨之回转，呼吸器内空气之摩擦等，皆能发生体温。

问曰：何谓筋肉之使用？答：筋肉之动作时，亦能发生温度。如登高疾走及关节面之摩擦，或骨端之震荡及互压等，皆能发生体温。

问：何谓电流？答：筋肉、神经及腺肉皆有电流，亦能发生体温。

问：病人发高热之原理？答：病毒吸入血液中，感动温中枢，则体温之发生增加，新陈代谢亢进，使体温之调节机能紊乱，于是遂发为高热。

问曰：何以病人热度增高则肌肉易瘦？答：病人因新陈代谢亢进故起高热，然食物减少，身体内之陈者虽谢而无新食物以代之，摄取之营养料不足以偿，故亦消瘦。病者排泄之尿素比康健时多二三倍，其他如酸、水分加里、磷酸盐、硫酸等之排泄亦多，此皆新陈代谢机能亢进之明证。

（三）切诊概要

张赞臣曰切脉之法发明于《内经》，解释于《难经》，实验于《伤寒》《金匮》，秉阴阳消长之机，明气血虚实之理，是为脉学之正宗。后世脉学各逞臆说，牵强附会，既分人迎、气口于关前一分之地，复别七表、八里、九道于双单位之中，甚至有称"一经诊脉，则各脏腑病症无一不现"者，真是一盲引众盲，指下猜闷。夫血脉循环之迟速实根于心脏之强弱，故其人热度强则气血活动易行，而心房收缩之动力亦速，则脉渐急，渐大，渐浮，渐有力；热度弱，则气血凝滞难行，而心房收放之力亦迟，与寒暑表热升寒降之理由同也。

1. 先讲脉外极明显的事情　诊断学中，尤其是以诊脉为最复杂。吾今引证恽铁樵先生几种论说约略讲讲。

"脉是看不见的，凭着三个指头去摸，你摸着的，心里以为这是弦脉，换一个人去摸，他心里以为这是紧脉，归根大家以意会之。要是一个人的脉你说是弦，他说是紧，再照脉诀去找弦脉是主何病，紧脉是主何病，这不是离题太远了？究竟是弦是紧却没有一定的标准，好比春天听着布谷鸟，甲说是'脱却布袴'，乙说是'得过且过'，丙说是'不如归去'。毕竟鸟声是一种，并没有三种，然而人类的耳鼓是一样的构造，何曾会听出三种不同来？这就是个人心理的作用不同，'以意会之'的不是了。今世找不出公冶长，这是非恐不易判定的。脉学等于如此的模糊影响，却要以性命相托，这是汉医受现代非难第一个要解答的问题。

有许多人的说法以为这脉学自己用功是不行的，非得负笈从师，耳提面命不可。但就愚见看来，恐怕未必吧！大约负笈从师，在师傅那吃三年饭是有的，要耳提面命，将脉学真义传授他的门徒，只怕走遍天下找不着这样好的师傅，不过既然吃了三年饭，自己也说不出有没有学着，只好勉强去悬壶。再要好的医士，刻苦自勉，将书上所说与病人所有的脉互相印证，久而久之自然心有所会，这便是个中超等的分子。等而下之，不过说几句老生常谈的套话，以冀幸中病人的心理"。

要是这么作去，不是越弄越糟吗？简直以诊脉作样子，是诊断上的一个程序，不得不走场面罢了。究其实，尤得探悉病人自述的病因、病历、病状，为立方用药的标准。既然如是，何不先问明白，而后再以病理参酌脉搏呢？所以吾说，问答式的诊断，比着猜闷式的诊断准确多了。

2.**脉搏脉学** 恽铁樵曰："脉搏为人身血管之跳动，脉学乃医者指端之触觉。病症不同，脉动亦不同；脉动之不同，乃根于病症之不同。脉学之真正意义是辨别不同之脉搏以推测不同之病症，而脉学从入之途乃由不同之症状以理会不同之脉搏，而其所以能辨别脉搏则全赖指端之触觉。准此以谈，则脉学之步骤如下：第一，当认定脉动之触觉是脉学，弗认脉动之名词是脉学；第二，当先知病症凶吉祸福之大略，本种种不同之病症，合之医者触觉种种之脉动而要谈脉动名词，以推测病症；第三，以所研求而知之脉象，合所见之病症，参互错综，以推断病之缓急浅深，弗误认脉学为推测疾病之唯一工具。"

3.**基本观念** 研究脉象须先有几种基本观念。脉何故而能动？为血行也。脉动所以使血行，非因血行而脉动，此其一。何以能动？为心动也。脉之原动力在心，心房震动，脉随之而动，脉非能自动，此其二。脉管壁有纤维神经，此神经能弛张，弛张之原动力在胸，胸为智识所从出，因脉管有纤维神经，然后遍身脉管中之血皆受脑子支配，此其三。脉管中之神经，其重要职司在调节血行，而此神经却借血为之养，神经得血则缓软，失血则拘急，此其四。病若在躯壳，则脉之搏动，其地位恒近于皮肤，病若在脏腑，则脉之搏动，其位恒似乎附骨（此节唯体温起反射则如此，其非体温反射者则否），此其五。脉管之壁膜有弹力，血在血管中分量恒微，溢于脉管之所能容，盖必如此，然后其势力乃能直达于细微血管，此其六。明此六者，合之病症以言脉象，则胸中有物，言下无疑，指下不惑，可以自喻。

4.**诊断要法** 切脉之要有三：曰举，曰按，曰寻。轻手取之，曰举；重手取之，曰按；不轻不重，委曲求之，曰寻。

5.**脉诊姿势** 病人就诊，令坐椅上，伸臂舒足，平心静气，不可随便谈笑喧嚷，亦不可盘腿倚斜。若系重病不能坐起，令其仰卧，伸臂舒足而诊之。经曰诊脉"当以平旦，以其饮食未入，气血未乱"，乃可以诊得有病之脉。病人酒后茶余、疾走奔驰之顷，皆宜待其休息片刻，气血匀和再为诊脉，不然未必有准。若是急病，则不必拘定时间。

6.**十二种脉象** 英医合信氏有言曰，人之周身血管，皆由心脏总管发出，以次散布四肢百体，流行贯通，循环不已。如谓按寸而知病在心肺、按关而知病在肝脾，按尺则知病在腰肾，决无此理。不过某脏受病，脉象即有变动，与平时则有不同之微，若以部位强配名词，太觉迂阔，又言之丝毫不爽，吾未敢尽信也。（见表3）

表3　十二种脉象解

脉类	现象	主病	兼脉
浮	轻手着于皮肤之上即得之	浮为表病。有力风热，无力血虚	浮数风热，浮散劳极
沉	重手按至筋肉乃得	沉为里病，又主蓄水。沉而有力为寒积，无力为气虚	沉数内热；沉迟痼冷，又主水蓄；沉滑痰实；沉涩气郁
迟	来去缓慢，一息（一呼一吸谓之一息）约三四至	迟主寒证。有力冷痛，无力虚寒	浮迟表寒，沉迟里寒（注：寒者即温度低减之意，宜用温性强心剂）
数	一息七八至，脉搏流疾	数主热病。有力实热，无力虚热	浮数表热，沉数里热
滑	往来流利，辘辘如珠之应指	滑为血有余，女子经脉调和，定主胎孕，又主痰饮	滑数痰火
涩	细而迟，往来难短且散，叁伍不调	涩为血不足。男为阳衰精竭，女主经闭血痹	浮涩气弱，沉涩少血
大	应指粗大，突突然而有力	为实热之症，发狂谵语，便结呕吐	滑大痰实，浮大伤寒
小	极软而沉，似有似无	气血两虚之候，虚劳损伤之疾	沉小血闭，小迟虚寒
散	涣漫不收，无统纪，无拘束，至数不齐。或来多去少，或去多来少，有散乱之象	为气血极虚之候，或征忡、自汗、喘咳、虚极	浮散垂危
代	动而中止，少顷复来。或二三动一止，或三四动一止，脉搏依数停顿，有替代之意	为心脏衰弱，气血不足之病	代散必死
匀	不浮不沉，不迟不数，不大不小，一息五六至，来去齐整，脉搏匀和	为气血调和之象，主无病之脉	
硬	往来有力，应指挺直，如按弓弦	内郁痰火，动脉硬化，中风之病	硬迟中风

7.诊妇人脉法 张心在曰："妇人脉涩，经期定愆；滑疾而代，定有胎妊；将产之脉，中指动甚；沉细而滑，亦同此论。"

8.诊小儿脉法 小儿数月，脉无有凭，忽见生人，啼哭恐惊。食指三关，别风气命，验其纹色，辨病重轻。纹现紫色，内热觉重；纹现红色，内热觉轻；纹现黑色，毒火已成。治不得法，其命必倾。一节风关，二节气关，三节命关，男左女右，一轻二重，三节多凶。验纹之外，用手按额，额部发热，知系感风；额部无热，食水内停。再摩腹部，验其柔硬。胀满燥泄，虚实可定。小儿调戏，即当切脉。一指三部（寸、关、尺）迟数可见，七、八、九至（一息）是为平脉，加则为数，热证可占，减则为迟，为虚为寒。

9.诊死脉法 将死之脉，其象反常，有如雀啄，有如蛛丝，代散或无，其死可知。

10.切脉部位 诊人之脉，令仰其掌，腕侧高骨，是为关上。关前为寸，关后为尺，按位布指，调息定息（调和自己呼吸，以定病人呼吸）。（罗敏之，《滨江省汉医学月刊》1940年第32、33期）

第二节 望闻问切浅说

夫望者，察形色也；闻者，辨声音也；问者，访病情也；切者，诊六脉也。医之临证，四者本不可缺一。但望与问，尤为重要。

盖闻与切者，不过审音之声响以定虚实，嗽之闷爽以定升降，脉之浮沉以定表里，脉之迟数以定寒热，其他则玄妙无穷。故人每于诊脉断症，舍望、闻、问，但凭一脉者，未之有也。

惟细问病由则可知病之来历，细问病状则可知病之轻重，再望其部位之色、唇舌之色、大小便之色，则病情可得八九矣。复切其脉，合诸所问、所望是否相符，若稍有疑，则默思其故，当可了了于胸，后为立方施治，自无所失矣。（张四维，《哈尔滨汉医学研究会月刊》，1937年第2期）

第三节 西园医论三则之望诊参义

医生观望患者面色神气以知脏腑之病者，是谓望诊。经云："望而知之谓之神。"盖深赞斯法也。虽然，望诊固妙矣，但非精练医术者未易施用，故法虽传而运用纯熟者从不多觏。是以望诊后尤必切脉审症，始无贻误也。

吾人颜面诸筋肉富于表情，谓之表情筋，凡喜怒、悲哀、思虑、惊恐，有动乎中，必表显于面，人所熟知者。然精神之变化由是可知，而生理之异动不由斯可晓乎？比夫色和神安，气质活泼，乃平人也，若反斯则病也。故察神气颜色或明或暗，定知阴阳盛衰；观其五色散抟，以知五邪所干。如心色赤，赤如鸡冠，红中透润，为血液充盈之象，热易退而正未伤，故主吉；肝色青，青如翠羽，青中透明，为肝经旺盛，生气勃然，虽有客邪，易散易平；脾色黄，黄如蟹腹，黄而油润，中央正色，膏腴肥美，真元充实，邪未易入；肺色白，白如豕膏，生气内蕴，虽有疾患，尤易救治；肾色黑，黑如乌羽，黑中透明，为正气流畅，真元未损，本固而邪易伏，故均主吉也。若夫赤如赭、黄如土、青如枯草、白如枯骨、黑如炲煤，有色而无气，乃正气消索，真元枯败，寇入已深，危亡立待也。是故五色以分五脏，枯润以辨吉凶，诚规矩权衡也。

然五色尤以红黄主吉，青黑为忌。盖吾人肤色本黄，加血液润养之则黄赤，黄赤兼见为正色、有热之征。热盛则血气沸溢，脉络充盈，色故赤也。惟其血气充足，虽有疾病，亦易痊除，所以吉也。青黑则不然。夫青为肝木之色，凡猝遇惊恐，或暴怒，面色多青者，以肝气暴动抵抗其外，内心戒惧制内于中，外则表情筋肉动作呈不安状态，内则制止神经兴奋，心脏搏动迟缓，血液内敛而不上行，上焦回血同时滞降，故面色青矣。神经妄动发为痉挛抽搐等疾，实则肝热妄动也，虚则肝寒血少也。黑为肾水之色，水以济火，与血混溶，其色不轻见，惟水泛滥或郁积，其色乃见。水气盛，阳光熄，生机危矣。大地惟水为多，人身亦惟水为盛，赖肾中真阳蒸化为元气布护周身，温皮肤，充肌肉，毫发必达，孔窍皆润，功用最宏，故不宜病，病则关系全身，非惟肾脏已也。设或面现微黧，如烟如云，为水气见端，早从行阳化气利水着手，引水归壑，可免滔天之厄；若待黑色显著，则微阳灭没矣。青黑故为忌也。至于白色属金，其中不含木、火、土、水，为贫乏营养之色，欠谷气，乏血液，缺卫阳，亏虚衰弱。虽曰肺金之病，实为四脏不能供给荣养之所致，必借四脏以资助之，益其谷气，增其荣血，养其卫阳，则肺受益而色和矣。（李西园，《滨江省汉医学月刊》，1941年第52期）

第四节 评汉医之指法

一、正脉

（一）定位法

汉医之诊病端赖察脉，脉之察也，首重持脉。

夫脉之候也，其要有三。王士亨谓："一曰人迎，在结喉两傍取之，应指而动，此部法天。二曰三部口寸，谓寸关尺，此部法人。先以中指按骨，搭骨面落处谓之关，前指为寸部，后指为尺部。尺寸以分阴阳，阳降阴升，通度由关以出入，故谓之关。三曰跗阳，在足面系鞋之所，按之应指而动者是也，此部法地。三者皆气之出入要会，所以能决吉凶生死。"是取诊于今之颈动脉（天）、桡骨动脉（人）、足背动脉（地）者明矣。廖平谓："脉法缩三部于两寸，与女子缠足大有关系。《续小学》载：'一旗妇不肯医持手诊脉，宁病而死。'故俗有'牵丝诊脉'之说。仲景、叔和妇女皆诊候足，齐梁俗医乃改古法，妇女自难诊候足，弓鞋窄侧，其风渐甚，诊足之法不能行。医者从俗，妇女但诊两手，一时利其巧便，因推其法于男子，久之而《难经》《脉诀》出焉。推其原理，当由缠足阶之厉也。"高阳生亦谓，因六朝以后缠足之风盛行，妇人候足不便，女子诊视遂专诊两手，久之又移其法于男子。考《内经》有"寸口""气口"之名，并无关尺为三部之义。故叶霖谓"寸关尺"之名始于秦越人之《难经》，以高骨取关则始于叔和之《脉诀》，周秦以前未有斯说也。由此观之，古定三部，而后世废人迎、跗阳，专取寸、关、尺者，乃一变法，亦一捷法也。诚以寸、关、尺三部，当今之桡骨动脉行于桡骨茎状突起之上者。因居于皮下无所掩蔽，宜于取诊故耳。是以《内经》云寸口，一曰气口，一曰脉口，皆统寸、关、尺三部言之，非关前之寸口也。仲景《伤寒论·序》有"握手不及足"之诮，夫在季汉已然，盖可推知专取三部者沿习久矣。清代周学海谓："独取于寸口者，以此脉发源心肺，直达寸口，自首至尾，脉管之体无曲屈，无大小，嘘发之气适得其匀。《难经》之义，注重在得气之全，以此脉发源心肺，直达寸口。心为百脉之根源，肺为宗气之橐籥，故曰'脉之大会'。自首至尾无中途歧出以分其气，无他脉来会以挽其气，完而不偏，纯而不杂，故曰'手太阴之所终始'也。他部动脉虽亦发源心肺，而或已贯他脏他腑而来，或已分他经他络而去，气有偏至，故弗取之。"殊不知取寸之义，不在气之不杂，亦不在脉之不会（参考《东方医学杂志》拙著《十二经脉汇辨》），实因其处于皮下而易取耳。

1.平诊　廖平谓："古法诊脉用一指，或用全手如扪循，凡用三指者，皆为伪法。"由此观之，古时用一指诊脉，而后世易为三指者明矣。关于易为三指起于何时，因无充分文献，难以厘辨。概始自《难经》创立新法之后欤。叶霖谓："先以中指取定高骨关部，却下前后二指。"朱奉议谓："凡初下指，先以中指端按关位，掌后高骨为关，乃下前后二指，为三部脉，前指寸口，后指尺部也。"滑伯仁谓："先以中指定关位，却齐下前后二指。"汪石山谓："揣得高骨，压中指于高骨以定关位，然后下前后两指以定尺、寸，不必拘一寸九分说也。"是可知以三指（食指、中指、无名指）定三部（寸、关、尺），而以高骨为标。高骨者，即今之桡骨茎状突起也。一般诊时，食指略轻，无名指略重，此常法也。叶霖谓，医者之食指、中指、无名指爪甲不可留，必用指端棱起如线者，名曰"指目"。以按脉之脊不啻眼之事物，妍媸毕露，故古法称诊脉为"看脉"也，此皆欲利用指皮下触觉小体之感度以看脉之义，故须去爪甲之障碍，理自合也。叶氏又谓："食指肉薄而灵，中指稍厚，无名指既厚且木，故以一指单按，须用食指寻究，后以三指总按。"考诸实验，指之末端感觉最灵，且因练习而敏，证于瞽者亦无或爽，故指之熟练如食指者较灵，而他则较木矣。

汉医视单诊（一指）、总按（三指齐下）。其结果不同，周学海尤力主之，谓："或单诊强，总按弱；或单诊弱，总按强；或单诊细，总按大；或单诊大，总按弱。"其解说也："单按强，总按弱者，此必其脉气本弱。但食指较灵，单指按下较显，无名、中二指较木，总按即不显其振也。此脉本弱，而总按更弱于单按也。单按弱，总按强者，此必其脉弦滑。一指单按，气行自畅，无所搏激；三指总按则所按之部位大，气行不畅而搏激矣。此脉本强，而总按更强于单按也。单按细，总按大者，是其脉体弦细而两旁有晕也。总按指下部位大，而晕亦鼓而应指矣。单按大，总按细者，必其人血虚气燥，脉体细弱而两旁之晕较盛也。食指灵而晕能应指，无名、中二指木而晕不能应指矣。"

夫脉管也，当心脏收缩与扩张之际应之而生高低之波动，谓此为"压脉搏"；同时，充满于脉管内之血量亦生增减之波动，谓此为"容量脉搏"；血压高，容量增，则脉管之口径亦必增，故脉管口径能应之而伸缩，谓此为"径厚脉搏"。脉之强弱云者,即"压脉搏"高低之谓也,亦即"脉压"大小之谓也。脉压之大小,主因心室搏出量而左右之,故压之品题为单指所难能,而今日血压计之卷膊带亦定有一定之面积者也,诚以压力非按不得知,而按之面积非宽不足感也,是以总按重于单按,而总按得知其真迹者也。周学海有言曰:"轻按气无所搏,力不能鼓,重按气乃鼓也。"其斯之谓欤。故欲以一指了其事,尚须左右相倾,此"辗转法"所由生也。脉管又因血压高、血量多而增其口径,所谓"径厚脉搏",为汉医之所尚也。因其口径之伸缩,故谓之"有晕"。因其晕之广狭,故脉有细大之别,其大即"广",其细即"狭"之谓也。叶霖谓"脉不单生,当以总按为准"者,盖因诸此。

三指之下也,又分左右男女。叶霖谓:"医者右手候病者之左腕,候毕,再以医者之左手候病者之右腕。"滑伯仁谓"男左女右"。考左右取候,盖出自王叔和左右腑脏分配之说,然《十八难》所谓"三部四经"未必以左右定十二经之谓也,只因其言太简,不可了解,故后世诸家纷然互为诋讼,要之凿空耳。周学海曰:"分左右者,心居中,而血发于左,肝居右,而气嘘于左,肺叶右大,脾即甜肉,右端亦大,故皆气行于右也。"此乃以气血而分左右之说也。王海藏曰:"伤寒以左脉为表,右为里;杂病以右脉为表,左为里。"此又为以表里而定左右之说也。夫气血混行,无左右之分,病有专属,焉能左右异位?故左右分诊无大意义。若外伤后,桡骨动脉左右有不同时而至者,此又为左右同诊所得知,非分诊所能识者矣。男左女右,盖从诸俗。方位以左为东,《礼记》云"主人必居东方"。男为女之主,故取男之左、女之右而先诊欤。但于实际诊病上,孰先孰后无何关系,故不可太穿凿也。

2.侧诊 以上所述皆为正面平按法,此外又有所谓"侧诊法"者。此盖因《内经》有云:"尺内两傍则季胁也,尺外以候肾,尺里以候腹。中附上,左外以候肝,内以候鬲,右外以候胃,内以候脾;上附上,右外以候肺,内以候胸中,左外以候心,内以候膻中。"后世医家如李中梓者,遂解两傍为"内""外"二字,故诸家皆说"两侧";然王冰未云"内外",只言"两傍者,两尺外侧也";周学海观易卦六爻,自下而上,上三爻为外卦,下三爻为内卦,则上下之为内外,故内者,每部之后半部也,外者,每部之前半部也,是以易理释《内经》之"内外"者也。殊不知"两侧"之说并非谓脉形扁阔,或脉有两条,或上下之为内外也。《韩氏医通》有云:"左寸指法，按如六菽之重，在指头为阴，在指节为阳，余部仿此。"是亦侧诊之变法也，只不言"侧指内""侧指外"，但言"指顶""指节"耳。《无求子消息七法》之中亦有"内推""外推"之别，此亦侧诊之类也。夫指平按脉上，其形如此，及侧指于内侧拍之，而其形如彼，及侧指于外侧拍之，而其形又如彼。夫如是可察脉管有无蛇行，管壁有无硬化，亦西医之所不废也。除此外，病者气口处骨肉不平，亦须用侧指法以求真迹者，亦理之当然也。

周学海谓："三指总按，横度三关，三指缝中，各有其隙，若三部脉形不同，即无由得其断续之真迹。"故倡用"移指法"。但终以有隙，其真不见，后又创"一指直压"之法，即以食指直压三关，如今之脉波计之压子直压桡骨动脉者焉。此法可领会脉波之全形，故有意义，但须熟练方能济事耳。

朱奉议谓："若人臂长乃疏下指，臂短则密下指。"叶霖谓："臂长则脉亦长，臂短则脉亦短。"故布指有疏密之别。然探诸实际，臂之长短于成人上，能影响三关之距离者，不若是之甚也，故忽之亦可。

（二）下指法

滑伯仁曰："持脉要有三：曰举，曰按，曰寻。轻手循之曰举；重手取之曰按；不轻不重，委曲求之曰寻。"杨仁斋谓："下指初则浮按消息之，次则中按消息之，又次则沉按消息之。"浮按、中按、沉按即滑氏之"举""寻""按"也。《无求子消息七法》之中亦有浮按、中按、沉按之别，叶霖亦谓初轻、次中、次重。由此谓之，压力之品题非轻、中、重三按法无以辨其高低，即轻按可知扩张期压（最小压），中按可知脉压，重按可知收缩期压（最大压）者也。设指压递加，犹不足以品题血压之高低，则三指轻重相畸——俯仰指法；或举而复按，按而复举，即举按迭用——操纵指法。所由尚矣。其中之俯仰指法尤有可称者焉。如以无名指压血管之末梢端，即压迫寸位而杜绝血流，以食指次第加压于中枢端（即尺位），再以中指关位消息之，则压之高低可得领会矣，故叶霖有"欲得脉之详，还须随举随按；随按随举，有非一举指之劳所能尽其性"之论也。此外尚有初持、久按之法，周学海谓："足以辨迟、数、滑、涩、止、代，即脉之整与不整之别，非久按不得知之之意也。"

吾人下指诊脉时，尚须注意者，如叶霖谓"人之指头亦有动脉，设与病者之脉相击，必疑病人脉大而有力，须心有分别"，又如周学海谓"医者操作用力，指尖动脉盛大，与所诊之脉气相击而亦见盛大"，又有医者久行久立，指头气满，皮肤膨起，因与脉力相隔而不显者。此固属琐细之处，然苟能注意及此，亦为确诊之助也。

二、反脉

（一）反关脉

高武曰："人或有寸、关、尺三部脉不见，自列缺至阳溪见者，俗谓之反关脉。"反关脉正取无脉，覆手取之则得，原桡骨动脉普通行于诸背侧拇指肌（长拇外转肌、短拇伸肌、长拇伸肌等）腱之掌侧，由长桡腕伸肌腱之桡骨侧而下降，入于第一掌骨间裂隙之中，即由寸部透于反背，出于阳溪，趋于合谷之谓也。此时动脉干恒较背侧手根支为强，若此经过者，属于足立福山之第一型。其出现率于国人则为（88.72±2.84）‰。但人生禀赋不同，脉道亦能反常，所谓反关脉者，亦无足怪也。

反关之时，桡骨动脉由诸背侧拇指肌腱及长桡腕伸肌腱之掌侧经过后，降于长、短二桡腕伸肌腱之间，达于第二掌骨间裂隙之中。此时沿长桡腕伸肌腱桡骨侧下降，而达于第一掌骨间裂隙中者，即所谓定型的桡骨动脉干，则不得见之。如此经过者，属于足立福山之第五型。其出现率为（1.6±1.134）‰。张石顽谓："脉之反关者，皆由脉道阻碍，故易位而见，自不能条畅如平常之脉也。"殊不知此乃天生之异常，并非后天之改常，故张氏之说不可从之。

张氏又谓，有从关斜走至寸而反关者，外斜脉也；有反于内侧近大陵而上者，内斜脉也。考此种之奇出，盖属于足立福山之第三型，即桡骨动脉经过诸背侧拇指肌腱之掌侧后，再横断桡腕伸肌腱之掌侧，出于该腱之尺骨侧，入于长、短二桡腕伸肌腱之间而下降，分为二支，同大。其中一支绕长桡腕伸肌腱停止部之远位而行，入于第一掌骨间裂隙，他一支入于第二掌骨间裂隙中。于此型时，亦不见有定型的动脉干由长桡腕伸肌之桡骨侧而下降。此型之出现率为（31.61±1.13）‰。费伯雄所谓之斜飞脉盖括此二支而言，其入于第一掌骨间裂隙者（桡骨侧）为外斜脉，入于第二掌骨间裂隙者（尺骨侧）为内斜脉。费氏谓"外斜脉常与三关平等，而内斜脉常细"者，盖因内斜脉少露于皮下之故耳。

《脉经》有云："从寸口斜入上者，名曰解脉。"王冰谓："不合而岐出，如绳之解股是也。"此脉近于足立福山之第四型者，即桡骨动脉初则由诸背侧拇指肌腱及长桡腕伸肌腱之掌侧而渐进于尺骨侧，及入于长、短二桡腕伸肌腱之间则急变其方向而转于桡骨侧，绕长桡腕伸肌腱之尺骨侧再迁回该腱停止部之远位而达于第一掌骨间裂隙中，此时沿长桡腕伸肌腱桡骨侧而降之，动脉干部则缺之。此型之出现率为（1.61±1.134）‰。

（二）臂外脉

阳溪、列缺别有一脉，大于正者，似反关而非反关也，谓之"臂外脉"，此乃今之浅在背侧前臂动脉也。据福山氏谓，此动脉为由桡骨动脉分出之浅在性异常动脉自桡骨动脉分岐后（距桡腕关节线之近位68.9公厘乃至48.5公厘），通过臂桡骨肌及长拇外转肌之表面现于前臂之背面，与桡骨神经浅在支同行，再通过横腕韧带之上遂达于手背，此时桡骨动脉粗于浅在背侧前臂动脉者多。此型之出现率为（2.42±1.384）‰。于脊椎动物，此动脉为浅在上臂动脉之继续者，但于人类解剖学上则罕觏之，此亦为天生之异常，并非正管之移于此处者，故周学海所谓"手太阴之正管所阻，其气不能直达，则散溢诸络，迁道而达"者，则非矣。

（三）二线脉

周学海谓："三部别有一细脉，自尺至寸与正脉并行者。"此细脉或与正脉平排并行指下，如引二线也；或行于正脉之上，浮之只见细脉，沉之始见正脉也；或行于正脉之下，按之隐隐有一细脉，自动于正脉之内也。考此动脉即为桡骨动脉浅掌侧支之高位分岐者也。足立氏谓，日本人该支之分岐高（该支由桡骨动脉分岐部出之远位端与入于桡腕屈肌纤维管点之距离，谓之曰分岐高），为1~2公分。其在3公分以上者，为高位分岐，仿此。福山氏谓，此种高位分岐证于国人，其出现率为（9.48±2.72）‰，此时该掌侧支与分出该支后之桡骨动脉干相较，发育强者居多，即"粗于其干"之谓也。因此见有二线脉，世谓"双弦脉"，亦即此是也。

综以上所述，脉之异常有反关脉、臂外脉、二线脉等之别，当诊此种脉时须注意者，如张石顽谓"反关脉较平人细小为常，较平人反大者绝少"；又如叶霖谓"寸脉正取无脉，必令病人覆手，医者以左手诊病人左脉，右手诊病人右脉，始能食指候寸、中指候关、无名指候尺。事虽琐碎，亦可思也"。但张石顽谓："正取反取俱无脉，细寻却在手臂肌肉之上者，亦反关之类也。"惜其言太简，不可了解，恐无此理也。

三、幼儿脉

程若水谓："出生芽儿，一块血也，无形证也无脉。"然张介宾则谓："凡小儿形体既具，经脉已具，所以初脱胞胎便有脉息可辨。"证诸今日，张之言然，而程之言非矣。丹波元简氏谓"小儿生下，周身无脉动，及乳潼一进而脉才现者"，其说亦非也。盖脉之出现无关乳之进否，而"生下无脉"之说尤为荒谬。

寇平谓："小儿半岁以下者，于额前以名、中、食三指轻手满按之。儿额在左，举右手候之，食指近发为上，名指近眉为下，中指为中。"此乃以浅颞颥动脉代三部，而嫌小儿手腕短粗，三部莫分也。寇氏又谓："小儿三岁以下，若有疾病，须诊视虎口脉纹，男左女右。食指第一节寅位曰风关，第二节卯位曰气关，第三节辰位曰命关。"叶霖谓："此纹与太渊脉相通。"如此论之，是为桡骨动脉穿过第一掌骨间裂隙，出于掌侧向食指之桡骨侧所出之固有指动脉也。换言之，即以指动脉所经之区域而代诊者也。

夫脉纹也，皮厚则纹隐，皮薄则纹显，黄润微红乃属无病之色，故脉纹之要，有辨色察有无以断病机也。但人之禀赋不同，而病机又千变万化，若单以脉纹鉴言，未免胶柱，故脉纹之诊，吾人不敢谓其有若大之价值焉。叶霖谓："凡看指纹，以我之大拇指侧面推儿食指三关，切不可覆指而推，盖螺纹有火，克制肺金，纹必变色。"又谓："只可从命关推上风关，切不可从风关推出命关。此纹愈推愈出，其在先原未透关，今误推而出之，大损肺气。"其说中固有可为实施上之注意者，若谓"克肺金""损肺气"者，则又为理之所难通矣。

陈飞霞谓："小儿三五岁，可以诊视，第手腕短粗，三部莫分，惟以一指候之，诚非易易。"刘方明谓："小儿三岁以后或五百七十六日以外，皆可定三关。"寇平及王宇太等谓："四岁以上，当以大指滚转三部，以关为准；七八岁移指少许；九岁至十二三岁次第依三关部位寻取；至十四五岁，则依大方脉部位诊视。"叶霖谓："小儿脉位狭小，以食指横度脉上，而辗转以诊之。"由此论之，小儿三部之诊脉当在十四五岁以后，而在此以前，用单诊法之为尚也。（阎德润，《哈尔滨汉医学研究会月刊》，1938年第18期）

第五节　浮、沉、迟、数脉之纲领《素问》《脉经》皆为正脉，而《脉诀》一书立"七表八里九道"之名，独遗数脉论

　　浮、沉、迟、数者，诸脉之大纲也；表、里、寒、热者，百证之总括也。故凡人之病，莫越乎此四脉之外也。盖浮者，指外而言，表病之象征也；沉者，指内而言，里病之应验也；迟者，指寒而言，阴证之概括也；数者，指热而言，阳证之要领也。知此四脉，则他可类推。此千古定论、不易之经也。故医者临症，必先以四脉了然于胸，而后下指诊脉，寒热表里之病庶可知矣。

　　然五代有高阳生者，竟假托王叔和之名以作《脉诀》，实非出自叔和之手也，而妄立"七表八里九道"之名，惟独遗数脉，吾不知其是何心也。夫数脉者，四大纲领之一，热病之要扼，瘟疫、温病、热病，以及伤寒之三阳、三急下等症皆为阳证已极之数脉也。苟医者不识此数脉，将何由知系热证，挽危而致安乎？

　　想高阳生者乃五代无名下士，竟窃叔和之名以创异说。汇集群章，立异鸣高，只图沽世之名，自为利己之计。继欺医圣，开误后学，岂非医道中之罪人乎？由是观之，彼之不用数脉，其为医以致死于热病者当不知几千万亿人矣。噫！惜今吾学医者，可不力起直追，而急正其遗误数脉之非哉。（杨雨膏，《哈尔滨汉医学研究会月刊》，1939 年第 23 期）

第六节　诊断学

一、脉理大纲

　　脉为医疗之关键，不可不极力研究。夫脉者，造化之生机、阴阳之动静、气血之精神也。贯通全体，周而复始，如环无端，无时停息。病者，不过因阴阳之胜负，气血之有余与不足所致，故诊察动静可知其病。凡人精神才智、富贵贫贱、性情善恶、寿限长短，神而明之，无不验矣。

二、脉学缘始

脉分两手，出自《素问》，始著《脉要精微论》；待至越人，阐发无穷理，著成《难经》以传后人；晋之叔和，遵照经文编辑《脉经》，文辞古雅，精深儒典，非浅学者所能窥释，后渐失传，今亦不读；复有高阳生，托名《脉诀》，鄙陋纰缪，误谈"七表八里九道"之非，医学习诵，以为权舆；逮臻颁白，脉理竟昧，殊堪嗟叹。

夫脉理正规，总以《内经》为准绳，以叔和为正眼。又如士材之《脉诀》可考，濒湖之《脉诀》可参，然后旁收别阅，下以苦心，将各家脉学读之极其熟，思之极其精，然后灵明自动，神鬼来通，其庶几乎。

三、《内经》、叔和脉理部位不同解

古之《内经》脉理，以形质定部位；叔和脉理，以气化定部位。如《内经》脉理部位，左寸心与心包，左关肝与胆，左尺肾与膀胱、小肠；右寸肺与膻中，右关脾与胃，右尺命门与三焦、大肠。叔和脉理部位，左寸心与小肠，左关肝、胆，左尺肾与膀胱；右寸肺与大肠，右关脾与胃，右尺命门与三焦。《内经》脉理，以上候上，以下候下。故形质疼痛之病必遵经文，按上下部位以候之；若遇气化经络之病，必遵叔和脉理，按气化经络以候之。二说虽然不同，而本乎表里一气、上下清浊之分耳。精思极论，千古不移，而昭昭焉明矣。

四、人迎气口说

掌后高骨是名为关，关前为寸，关后为尺，左寸为人迎，右寸为气口，关后则为神门而相火寓焉。人迎以定外因，病主风、寒、暑、湿、燥、火六淫之灾；气口以查内因，病主喜、怒、忧、思、悲、恐、惊之疾。人迎脉紧，病多伤寒；气口脉紧，病多伤食。再察各部参合断，神明变化纯乎通。

夫人秉二气所生，脉乃二气之机，故可应二气之图。关为阴阳之中枢，生机自下而升，上入关中。方入之地，必在关后，以生机为人神之所，故曰神门；关前待迎生机之处曰人迎。阳旺于上，必从右降，下入关中。关前阳气所入之口，曰气口。下蛰之阳为命火，命火出于关下，蛰于右肾，以其命神下出关后，故亦曰神门（见图1）。

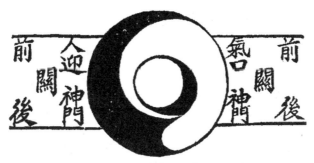

图1 六脉混然一气图

五、二十七字脉象病理解

轻而在上，不任寻按，为之浮脉，其病存表，主腑，属阳；沉而在下，重按乃得，为之沉脉，其病在里，主脏，属阴。迟脉一息三至，去来极慢，其病主寒，属阴；数脉一息六至，脉流薄疾，其病主火，属阳。滑脉其形流利，其病为水性加热形；涩脉其形刮竹沾沙，病主精枯血少。虚脉火兼软，病主阳乏阴内空；实脉浮沉有力，病主阴阳有余火热盛。长脉迢迢出本部，病主气治，又为深远热气腾；短脉两头不及本位，病为神衰病气实。微脉似有似无，病主阳弱；洪脉大而有力，按之则空，病主热性在上，阴亏在下。紧脉弦粗而急，收束不开，病主火被寒束；缓脉缓和有神，为之常人无病之平脉，如慢而无神，为之土病。弦脉端直以弦，如张弓弦，病主怒气，又主风痰；芤脉边实中空，病主失血伤精；革脉浮硬不移，病主男子精亏梦遗，女人半产崩漏；牢脉沉而不移，病主真衰邪气凝；濡脉浮而软，如棉在水中，病为阳衰阴稍旺；弱脉沉而软，病主阴阳俱衰；散脉浮而无收，病主津亏阳败；细脉微微如蛛丝，病主阳气被水困；伏脉藏而不见，必推筋着骨乃得，病主神匿不从容；动脉流离摇转难升难降，主惊主痛；促脉数中有止，病主火急时内陷；结脉缓中有止，病主气血凝滞；代脉动而中止，病主脏中经气断，土气不结命必倾。

六、洪、数二脉不同辨

热无形，属天；火有形，属地。人体附着亦各有情。血分之阳为火，气分之阳为热。数脉原是火之急，洪脉乃属热之征。火病药用苦寒泄之，热病药用甘寒清之。二者反错，病必加重，宜详审诸。

七、五行部位分配脏腑以别阴阳

东方甲乙木，南方丙丁火，中央戊己土，西方庚辛金，北方壬癸水。乙、丁、己、辛、癸属阴，甲、丙、戊、庚、壬属阳。肝与胆相表里，肝为乙木，属阴，为脏；胆为甲木，属阳，为腑。心与小肠相表里，心为丁火，属阴，为脏；小肠为丙火，属阳，为腑。脾与胃相表里，脾为己土，属阴，为脏；胃为戊土，属阳，为腑。肺与大肠相表里，肺为辛金，属阴，为脏；大肠为庚金，属阳，为腑。肾与膀胱相表里，肾为癸水，属阴，为脏；膀胱为壬水，属阳，为腑。若以六脏六腑论，心包与三焦相表里，均属相火为辅助，或升或降，各有其常。阳者为腑，阴者为脏，不可不详细分析也。

八、增订丹溪定息数歌

先贤切脉论《太素》，周行一身五十度。昼则行阳自阴出，夜则行阴自阳入，昼夜各行二十五，上合天度为常具。阴阳动静凭气血，血管气卫定吸数，一万三千五百息，此是平人脉行度。太过不及皆非吉，一息四至无病处，更加一至身安和，三迟二败冷气聚。六数七极热生多，八脱九死归阴路，一息一至元气败，二息一至魂魄去。领会脉象无错误，全凭手敏与心灵。

九、五脏脉形四季平脉解

肝脏脉弦，心脏脉洪，脾脏脉和缓，肺脏脉清虚而浮，肾脏脉沉。此系五脏无病之本脉。必先知无病之本脉，然后能诊有病之病脉。春主肝，其脉弦，柔而长，宜应春生之气；夏主心，其脉洪微兼实，不必太过，贵乎神昌；长夏主脾，其脉和缓濡长，体宜坚强；秋主肺，其脉清虚而浮，清降之意，柔能克刚；冬主肾，其脉沉，濡而实。以上所论是谓无病之平脉，太过不及皆为病，默会熟读，自能知其详。土气缓和包容脉象，真脏不露，能远灾殃。

凡万物皆生于土，土者主胃，是以诊人之脉必以胃气为主，有胃气则生，无胃气则死。胃气之脉，和缓有神，不急不迫，不徐不慢，从容自若之状也，反此即为病脉也。

十、五脉太过

春曰肝，其脉宜应弦，如弦而实强，谓之太过，病主怒气眩晕，疯狂，炭毒，抽搐诸症，如时症见之定属瘟疫；夏日心脉宜应洪，如洪实有力，去来盛，谓之太过，病主心火壅满，气上冲而不平，或癫狂，或热瘀，心窍不清诸症；长夏主脾，其脉应缓，如太缓者，病主脾湿胀满，时而呕吐，胸中作痛，水积泄泻诸症；秋曰肺，其脉应浮，如浮而实强，病主阳气不能下降，喘促气逆，内火上攻，咳嗽，头疼诸症；冬曰肾，其脉应沉，如沉石不柔，病主癃闭，溺血，便结诸症。此论五脉太过，不可不知也。

十一、五脉不及

肝气不及，脉必虚微，其气短不能上升，而面色颓败，胸痛引背，两胁胀疼，气力难支，魂不归体诸症；心气不及，脉必来微去盛，其气衰弱，咳唾下泄，或难起立，心窍不开诸症；脾气不及，脉必沉濡，势必气少下泄，中州寒湿，虚衰力却诸症；肺气不及，脉必浮微，病主汗出喘急，呼吸气高，虚衰心悬不能卧，阳气散，阴气消诸症；肾气不及，脉必浮数而虚，病主男子滑精，女人淋漓，下寒腿痛，腰酸诸症。此为五脉不及，不可不知也。

表4　五脏五季平脉、太过与不及脉症

五季	五脏	多胃气无病脉	少胃气脉	和脉	太过		不及	
					脉	症	脉	症
春	肝	弦	弦硬	弦而柔长	弦而强硬	怒气眩晕，疯狂抽搐	微虚	色败，胸胁痛引背，肋痛，气短
夏	心	洪	洪散	洪而微实	洪实强盛	心烦神妄，热闷舌肿	来盛去微	咳唾，下泄，心悬，气短，窍闭
长夏	脾	缓	缓慢	沉而濡长	宽洪迟慢	胀满食不消，呕吐，积瘀，泄泻	沉濡	气不足，下泄，中土寒湿，四肢无力
秋	肺	浮	浮短	浮而清虚	浮实短涩	喘促气逆，胸胁膨胀	毛浮而微	喘促，汗出，气短，久嗽，肺痿
冬	肾	沉	沉石	沉而荣实	沉实有力	癃闭，溺血，便结	浮数而虚	滑精，经血淋漓，腰膝酸痛

十二、五志病脉解

暴怒气逆，魂必外弛，其脉弦涩，情却志屈。过喜则气散神荡，其脉见沉散，心必有恙。多思则气结意衰，其脉弦弱，胸腹必塞。悲则其魄消沉，其脉见洪短，久病之因。恐惧气沉，志必多乱，其脉沉缓，是属实验。此乃五志之病脉也。

十三、五行生克定邪脉说

克我者为鬼邪，我则克妻，我生者为子，生我者为母，五行生克定如此例。我之本位如太过，此为正邪，克我之鬼为贼邪，生我之母为虚邪，我生之子为实邪，我克之妻为微邪。脉象错综随病见，此名五邪古人题。

注：经云"从前来者为实邪，从后来者为虚邪"，亦此义也。

十四、五脏邪脉说

（一）肝

肝脉过弦强为之正邪，如见浮涩而短为之贼邪，沉细微弱为之虚邪，洪散为之实邪，缓慢为之微邪。此乃肝脏之邪脉也。

（二）心

心脉过洪为之正邪，沉濡为之贼邪，弦硬为之虚邪，缓大为之实邪，浮涩而短为之微邪。此乃心脏之邪脉也。

（三）脾

脾脉过缓为之正邪，弦强为之贼邪，浮洪为之虚邪，浮涩为之实邪，沉细为之微邪。此乃脾脏之邪脉也。

（四）肺

肺脉过浮为之正邪，浮洪为之贼邪，缓慢为之虚邪，沉细为之实邪，弦直为之微邪。此乃肺脏之邪脉也。

（五）肾

肾脉过沉为之正邪，缓慢为之贼邪，浮涩为之虚邪，弦实为之实邪，洪大为之微邪。此乃肾脏之邪脉也。

以上所论五脏之邪脉，贼邪亦有不死者，而微邪亦有不能生者，不必拘泥。总要变迁须参四时之寒温、禀赋之厚薄、病中之新久、体格之强弱、脉象有无胃气。虽生克定理，亦有不同，惟望临症者之圆机耳。

十五、辨男左女右脉论

常言男脉以左大为顺，女脉以右大为顺。究其实理而论之，朝气轻柔，自左而升，温升化火，至午而盈，如至午后，阳气从右而降，壮盛头满，热气洪隆。男左女右，本属空理，气化亦与造化相同。左脉固虚兼小，而虚中胎实；右脉应实兼大，而实中含虚。此脉理气化之常情也。设如颠倒妄谈不足信，总以实验为可准凭。

十六、辨男女寸尺大小脉论

夫人身之气化无有异形，何以说"男属阳，女属阴"？男子有阳亦有阴，女子有阴亦有阳，男子非独阳而无阴，女子亦非独阴而无阳也。是以男阳女阴乃比配之阴阳，非真实之阴阳也，如丙丁同是火，不过清浊之分耳。谬说男子寸脉盛，妄谈女子尺脉洪，当究阴阳真实理，勿以管见为自明。

女人以血为主，男子以精为主，何也？女应离火，离火化血，故女子以血为主也；男应坎水，坎水化精，故男子以精为主也。男子理当尺脉实，女子应当寸脉荣。女子经盈左偏大，俟过经期，脉与男同。男子尺脉何故小？只因精泄是不平。（高香岩，《哈尔滨汉医学研究会月刊》，1937年第2~5期，1938年第10、11期）

第八章 效方秘解

第一节 五苓散与猪苓汤二方合论

同一小便不利而渴，乃有五苓散、猪苓汤之不同。五苓散证之渴在肺，而小便不利在脾；猪苓汤证之渴在胃，而小便不利亦在胃。

猪苓汤证之渴欲饮水，小便不利，其病均属胃。胃以燥故，不能游溢精气上输于脾，脾即不能散精归肺，通水道而下膀胱。是脾之不散盖由胃之不输，故曰其渴在胃，其小便不利亦在胃也。

五苓散证之小便不利而消渴者，其病在脾。肺与脾同属太阴，脾病不能为胃行其津液上输于肺，肺遂失其清肃之令而作消渴之病，故曰其渴在肺而其小便不利独在于脾。

仲景化白虎汤、五苓散两方之意而为猪苓汤，以治胃燥之小便不利。按白虎汤用石膏以清津液之上源，用知母以清津液之下源，用甘草、粳米居中调剂，此所以为治燥渴之神方也。仲景因燥渴而兼小便不利，遂用滑石代石膏，用阿胶代知母，仍取金水同源之义。其不用甘草、粳米居中调剂者，以滑石兼有利胃之能，阿胶兼有润脾之力，润脾便可以救燥于胃，利胃便可以输津于脾。合入五苓散而去白术、桂枝者，因小便不利之病不在脾，故无须乎助脾之健而用术；因渴欲饮水之病不在肺，故无须乎助膀胱之化而用桂。若但云"白术燥湿，桂枝助热"，与胃之燥均有不利，犹浅之乎言也。

若夫五苓散之用意，纯系分布水津以救肺消。盖以脾居油膜之中为三焦司权，君之以白术以复脾土健运之常，使之上输津液，下通决渎；臣之以茯苓之渗，猪苓、泽泻之利，尽人所知，无须费辞。而神化不测者乃再用桂枝以助肾火，蒸动膀胱之气，由三焦而上达于肺，接触外边凉气，化生津液，而肺中之消渴无有不止。

故五苓散与猪苓汤主治不同，其错综变幻之处无不机圆法活，此仲景之

神，所以能为万世师也。（张恩阁，《哈尔滨汉医学研究会月刊》，1938年第11期）

第二节 脾约丸、小承气汤、调胃承气汤合论

脾约丸乃抑阳扶阴之剂，小承气汤乃和脾胃之剂，调胃承气汤乃解阳明邪热之剂。

一、脾约丸

试查阳明篇内"阳绝于里"条下，脉现浮芤相搏，明明显出阳亢阴卑之象。其所以阳亢阴卑者，以脾胃之津两亡也，故仲景以脾约丸抑阳扶阴。

其方用麻仁为君。麻仁为入太阴、阳明两经之药，功专润燥。胃亢脾卑，均由于燥，故以麻仁而统治之也。惟是脾之阴液穷，实由胃之阳气亢，欲扶脾阴，必抑胃阳，故加入小承气汤以扼阳亢，一面抑之而又一面和之也。芍药功专益阴而并能收拾肝气，脾已处于穷约之地，勿再令肝气肆横，乘虚侮土，故益阴必用芍药者，所谓"制其所仇，保其所胜"也。杏仁润燥而益肺，而润燥必以杏仁者，乃以肺为脾之子，所谓"并益其子，勿盗母气"也，必如此方为扶之之义。但云"芍药益阴，杏仁润燥"仍属宽皮厚肉之语，殊非仲景制方之义也。其不用汤而用丸者，盖以"丸者完也"，阴阳两难，而必使之完聚也。于此可见仲景立方制剂，无处不是精义。

二、小承气汤与调胃承气汤

再查阳明通篇，凡用调胃承气之处，其症结纯在胃腑，绝无他项之牵累；凡用小承气汤之处，必有他项牵累。非关汗出即关小便，大旨在津液消亡，恐酿成阳亢阴卑之患，所以对于小承气汤条下必系以"和之"二字。

"和之"云者，和脾胃也。和脾胃者，令其燥从湿化，免其阳绝于里也，若必以"半表半里"方谓之"和"，则三阳为表，三阴为里，阳明胃即属表，太阴脾即属里，脾与胃相表里，是即谓之"半表半里"。彼指小承气为少阳、阳明之药者，未免由"和之"二字误解其义。试查方中所用之药，枳实属苦寒，胃药也，合大黄便系"火淫于内，治以苦寒"之义；厚朴苦温，气带辛香，脾药也，辛香醒脾，俾湿土能济燥土，便系脾约丸抑阳扶阴之义。方义

如此，究与少阳有何关系？甚矣！解释方义之难也。（张恩阁，《哈尔滨汉医学研究会月刊》，1938年第11期）

第三节 《伤寒论》药方精确可用

客有过我而问曰："仲景《伤寒论》中一百一十三方俱称精严奥妙，但时医引用竟多不效，以致不敢用也。何哉？"余笑而答曰："此非真能解于《伤寒》者也！如果将《伤寒》一书熟读深思，心领神会，欲用其方自然头头是道。夫何难用之有乎？"

窃尝思之，《伤寒论》中总括仅成四方，并仅成四法。所谓四法者，发表、温中、清里、补阴者是也。其用方药也，一曰麻桂，为发表法，而升、葛、柴、辛以附之；二曰膏黄，为清里法，而芩、连、栀、柏以附之；三曰姜附，为温中法，而吴萸、蜀椒以附之；四曰人参，而枣、草、芍药以附之。亦有合用者，桂麻之与石膏，芩连之与干姜，附子之与大黄，乃为温清合法，此皆彰明较著者也。况桂、麻、青龙三方为正治风寒法，而其余则皆救逆之变法也。

试以桂枝汤论之，其太阳证用桂、麻二汤与大、小青龙二汤不必言矣。若阳明之始，亦有桂、麻二汤；少阳证，亦有柴胡桂枝汤；太阴证，亦有桂枝加大黄、桂枝加芍药二汤，亦有理中加桂枝汤，更有桂枝汤。至于少阴之麻附甘辛汤、厥阴之当归四逆汤，皆不离麻、桂二味。岂非以病经治逆，表邪未出，固不论传到何经非用麻、桂二味不能解哉？于此可悟，凡是在经之邪，自可悉用桂、麻也。若夫不用桂、麻者，则惟阳明腑证与太阴脏证。盖以阳明燥土，邪化实热，惟膏、黄足以当之；太阴湿土，邪化虚寒，宜姜、附以温补之。其少阴、厥阴二脏之实热，有还入于阳明者，亦用膏、黄，无事姜、附矣。

总之，辛散祛寒必用桂、麻，撤热救阴必用膏、黄，辛热回阳必用姜、附，养阴退热必用参、芍，皆一定不易之法。故凡太阳之麻桂、少阳之柴胡、阳明之葛根、少阴之细辛，皆为仲师之辛散药也。惟寒则泻，芩、连、膏、黄，仲师之寒泻药也；惟温则补，萸、椒、姜、附，仲师之温补药也。一百十三方，大义总不外此。余故曰仅四法也，后之学者化而裁之，变而通之，随手拈来，皆成妙谛，而《伤寒》方又何有不效？而处方也又何难之有？

经云：“知其要者，一言而终，不知其要，流散无穷。”此之谓也。客闻余言，首肯而去。（张恩阁，《哈尔滨汉医学研究会月刊》，1938年第11期）

第四节　麻黄、桂枝、大小青龙汤其用 杏仁、芍药、石膏、细辛等 系病在何经、加减何意略解

夫杏仁者，乃入肺经之药，使降冲逆，以开壅阻之恶气，消皮肤之风寒，故麻黄汤中用之以泄皮毛，通经络者也。芍药者，入肝经之药，清风泻热，善解虚烦，且能平肝敛阴，故桂枝汤中用之以养肝血，收津液者也。石膏者，入肺而清金泻火而除烦，故大青龙汤中用之以达肌表而解烦躁者也。细辛者，入肺肾而驱寒邪，故小青龙中用之以润肾水而止渴者也。

或曰太阳伤寒与伤风必用太阳经药而后可，然无杏仁而肺气不舒，无芍药而肝血以燥，无石膏则水无以生，无细辛则湿无以降。是知古人之用药各有取义，岂如今人苟且塞责而已哉？（程汉章，《哈尔滨汉医学研究会月刊》，1939年第25期）

第五节　六味丸非补精药说

古今时医治伤精者，每以六味丸为主剂，予以为非。

夫六味丸何方也？方内何药也？熟地黄味厚色黑，益水制火，大滋肾阴；泽泻咸寒，清利水道，大泻肾阳；山药补金，以培癸水之上源；茯苓渗淡，以开壬水之来路；山萸酸收，以敛足少阳之火，兼滋足厥阴之液；丹皮辛寒，以清手少阴之火，又制手少阳之气。由是观之，是壮水制火之专剂也，并非补精之良方矣。可知用治伤精者，定视伤精为伤阴无疑矣。

每见人之伤精者，面色惨淡，口鼻黑暗，二便清利，饮食不甘，肌肉消瘦，四肢酸软，尽见阳衰阴盛之象。不但伤精之病者如是，即常人一有房事，精泄后必多沉困，小便赤少者必转清而多，大便燥结者必转滑而润，饮食胜者必减为少，身体肥者必减为瘦，好动者必转为静，面红者必转为白，

目有神者必转为昏暗，气有余者必转为不足。总以上形症，尽见阴形未见阳象，用六味丸以补伤精之人。其补阳乎？抑补阴乎？如谓补阴，则所伤之精是阳精，俗语云泄精曰"走阳"，未云"走阴"。如谓补阳，六味药品尽数柔烂滋水之类，则补阳反致伤阳，可谓名实不符，顾名失义。况精为人身元气之本，由精生气，由气生神，精、气、神三字乃人身少火、相火、君火生生不已之基础也，有之则生，无之则死。人非此三火不生活。又道家云：生于世"阳一分不尽不鬼，阴一分不尽不仙"，而其所炼丹鼎者无他，亦收炼其精、气、神、少火、相火、君火是也。炼至火存水尽，成其为神耳。据此又可见精为阳火之一端也。

大抵时医误认病症，浪投药饵，皆以伤精之人身瘦肉削，精少神短，甚至劳嗽颧红、形消骨立等状。意为肉乃血所化，肉消即血不足，血少即阴不足，又为血不配气，阴不制阳，水不制火，非六味丸不能壮水之主以制阳光，补坎水以填离火。自鸣得意，以为精当，致人至死，反谓药用之少，未能尽其力耳。此何以故？盖其徒知血不生肉，体不适用，水不配火，阴不制阳，不究其血何以不生肉，体何以不适用，水何以不配火，阴何以不制阳，以其未深知人身气血生化之理耳。

以《内经》言之，人之即生而后，以胃气为本。胃为戊土，戊土即阳土也。以火为纳，又以火为化。当知其火原非自具，非命火不生。命火即肾阳也，肾阳即三焦火也。此火生胃，胃始纳谷，饮食入胃，赖火化之，生津汁上行入心化血，以奉周身，内而脏腑，外而皮肉筋骨，无不借兹以生养。倘胃津不生，心血不化，来源告竭，百体失润，阴液日减，百体日枯，孤阳无依，始而飞越。上行则头目昏沉，入肺则痰嗽皮焦，甚至颧红毛落；继而阳不内敛，脾阳不伸，阴土不运，饮食停滞；终而阳不下达，血至无由，骨痿筋弛，卧床不起，内阳告竭，外阳散亡，气先散而血后枯竭。不死何待？此无他，皆因精伤而命火随之亦伤，火伤而不生胃土。胃虚不纳，饮食日减，血由此不生，则虚火由此以胜，非本来火胜伤阴，实因火虚不能化血配阳而致也。此理时医、病者，两不知悟，惜哉！

如以余言为是，治之之法，以多辛少润、专补肾阳之品为宜。例如大熟地、山萸肉、当归、山药、淡寸云、巴戟肉、上肉桂、黑附子、黄精、枸杞果、鹿肾、海狗肾、淫羊藿等类，煎、丸均可。效能在扶阳益肾，方称为补精之要药矣。管见所及，以供参考。（安子明，《哈尔滨汉医学研究会月刊》，1937年第5期）

第六节　小柴胡汤解

邪中于胁，则入少阳；中于颊，亦入少阳。其气游行三焦，发热口苦，耳聋，其脉弦者，寒热往来，宜小柴胡汤主治。在医者临证加减相须，无不获其效矣。

一、药量

柴胡四钱，味苦性微寒；人参钱五分，味甘性温；黄芩钱五分，味苦性寒；炙草钱五分，味甘性平；生姜钱五分，味辛性温；半夏二钱，味辛性温；大枣三枚，去核味甘性温。水煎温服。

二、方解

《内经》曰："热淫于内，以苦发之。"用柴胡、黄芩之苦为君，以发传邪之热。里不足者，以甘缓之，用人参、甘草之甘为臣，以缓中和之气。邪半入里，则里气逆，用辛以散之，佐半夏以除烦呕。邪在半表，则营卫争，用辛甘以解之，使姜枣以和营卫。此从内达外，和解半表半里之主方也。

三、加减略解

太阳之气，不能从胸出入，逆于胸胁之间，虽不干动在内有形之脏真，而亦干动在外无形之脏气。然见一脏之证，不复更及他脏，故有七兼证也。若胸中烦者，邪气侵内君主，故去半夏之燥。不呕者，中胃和而不虚，故去人参之补，加瓜蒌实之苦寒，导火热以下降也。渴者，阳明燥气盛，故去半夏之辛，倍人参以生津，加栝楼根（即花粉）引阴液以上升也。腹中痛者，邪干中土，故去黄芩之苦寒，加芍药以通脾络也。胁下痞满者，厥阴肝气不舒，故加牡蛎之纯牡，能破肝之牝脏，取味咸能软坚，兼除胁下之痞；去大枣之甘缓，欲其行之捷也。心下悸小便不利者，肾气上乘而精气在下，故去黄芩，恐苦寒以伤君火，加茯苓保心气，以制水邪也。不渴，外有微热者，其病仍在太阳，故不用生液之人参，宜加解外之桂枝，覆取微汗也。咳者，形寒伤肺，肺气上逆，故加干姜之热以温肺，五味之饮以降逆。凡咳皆去人参乃仲景之秘旨，既有干姜之温，不用生姜之散；既用五味之敛，不用大枣之缓治也。由此观之，所以方有加减，药无定品，欲为是道者，不可拘方以误人，庶几不愧仁道之术也。（孟昭霖，《哈尔滨汉医学研究会月刊》，1939年第30期）

第七节　当归补血汤解

血为阴，气为阳；气为无形之物，血为有形之体。有形必借无形以生，故血必以气而长也。今血既虚矣，其何以为治乎？必以补也。治以何方乎？当归补血汤也。汤有何药乎？当归、黄芪是也。

夫当归禀木气而入肝，得火味而入心。肝藏血，心主血，今心血既亏，而肝血亦少，故用当归入肝以生血，入心以补血。然当归不过一分而已，必黄芪五倍之者。盖以黄芪又为补气之药，轻清之品，味甘无毒，禀太阴之味而入脾以补中，质轻以走表，微温，禀少阳之气入胆与三焦，以助中正生发之气，则虚弱可补。故此方用当归之补血，倍用黄芪之补气，以为统运。轻清走表，以为互导，使其气盛而化血，即所以补血也，并导皮毛之瘀热则从微汗以出，而血虚身热之症固所必愈，较胜四物、八珍等汤之百倍也。（杨雨膏，《哈尔滨汉医学研究会月刊》，1939年第23期）

第八节　四君子汤解

四君子汤，即人参、白术、茯苓、甘草是也，以数药之气味均主于和平，故名曰"君子"。入手太阴经、足太阴经、足阳明经，其补中益气之能非他方所可比也。

《本经》等云人参味甘，微寒无毒，气味轻扬，阳中微阴，指上党山谷、辽东、幽冀等地所产而言也。本方用以为君，凡元虚火动，心志不宁者，用此以安之；惊悸怔忡，健忘恍惚者，用此以镇之；精神散乱，魂魄飞扬者，用此以敛之；阴亏阳脱，气血两伤者，用此以补之。至若汗下过多，津液失守者用之，可以生津而解渴；脾虚胃弱，饮食减少者用之，可以和中而升阳；或吐泻之后，阴阳俱虚者用之，可以健中而复元；劳伤既久，形容羸瘦者用之，可以养卫而调荣。《内经》云"肺乃气之脏"，大抵补气之药入肺部居多耳，然肺火盛者切宜酌用，又不可徒谓"肺热之不可用"也。余尝与黄芪并用固实元气，与麦芽并用健脾消食，与茯神并用定魄安魂，与麦冬并用止渴除烦，皆有不可思议之效验也。又不可因其峻补之性遂弃之而不用，亦不可以其气得补而热愈增即畏之而不服也。丹溪曰："气虚不用，何由以行？但用之之法不可过多，而服之之法不可太急。当服此剂，必须徐徐饮之，乃为善处补泻者也。"

白术味甘苦辛，味厚气薄，阴中阳也，无毒，脾胃之要药也。盖脾虚不健，最能补之；胃虚不纳，专能助之。又或呕吐不食，泄泻腹痛，霍乱转筋，胸膈胀闷，此脾胃承寒之症也，非用之不能平；四肢浮肿，饮食不消，精神困倦，中气下陷，此脾胃不足之症也，非用之不能补。同黄连用而泻胃火，同山药用而实脾经，同苍术用可以和中而燥湿，同泽泻用可以利水而下行。黄芩佐之，固能安胎益气；枳实之君之，亦能消痰除膨；温中之剂无之，则痛定而复返；疮肿之症无之，则托里而难效。余节之，其味之甘也，甘所以和脾；气之辛也，辛可以健胃。其性本清而质浊耳，若用陈壁土炒之，制妙如神。

茯苓味甘淡，气平，阳也，无毒，坚固荣卫，分理阴阳。能利水，行脾胃之湿，流通渗泄，利窍不滞；主清热，化膀胱之气。镇惊定志，非此莫疗；清血化痰，非此无功。健脾之剂宜多用，脾喜燥而恶湿，则淡渗有壮土之能；恐怖之症宜重用，恐主虚而喜实，则体实有益阳之力。膀胱湿热不清，水道蕴蓄不利，其能滋润化源也；脏腑积聚不消，小便淋漓不止，其能活血化气也。《本草》等云"气虚之证宜少用，因其淡渗而泄下也；自汗之症不可独用，因其有汗不可利小便也"。又云"能生津液"。殊不知膀胱主津，津为济渡之处，液之往来乃曰津液，不过因其性质滑润，通窍利水而动其液，非同人参大补元气，气足血充真能自生液也。

甘草味甘，气平，阳也，无毒，有实心、脾、肺、胃之能，调肝、胆、小肠之气。生用则泻火，炙用则温中。气盛者用之，以缓其气；气虚者用之，以实其气。《本草》云"甘以缓之""甘以实之"是也。且中满之症，气之滞也，主于脾。脾喜甘，若用甘味以解滞，则非惟不能解而反助邪矣。郁闷之症，气之结也，甘能缓结，若用甘味以治结，则非惟不能开而反缓气矣。如此二者，奚可用哉？余尝用之法，气之虚者宜补，故和中之剂以之为君；气之急者宜缓，故肝若急，急食甘以缓之；气之实者宜泻，故用梢以降火而利小便也。

由是而观，此方分用之则各有所能，合用之则互相协力。荣卫俱虚，脾胃不和用之，则奇功可待；脏腑兼实，表里正盛用之，则为害堪虞。业医者之用方，可不慎乎？（曹鸿声，《哈尔滨汉医学研究会月刊》，1938年第8期）

第九节　六一散之研究

六一散是四时清凉的主剂，医者对于炎热等证常用之而护效。夏令酷暑熏蒸，家庭中也常有和水作为饮料的。因为它可以生津止渴，解暑去烦，功用重大。不是他药所能及的。并且价廉，易于购备。现将研究所得录之于下。

一、六一散的配制

白滑石（水飞过）六两，粉甘草一两（为末），即成六一散。（刘河间方）

二、六一散的命名

六一散取"天一生水，地六成之"的意思，叫作"六一散"，又名"天水散"。因药色白，又有叫作"太白散"的。

三、六一散中药味的研究

（一）滑石

1.**命名**　本品性滑利窍，质又滑腻，故名。

2.**处方用名**　原滑石、飞滑石、块滑石、滑石粉。

3.**古籍别名**　液石、番石（《别录》）、桂林滑石、桂府滑石（《本草纲目》）、瞥石、脱石、冷石（陶弘景）、尽石（《本草衍义》）、久冷、白滑、石液、石棱、利窍、共石、活石、斑石、礠石、白玉粉、白仲宁、立制石、雷河督子（《和汉药考》）、乌滑石（《雷公炮炙论》）、画石（《药物生产辨》）。

4.**基本**　是单斜形的矿石。

5.**产地**　中国的四川、云南、广东，日本的石见、越前、越中、阿波、备前、伯耆、上野。

6.**形态**　滑石多为纤维状、块状、粒状或叶状，间有为斜方柱状结晶体的。无色的少，多为青白、黄白、灰绿或银灰诸色，有脂肪状或真珠状的光泽。体软如泥，硬度1.0，是岩石中硬度最低的。比重是2.6~2.8。色洁白的为上；坚硬色带青灰或黄的性毒，不可入药。

7.制法　雷敩说："凡使滑石，须用白滑石。以刀刮净研粉，以牡丹皮同煮一伏时，去牡丹皮，取滑石，以东流水淘过晒干用。"

8.性质　甘，寒，无毒。

9.成分　主成分是含水硅酸镁。这以外又含有少许杂物。

10.效能　滑利窍，逐湿热，治泻痢，通淋闭。用作淋病药及黄疸水肿药。精制的有滑泽皮肤，防止糜烂的效力。

11.主治　身热泄澼，女子乳难，癃闭，利小便，荡胃中积聚寒热，益精气。久服轻身，耐饥长年。

12.历代考证　汉·张仲景说主治小便不利，旁治渴。元·朱丹溪说："燥湿，分水道，实大肠，化食毒，行积滞，逐凝血，解燥渴，补脾胃，降心火，偏主石淋为要药。"明·李时珍说："疗黄疸、水肿、脚气、吐血、衄血、金疮血出、诸疮肿毒。"明·缪希雍说："祛暑散热，利水除湿，消积滞，下利窍之要药。"清·黄宫绣说："清热降火，通窍利水。"近人黎伯概说："通利小便，消解血液与淋巴液中之炎热，从小便而解，正是利用其滑性。滑石在化学上之元质为镁，为轻金属之盐类，能中和酸性液，热病即酸性液发炎，滑石收其酸性液排泄于尿，非常灵敏。"

（二）甘草

1.命名　本品味甘，故名。诸药中以之为君，治七十二种乳石毒，解一千二百般草木毒，功能调和诸药，遂又有"国老"的称号。

2.处方用名　生草、生甘草、炙草、炙甘草、清炙草、粉草、粉甘草、草梢、甘草梢、草节、甘草节。

3.古籍别名　国老、灵草、蕗草、美草、蜜草、蜜甘（《别录》）、草古（古籍通用简名）、汾草（《本草原始》）、灵通（《记事珠》）。

4.基本　甘草是山草类，属于豆科的多年生草。

5.产地　四川、陕西、福州，内蒙古所生的最好，因为是野生的。

6.形态　甘草多为人工所栽种的宿根草。春季从宿根生苗，高二三尺，叶互生，为羽状复叶，小叶作长卵圆形，叶茎俱有毛茸。夏秋间，在叶腋开淡紫色蝶形花，花后结荚实。本品为粗三四分，长三尺许的鞭状根，表面有纵皱襞，呈灰褐色，内面呈黄色，截断面作长纤维状。直根无髓，横生根则作五角形，味至甘。

7.制法 雷敩说："凡使甘草，须用酒浸蒸，从巳至午，取出曝干，剉细用。"一法：每斤用酥七两，涂酥尽为度。又法：先泡令内外赤黄用。李时珍说："方书炙甘草，皆用长流水蘸湿炙之，至热刮去皮，或用浆水炙热，未有酥炙、酒蒸者。大抵补中宜炙用，泻火宜生用。"

8.性质 甘，平，无毒。

9.成分 甘草的主要成分是甘草糖，即甘草糖酸的安莫尼亚盐类，属于配糖质。依近来的研究，说是和钾及钙相结合存在的化合物，其含量为百分之六至八。

10.效能 清热解毒，和药补虚。并为专治疮疡痈毒以及贫血的药。入胃后和胃液起作用而分出葡萄糖和甘草糖，可使唾液分泌增加；至肠能激动肠的蠕动，使大便缓下；由肠壁吸收入血中，能促进身细胞起新陈代谢作用；同时咽喉部的分泌也增加，易使痰沫附着而咳出，且可免除久嗽咽喉的燥感。本品有此种种作用，所以专用以为矫味及祛痰、和缓的药。

11.相畏相反的 恶远志，反大戟、芫花、甘遂、海藻。近人张继有说："忌猪肉。"

12.主治 五脏六腑寒热邪气，坚筋骨，长肌肉，倍力，金疮，解毒（《本经》）。温中下气，烦满短气，伤脏咳嗽，止渴，通经脉，利血气，解百药毒（《别录》）。

13.历代考证 汉·张仲景说，治里急、急痛、挛急、厥冷、烦躁、冲逆等诸般迫急的毒。唐·甄权说："甘草主腹中冷痛，治惊痫，除腹胀满，补益五脏，肾气内伤，令人阴不痿。主妇人血涩腰痛，凡虚而多热者加用之。"唐·孙思邈说："甘草解百药毒。"宋·《日华子》说："甘草安魂定魄，补五劳七伤，一切虚损，惊悸烦闷，健忘。通九窍，利百脉，益精养气，壮筋骨。"金·张元素说："胸中积热。"元·王好古说："甘草下气。"元·李东垣说："生，泻火热；熟用，散表寒。"元·朱丹溪说："消肿导毒。"明·李时珍说："解小儿毒，降火止痛。"明·缪希雍说："九土之精，主五脏六腑寒热邪气，坚筋骨。"清·黄宫绣说："有火能泻。"清·邹澍说："主五脏六腑寒热邪气。"清·汪昂说："有补有泻，能表能里，可升可降。"清·陈修园说："甘主脾。"近人丁福保说："除润肺化痰外，余则为和别药之用。"近人张山雷说"补土。"日本浅田栗园说："味甘平，其功能居于味之甘。一切味甘者有和缓之能，故甘草以和缓为主，缓急迫，开闭塞，解毒，宽徐气，去疼痛；与剧药相合，则缓其毒性，而使其作用适度。"日本吉益东洞说"主治急迫，旁治厥冷，烦躁，冲逆。"日本川越衡山说："体柔顺，用和缓，融彻，宽道。"近人阎德润说："汉方用为镇咳、祛痰药，咽喉诸病时用之。日本药局方用为缓下剂，矫味药及丸剂之赋形药，制有甘草越几斯、甘草膏，又有镇咳之效。"又说："Glabin（东京鸟居商店）用于喉头炎喘息等诸咳嗽症时，又可当镇咳药而用之。粉末及锭剂均有。"（上二条见阎德润著《仲景伤寒论评释》一一五页。）

三、六一散主治的病症

主治脏腑热邪，解毒下气，妇人血淋腹痛，男子火结气虚，小儿胎毒惊痫，杂症齿痛心悸等症。这是指其大概而言。刘河间所说的至为详尽，现在把它录在下面。

"六一散治伤寒中暑、疫疠烦闷、饥饱劳损、忧愁思虑、惊恐悲怒、汗后遗热诸疾，兼解两感伤寒、百药酒食邪热等毒。"又说："治五劳七伤一切虚弱，健忘，痫瘈，烦满短气，肌肉疼痛，胸腹闷胀及痰嗽，淋浊，身热，呕吐，泄泻肠澼，下痢赤白，余热积郁，止消渴蓄水，疗妇人产后损液，血虚热甚，并能催生下乳，治乳吹乳痈、牙疮齿疳等疾。"又说："六一散大养脾肾之气，通九窍，利六腑，去留结，益精气，壮筋强骨，和血通经，保养真元，聪耳明目，安魂定魄，益志轻身，耐劳役，解饥渴，乃神验之灵药也！"

四、六一散的服法

《伤寒直指方》说："六一散每服三钱，用法不一。"虚热，加白蜜少许，温水调下；实热，新汲水调下；通乳汁，用猪蹄汤下；解表热，用葱豉汤下；催生，用香油调下。

近人谢利恒说："治诸热证及热泄烦躁，小便不通，石淋痛证，冷热水或薄荷汤、灯心汤调下""麻疹色黑紫的冬日温水调，夏日新汲水调"。

五、六一散的加减法

六一散如加朱砂，则成辰砂益元散，近人高仲山著《汉药丸散膏酒标准配本》言之甚详，见一五四至一五五页，不另录。六一散中如加青黛少许，则为碧玉散，因为药色碧，所以得名，治中暑而肝经有火。六一散中如加薄荷少许，则为鸡苏散，治中暑而肺经有热。因为此药解表甚速，服之在鸡鸣时，得汗而解，所以叫作鸡苏散。（周德星，《滨江省汉医学月刊》，1940年第37期）

第十节 人参败毒散之研究

太老师子润公于今夏来哈小住十余日，文华得亲謦欬，获益良多。尝诲余以汤剂之加减法，用人参败毒散为例，仓卒间，其变化有四十种之多。不敢自秘，因特敷衍成篇，公之于世焉！

1940年8月10日于粟末江畔半半斋中

一、出处

《太平惠民和剂局方》。

二、功用

治伤寒时气，咽痛项强，壮热恶寒，身体烦疼及寒壅咳嗽，鼻塞声重，风痰头痛，呕哕寒热，并皆治之。

三、配品及服法

人参（去芦，洗，焙）、茯苓（去皮）、前胡（去苗，洗，焙）、川芎、羌活（去芦）、桔梗（炒）、独活（去苗）、柴胡（去苗，洗，焙）、枳壳（水浸，去瓤，剉，麸炒黄色）各一钱，甘草（炙）。如用人中黄更佳，五分。

上十味为细末，每服二钱，水一盏，入生姜、薄荷各少许，同煎至七分，去滓温服，不拘时候。寒多则热服，热多则温服。

四、诸家之异同

《活人书》所载与前同；《三因方》所载亦与前同；《圣济总录》名羌活汤；《证治准绳》加苍术、陈仓米，名羌活散，治时行下痢赤白；《本事方》

去桔梗，加白术、青皮，名清气散，调荣卫，顺三焦，治风壅，消痰涎，退烦热；汪讱庵《汤头歌诀》"去参名为败毒散，加入消风治亦同"，谓加入消风散也；时贤谢利恒先生谓一方有陈皮。

五、杂论

此乃时疫初起烦热痞闷之主方，服之多有毒邪骤发，其势转甚者。盖时疫之发，或值岁气并临，或当水土疏豁。虽种种不同，然必先伤中土，土主百骸，无分经络，毒气流行，随虚辄陷，最难臆测。亟乘邪气未陷时尽力峻攻，庶克有济。

其立方之妙全在人参一味力致开阖。始则鼓舞羌、独、前、柴各走其经，而与热毒以分解之门；继而调御津、精、血、气各守其乡，以断邪气复入之路。与桂枝汤中芍药护营之意无异，故能协济表药以成功也。

六、子润公之加减变化

伤暑，加香薷、滑石，倍茯苓；伤寒，加紫苏、防风，倍独活（孕妇少用）；呕吐，加老蔻、姜夏（孕妇忌用，宜改用柿蒂），倍茯苓；泄泻，加白术、泽泻，倍人参（党参亦可）；发热，加生地、子芩、连翘（重用）；畏冷，加防风、苍术（少许），倍薄荷；赤痢，加子芩、黄连、焦楂、双花（重用）；白痢，加生芍、槟榔，倍茯苓；伤食，加焦楂、健曲（神曲亦可，孕妇忌用），倍炙草；腹痛，加广皮、木香，倍枳壳；胃痛，加乌药、果仁，倍茯苓；伤水，腹胃胀，加水红子、焦楂，倍枳壳；皮肤瘙痒，加白芷、地肤、白鲜皮，倍薄荷；水气膀肿，加西瓜皮、丝瓜或瓜蒌皮；赤白并痢，加生芍、子芩、槟榔、白头翁，倍枳壳；气虚浮肿，加白术、广皮、党参（重用）；血臌，加红花、桃仁、赤芍（以上三味，孕妇均忌，可改用当归、香附、乌药），倍川芎；胎漏，加莲房炭、木耳炭、党参（重用）；疮毒，加白芷、浙贝、防风、双花（重用）；疹热初起，加生芥穗、红花、桃仁、薄荷（重用，但不得过钱）；大便血，加炒椿皮、炒槐花、壮豆，倍枳壳；肺热咳嗽，加双皮、杏仁、川贝，倍前胡、茯苓；喘急，加白果、芦根、鲜石斛，倍茯苓；吐血，加茅根（孕妇忌用）、藕节、血见愁，倍茯苓；头晕体痛，加霜叶、菊花、僵虫（孕妇忌）；溺血，加滑石、竹叶、山栀、甘草（较原分量再加少许）；胁痛（肝气），加白芍、青皮，倍枳壳；大便闭，加纹军、麻仁，倍枳壳；小便闭，加竹叶、木通（孕妇忌用）；二便闭，加当归（重用）、冬葵子，倍炙草；淋毒，加目草、西瓜皮、萹蓄、瞿麦、双花（重用）；伤风，加防风、紫苏（少许），倍薄荷；吐泻体痛，加藿香、砂仁、姜夏、白术（改用赤苓或茯苓亦可）；痉挛，加贯筋（即公藤）、防风、当归，倍薄荷；自汗，加麻黄根（孕妇忌）、麦芽（孕妇亦忌）、枣仁（用生或用炒，宜根据睡眠多少），倍人参；口渴，加花粉、生石膏（有汗用）或滑石（无汗用）、寸冬，倍连翘；目疾，加霜叶、菊花、蚕沙（孕妇忌用）、明砂薄荷（照原量加少许）；疟疾，加常山、果仁、焦楂、粉葛（孕妇忌用），倍柴胡；单独腿足浮肿，加防己、五加皮、薏米，倍茯苓；伤食腹鸣，腹胀，加焦楂、内金、槟榔、桔梗（照原量加少许）。（金文华，《滨江省汉医学月刊》，1940年第41期）

第九章　本草思辨

第一节　车前之特效

车前草治癃闭。癃，就是小便不利，就是滴落不爽；闭，是小便不通，就是点滴难泄。汉医对于此病，审症察因，治法有数种。

一、分消法

"三焦者，决渎之官，水道出焉"。若湿壅三焦，水道不利，就要成为癃闭。应当用通草、滑石、薏仁、茯苓、车前分消之。

二、宣通法

被湿热的邪气阻滞经、腑、气分的，应当用石膏、杏仁、厚朴、防己、大腹皮、海金砂、六一散宣通之。

三、清降法

因为心火郁结以致溺短而痛的，应当用导赤散加滑石清降之。

四、润肺法

肺气若是燥涸就不能生水，气化就达不到膀胱。应当用生脉散加沙参、茯苓、桑皮、车前清润肺气以通之。

五、滋肾法

因为肾水燥涸以致小溲不利的，应当用知母、黄柏、黄芩、泽泻、通草，滋肾涤热以导之。

六、探吐法

因上焦气闭，不能通调水道，下输膀胱的，应当用沉香、木香、枳壳、陈皮、小茴香、木通煎汤探之使吐。气若通顺，小溲自能通下。

七、升举法

因气虚下陷，升降失常，以及孕妇胎重压胞，小水闭的，应当用补中益气汤升举其气。气升水就自然下降。像滴水的器具，若是把上盖揭开则下面自能流通的一样。

《内经》说胞移热于膀胱则癃。张仲景说阴虚则小便难。朱丹溪说，小便涩的血因水燥，下焦血气不得降而渗泄之令不行也，宜补阴降火。李东垣说，小便不通有气血之异，如渴而小便不通，热在上焦气分也，宜清肺气；如不渴而小便不通，热在下焦血分也，宜滋肾水。又说血分燥涩致气不通而窍闭，宜导气除燥。

以上都是先哲所发明的治法，全在乎医家之诊断择用，更得凭着病人的详述病状，使证与法合，自然就能奏效。但是世俗所流传的单方对于治癃闭竟有具特效的，就是车前草。

将车前草捣成汁，汁半杯，冲水一碗使患者饮之，小便即能通畅而不闭塞，实较诸先哲所拟的方剂有过之而无不及。

车前子通淋益精。淋病的原因不越乎湿热相聚而成，就是因为湿热郁遏膀胱，不能运化精微，清浊相混，就使得水道不清。所以经上说："清阳出上窍，浊阴出下窍。"清阳不升，浊阴不降而成淋证矣。可是又有人说："淋有五淋之分，气、砂、血、膏、劳是也。"气淋这种病，是小便涩滞，常有余沥不尽；砂淋这种病，是阴茎里中有砂石而痛，溺不得卒出，砂出痛止；血淋这种病，是遇热就发作，甚至于溺血；膏淋这种病，是溺浊如膏；劳淋这种病，是遇房劳就发作，痛引气冲。这五种淋病全是湿热郁遏膀胱相聚而成的，应当用渗湿的药以通利之。那么车前子乃是利水的药品，为什么又说是能益精呢？就是因为男女阴道各分为二：一为水道，乃膀胱湿热的水；一为精道，乃命门真阳的火。所以精道开，水道闭；水道开，精道闭，两道不能同时并开。水道开，则湿热外泄，相火常宁，精道乃闭。车前子气味甘寒，入于小肠经。甘能补，能和，能缓；寒能清，能利。小肠和肾相为表里，这就是车前子所以能通淋益精的理由。（宋瑞生，《滨江省汉医学月刊》，

第二节 细辛之经验谈

细辛，气味辛温，无毒，主咳逆上气，头痛，百节拘挛，风湿痹痛，死肌。久服明目，利九窍，轻身长年。

张隐庵曰："细辛，辛温，一茎直上，其色赤黑。禀少阴泉下之水而上交于太阳之药也。少阴为水脏，太阳为水腑，水气相周于皮毛，内合于肺。若循行失职，则病咳逆上气，而细辛能治之。太阳之脉，起于目内眦，从巅络脑。若循行失职，则病脑痛脑动，而细辛亦能治之。太阳之气主皮毛，少阴之气主骨髓，少阴之气不合太阳，则风淫相侵，痹于筋骨则为百节拘挛，痹于腠理则为死肌，而细辛皆能治之。其所以能治之者，以气胜之也。久服明目，利九窍者，水精之气濡于空窍也。九窍利，则轻身长年矣。"又曰："宋元祐陈承谓细辛单用末不可过一钱，多则气闭不通而死。于是近世汉医多宗此言，凡用细辛之方不敢过钱，而不知辛香之药岂能闭气？神农列为上品五毒之药，何不可多用？方书类此之言甚伙，学者不详察而遵信之，伊黄之门不能入矣。"余本业西医，不应漫谈汉医长短，不过医者以济人为心，故略陈实地经验心得，以希海内同道者有以参考焉。兹将实地经验者列于下。

1935年，敝人痴子吉春，年十三岁，于国历11月20日初患感冒，旋转咳嗽，时吐浊痰，投以二陈汤加用贝母、柴胡，咳嗽略减轻，而浊痰如故，遂投以仲师小青龙汤，将细辛用至二钱五分，五味子二钱，麻黄、干姜、桂枝、半夏、芍药、甘草等各三钱。按方连服二剂，咳痰俱止，并不现其他副作用。以十三岁儿童细辛二钱五分可用，遑论成年耶？可见先圣立方用药，依法遵用，神效不欺。陈承谓"细辛不可过钱"为谬传也。

1937年12月13日，有本县烧商万隆泉执事徐镇藩之父，年五十六岁，患咳嗽吐痰沫甚剧，医用二陈汤加减治之，未得获效，后延属往诊。切其六脉浮滑有力，浮则为风，滑则为痰，乃知风寒饮邪伤于太阳之表，内动寒水之气，上客于肺窍，化为浊痰涎沫而生咳嗽。余本形寒饮冷则伤肺之原理，主以仲师小青龙汤，将细辛用至三钱六分，麻黄用至四钱，其余各三钱。服一剂取微汗而咳痰大减，次日又延余往诊，余嘱其仍照原方调服一剂，第三日其家人来述，病已霍然。

附此一老一幼二例用细辛之经验简略述之，以供海内同道之参考焉。
（李宏毅，《滨江省汉医学月刊》，1940年第33期）

第三节　谈血炭粉

血炭粉这种药是德国医生所发明，初由动物试验，继经临床实验，这才知道这种粉能杀一切细菌，善能和一切毒质结合而消失其毒性。凡是中毒、霍乱、赤白痢等症，全可以把它当作重要的药。凡是稍习西医药学的，人人都知道。

这种粉是用动物的血液候凝成块，入炉鳌中焙成灰烬，碾作细粉便成血炭粉。然而这种发明并不能算作德国医生的发明，起初发明这种药的，原来是明朝的吴球。在清儒陆定圃的《冷庐医话》里，载着下面的记述。

吴球治一少年吐血，来如泉涌，诸药不效，虚赢病危。乃取病者吐出之血，瓦器盛之，候凝入锅，炒血黑色，以纸盛放地上出火毒，细研为末，每服五分，麦门冬汤下，二三服，其血即止。此盖血导血归法。余（陆氏自称）案，近人传治暴起吐血方，以丝绵蘸吐出之血，火焙存性，研末服之甚效。今观吴案，则不独初起者可用此法矣。时人沈仲圭说："吴球所治之吐血，乃胃出血。何以言之？胃出血之症多俄然发生，血量甚多，色呈暗黑，非若肺出血之多兼咳嗽，血色鲜艳，分量不多也。今据陆氏所记，有'吐血来如泉涌''虚赢病危'二语，可知其为胃出血。盖人身骤耗多量血液，组织失却营养，遂现虚弱赢瘦之态。血炭粉入胃，将胃膜伤处密密盖住，并促进血纤维素之凝结，血溢既止，即进滋养药品培补气血，衰弱之象不难渐复。此少年之病所以前服诸药如石投水，一进血炭霍然而起也。陆氏又谓'近传暴起吐血方，以吐出之血，火焙末服甚效'，则知血炭之疗吐血，清咸丰年间已为民间习用矣！"

时下医生治吐血、下血常用血余炭。血余炭是把人发用火煅之，研为细末而成的。这种东西止血的功效大致和血炭粉相等，而且制造法很简单，所以把它也记下来，以备采择。

血炭粉能够灭菌解毒，吴球虽然没有明白说出它的缘故，但是古人已经早就明白这种理了。所以陈藏器在《本草拾遗》上说："诸血解诸药毒、菌毒。"吴瑞说："豕血解诸毒。"《太平圣惠方》说："羊血解硫黄毒发。"惟独这些古人所采的用法不是生饮便是晒干，要不然就是蒸或煮，但不知道烧成炭、碾成粉以后它的功效更大。（邢凤楼，《滨江省汉医学月刊》，1941年第53期）

第四节 石膏的研究

按神农《本经》谓其微寒，则性非大寒可知。且谓能治产乳，则性甚纯良。而寒而能散，以治外感有实热者值同金丹。

世人多误认为大寒而煅用之，则辛散之性变为收敛（点豆腐脑者必煅用，以其收敛也），用于外感有实热者，至一两即能伤人。因外感之热宜散不宜敛也，乃重用煅石膏而误病者，不知其误在煅，不在石膏，转谓"煅用之而犹猛悍，如此则不煅者更可知矣"，于是遂视用生石膏为畏途，即有放胆用者，亦不过七八钱而止。夫石膏之质甚重，七八钱不过一大撮耳，以微寒之药，欲用一大撮以挽回极重之寒温又何能有大效？是以愚治外感有实热者，极轻亦必用至两许。若实热炽盛，又恒用至三四两。将药煎汤数盅，分三四次温饮下，且欲其药力常在上焦，而寒凉不侵下焦致滑泄也。盖石膏生用以治外感实热，断无伤人之理，且放胆用之，亦断无不能退热之理。

或问同一石膏，何以生用则散，煅用则敛？答曰：石药之性与草木之药不同。如丹砂无毒，煅之即有毒。煅石作石灰，其燥烈之性顿发，以水浸之其热如火。尝用煅石膏二两煎汤，其石膏凝结碗底，其坚倾之不出，遂泼其汤不敢用。盖煅之，其质即较原性迥异，故曰其性遂因之而变异也。

读仲圣《伤寒》书方内，用石膏凡七：白虎加人参汤内石膏一斤；桂枝二越婢一汤石膏二十四铢；大青龙汤石膏鸡子大一块，合今足于二两；麻杏石甘汤石膏半斤；白虎汤石膏一斤；麻黄升麻汤石膏六铢；竹叶石膏汤石膏一斤。俱未用煅。按各书考察，汉之一两，今之三钱，一铢今之二钱半，每剂合今秤不下二三两，可见石膏于诸汤中分量独饶，以发散解热之力优胜他药，故能重用而奏奇效。夫仲景为医中之圣，方神效无比，法无微不至，后人不知熟读细阅，而妄遵后世诸贤之书互相褒贬，可不惜哉？（朱芳，《滨江省汉医学月刊》，1940年第39期）

第五节　久服熟地有无利弊

读《神农本草经》至熟地篇，其原文曰："气味甘寒，无毒，主折跌、绝筋、伤中，逐血痹，填骨髓，长肌肉，作汤除寒热积聚、除痹。生者尤良，久服轻身不老。"然若妄认久服，则害遂发矣，诚可慨也。何则？

熟地者，其性胶黏善着，久服能滞腻膈中，不得下舒，使邪气敛藏于少阴而无出路，即服硝、黄亦不易宣泻，甚则如水势滔天，阴霾填胸，百药不效，元阳暴脱而殒命矣。此熟地之有害于阳虚之人也大矣。然则间有益于人者，例如有妊娠之妇偶有不慎，致害于胎，若多服熟地往往即能腻护胎元，使不坠产，此熟地之甚有利于人者也。如胸膈空虚，服之亦大效。时人不查，多以熟地为滋阴养肾之圣药，常以之为妙品，遂多方用之，其误而冤死者夥矣。尤不知《本经》列为上品者，意示骤用无甚功效也。

吾愿医者急猛醒焉，以查熟地之利弊，深明其理也可。（杨雨膏，《哈尔滨汉医学研究会月刊》，1939年第22期）

第六节　白术、黄芩说

丹溪先生云："白术、黄芩，安胎之圣药也！"自丹溪此说倡后，世之治女科者翕然宗之。仁人之言，其利溥哉。此近代优生学之先河也。

乃近医张寿甫先生著《医学衷中参西录》，论治妇人流产篇下骤然致疑，并引陈修园凉药堕胎说为证。岂知修园治病固宗丹溪，然于丹溪之精到处实未梦见。何则？

妇人之受胎，固由自己之卵珠与男子精虫抱合而成，《易》所谓："男女媾精，万物化生。"《论衡》所云："夫妇合气，子自生矣！"但妇人之能否受孕，完全以子宫之启闭为关键。西医于子宫之为病每须解剖，而汉医之治疗子宫歪斜闭肿等症则不须解剖，以有黄芩之特效药故也。至妇人流产之原因不一。有由磕碰震动，上下流红，因而下堕者；有由奇经有湿，渗入子宫，因而不固者；有由嗜欲不节，胎气上逆，因而小产者。论证用药，未可执滞，而黄芩实为重要，以黄芩能引他药直入子宫也。惟用黄芩者，只三分至五分为限，多则过重，反失向导之功。修园处方，黄芩自一钱至三钱，不自知其逾量之错，而反疑太凉致堕，不亦惑乎？

治妇女呕吐不食之症，若由经期前后误食凉物，致子宫闭塞者，每以吴萸三分、炒黄芩三分加入他药用作先驱，往往一服而愈。盖借吴茱萸之阖以暖子宫，黄芩之开以达血室。寿甫先生乃一代大医，其见识高于修园，能知黄芩之可以开血闭，而不悟黄芩能正子宫以宁任脉，何耶？妇人因误食凉物致子宫闭塞者，可利用吴茱萸之阖、黄芩之开以止其呕吐，则丹溪先生所云白术、黄芩安胎之圣药者，乃利用白术之甘辛而止、黄芩之苦寒而达也，是明言白术为主、黄芩为导也。后医未悟主从导引之理，遂失良药止达开合之功。

《内经·阴阳离合论》曰："是故三阳之离合也，太阳为开，阳明为阖，少阳为枢""是故三阴之离合也，太阴为开，厥阴为阖，少阴为枢"。论病而不知开阖，不能和阴阳；制方而不知开阖，不能明主使。此配方数味之学问不足与于医家得失之林也。（宋瑞生，《滨江省汉医学月刊》，1941年第46期）

第七节　苦寒药与甘寒药治疗上之区别义

凡药必含气味。寒、热、温、凉、平，气也；辛、甘、苦、酸、咸、淡，味也。药又必合气、味二者以成其用。辛甘发散为阳，酸苦涌泻为阴是也。故同一为寒，与苦合则其功降火，与甘合则其功清热养阴。试举例以明之。

大黄大苦大寒，泻热积；泻叶苦寒，泻热积；黄连大苦寒，清心泻火；黄芩苦寒，清肝胆泻火；黄柏苦寒，泻相火；苦参苦寒，泻阴中火。以上俱苦寒降火。茅根甘寒，清胃热，生胃阴；花粉甘寒，清热润燥生津；芦根甘寒，润肺胃清热；沙参甘寒，养肺阴，平虚火；洋参甘寒，补肺生津清火；生地甘寒，清热养血。以上俱甘寒清热养阴。

夫苦寒相合，何以降火？甘寒相合，何以清热养阴？此为研究药理学者所不可不知。

盖苦者主降，甘者主和，寒者主凉。上逆者惟苦能降之，中虚者惟甘能和之，故降而兼凉则降火，和而兼凉则清热养阴矣。虽然，此犹不足以尽其用也。苦为火之味，燥为火之余气。凡含苦之味者，俱含燥之性质，即有祛湿之效能。故热邪挟湿之证，性苦寒之品足以两制。是以黄连、黄芩为湿温之要药，而芦根、花粉只能治温热，不能治湿温也。此其一。甘为土之味，缓为土之本性，凡含甘之味者，俱含缓之性质，即有滞邪之弊。故热盛津液已伤，非甘寒之品不足以两顾。于是温热善后，为药笼所必备，而湿温内壅，投之反能助邪也。此其二。

噫！其气为一，其味两歧，其功大异。吾侪于治疗之际，可不谨慎选用乎？（金文华，《哈尔滨汉医学研究会月刊》，1938年第14期）

第八节　药物之温补与寒泻琐谈

夫虚者实之，实者攻之，此理为医者所习知。但以之"实之""攻之"之药物各有分寸，万不可等量齐观也。今特拉杂记之。

一、温补之品

（一）移参

味甘苦，清浓，性热，老人内伤虚羸用之最佳。如中年之痨瘵、女子之闭经，则非其用。良以阴虚生内热，用之将生烦热，人不能堪，诚有釜底加薪之憾。

（二）全须参

性平，若于痨瘵闭经少用则可，多则不宜。因其性濡滞，宜用之少而常，不可用之多而骤。少年阳旺若用之，不俟其补效生，热弊滋矣。

（三）拣参

性燥，有内寒者宜。濡性少，补性亦少。故于寒疡溃陷，用之可溃疡因而得补，此取其补而性燥也，其于他证则无大功。

（四）党参

大补中气，功倍元芪，虽亦性平，而虚羸劳伤、内伤皆宜，多用久服诚能生血补气，非他参可能比也。

（五）沙参

味濡，气轻，有润肠生津止渴之功，性无热而清凉，故火热肺嗽最宜。

如以之大补气血，则非其所能胜任也。

（六）红赤参

色红，味甘苦，性热，故于回阳救厥功倍他参。

（七）白大洋参

惟疮疡最宜，于其他证非妙品，因其味清苦，有消毒之功耳。

按人参乃汉药中之贵重品，无病亦可常服，补气补血，大有功利，故汉医于虚证皆重用之。然其中亦有宜辨者在。若内伤虚证、肺虚作嗽、产后血虚腹痛等证用之。鲜有不误事者。因内伤必羸瘦，溯其源，荣养素减少则阴热内生烁血而为风消，今从而用之，补力未生，热度炽张，祸不过旋踵矣。肺热生嗽，从而用之，令血热妄行而成吐血、衄血之坏证。产后血虚腹痛用之则濡而滞血，令热结间呕逆，或热结膀胱而成淋闭。此诚用药之弊也，可不慎诸。

（八）生芪

大补气分，为痿证之主药。夫气足则血行，故于补药中以元芪为上，性不燥而平，多寡皆可。参虽佳品，于中年人又不可同日而语矣。

（九）蜜芪

有却虚寒、缓胃、润燥、补气之功。如中气不足，佐党参可立见奇功；虚寒胀满，佐厚朴可计时而得效。故于痨瘵证多用之为宜。

二、寒泻之品

（一）野军

性烈，有破癥荡积除瘕之功，非有实证不可轻投。

（二）纹军

性缓，有理血顺滞通瘀之缓效，能助肠蠕动，以消热瘀，如膨胀气痛皆可用。

（三）芒硝

性寒，亦有破血除聚，利肠导滞之力。

（四）元明粉

即芒硝之受风化者。较芒硝性缓，佐军有通便之效。

此四种有性缓、性急之分，味厚、味薄之别。如遇邪热传经而为结胸之证、热痢滞瘀之恙，乃为主药也。

三、巴豆霜

味极热，性极烈，有反复通利之能，然非大积大瘀、寒气凝结者，则不可轻用。如中其毒，肠常有断绝之害、中气下陷之殃，故宜慎用。

按大黄称为将军，俗医皆用于通利，殊不知其功用非只此也。七炙清宁丸治证甚广，岂尽取其泻利耶？如妇人产后血瘀腹痛，用炙大黄立见奇效，世医皆以为过；妇人经闭，用炙黄亦可奏功，世医每以为虚证不宜用猛药；虚寒腹痛用之亦效如桴鼓，世医又以为寒性太过。此等见解，殊觉其谬。夫治病须明气血，如有瘀滞亏少则病生，大黄能通经利窍，行瘀理气，气血匀调则百病不生。古籍曰"无瘀不痛"。凡痛证，皆有瘀也，虽人虚衰，亦内中有实。余以数十年之经验考核，殊为不谬，故余尝用之而收奇功。

余以为，人参不可用，大黄不可舍。何哉？盖因参性偏燥，而军性通畅也。且所言不可用者，非绝对禁用，乃少用之也。再硝黄之品味薄，故宜微煎，否则无力矣；参芪味厚，若煎时少则力薄；姜附味中，煎时宜如硝黄、参芪之间。如一例煎之，则弊患滋生，不但有昧医术，亦有误于病证，不可不知也。（苏永春，《滨江省汉医学月刊》，1940年第39期）

第九节　药物学谈

夫汉药迄今有四千余年。首自神农尝百草以疗民病，历代以降，经先哲苦心研究，皆有独到之著述，据鄙人管窥所知者，笔之如下。

上古如《神农本草经》，以后如陶弘景之《名医别录》、王好古之《汤液本草》、朱震亨之《本草衍义》、张秉承之《本草便读》、黄宫绣之《本草求真》、张隐庵之《本草崇原》、吴仪洛之《本草从新》、汪讱庵之《本草备要》，各抒心得，各证功用，然皆不甚完备。至明朝李时珍会参各家名著，编成一部《本草纲目》，于是蔚然，成为巨观，因为此书搜罗宏富，叙述详明，他将历代本草专辑一处，可谓煞费苦心矣。以后又有东洞去益之《药政全书》、小泉荣次郎之《新本草纲目》、丁仲祜之《汉医药实验谈》《化学实验新本草》、张锡纯之《药物学讲义》、黄劳逸之《新中药》、顾子静之《新本草教本》等。此不过举其最重要者，其余尚有多种，因时间关系，即不必多写矣。

何谓药物学？即是将某一药物的形态、所含的治病的效能并使用法解释明白，以为治疗之标准，这即是药物学的大概意义。我们当医生所负治疗之使命亦即是仰赖药物，所以药物学在医疗范围内是居于一个重要部门的。希望各位诊于之暇要努力研究，始能进步。不然的话，顺水推舟，敷衍了事，怎能谈到进化？所以人生知识有限，时间有限，学问无穷，事理无穷，岂可将有用之光阴不作有益之研求？为医生的，不可只求糊口计，利己计，必须存有祛病心和救人心，一面研讨学问，一面本诸素日经验，将药物的性能考查明白，不达到治病的目的不已。

一、汉药之成分

大别为无机成分与有机成分二种。无机成分盖出自矿物界，有机成分广布于动植各界。其种类颇多，简析如下。

（一）糖类

此为汉药之普通成分，淀粉能转化为糖，故亦属于此种。汉药中之含淀粉最多者，如葛根、山慈菇、防风、山药等；含糖量最多者如蜜蜂、甘草、芦根等。

（二）配糖体

如祛痰药之杏仁含氰化糖，下剂大黄含爱其琴，皆配糖体也。

（三）苦味质

如龙胆草、苦参、黄芩、黄连、黄柏，等等，小分剂之苦味药又为健胃药。

（四）酸类

如乌梅、五味子等。

（五）黏液质

如昆布、天冬、麦冬、知母、白及，等等。

（六）脂肪

类固体为脂肪，液体为脂肪油，如黄蜡等。

（七）挥发油

此为芳香药之成分，如肉桂、白芷、茴香、薄荷、橘皮等。

（八）碱类

此类之水溶液振荡之每多发泡，如远志、桔梗等。

（九）植物盐基

如附子、马前子等皆有毒性。

（十）鞣酸

此为涩味药之成分，如五倍子、没食子、诃子、石榴皮等俱有收敛作用。此外如熊胆为胆汁质，乳香为树脂质。

汉药之成分，大略如上述，尚有未能检明者，以后再加以科学研究必能判明矣。

二、汉药之作用

学术上有局部作用与吸收作用二种。

（一）局部作用

药之用于身体之一部分者，是为局部作用。如上疮药、糊肿药、涂皮肤病药等是以局部作用为目的者。

（二）吸收作用

药服用后，由消化器进入身体组织中，达于远离之脏器而始现其作用者是为吸收作用。例如服大黄之煎汁而鼓起肠之蠕动，使之通便；服麻黄之煎汁而引起心脏之紧张，使之发汗退热，是皆吸收作用。

（三）治疗及毒副作用

药物之在治疗上所需要之作用曰药之治疗作用，以外尚有不必要之作用，是曰副作用。例如服大黄同时发生腹痛呕气，即是副作用；又如服巴豆过量发生剧烈之呕吐下痢，是为毒作用。故药物分别有治疗作用、副作用、毒作用。

三、汉药之用法

汉药之采自动植物者，或以新鲜者应用，或以干燥者应用；采自矿物者，多以天然者应用。干燥动植物之应用方法：煎剂、浸剂、粉剂、丸剂、酒浸剂、炭剂。

四、汉药之用量

用药如欲其奏效，必须达一定之分量。如用过少，对于治疗不发生功效，药物学上谓之无效量；达相当分量而始见功效者，谓之药用量；药物之最大分量发生危险者，谓之极量。普通用药均不能超过极量，如超过极量以上，发生中毒症状者，谓之中毒量。如比中毒量更多，危及生命者，谓之致死量。所以用药处方必须详悉其用量，不可孟浪从事。

以上这不过是说说药物学之大概和要领，诸希各君要用自修工夫，本诸平素之经验多加参考是幸。（罗敏之，《滨江省汉医学月刊》，1941年第47期）

第十节　再谈药物

余于本刊三十九期中，曾揭《药物之温补与寒泻琐谈》一文，近复以此文与诸同道相见，幸进而教之，则受惠多矣。

夫"寒者温之，热者清之"者，乃一定之至理。凡习医者，无不知之。然遇症用药，则多有措置困难之叹。如生姜、干姜、炮姜、良姜，黑附、盐附、生附、土附，肉桂、官桂、桂心、桂枝，计三种，每种分四品，虽各具辛温热性，然亦各有专效，不可因"寒者温之"而等量齐观也。如元莲、姜连，元芩、炙芩，元柏、炙柏，生栀、焦栀，生石膏、煅石膏，均属清热之品，然用之亦各有分寸，不可因"热者清之"而冒昧尝试也。为医者设不细心考核，则难免偾事，差之毫厘，谬以千里，岂虚语哉？

一、温寒之品

（一）姜

1. 生姜　性平，辛温无大热，专暖胃中虚寒，能达表利水，所以多用为药引以作引经之品。入四神丸，治肾脏气府虚寒无火；入五皮饮，借辛温以达表利水。如于寒伏胃痛、腹疼、厥逆等证用之，则不免有杯水车薪之憾。

2.**干姜** 大热，虽具辛味，但热味浓厚，回阳功大，所以回阳、四逆等汤大用其力以暖胃气、肾气而驱寒。胃暖则呕止，腹痛消；寒散则阳回，厥逆除。如妇女崩漏带下、妊妇中寒胃痛，用之不惟难期其功，恐反致祸也。

3.**炮姜** 苦温。温则热，热则行血；苦则寒涩，寒涩则止血。所以白带丸用之，血崩用之，皆取其涩而不滞，行而不过之意。妊妇忌热，用之取其热中有寒，热不能伤胎，寒不能增势。如食滞寒疼，又非其品也。按余治吐血、衄血，炮极黑，佐犀、地、栀、连，多见奇效。世医言吐血、衄血皆因血热，炮姜性热，不宜用，应专用凉药涩药以制止之。夫血寒则凝，一受凉药制止多停瘀胸中，以致胁痛胀满；若一用攻破，则元气将随之消散而毙矣；或停瘀不消，以致成疮而废命。此非病理不明，乃药物未详故也。

4.**良姜** 性温热，有消食顺气之功。所以瑞生丹用良姜合诸药，取其消化酒食之能、顺理寒气之力。如于回阳等用之，又觉其稍差也。

（二）附

1.**黑附** 大热，有毒性，佐干姜专为回阳之功。色黑入肾，能愈疝气之病。如妊妇中寒，虽云"有斯证用斯药"，亦决不可用，是乃土附之所司，不可不知。设虚寒误服，又有大渴引饮、阳气暴冲之弊。

2.**盐附** 咸热，专治膈下寒滞，停水心悸。水溢，乃大戟、芫花之证，然盐附之用亦不可不知。因咸能入肾，行血分，通淋巴腺，气府火衰，水谷不化，用其热以助火，用其咸以渗水，所以真武汤用咸附，不用黑附也。

3.**生附** 辛热。辛则达表，故有逐风湿五痹之效；热则行血，故有驱血中寒瘀之力。如川乌、草乌其性甚燥，用之多生害，反不如生附性缓为佳。如以之回阳，则非其所长。

4.**土附** 本生附用黄土炒者，药商多不备。余因治胃寒呕痛，百药罔效，遂研究用土炙，取遇土则安之意，合他药乃屡见奇效，故并列之，以公之于同道加研讨焉。

（三）桂

1.**肉桂** 辛温，具浊气，所以能散积破滞，妇人产后腹痛、男人五积寒痛皆宜。如血寒瘀滞经络而作痹痛者，则非其所能疗也。

2.**官桂** 味薄，行上，去风痹疼痛，化气利水，故五苓散用之。如暖中理积，则非所能。

3. 桂心 甘热。甘则入脾胃，热则暖中焦，故能暖水脏，去寒痛，生肾火。如少用，更有引火归原之妙。如风痹积热，用之则无效。

4. 桂枝 味极薄，独具辛而无热，所以专行表入肺，调和荣卫，有发汗之效。如温中破聚，则非其力矣。按桂枝汤重用桂枝，世医皆言桂枝止汗，殊不知外邪一感，则卫气伤，皮肤疏，故阳虚而汗自汗腺排出，涔涔不断。药之治病，以其气也。桂枝具辛气，故有发散之功，而无止汗之力。

综上，药虽十二品，然实只三种，但各有独特之功效，殊有研究之价值也。

二、清热之品

（一）元连

苦涩。苦则入心，故专治心火上炎与舌烂或生芒刺；涩则厚肠胃，故能止痢，佐大黄有行而不过、滞而不瘀之功。如虚火头晕、疹后热痢，又非元连所主，乃姜连之所辖也。

（二）元芩

苦寒，主胸中、腹内之热。其梢味淡主上，其根味厚主下，可升可降，故以之清胎中烦热、黄疸润热、月经郁热皆宜。如疹后虚热、表后微热，则非元芩所宜，宜用炙芩为佳。

（三）元柏

苦阴。苦则泻火，阴则入肾，故以之疗隐伏之肾火、阴热之骨蒸、膀胱之癃闭皆宜。然肾多属于虚，故盐柏收功尤巨。

（四）生栀

苦凉，入肺。专疗肌表邪热，心强亢进，化气膀胱，去热于水道。如传胃虚热、呕逆反胃，是乃焦栀之所主也。

（五）生石膏

大寒，味稍辛，有解表平胃热之力。胃燥则津竭，故又有回津止汗之效。如胃经虚火上炎，头昏牙臭，又非生石膏所能为力矣，须用煅石膏也。

（苏永春，《滨江省汉医学月刊》，1940年第42期）

第十一节　汉药产地略谈

橘子，在淮南所产的是橘子，若移在淮北则所产的是枳。同是一种东西，因为产地不同，性质也就随之变了。药物的治病功能是取其特有的性质的，所以产地实在有造成药物的特性的能力。因此药物以道地为贵，而药店以能精究出产地为第一的要事。

现在的人心不古，诈欺作伪的毛病日见增多，就像黄连和贝母已经有伪品，而牛黄有用人工造成的，犀角有用羊角冒充的。这样治重要病证的重要药这样的不可靠，在汉医汉药的发展途径上实在是个大障碍。

西洋的医药是分立的，医师诊病处方，不负配剂的责任；药剂师担负研究药性和配剂的责任，而不诊病处方。这样各负其责是非常合理的，因为术业可以专精。汉医汉药之在东北，大多数是由汉医兼营汉药业的，这种情形的酿成可以说是由于汉药商不能认真地、整个地担负修合炮制和选择药材的责任。我是汉药商人之一，敢说句不客气的话："这实在是专营汉药商人的耻辱！"

一个人的能力有限，时间有限。汉医既要不眠不休地研究病理、诊断和治疗，一方又要顾及药材的真伪、修合炮制得如何，实有不能胜其任的情势。何况现代汉医还是正处在持续存废问题的尖端，除努力学术外，实无暇照料其他。这期间伪药和不地道的药品既充斥市面，在偶一不慎的情形下使病人服用，则医者的学术的信用受打击，而贻误病者更是罪不可逭的事情。若是长此以往，无论国家是怎样地提倡汉医汉药，若是人民服用医者所处的方剂不能发生相当效验，且或引出不良悲惨的影响，则终归是要衰灭的吧。

我所说的伪药，制造者并不是现代的汉药商。这并不是强辩。作伪得有作伪的能力，现在的汉药商良心上、道德上、技术上丝毫没有作伪的能力和意志。并且，我还听说，人工造成的金刚石所用的成本比天然产的金刚石还要贵呢。那么，这伪药和不地道的药是谁造成的呢？这个回答非常简单，就是贩卖汉药的药贩。这类药贩所贩卖的药并不是百药具备的，不过就着它所接近的一种或数种，用低价收集进来，用高价卖出去。可是还有一件最应当知道的事，就是凡属贵重的药材都是生长在深山大泽的，不是得之不易，便是出产量太少。因此，这般利欲熏心的药贩便不顾所谓仁义道德，遂设法制造伪品或不地道的东西来欺骗汉药商。汉药商自不长进，不能细心察考，就坠在无德药贩的骗术之中，既以自欺，复以欺人，这实在是痛心的事情。

因为这个缘故，所以我自己毫不度德量力地举出几种平常习见的药材，加以浅近的说明，作为唤起同业者研究的原动力。

一、茯苓和茯神

（一）种类区别

茯苓生长在云南多年的老松树根下，这是因为松树的精气盛而抑郁，发泄于外的遂结成茯苓，不抱根，离其本体，有零丁的意思，所以"苓"和"零"同音。若是松树的精气不盛，只能附结本根，因为没有离开本根，所以叫作抱木茯神。

（二）辨别法

取整个切片照之，真品微有筋膜，其片自捲。近来有一种镜面片，是用米粉和苓末假造混充的，还有用米粉包裹松根造成的，应当详细辨别。可惜真的天然产品不多，像临安、六安、於潜等处所产的种苓为多。种苓外皮松浮而厚，肉松不团结，色白而无神，是次品。

（三）种植法

种苓是用当地天产的鲜茯苓捣碎如泥，种在肥土茂松的根下，每过半年施肥料一次，到三年掘出。

二、红花

红花，就是红蓝花，生在两汉和西域，现今到处都有，在场圃边上多有种植的。花像大蓟，色很清红，气味辛温，功能活血润燥，止痛散肿，通经化瘀。

现有一种洋红花，色淡黄味薄，最为次劣。河南归德所出的叫散红花，尚佳；亳州出的，略次；浙江宁波出的叫杜红花，也好；山东出的名叫大散花，次之；孟河出的更次；淮庆出的名淮红花，略次；湖南产的也好。

又有一种片红花，颜色鲜红，另是一种红花，趁鲜捣压成为薄片，晒干，大红染坊多用作染红的原料。又有名叫结子红花的，也是染坊所用的染料，但结子红花是用苏木和面糊捣透搓成的粒子，与红花毫无关系，不可用。

三、沙苑蒺藜

沙苑蒺藜，俗名沙苑子，性质苦温，能补肾强阴，益精明目。产陕西潼关的为真，状如肾子，微带绿色。今有用红花子伪充的，贻害匪浅。

潼关以外出的名叫潼蒺藜，形如腰子，饱绽性糯，味厚气香，用滚水泡之有芳香气的最为佳；亳州出的叫亳蒺藜，细而且瘦，性硬，泡之没有芳香气味的为次；山东出的名叫东蒺藜，色黄粒扁而粗大，性更硬，最次；扬州出的土名叫草蒺藜，就是红花草子，不能入药。

四、天竹黄

天竹黄，生在南海镛竹中，这种竹非常大，又名叫天竹。竹黄是大竹的精液凝结而成的，它的气味功用和竹沥相仿，但不像竹沥那样寒滑。本草上写成"天竺"，是写错了。

李息斋的《竹谱详录》上说："镛竹出广南，内空，节可容二升，竹中有水甚清洁。溪涧四月后水皆有毒，惟此竹水无毒，土人陆行皆饮用之。至深冬则凝结竹内如玉，即天竹黄也。"又《日本竹谱》说；"竹实酥、竹膏，皆汉之天竹黄也。因竹粘筒中之露水由湿热凝结如面粉者，名天竹黄。"田中方男说："此物系生于竹节间凝结物，大抵由纯粹玻石而成，在东印度、中国以供药剂之用。"《植物名汇》说："若竹干过于坚密，则其节中滋液得太阳之温度而次第凝结之，故自然滴液如蜜，即古来所传竹实酥。"把这些东西学者的学说综观起来，这种药的名字虽有叫竹膏的，可是若辨其生成形态，和李公所发明的也相吻合，所以很可用以作参考以补本草的不详尽。其余像《大明》所说的"是南海边竹内尘沙结成者"；宗奭说"竹内所生如黄土着竹成片者"；马志说"天竺黄生天竺国大竹中，今每有烧骨灰及蛤粉等杂之者"，这三种说法，毫无注意的必要。

近来听说，现有人造的，不但是用蛤粉伪造，甚至有用水门汀假造的，可算是丧尽天良。然而伪造的很容易辨认，我汉药界应加以注意。

五、化橘红

《岭南杂记》说："化州仙橘，相传仙人罗辨种橘于石龙之腹，惟此一株在苏泽堂者为最……故梁氏家藏苏泽堂化州橘红……著有橘红歌。或云：'近，龙井下有礞石，礞石能化痰，橘树得礞石之气，故化痰力更胜。'产清风楼者次之，红树者又次之。其实非橘，皮厚，肉酸不可食，其皮厘为五片或七片，不成双，每片真者可值一金。前朝每年所产，循例具文报上台，届期督抚须亲随跟同采摘批制。官斯土者，亦不多得。彼土人云：'凡近化州，得闻谯楼更鼓者，其皮亦佳。'故化州橘红赝者多，真者难得。"关涵《岭南随笔》说："化州署橘树，年生十二子，以其皮入药，痰立解。后为大风所折，即其地补植，气味更殊。今称化州者，率以增城各处所出香柚皮伪代之。气味辛温而烈，气虚及有火者万不可服之。"《识药辨微》说："化橘红，近日广州来者，后皆单片成束，作象眼块，或三十五十片，两头以红绳扎成一把，外皮绿黄色，内腹皮白色，周身有猪鬃皮，此种亦能消痰，令名白毛红。"又有一种是为世所重的，每扎十片如瓜，用化州印，名叫五瓜橘红，可是这也是柚皮所作的，究其实不如真的远甚。

真化州橘红，若煎之则作甜香，拿真的一小块投入痰盂内，痰就化为水，这才是上品。近今通行的有黄色、绿色两种，全是七歧对折，质薄有毛，黄色的比绿色的为贵。这个虽然不是真品，可是若对于寒湿痰证用之能有效。凡属阴火热痰的皆忌之，如果误用之，病反要加剧，甚至于咳血，这是不可不知的。因为柚皮颇燥烈，不如只用陈久的橘皮较为妥当。

六、黄连

黄连，是治疗上的要药，随地皆产，而且有野生的和种植的。其中以四川野生的为最佳，所以名叫川连。现在把黄连的产别和形态述之如下。

四川峨眉山产的叫峨眉连，芦软而绿，刺硬皮黄，切开空心有菊花纹，金黄色的是上品；潼州野生的叫潼州连，芦头中空而圆，有硬刺，色黄带青，头尾均匀，也是切开菊花纹的为佳；马湖所出的也是软芦，硬刺，皮色青而带黑，首尾一样有节，这是佳品；紫岩沟瓦屋山出产的，瘦小的蜂腰，皮毛柔软，软芦硬刺，也佳。以上全是野山出品。

打箭炉出的，也叫水连，皮黑刺少，没有芦头，有杈枝，色黄，略次；重庆种出的，叫母珠连，硬芦而扁，头粗尾细，色黄，更次；岣山种出的叫峒连，芦扁硬，刺略软，色黄，切开空松的，也次；四川石柱厅种出的，叫味连，形似鸡爪连，也次；嘉定管高庙所出的，叫嘉定连，俗叫母连，种后五年出土，皮如鳞甲，肉色黄而带红，也是次品；南川金佛山产的叫金山连，芦长而连甚少，也次；冈山种出的叫冈连，也不好。以上都是四川所产。

云南野出的，叫云景连，体松芦软，形如鸭脚爪，皮黑肉色黄，也次；种的，芦硬刺软，更次。广西产的叫新山连，皮光色黄，质重，折断现淡黄色，其次。处州出产的叫土连，皮色黄，肉实，心色淡，味虽也苦，但兼甜味，也极次劣。奇会工出的，叫会连，形如母连，皮略黑肉空松，是马所吃的，不入药用。鸡屎连，色黑细小，断则绿色而淡，也极次劣，不入药。近有日本产的，叫洋连，形色和川连相同，皮光而无刺，肉黄，取汁可为染料，所以又叫色连，性更次，不能入药。自云连至洋连，这几种全是伪品，如用之害人不浅。

七、术类

云术，肥大气壅；台术，条细力薄；宁国狗头术，皮赤稍大。这都是栽灌而成的，所以其气很浊，很少清香的气味。

在术类中当以浙江於潜野生名叫於术的为第一，又叫天生术。形小，有鹤颈，很长，内有朱砂点，术上有须的更佳，因为得土气厚的缘故。据土人说，"产县后山脉及横塘至辽东桥一带，西流水四十里地之术方有朱砂点，他处则无"。野於术入口味甜，气极清香，总以白为佳，以润为妙。

近有一种江西种术，形体甚小，和野术相似，虽也有鹤颈，但是甚短，体质坚实，味苦劣不可用，药贩常拿这种术混充於术，不可不辨。还有一种是移植到於潜用人工灌栽而成的，名叫冬术，颗很大，皮黄肉白，没有芦，也有朱砂点，味甘带辣，也不甚佳。有带叶的名叫带叶术，常有人装以玻璃盒伪充野术，官场赠送以为礼品，这是侧路货。又南京茅山出的名叫茅术，也有朱砂点，味甘辛，性糯，形瘦长，有细须根，利湿药中用之也好。泗安产的形类茅术，性燥味甘辣，切片逾日起白霜的为次。术的种类很多，这因限于篇幅，只就和于术相似的几种说说而已。

药物的名目颇多，种类又繁复，若是一一考究其产地和形状，辨别其良劣和真伪，实在不是这篇短文所能胜任的。好在另有许多专书，同业们不妨详细究察，能不为药贩所误，则我们汉药商也算是尽了一点天职。由这作为

出发点，汉医汉药才有振兴的一日。（魏尊五，《滨江省汉医学月刊》，1941年第44期）

第十二节　伪药的辨别

人若有病，所仗恃的就是医治；医者治病，所仗恃的就是药品——药和病的关系实在很大。药假使不真，服之不但不能愈病，且恐祸变百出，令人茫无措手。即病家亦起猜疑之心，求神问卜，百计营谋，等到技穷术尽只好坐以待毙。就是万幸不死，病者的脏腑受此伪药之害，也是不堪。可见，伪药的辨别是医者和病家所不可忽略的事情。

一、犀角

真犀角的形状如笠，色黑；角的外端略起波浪皱褶，成纹如假山状，角底有孔，剖之内如鸡肉丝。性质坚硬，气味荤腥，有攻毒升斑的功效。

近有市侩用兕牛角伪充，兕角只可制器，服之有害，因为兕角有毒，不堪入药。

二、羚羊角

羚羊角，近来价值昂贵，所以假的日出日多。

假的与真的形色相同，系用水牛角之大者制造而成，本非天然之质，外面略带刀痕，中心无沟又无孔，性质大乖，实在是不但无益反到有害，用时应当详细审查。

三、麝香

麝形似獐而小，色黑，常食柏叶及蛇虫。其香在脐，故名麝脐，又名当门子，生阴茎前皮内，另有膜袋裹之。至冬香满，入春脐内急痛，自以爪剔出，覆藏土内，此香最佳。

现在市上多有用香猫肾囊一个，掺入辛夷、荔核等末屑以充麝脐，良心最坏，真堪痛恨。

若是辨别真伪，以鼻嗅香气芬烈与微薄而断定。因为辛夷等香料之香和麝香之香显然有分别。真的气味不仅能袭人，且日久不散；伪的香不能袭人，稍久嗅之已乏香气。或用麝香少许，弹在炽炭火上，真的如燃人发，其质爆裂，奇香四溢；伪的不但无香，且质如灰烬而爆裂。以此试之，真伪立辨。

四、三仙丹

真三仙丹系用水银煅炼而成。近有人用明矾同雄黄研为细末，以水滤净，加水胶少许，倾在薄瓦上，晒干，伪作三仙丹，性质大乖，用者宜察之。

五、三七

假三七就是用羡术假造混充的，误人匪浅。

按三七即山漆，因其叶左三右七，故有三七之名。产广西南丹诸州，皮黄黑色，肉内黄白兼红润者最佳，或如绿豆色，或黄色的也佳；产湖广的，名水三七，其色黄黑，皮皱有节，又名竹节三七，次之。有人说，用三七研末掺入猪血中，血即化为水的真。用者于此点不可不明辨。

六、肉桂

真肉桂，出桂阳山谷及广州的最佳。

必肉厚气香，色紫暗，有油，味甘，尝之舌上极清甜的方可用。若尝之舌上不清甜而过辣及切开有白点的，是洋桂。洋桂性质极热，不堪用。

七、牛黄

真牛黄是由病牛凝结所成而吐出的，如鸡子黄大，重叠可揭，轻虚气香。

若磨于指甲上，其色染指甲而色不落的为真。其伪造的，是用禹粮石、朱砂二味研为细末，调水飞净，倾于砖上曝干，质带重坠，也无香气，以此伪充，最为害人。

八、川贝母

川贝母，产于四川省，形如瓜瓣，尖端似小孩口，色白微黄，味带微苦，有清肺润痰止嗽之功。

近有用西贝母伪充的。西贝气味较薄，形质比川贝母大而松，尖端秃而平扁，无孩口之状，可以别之。

九、广木香

广木香，气味芬香，肉质油润，微苦带甘，有行气止痛之能。

平潭各乡间每用川木香伪充，川木香即川省之青木柴，性质与气味大相悬殊，不但无芬芳之气与油润之质，而且无行气止痛之能。

十、西洋参

西洋参形似辽参而小，产于美国，向来只有光、白二种，近时更增毛皮参一种。

因光参系有人作伪，以生料小东洋参擦去表皮，名曰副光，贪利市侩便以伪充西参。至欲辨别真伪，必须分气味、形色、性质。

真光西参色白质轻，性松，气清芬，切片内层有肉纹，有细微花心之纹眼，味初嚼则苦，渐含则兼甘味，又甚清爽，气味久留口中。若副光伪参，色虽白，质重而坚，内层肉纹多实，无菊花心纹眼，亦无清芬之气，嚼之初亦苦后甘，数咽后即淡薄而无味，不若真者能久留口中。

毛西参皮纹深皱，微灰，肉色白，质亦轻，性松，气清芬，味苦兼甘。伪毛参皮纹深陷，质坚实，味微苦兼微甘，后即淡而兼涩，味黏舌的，即是假的。近有用新山之太极参伪充的，其味不苦，以苦参煎汤浸入晒干，非其本有之味，嚼之极苦，虚寒之体误服即泻，亦属有害无益，愿用者注意。

以上十种不过举其大概，市上伪药甚多，有心救世的当自考之。（高尊五，《滨江省汉医学月刊》，1940年第35期）

第十三节　汉药商应有的知识

世上的商业很多，为商的人只要明了货色的高低、行价的低昂，便算能事已毕。惟有汉药商人（纯粹批发的汉药商例外）除要明了货色和行价外，必须有相当的药学知识，所以国家对于这种有药学知识的汉药商特别有药剂师的待遇。从这可以看出汉药商不比其他的商业，不是可以冒昧从事的。可是现在我们还没有训练汉药商人知识的设备，所有的汉药业者专依赖传统的习惯上所得的知识作为知识，陈陈相因的结果是失去了以药辅医、以药救人的本旨，完全成为商业化。这种情形严格地说起来，是不忠于自己的职务。我因此写出几条关于汉药商应有的知识以为研究材料，我同业或者不能以我为多事吧？《滨江省汉医学月刊》方面也不至于以此文为滥占篇幅吧？

一、辨伪

从宋朝以后，汉医汉药便成为分立的局势，医者只处方而不必备药，另有药店为之配方。今日已将成为各地的普遍现象。医者既将配药的重责委之于药商，则药的是非真假必须有明确的辨识。如不识药的是非真假，则医者的处方虽甚恰当，药不相符，不是也不能去病么？所以现代的汉药商应当有辨识药材真假的知识。

既认识药的真假，还得明白某种药以某处出的为最良、某处出的为次。像肉桂以交趾出的为最良，安南、东京出的为次。这是关于药的产地的知识得知道的。

以上二项，说之是非常容易，然若实际去辨认，其难处则又很多。

（一）观察法

如黄连一物，以产于雅川和马湖两处的为最良，产于云南、广西等处的最次。这出产的地方虽然不同，可是同算作黄连，同有苦寒的性质，怎样能知道某种黄连是某处的产物？这就需要观察法了。

如是细长微弯曲，无毛而有硬刺的，一望而知为雅川黄连；如色黑细毛，绣花针头硬刺，形如鸡爪的，一望而知为马湖黄连——这两种是最良的。如体松毛软无硬刺的，这是云南古勇山的黄连；如体松有毛无硬刺的，这是广西的黄连——这是较次的两种。

对于这种辨认，全在乎观察法的能力如何。以上是举其一隅，其余的药类观察法可以类推。

（二）试验法

如果只凭观察法去辨别药的真伪和地道，也有失败的时候，所以试验的方法也是必须知道的。因为用观察法若是看不出所以然来则用试验法，可以辅助看法的不足。

例如轻粉是白色的，世人就有拿石膏来和充，因为石膏也是白色。这两样白色的物质相和，不论是有什么高尚的看法，终究难于识破其假，但若用试验法，则揭破这层伪幕是很容易的。试验的方法：用水一碗，将轻粉放在水上，如浮在水面上的是真轻粉；若有沉在碗底的是假轻粉，就是所和充的石膏。因为轻粉的体质比水的体质轻，所以浮在水上；石膏的体质比水的体质重，所以沉在碗底。一经试验，真假立见。又如血竭，磨之透甲，烧之有赤汁涌出，久而灰不变本色的是真。又如阿魏，拿少许置在铜器上，隔一宿，沾处就成为银汞的白色，这便是真的。

这一类的试验法很多，不能详举，这不过是"此其大略也"就是了。

二、采收

采药的时间也应当注重，因为正当其时的药料，则它的效用能够格外的大。

所以古人对于采药很讲究，采药者必须先讲司岁而后备物，因为这样可以得到天地的专精。如君、相二火司岁，则采取姜、桂、附子之热类药；如太阳寒水司岁，则采取黄连、黄芩、大黄之寒类药；如阳明燥金司岁，则采取苍术、桑皮、半夏之燥类药；如太阴土气司岁，则采取芪、参、山药、黄精之土类药；如厥阴风木司岁，则采取羌活、防风、天麻之风类药。这是各按照得主气之气而采取的，以为可以使药物的功力倍厚。现代对于这种办法，当然是不招人赞成的，然而采取得应时终究是不可否认的。

三、炮制

药物的炮制也是很重要的工作，炮制加工可以使得药力加强或减弱。如附子本系热性药，若再加以炮法则益能助其热；苍术本是燥性药，若再加以制法，则益能助其燥；黄连本为寒性药，若再加以水浸，将益助其寒水——凡此之类，皆是以炮制之法增强药力的。

又有用炮制法以改变药性的。如酸枣仁，生用之则令人不眠，熟用之则令人安睡；及麦冬之不去心则令人烦躁；桑白皮不炒则大泻肺气之类。均足证明药物炮制之重要。

四、配伍

凡药，有相反的、相畏的、相恶的，总而言之就是相克。既相克，则人服之便容易害事，所以这一点是不能不加以注重。但是有大毒的病，必得有大毒的药以去之，这也是不可不知道的。

如攻坚破积，古方感应丸用巴豆、牵牛在一起（巴豆与牵牛是相畏的），就成为畏而不畏了；李东垣理脾胃，泻阴火用交泰丸，内用人参、皂角在一起（人参与皂角是相恶的），是恶而不恶了；朱丹溪治尸瘵用莲心散，内用甘草、芫花在一起（甘草与芫花是相反的），是反而不反了。

凡此之类，医家自有妙用，配剂者如能遇事加以审慎，既可减医家之过，又可使病家得服药之宜。万不可过事拘泥，致妨碍医家之治疗。

五、煎药

煎药之法，似于药商不是应研究的事，然为完成职责计，也是不可不知的。

如仲景于小柴胡汤必去渣煎服，此中颇有奥义。因少阳经用药有汗、吐、下三禁，故但取小柴胡汤以和之。然一药之中，柴胡欲出表，黄芩欲入里，半夏欲祛痰，纷纷而动，甚为不和，所以去渣复煎使其药性合而为一，漫无异同，这才能收得相当的效果。

由这看来，煎药的方法在配剂时是应当告知与病家的，所以也应当讲求。（李子久，《滨江省汉医学月刊》，1941年第52期）

第十四节　煎药服药怎样能合理化

汉医诊疗所习用的药物，不过是汤药、丸药或散药，这是指内科来说。例如诊疗某一个患者，为之处方，令他抓一剂汤药。病人回到寓所，将药用水煮上，向来并无一定的时间，只知道添上三碗水，熬至八分碗。一剂药或吃上三遍，或吃上他两遍。又有服药见效，觉药渣弃之可惜，而又熬一个四遍的；也有将药熬至三四分碗，又添些水再熬的。至于丸散药，惟独对于小儿尚知详细考察其年龄或是几个月的，标明每回服多少，一日服几回，不然则有过之或不及的毛病。又有无论什么面儿药，说是包上三角钱的或是五角钱的，此种用法不但用之成人不合理，关于小儿尤为危险，亦应当以其年龄标出每回应服之分量。

以上种种，是因为病家缺乏用药的常识，所以弄出些不合理的事情。更兼汤药一剂之处方分量大小不同，不能拘于一剂药添上三碗水的话，而且碗有大小，亦未必一致。就说煎剩八分碗，煎的时间多少也不一致。因汉药中的气味各有不同，根、茎、花、叶是不同的，而动植矿物的性质尤为不同，所以有许多药应当煎数沸即妥的，也有须得煎至几十分钟以后才能煎出药力的，这些事在医籍上也有人说过，然而直到现在总是未能断然改善，未免令人遗憾。

最好每一剂药的处方约有多少分量，还应当看药的吸水量如何，应当使其添上几碗水。碗的大小亦应当告知是何式样。至于煎药的时间应用多少分钟也应告知病家，以免煎药过度致耗散其气味，或未煎到时间致药力未能浸出。倘若随便煎之，随便服之，求其发生效力，真是瞎猫碰着死耗子——那真是巧极了。

至于服药法也应当看病的缓急轻重。如系急性的用清解药，每天三四回何妨；如系慢性的用滋补药，一日二回即可。再如小儿服药，一听给他灌药，便要啼哭喊叫，咳呛呕哕，费事不小，最后药仍未能服下许多，结果反责医生未给治好，殊不知虽有良方妙药，不能服入腹中也是令人无可奈何的事。

所以说，煎药服药均应大加改善，断然使其合理化，绝不可放任从事的，这也是我们同业所应当极力矫正的一桩事情啊！（罗敏之，《滨江省汉医学月刊》，1940年第42期）

第十五节　顾雨田先生书方宜人共识说赘言

古税征赋，单曰易知；良将取策，法云贵速；我侪治病，更宜深体是旨。

尝有方开"小草"，市人不知为远志之苗，而乃用甘草之细小者；有方开"蜀漆"，市人不知为常山之苗，而竟加干漆者。凡此之类，如写玉竹为"葳蕤"，乳香为"董陆"，天麻为"独摇芝"，人乳为"蟠桃酒"，鸽粪为"左蟠龙"，灶心土为"伏龙肝"者，不胜枚举。但方书原有古名而取用宜乎通俗，若图立异矜奇，致人不解，危急之际，岂非误事？又有素工草书者，医案人或不识，所系尚无重轻，至于药名，则药铺中人岂能尽识草书乎？孟浪者，约略撮之而贻误；小心者，往返询问而羁延。可否相约同道，凡方书笺，字期清爽，药求共晓。

再如药引中，生姜常写几片，灯芯时录几根，竹叶、橘叶每载几瓣，葱管、荷梗恒列几寸。窃谓片有厚薄，根有长短，瓣有大小，寸有粗细，诸如此类皆须以分量为准。又如煎药宜嘱病家各药各罐，勿与他人共用一器，盖恐彼煎攻克，此煎补益，彼煎寒凉，此煎温热，譬如酒具泡茶虽不醉人，难免酒气。

此说先见于《愿体集》中，以为先得我心，故兹摘赘。其或故书异字，纵横模糊；或鹿马谬指，以伪乱真；或货居塞责，鱼鲁未分。相对斯须，务在口给，尤为大雅所不取也。

噫！以神圣功业竟沦小家伎俩，良可慨也。须知医本仁术，道乃儒流，大道不孤，功匹良相必抱怀济世之心，秉悲悯之愿，抗志以希古人，虚心而师百世，抱道自重，诚守忠恕，慎始厥终，居诸迈进，庶我汉医，薪绍乃昌。管见赘言，尤冀谅原。（杨雨膏，《哈尔滨汉医学研究会月刊》，1937年第2期）

第十章　外感病理验

第一节　疫气与温毒病状脉象主治区别

疫乃天地之疠气，毒乃天地之浊气。疫者，疵疠烟瘴，乃天所流行之杂气；浊者，臭恶秽毒，乃地所化之浊气也。疫为不正之气，毒为秽浊之邪，一清一浊，不可不辨，此由来之不同也。

疫邪多入气分，毒气多走血分。故疫病初起，先恶寒而后发热，头痛身痛，晡益甚，或气促便闭，或胀满喘急，岂非邪之入于气分乎？温毒初起，先呕血而后发斑，狂言谵语，或不省人事，或循衣摸床，岂非毒入于血分乎？此其现状各异也。疫气之脉多浮洪，温毒之脉多细数，此其脉象又不一也。故治疫气者多用利气之法，而厚朴、草蔻之药在所必需；治温毒者多用清血之品，而犀角、生地之药是其治也。疏利者疏其正气，利其邪气也；清凉者清其毒邪，凉其阴血也。观夫吴又可之达原散、李东垣之普济消毒饮，即知其意矣。（张启后，《哈尔滨汉医学研究会月刊》，1937年第3期）

第二节　湿温证片谈

湿温证治法并没有特异的地方，贵在镇静缜密，随机应变，不可被群言所摇动，不可图简便而取捷径，更不可拘泥于成法，汲汲于图功。如能这样，才能执简御繁，成竹在胸，无论病势怎样变化，终有对付的方法。

近人吴克潜关于治湿温的方法颇为扼要，现在把它引在下面：①初起，湿在表分，宜藿香、香薷、羌活、苍术、陈皮、薄荷、牛蒡之属；②三四日见口噤，四肢拘急，角弓反张者，宜鲜地龙、秦艽、威灵仙、滑石、苍耳子、丝瓜络、酒炒黄连等；③如壮热，口渴，舌黄或焦红，发痉，神昏谵语或笑者，宜犀角、羚羊角、连翘、生地、元参、荆芥、银花、至宝丹之属；

④见发痉，神昏等，开泄不效者，宜仿凉膈散及承气等微下之；⑤湿热证寒热如疟者，宜柴胡、厚朴、槟榔、草果、藿香、苍术、半夏、菖蒲、六一散等；⑥如见脘中微闷，饥不欲食，宜藿香、薄荷、鲜荷叶、佩兰叶、枇杷叶之属；⑦其他如通利小便，开郁疏气，化痰清热等，当各随见证，变通施治；⑧湿温证呕吐不止者，宜用川连三四分，苏叶二三分，两味煎汤，呷下即止；⑨湿温证热退阴伤，尤宜养胃，如元米、谷芽、西洋参、石斛、竹叶之属；⑩湿温证如见白㾦者，宜滋阴清化法。此证兼疟、兼痢以及房劳食复，均能变为剧证，当慎治之。

治湿温不可过表，过表则湿蒙清窍，易于神昏耳聋，且多汗不已，有亡阳的危险；也不可过攻，过攻则脾受伤，易致洞泄——这是汗、下两法应当谨慎施用的关际。再如果过于温燥，则唇齿焦裂，必易内陷；过于滋阴，则养痈贻患，邪将愈增，更难速痊——这是清、燥两法所应当知道的。大概宜其肺气，通其上焦，轻灵清淡乃治此证的无上妙诀，若不是变证四起，病势转危，断不容多所更张而小题大做。（张景星，《滨江省汉医学月刊》，1940年第40期）

景星先生为哈市之名医，固为妇孺所习知，无待余之赘言。此作于湿温证，发前人所未发，足以补本刊湿温时疫专号之阙陋。此作既刊，则湿温时疫专号可自诩为完璧矣。

仲山识于半半斋
1940年8月3日

第三节　暑证论

夫盛夏溽暑之时，流金铄石之际，往往身居高楼广厦，嗜饮梅浆者尚觉烦躁不已，何况奔波劳役之人乎？

龚廷贤曰："人当避酷暑之亢，相安于燔炙之宜。"毋冒灼灼，毋致怆怆。其知者，夏月之时，宜育阴以潜阳。顺之则祥，逆之则殃。三伏炎炎，三暑蒸蒸，腠理开泄，真气不藏，故暑气之中人也。每乘虚而入，元气先伤，热郁于内，及偶被外邪束闭，营卫不达，内热不宣，气愈耗而津愈伤，则暑热之证作矣。

其症状之发现，发热恶寒，口渴心烦，面赤齿燥，小水赤，脉洪而虚，纯属表里俱热之证。中暑者，宜白虎汤加人参汤主之，清热养血以益气；暑风者，以黄连香薷饮主之，清热疏表以达邪；神昏者，以犀角地黄汤主之，清心涤热以安神；发热口渴，脉微欲绝者，以生脉散主之，生津止渴以复脉。

寥寥数语，未尽暑证之梗概，不揣冒昧，以达微曲。唯望同道方家有以教之是幸。（高香严，《哈尔滨汉医学研究会月刊》，1937年第1期）

第四节　湿温伤寒病

湿温伤寒病是疾病中最缠绵的。现把一得之愚摘出数项，以供大家参考。

一、病因

患湿温伤寒病的多由于春季气候较寒，入夏又霪雨连绵。这样，人在气交的当中，一方面感受风湿的邪气，一方面再有饮食的积滞，互有熏蒸便要化为湿浊阻留在肠胃之间，一旦若是触发，便成了病。

二、症状及病机

湿温初起，饮食少思，四肢酸软，微有恶寒，或仅觉身热，热来的时候，每在午后。三四日觉着尚轻，六七日反盛，还有天天这样，不起高低变化的。必须经过二三星期，还得调治得法，热才能渐渐减轻。

湿温症状，轻的有胸闷泛恶，神怠乏寐，小溲短赤，恶见阳光，滴水不饮，就是渴饮也仅喝热汤，随证而作，并没有一定。重的间或呓语神昏，乃是湿热蒙蔽胃经，清阳的气失于宣泄；四肢搐搦，乃是湿热流于经络，和热入心包的呓语、煽动肝风的肢搐完全不同；还有大便溏泄的，乃是湿热蕴蒸大肠，和热陷的有别；便秘的又不可攻夺，攻则湿更深藏，难以达化。再有一种战汗，凡热在七八日或十五六日的，忽然四肢寒冷，体热增加，旋即大汗，这时不必虑及，因为这正是湿热的邪气由内透外，邪甚的，有经过二三次方能将热退清，若当作阳虚阴脱，就错了。

发生热度在十数日以后，胸项间就要发布出来一种类似水晶样的粒状物，这个叫作白痦；或是出来一种很细微，像赤黍的东西，名叫红疹。病家见着这类现象就要大起恐慌。其实这种现象乃是湿温的邪气有外化的机遇，热也有渐退的希望。但是，这种情形若在一月后而才出现的，则又当加以注意。

三、治法

湿温的热不能立时退去的缘故，是因为风湿和湿浊交蒸在里，蔓延已入三焦，不像在表分的热，一得清透便能解的。而且这种热若在七八日得退则已，若热到十数日以外更难于速解。

素有吐血、便血、咳嗽气喘、脘腹气痛等病的人，若染患湿温，只须治其新病，则旧病也就可以痊愈。倘若见血即止血，见咳即止咳，见痛即止痛，反倒弄成新的未能去，旧的转加重的弊病，这一层极应注意。

小儿湿温也和成人的相同，但因小儿易于积食，由食而酿为病。每多神志昏迷，四肢抽动，此时不能直认为惊风，一味用凉降的方法；又头痛甚的，不能认为脑膜炎而行抽水注射。如误于诊治，就要难于挽救了。

妇人病湿温和男子同，所不同的就是经期而已。实则经期若是应期而来，来而甚畅的，也就毋须顾及，但治其原有的病即可。如热剧而逼下的，或涩少或频多，则当稍用治血分的药。世人皆以夹经是莫大的凶候，想是未明其理。又怀孕的，也只须治其原有的病，当表则表，当下则下，不可因孕而多疑。常见世人不治其热，反以安胎为事，往往迁延时日，以致热邪深伏，反生不测。我们得知道，热退则胎就能安，热不退胎就不能安。

四、预后

再湿温的热度，低的一百度左右，高的有达到一百零四五度的。我们不可以为高的是凶，低的算吉；高的是温盛，低的是湿重。我们应当视其热已透表，热未外达，更应在病情中详审有无恶候，这是最重要的。

湿温病的由来既然不是一朝一夕，所以病愈也不能快。因此，诊治的方法应当取缓和的主义，不可因循，也不可操之太急。倘若病家存着欲速的心思，看五日不痊便易一医，七日不愈再换一医，甚至于一日经数医，汉西混杂，不独病没有益处，还容易铸成大错。

五、调摄

而病湿温的人，于寒暖固然应当注意，于饮食更当知道谨慎。俗有"饿不死伤寒"的话，就是因为能吃的病轻，不能吃的病重。凡是湿温病，应当用粥汤、炒米汤、薄藕粉等代食，白开水、佛手露等代饮，如鸡蛋、牛乳、鸡汁、荤菜、水菜等都应禁忌。有许多热已轻，胃已开的，因为稍进饮食热又增的。所以此病第一须饮食清淡，热甚的时候不吃不妨，如吃反助温热；即十余日饮食不进，也没有大妨碍，因有病以抵挡的缘故。世人如果以我说的为然，病就可以轻症即痊，重症即减，险症也能有挽回的希望。（陈志和，《滨江省汉医学月刊》，1940年第37期）

第五节　冬　温

冬温这种病是因为冬天应当寒冷不寒冷而反倒温和，人们感受着这种不正当的温气生出来的病症便叫作冬温。我们在《内经》《金匮》以及《伤寒杂病论》等书上看，有伤寒而没有冬温，等到南方的医家们出来，才有这种冬温的病名。皆因冬令太温，阳气失去潜藏的机会，甚至桃李含葩，冰雪罕见，以致人身上的正气有泄散而无含蓄。人若正气有亏，则邪就更易于感受了。现在把各种冬温病分述如下。

一、温邪在表

症状：头痛，无汗，发热，恶寒，口渴，鼻干，脉数。

治法：辛凉汗解。

用药：桑叶三钱，牛蒡二钱，荆芥钱半，薄荷八分，杏仁三钱，豆豉三钱，连翘二钱，葛根钱半，蒌皮二钱。

二、邪不汗解，渐传气分

症状：汗出恶寒，头痛已除，热仍不解，咳嗽肩痛，烦闷口渴，舌燥，苔黄。

治法：清气透邪。

用药：牛蒡二钱，桑叶三钱，叭杏三钱，桔梗一钱，银花三钱，象贝三钱，蒌皮三钱，甘草四分，连翘二钱，枇杷叶三钱，白萝卜一两。

三、邪传阳明气分

症状：壮热懊侬，渴饮汗多，舌黄尖赤，脉洪或数。

治法：清胃透邪。

用药：沙参三钱，石膏四钱，知母二钱，杏仁泥三钱，桑叶三钱，银花四钱，连翘三钱，甘草六分。

四、邪在肺胃

症状：烦热神昏，脉数，舌赤，苔黄，大渴引饮，咳嗽，痰或带血，身隐约发现斑疹。

治法：清气透斑。

用药：玄参三钱，沙参三钱，石膏四钱，桑叶三钱，牛蒡三钱，川贝二钱，杏仁泥三钱，银花四钱，连翘三钱，茅根、芦根各一两。

五、热邪传营

症状：烦躁，口渴，热盛，神昏，谵语，斑疹色红，舌绛苔黄。

治法：清营透邪。

用药：青蒿二钱，白薇钱半，丹皮钱半，赤芍钱半，玄参三钱，沙参三钱，连翘三钱，鲜菖蒲四分，竹叶三十张，茅根两札。

六、邪入血分

症状：烦热，谵语神昏，舌绛焦糙，唇焦齿垢，斑紫或黑，脉数或促。

治法：凉血透邪。

用药：犀角五分，鲜石斛八钱，鲜生地一两，赤芍二钱，粉丹皮二钱，玄参三钱，连翘心四钱，白薇二钱，鲜菖蒲五分，广郁金钱半，甘中黄六分，至宝丹一粒，藕一两。

七、阴伤风动

症状：斑疹显透，神迷妄笑，舌绛而干，循衣摸床，手足振颤而烦热。

治法：养阴却热。

用药：羚羊角五分，鲜石斛八钱，西洋参三钱，蛤粉三钱，阿胶三钱，鲜生地一两，麦门冬五钱，生牡蛎一两，鲜菖蒲八分，炙甘草八分，大麻仁三钱。

八、邪盛正虚

症状：初起舌遽干，神便昏，烦热脉数，或吐或泻，无热神昏多寐，脉软不食。

治法：甘凉养胃，倘吐泻伤阳则用甘温和胃。

用药：鲜石斛三钱，麦门冬三钱，西洋参一钱，冬桑叶三钱，金银花三钱，甘草八分，粳米一撮，人参一钱，姜半夏钱半，广陈皮一钱，白茯苓三钱，甘草八分，竹茹钱半，谷芽三钱。

九、热结在腑

症状：舌黄唇干，神昏谵语，烦躁，脉弦或伏，便闭腹硬，频转矢气。

治法：微下存阴。

用药：鲜石斛三钱，鲜生地三钱，生首乌三钱，生锦纹二钱，玄明粉一钱，瓜蒌仁三钱。（安子明，《哈尔滨汉医学研究会月刊》，1939年第30期）

第六节　伤寒和温病的鉴别

从来治温病的，往往用治伤寒的法子，这错误了。"温"是阳邪，"寒"是阴邪。阳邪应当用辛凉的药，阴邪应当用辛温的药，按理按势都应当这样办而不可违背的。仲景《伤寒论》阳明篇中也很有治温病的方法，但大半是属于邪入于里那一类的，而于初起在表的治法则缺而未备。可是世人硬说《伤寒论》上没有治温病的方法，那是不对的。邪入阳明经络，以及入里的证候，何尝没用白虎、承气汤呢？现在把温病和伤寒的不同的地方比较一下。

一、发热

伤寒发热必兼恶寒，且寒重而热轻；温病起时即有恶寒，旋时化热，乃热重而寒轻。

二、口渴

伤寒在表不渴；温病初起即渴，入里愈甚。

三、咳嗽

伤寒乃邪客太阳之经，不关脏病，故伤寒无咳嗽；温病之邪首先犯肺，肺气不舒，故咳嗽。

四、胸闷

温邪首先犯肺胃。因温邪即疬风之邪而属于阳，阳邪从阳，必伤卫气。人身之中，肺主卫，而胃亦为卫气之本。是以风温外薄，肺胃内应；风温内袭，肺胃受病。阳明病失其运输之功，肺金失其清肃之令。肺胃病而痰火生，痰火生而胸闷咳嗽诸症作。

五、身痛

伤寒，寒伤营，营卫不从，故遍体疼痛；温热伤气，肺主皮毛，伤气血凝，亦周身骨楚。是故身痛为二者所同，而头痛则异。

六、头痛

伤寒之头痛为头项强痛，因邪伤太阳之经也；温病之头痛为头痛如破，因阳邪作胀也。

七、发狂

伤寒传变稍缓，纵使发昏，必在三日以后；温热传变迅速，有朝病而夕即发昏、谵语而狂者。

八、臭气

伤寒初无臭气，待传阳明，间有作者；温病一病即有臭气触人，重者熏蒸床褥。

九、面色

伤寒面色绷结光泽，温病面色松缓垢晦。

十、舌苔

伤寒舌多无苔,即有白苔亦薄而滑;温热初起舌上便有白苔,且厚而不滑,入里渐黄。

十一、神色

伤寒神清,心知所苦;温病神昏,不知所苦。

十二、脉象

伤寒始必兼缓,兼紧,总不兼数;温病在表,总必带数,若邪势转重,则洪大而数。

十三、治法

伤寒和温热病症既有以上所述之不同,所以治法也不能相同。伤寒其病在表,宜用辛温的药品,仲景有桂、麻二方;温病应用辛凉的药品,吴鞠通编银翘、桑菊二剂。伤寒起始多伤人之阳,后转阳明,则有伤人之气血。肺为燥金,燥热相合,气阴受伤,所以温热大退,调理脏腑,用益胃汤(沙参三钱,麦冬五钱,生地五钱,炒香玉竹一两,冰糖一钱)与参麦汤加减以和胃养阴,养胃的阴就是补气的阴。而伤寒有从阳化的,有从阴化的,从阳化的就可以养胃阴,从阴化的就可以振胃阳。医家操着主治的权衡,遇病哪可不详加斟酌呢?(陈志和,《哈尔滨汉医学研究会月刊》,1939年第28期)

第七节　疟疾与伤寒虽有异同然详究其源必有确定之别

审证者,医家之要事也。如遇同异相半之证,渺然难分,是非莫测之际,苟勉强臆断,含混处方,其中也,则幸矣,如不中,斯险矣。异同不知,病源莫辨,即杀人于反掌间,可不慎欤?今有疟疾与伤寒二病,其同处虽无稍异,其异处固属了了,但非浅学可知也。

疟之与伤寒同者,非与伤寒之六经皆同,乃与伤寒之少阳独同也。何则？以二证统属于少阳也。其脉同弦者，少阳之本脉也；其寒热往来同者，少阳主乎半表半里也。其不同者，疟之寒热往来有定候，此疟病之大提纲、大眼目，明明示人确而指定；而伤寒少阳之不同，有口苦、咽干、目眩之提纲。

谆谆古训，疾呼告人。此二病之分别，详为确定。临证苟能如此，可无丝毫之谬，于医道其庶几乎？（程汉章，《哈尔滨汉医学研究会月刊》，1939年第25期）

第八节　加味小柴胡汤治愈疟疾经验谈

古论一日一发为疟，二日一发为痎，其在《说文解字·注》云："疟，寒热之休作病；痎，二日一发疟也。疟，酷虐也，先寒后热，两疾似酷虐者也。"又按《吕氏春秋·月令篇》云："孟夏之月，寒热不节，民多疟疾。"《周礼·天官·疾医》章云："秋时有疟寒疾。"疟疾与季节之关系，古人亦早注意及之。盖所说之时令，皆疟蚊发育最盛之时期也。《素问》："夏伤于暑，秋必痎疟。"惟其时诊断学未精，无显微镜以睹此渺小之疟虫也。

今说疟疾又名麻拉利亚，系疟原虫寄生血内而起，因其破坏红血球即发寒热往来之特殊病象也（西历1882年布库翁及俩尔多两氏发现）。此寄生物由亚纳非列斯蚊蛰刺人体借以传染，此种蚊虫多繁殖于卑湿沟渠之处，是其孳生孑孓之场所。此不过论疟疾之大略也。

患者，杜景顺，年三十二岁，住延寿县玉河区司家屯，是一农夫。罹疟疾有三个月之久，曾服金鸡那霜及疟疾丸等药。旋愈旋犯，日晡尤甚。面黄肌削，腹胀食少，困惫已极。幸平素体格健康未致卧床，蹒跚赴县，延余诊疗。与以后方令服之，一剂知，二剂效，三剂渐痊。后以不慎于劳作，不戒于饮食，又复犯病，较前为轻，以此方又令连服三剂，即霍然告痊，至今永未犯复。方列后：柴胡根三钱，清半夏二钱，野党参三钱，条黄芩三钱，川羌活二钱，北细辛四分，生白芍二钱，大生地三钱，粉丹皮二钱，炙鳖甲二钱，龙胆草二钱，白芷片二钱，槟榔片二钱，生姜一钱，大枣三枚（擘），水煎服，一日二次，在发作疟疾前一时间服下。（罗敏之，《滨江省汉医学月刊》，1940年第36期）

第九节　葡萄疫毒

有许多的病在方书上载得很清楚很详细，但是医者却有从未遇见的，这是由于天时气化的流行和人事的酝酿，而使得这种病不能出现，可是倘若一遇着这种生疏的病便很容易令医者茫然而无所措手足，就像《外科金鉴》上所说的葡萄疫毒，就是一个好例。

一、症状

初起遍体红斑隐于肌肤之间，渐透表皮，发为青紫的点，大小不一，像葡萄的样子，但是不痛不痒，和别的疮不同，尤其是生在腿胫处居多。若是不治便容易进为牙龈腐臭，咽痛舌烂，血涎交出以至不能饮食。

二、病因病机

这种病的感受，是因为天地疫疠不正之气随着空气流行，人由口鼻而吸入气管，再传脉络，疫毒既伏据营血，便足以凝阻血液而不能循常道流行，遂由红斑发为青色的点。原来脉络隧行在肌肉之间，蕴蓄着这种毒，借着肌肉作为透发之地。肌肉合胃，胃气伤就要动燥；脉络通心，心气阻就要郁火；疫毒深结，燥热益甚，则就龈腐咽痛舌烂的各种疾患定不能免。

三、治法

红斑初起和青紫点已成，烦渴口燥的，应服加减银翘散：连翘五钱，银花五钱，元参四钱，细生地四钱，荆芥二钱，大力三钱，竹叶钱半，甘草钱半，石膏四钱。这个方咸寒甘苦，凉血清胃，是扫逐疫毒的重要汤剂。但是得多服，少则无效。

疫毒入攻心胃，牙龈腐臭，咽痛舌烂，血涎交出，胸闷神昏，肌表斑点情形黯淡的，亟服加味化斑汤：犀角二钱，玄参四钱，知母四钱，生地六钱，连翘五钱，银花五钱，丹皮三钱，大青叶三钱，石膏四钱，粳米一合。这病较前加重，所以用药也重，将前方的轻品减去而加以犀角、知母、丹皮、大青叶一类的药品，因为不这样不能大清心胃的疫毒。

口糜吹药方：青黛钱半，冰片五分，硼砂钱半，石膏三钱，参叶八分，僵蚕三钱，寒水石二钱，共研细末，先用硼砂水漱口后再吹捻。

这病经久，虽经治好，但心胃已伤，有体羸少气，自汗，不进饮食的，宜减桂人参养荣汤治之：人参三钱，野术三钱，当归三钱，白芍三钱，云神三钱，北味五分，橘红一钱，志肉六分，干地一钱，甘草一钱，北芪三钱，大枣三枚。

这个病和温病发斑治法相同，但是温病发斑必因误汗的缘故，因为邪甚血燥，若一蒸汗，便郁凝肌肉血分而发，可是若不误治也不致于发斑，和这个病一起就发斑稍有不同。（阎海门，《滨江省汉医学月刊》，1940年第34期）

第十节　烂喉痧、丹痧辨

烂喉痧这种病是喉中腐烂而兼发痧的一种症状，丹痧是皮肤红痧成片的一种症状病。这两种病的病情似乎是不相同，可是在病理和治疗上来考求又有点大同小异之处。

一、病理

原来咽喉乃是肺胃的门户，也是肝胆的道路，皮毛为肺经之所属，肌肉是胃经之所主，风温时气之邪同袭于肺胃之经或引动肝胆之火升腾于上，咽喉适当其冲，因而喉中腐烂。肺胃邪热蒸发于外，皮肤受之因而发痧；或肝胆之火不升于上，肺胃邪热但发于外。荣卫俱受熏灼，皮肤发出丹痧，由红点而成为片形，由一处而及于全身。这是烂喉痧和丹痧在病理上的大同小异的地方。

二、证治

烂喉痧初起，寒热，烦躁，咳嗽，咽喉肿痛，腐烂，苔黄或白，这是热在气分。治宜解肌透痧，清宣上焦，如荆芥、薄荷、豆豉、山栀、牛蒡、前胡、射干、马勃、甘草、桔梗、银花、连翘、鲜竹茹、鲜芦根之类便是。等到邪热由气渐渐入营分，便神昏谵语，舌苔光绛，这时才可以佐入犀角、石斛、元参、赤芍之品，而透表的药仍是不可以缺少。

丹痧初起，壮热烦躁，卫的邪重，营的邪轻，肺的热盛，胃的热也盛。治法应当先解卫分的邪，清肺胃的热，如生石膏、葛根、银花、连翘、薄荷、蝉衣、杏仁、桔梗、黄芩之类便是。等到邪热趋于营分，这时才可以佐入犀角、地黄、黄连、丹皮、赤芍之品，而清卫的药也不可废。

一则侧重清宣上焦，一则侧重胃经，而总归重于辛凉透表，忌早投清营陷邪的药，则无二致。这是烂喉痧和丹痧在治法上的大同小异的地方。

总而言之，这两种证候全是邪热外泄的动机，治法须有因势利导之宜，如卫有一分之邪，仍须先治其卫，就是见舌绛无津，也须在大队生津清营药中加以清透之品。因为热邪由气而渐入于营，仍望其由营渐出于气，由气而透出于表，并不像阴虚白喉那样仅用养阴解表所能比的。我写到这，不禁对于《内经》所说的"其在表者，汗而发之"及"善治者，治皮毛"的话叹为至理名言！（金文华，《滨江省汉医学月刊》，1940年第34期）

第十一节　虾蟆瘟

虾蟆瘟，又名风热胀，俗名耳根痰，发生在两耳根，漫肿得很快，寒热疼痛，牙龄开阖也很不便，这是感冒风邪着夹痰热蕴结经络所致。若是经久不治，热邪内陷，就要起许多不好的变化。轻的病温病，重的成瘟疫，壮热烦躁，神昏谵语等现象都要发作出来。

应当在初起的时候用清疏消散的方法为最好，就像薄荷、牛蒡、蝉衣、荆芥、防风、赤芍、大贝、僵蚕、马勃、甘草、银花、连翘等都是很好的内服药。外面用金黄散拿红茶露白蜜调敷。身上热度高的可以把上面所用的内服药减去荆芥，加上黄芩、黄连；大便闭结的，可以加上大黄、芒硝；痰多的加上竹沥、竹茹；血分有热的，可以加上犀角、丹皮；阴虚的可以加上花粉、芦根，没有不见效应的。这是说，初起便急治，才易于消散呢。

以上是个人的一得之愚，谨贡献出来，还求明达加以指教。（陈志和，《滨江省汉医学月刊》，1940年第35期）

第十二节　霍乱之病因及诊断与治法

时病中之霍乱乃急性传染病之一种，即西医所谓虎列拉是也。然其病势之重者，即在二三时间足以致命，病期短促，救治宜速。

一、病因病机

考其致病之原因，西医则谓一种霍乱菌发生于污秽之所，由飞蝇之媒介附着于饮食，寄生于人体，潜伏数日。菌之发育散布遍体，人身细胞不能抵抗，俄而暴发，吐泻交作。中宫之阳气、阴液俱受损伤，即体内之肌肤油网莫不干枯，而血管之水质亦尽泄于肠胃而出，血轮因之凝滞，不能流动，故症见肢冷螺瘪，肉脱筋抽，脉伏沉细，口渴引饮，气急音哑等症。

然西医之治法，不外内服哥罗颠、十滴水，注射樟脑针、盐水针而已。一般趋新者，以为西医之论症治法超出汉医，万无一失。孰知汉医对于霍乱病因由于秽物而生者早有发明。《伤寒直解》云："霍乱者，不从表入，大都从口鼻而入，直中于内，为病最急。"又云："痧者，天地不正之气，湿热熏蒸，从口鼻而入。"沈明宗《金匮注》云："中恶之证，即臭秽恶毒之气直从口鼻入于肠胃脏腑也。"以上所谓大邪，所谓不正之气，所谓臭秽恶毒之气，皆从口鼻而入，则与西人之所谓霍乱由饮食入身者暗相吻合，但西医之治法与诊断有定而无变，我汉医之治法有变而无定，辨证处方，应变无穷，治得其道，实为西医所不及也。

二、辨寒热

总之，诊断霍乱不离乎寒、热二途之辨，约可分为四端，曰寒霍乱，曰热霍乱，曰湿霍乱，曰干霍乱。然湿寒、湿热仍寓于寒热之中，而寒遏热伏，欲吐不得吐，欲泻不得泻，致成干霍乱，亦无非寒热之为患也，顾寒热讵易辨哉？肢冷厥逆者，似寒矣，肢冷而有黏微之汗，且有酸浊之气，欲揭衣被，起卧不安，此虽外寒而实内热也；口渴欲饮者，似热矣，渴而不欲引饮，即引饮而喜热饮者，此虽外热而实内寒也。盖显见为寒，显见为热者，易辨；似寒非寒。似热非热者，不易辨；纯寒、纯热者，易辨；里寒表热，表寒里热者，不易辨。

昔人云："大热有寒象，极寒有热形。"苟非洞烛玄微者，曷克辨别无误乎？然则如之何而始堪无误乎？曰：当先辨之于舌苔。凡舌苔白燥、黄燥、白腻、黄腻、赤红、灰黑而不润者，热；舌色黄润、白滑、红赤、灰黑而滋润者，寒。又当辨之于唇色。凡唇红而干燥者，热；唇白而润泽者，寒。又当辨之于眼目。凡白眼有红丝及目眦赤者，热；眼白青白而目眦不赤者，寒。又当辨之于手指。凡手指如冷水浸透者，热；手指色白甚而带青蓝色纹者，寒。又当辨之于胸脘。凡心烦脘闷者，热；若心烦胸脘不闷者，寒。又当辨之于声音。初起时好言者热，懒言者寒，言壮者热，言轻者寒；至吐泻多次后，凡声音渐低如沙声塞声者热，不为沙声但沉迷无声者寒。又当辨之于呕吐。凡呕吐秽泻食物，味兼酸苦，气亦酸秽者，热；呕吐酸味之物，而无酸秽之气，甚则清白如水者，寒；凡汤水下咽即吐者，热；若汤水下咽而不即吐者，寒。又当辨之于下利。凡肛门有热如火，泻下臭秽浊物，或兼腥气，或如黄水，其泻甚速者，热；若肛门不热，下利并无臭秽之气，泻完略有腥臊气，甚则泻下澄澈如水者，寒。又当辨之于溲溺。凡小便短赤而热，甚则涓滴不通，热；若小便不热不赤，清淡而长，甚则自遗者，寒。又当辨之于腹痛。凡腹痛不喜按者，热；喜按者，寒；腹痛乍紧乍缓者，热；绵绵不辍者，寒。又当辨之于脉象。凡霍乱脉多沉，惟贵辨其沉数、沉紧，沉数者，热；沉紧者，寒。总之，其为热，为寒，为真寒假热、假寒真热，当形证与脉同参，而分治热以寒、治寒以热之法，其间毫厘千里，临诊时不容忽也。

三、治法

凡霍乱病之治法，寒则温脏回阳、和中逐秽为主，轻者藿香正气散，重者四逆汤、理中汤，或白通汤加人尿猪胆汁汤；热则清暑涤秽、芳香化浊为主，如增减泻心汤、萸连解毒汤，以及竹叶石膏汤。要之，治法以通为主，使邪气外达。先哲立保乱治安一法，亦主通义，以祛邪和中为治霍乱病之首务也。各方之功用与主治分别于下，以备参考。

四、方药

藿香正气散：大腹皮、藿香、苏梗、甘草、茯苓、苍术、厚朴、半夏、白芷、生姜、大枣。凡霍乱病之上吐下泻，由于中焦不和，湿热混淆脾胃者，此方最宜。功能化浊保乱，利湿畅中，故湿霍乱亦主之。

四逆汤：附子、甘草、干姜。凡阴惨之气深入于里，外证肢冷目陷，真阳欲绝者，非此大剂纯阳之品不足以破阴霾而发阳光。

理中汤：人参、白术、炮姜、甘草。此方专治大阴寒淫，呕利腹痛，阴寒霾盛者，如利甚肢冷须加附子（名附子理中汤），以温运中宫而祛阴寒。

白通汤加人尿猪胆汁汤：葱白、干姜、附子、人尿、猪胆汁。此方专治阴寒过甚，厥逆无脉，肠气为阴寒隔绝之候。按此证为霍乱病之最重者，骤进热药，势相冲突，爰加人尿、猪胆汁以引之，热因寒用，可引药直达病所而不致格拒，热药冷服即此意也。

增减泻心汤：半夏、橘红、川连、枳实、栀子、豆豉、滑石、苓皮、茵陈、泽泻。湿热内着，中宫阻塞，二便俱闭，作恶不止之阳霍乱，以此方清化暑热，流利气机，中宫气畅则干恶自止矣。

竹叶石膏汤：麦冬、半夏、竹叶、石膏、生姜、甘草、粳米。此方辛寒甘平，能散热生津，治热霍乱最为平善。

萸连解毒汤：吴茱萸、川连、半夏、枳实、黄芩、白芍。凡湿热过阻，中焦升降不利，发热胸闷，上吐下泻者，用此方清热化湿，以除其中宫之湿遏热伏也。

烧盐方：烧盐用热童便冲服。凡吐泻不得之干霍乱，服此越之，以通其气。西医治疗，每以注射盐水针者，为能增水液以通养脉络，即此变象之遗意也。（张景星，《哈尔滨汉医学研究会月刊》，1939年第27期）

第十三节　霍乱片谈

霍乱，是夏秋间一种流行的时症，病来的很快，染患者常有不及延医诊治而顷刻毙命的，实在是人类生命的最大的劲敌。我国的卫生政对于防疫事务虽力求完善，但每年霍乱为患之事仍时有所闻。而且每当此病流行的时候，因为人民程度幼稚，多好说是天灾，对于起病的根源又多不知注意。未病以前，既不知道怎样预防，既病以后又没有妥善的方法挽救，所以各地因为霍乱病而丧身的每年不可胜计。我今不揣简陋写成此稿，和诸同道作为一个探讨的资料。

一、病因

这种病是由于邪气入于肠胃，和正气相搏，以致邪正相争，清浊混淆，挥霍闷乱，所以叫作霍乱。所说的邪，是指受暑、受湿、寒热夹杂、挟食积滞，或过食生冷及霉腐一类的食品而言。

二、辨证分型

霍乱病初起的时候，心中闷乱，气郁不舒或四肢麻软。有一种欲吐不吐，欲泻不泻，腹痛如绞，俗名叫作绞肠痧的，乃是干霍乱。这种病如到神昏不语，汗出欲脱的情形，多属于危险的证候。有一种上吐下泻，交作不止，甚至干手指螺纹瘪陷，人事不省，俗名叫作瘪螺痧的，乃是湿霍乱。这种病如到体内水分泄尽，下部顿呈拘挛，面削眼陷，口内奇渴，或肢体厥冷，脉伏声哑的程度，多至不治。这以外还有一种假证，就是仅有泄泻而不霍乱的，乃是因为多食生冷，胃运不健所致。辨证须得知有分别，不可一例而治。

三、治方

干霍乱，外用刺痧法及刮痧法，或用卧龙丹吹鼻，或用盐填脐中以艾绒灸之，或以肉桂末纳入脐孔，上铺姜片再用艾绒灸之，均有奇效。内服先用盐汤探吐，再服痧药水，或飞龙夺命丹、苏合香丸、八宝红灵丹、至宝丹等，应当随症斟酌用之。

湿霍乱，如用针刺痧，不但于病无益，且当此危急的时候，反有泄气的弊病。应当速进内服方药，因为此病经过大吐大泻，肠胃必大受损伤，元气津液也必要因此而耗散。应用大剂理中汤或独参汤、复脉汤、六和汤、黄连解毒汤、蚕矢汤、六味地黄汤及藿香正气散等随证施治，不可拘泥。如能兼用西医的盐水注射以补充水分，更是救急的妙法。

四、预防法

（一）药物预防

夏时微感不适，就应速购藿香正气丸或六合定中丸服之，以作预防。

（二）饮食宜忌

饮料必须清洁之，勿喝未沸的水；勿食用隔宿或腐坏的食物，少吃冷瓜水果及油腻等难消化的食物；注意食品的保存及贮藏，凡苍蝇叮过的食物不可入口。

（三）环境消毒

除去污秽，捕灭苍蝇，住宅各处切宜保守清洁，并常洒防毒药水。

（四）起居调摄

早睡早起；常沐浴，勤换衣；日间不赤膊，夜眠须盖被，不可贪凉而

露宿；并不可在烈日下工作。（高尊五，《滨江省汉医学月刊》，1941年第47期）

第十四节　霍乱论治

霍乱一病，论治的有专主张是寒的，有专主张是热的，也有专主张用补的，还有专主张用泻的。哪知道寒热是大相反的，补泻也是大不相同的，若是一经误投，人的生命便要大起危险，对于这一点可以不深加研究吗？这种情形令人目击心伤，所以不得不剖析胪列，以就正于我同道。

吐泻这种病状，是特指病的形症而说的，然而形症虽同，病源可不是一样的。怎么说呢？就因为有的是由于贪食瓜果冷物致令寒气伤脾而成为吐泻的，这是饮食内伤的证候，治疗当消导调气为主，可以用平胃散、二陈汤；有由于胃气空虚，感受外邪而吐泻的，这是形寒伤脏的证候，治疗当温中散寒为主，可以用藿香正气散或不换金正气散；有由于暑热伤脾，火迫下注而成为吐泻的，这是协热下利的证候，治疗当清脾解暑为主，可以用五物香薷饮；有由热蓄膀胱，焦迫津液，致水不归经而吐泻的，这是膀胱伏热的证候，治疗当利水清热为主，可以用四苓散。以上这几种，全是夏、秋两季常有的证候。

若像中气素虚，起居不慎以致寒毒中脏而吐泻的，这是直中三阴的例子，治疗应当大加温热以消阴翳而复亡阳，迟则不能救，可用大剂回阳，如四逆汤、附子理中汤之类均可；有由天气不调，旱涝暴雨，清浊混淆，误中痧气而吐泻的，这是直中火毒的证候，一经染着就要挥霍撩乱，上吐下泻，四肢厥逆，大渴引饮，甚至于转筋声哑，药不及治，遇着这样的证候，得大用苦寒，当用大剂白虎汤加黄连以清热而止泻；可是也有先用寒凉后用温补的，这乃是火邪已退，元气受亏的证候，所以治病的应当审症施治，断不可执定成见。病源虽然很多，可是归根结底总免不掉“寒热”二字，如果辨别寒热不差，那就不易误事了。

然而要说知道寒热这件事，在知医的人固然是很容易的，若是在素不知医的面前，虽然想要把这种隐微告知他，也很难于晓悟，惟独若按照着外候的梗概还可以辨别。像有火病的必大渴引饮且喜饮冷水，有寒证的仅只干而不渴，即或饮水也必不多，而且喜饮热汤，不喜冷饮。并且属于寒证的，舌虽干涩而无苔，火病的舌苔黄而厚甚且黑色。这是寒热的主要外候的辨别。至于临证变幻，就在乎神而明之了。

这是就着汉医的学理和经验而说的。至于西医对于这种病，谓系由于虎列拉菌所致，只分急性的、和缓性的而已。治法也不分病的寒热和虚实、症的先后和浅深，专务杀菌，似乎比汉医的治疗法简单一些，但西医所用的盐水注射法实在是有特效，为汉医所不及，可以取法采用。然而也得施用给实热的证候才相宜。若是虚寒的证候，针一入到皮内，很容易气脱阳亡，死亡立见，用的时节不可不注意。（陈志和，《滨江省汉医学月刊》，1941年第49期）

第十五节　疫病溯源及预防（附防疫歌）

疫病之起，为害最烈，每年人类之死于是者不知凡几。溯厥本源，西医谓之细菌或少数之原虫、滴虫；汉医谓为毒疠之气、瘴疠之气与夫四时不正之气等。但西医之说出自实验，汉医之说出自理想，欲求理想之合乎实验，难乎其难。惟查汉医自明崇祯末季即有姑苏名医吴又可著《温疫论》，创为一种杂气之说，竟与细菌学理不谋而合，独怪后人未能继续研究，有所发明，以致汉医学理未得昌明于世，良可慨也。兹将吴氏之说择要录后，以与西医实验之说互相比较，学者果能细心参考，自知余言之不谬也。

吴氏之言曰："谓杂气者，虽曰天地之气，实由方土之气也。盖其气从地而起，有是气则有是病，譬如所言天地生万物，然亦由方土之产也。但植物借雨露而滋生，动物借饮食而颐养，盖先有是气，然后有是物。推而广之，有无限之气，因有无限之物。但二五之精未免生克制化，是以万物各有宜忌，宜者益，而忌者损，损者制也。故万物各有所制，如猫制鼠、鼠制象之类。既知以物制物，即知以气制物矣。蟹得雾则死，枣得雾则枯之类，此无形之气，动、植之物皆为所制也；至于无形之气偏中于动物者，如牛瘟、羊瘟、鸡鸭瘟，岂仅人疫而已哉？然牛病而羊不病，鸡病而鸭不病，人病而禽兽不病，究其所伤不同，因其气各异也，知其气各异，故谓之杂气。夫物者，气之化也；气者，物之变也。知气可以制物，则知物可以制气也。夫物之可以制气者，药物也，如蚰蜒解蜈蚣之毒，猫肉制鼠瘘之溃，此受物之气以为病，还以物之气制之。至于受无形之杂气为病，则莫知何物之能制矣，惟其不知何物之能制，故勉用汗、吐、下三法以当之。嗟乎！即三法且不能尽善，况能知物乎？能知以物制气，则一病只须一药之到，而病自已，不烦君臣佐使、品味加减之劳矣。"

又曰为病种种，难以枚举，大约病遍于一方，延门阖户，众人相同，此时行疫气即杂气所中。为病各种，是知气之不一也；有某气专入某脏腑经络，专发为某病，故众人之病相同，非关脏腑经络也，更不可以年岁四时为拘、五运六气为定，是知气之所至无时也。或发于城市，或发于村落，他处安然无有，是知气之所着无方也。

观前各条所论，如曰"物者，气之化也，气者，物之变也"及"既知以物制物，即知以气制物"等语云云，则知吴氏口中虽言杂气，而其意中明明知有一物侵入人身，疫病乃作，惟因其物不能目睹，又因所伤不同，为害各异，无以为名，姑且名曰"杂气"，以证实其非天之六气，而将古人六气为害之说完全排除于疫病范围以外，可谓理求实际，独具只眼。且吴氏非特不认疫病与六气无关，即其他如痈疽、发背、大麻风、老人风、中风、肠风、鹤膝风、流火、丹毒、疔疮、痘疹、斑毒、霍乱、吐泻、暴注、疟痢等种种内外各科之杂症，亦均认为与六气无关，而统归纳之于杂气范围以内。其精神、其真义，隐然与近世之科学相接，是真善读古而不泥古，尚理想而尤重实验者也。即使仲景复起，亦当莫名钦佩而引为同志！惜乎吴氏未生于今日，不克目睹其所谓种种杂气之形状以证实其言之不虚，否则当时如有显微镜之补助，窃谓汉医细菌之说应早盛倡于三百年前，必让西人独步于后也。

夫疫病之起源，混而言之，则有类乎杂气，分而言之，所以名为细菌。细菌之种类易窥，杂气之形状难考，此实汉医之所短。凡我同志，不能不采他人之长以急求改进者也。然细菌之生也，亦不能外乎六气。其生于寒气中者，性必畏热畏火；生于湿气中者，性必畏燥畏风，可断言也。所以汉医虽不知菌，但用六气盛衰克制生化之理治疗疾病，亦往往发生意外之奇效。此乃汉医神秘之所在，世之科学专家亦当虚心考验，而未容一笔抹煞者也。

吴氏之说固未明言细菌，而义实包乎细菌。细菌在宇宙间，为一种最下等植物，其体幺微，目不能见。当显微镜未发明以前，即彼西人亦不知细菌为何，故昔时曾有液体病理、固体病理、神本病理及灵魂病理等种种理想揣测之误，尚不如吴氏之说较与细菌之学理接近。查细菌之分类，有单球状者，有双球状者，有葡萄状者，有纺锤状者，有连锁状者，有螺旋状者，并有杆状、丝状及放线状者；其实验之法，有能染红色者，有能染绿色者，或能染黄色、紫色、蓝色之不同，且染色之后，有能洗除者，有不能洗除者。由此研究，遂有千差万殊之别。其为害于物及其侵入人身脏腑诸部，亦各具有特异之定性而不容混同，如鸡之不染破伤风菌，家鼠之不染实扶的理，而人类染之便有危及生命之虞。且破伤风菌若从人之皮肤侵入则发全身强直症状，改从口腔进入则安然无恙；虎列拉菌若从人之口腔进入则发剧烈之吐泻，改由皮肤侵入则毫不为害。是知一病有一种特异之细菌，一菌现一种独立之症状，此与吴氏某气专入某脏，专发某病及牛病而羊不病、人病而禽兽不病之等说相合是也。

细菌之性，喜阴而恶阳，最怕日光，好生活于卑湿污秽之地，举凡歌场戏馆、小店伙房、污浊之沟渠、不洁之市巷、暴露空气之市铺、汇集流氓之处所，皆为细菌最易繁殖之地。其发生既无定时，其传播亦无定所，此又与吴氏"方土之气"及"气之所着无方"等说相合是也。且细菌之性各有宜忌。有宜于酸性者，有宜于碱性者。宜者生，而忌者灭。其宜于酸性者，遇碱则不能生活；宜于碱性者，遇酸则迅即消灭。故其为害于人也，虽有分传六经之殊，化寒化热之异，然用直接杀菌之法，无论证之在表在里，属虚属实，则一切症状迅即消归于乌有。此则又与吴氏之"知某物之能制某气，则一病只须一药之到，不烦君臣佐使、品味加减之劳"说相合是也。

要之，细菌种类纷繁，四时俱生，随处皆有，其性有益于人者，有害于人者。其害于人者，以夏冬两季之细菌毒性为最，因此两季之气候一为酷热，一为严寒，菌体幺微，竟能生活于此两季之中，其抵抗力之顽强可以想见。所幸人身原有杀菌之力，天地亦有灭菌之时。体力之生活强旺，血液之循环佳良，是人身所以杀菌之力；好雨之洗涤长空，大雪之漫盖万类，是天地所以灭菌之时。此菌之所以不能到处为患，时时为灾，而人得以安居世界，不致尽为所戕害也。

至菌之为患，有因其发现之症状而命名者，有因其所侵之部位而命名者，亦有因其传染之生物而命名者。即以百斯笃菌而论，其曰黑死病者，是因人死之后全身皮肤皆现黑斑，此由其症状而命名也；其曰肺百斯笃者，是因其菌侵入肺脏，此由所犯之部位而命名也；其曰鼠疫者，是因鼠身好染此菌，此由所传之生物而命名也。不似汉医但以寒疫、温疫，或风温、瘟病等名呼之。其他各菌之为病均可准是以推，要之，病名虽异，病源则一。

彼菌之毒性足以致人于死者，则无分乎某脏某腑也。不过菌所窜入之路径若由于皮肤破伤者则现淋巴腺肿（即全身起红线及长疙瘩），由于呼吸器官者则现咳痰吐血，由于消化器官者则现剧烈之吐泻。此外，如菌之传于肝脾，则肝脾肿胀；传于肾脏，则尿质反常；传于心脏，则脉现细数或竟幽微莫见而血行停止；传于脑髓、脊髓，则神昏语乱，全身挛缩，或竟麻痹不仁而至于死亡。要之，皆为一种之菌毒所致，但有从阳化热、从阴化寒之不同耳。而毒之轻者尚无大患。若毒性重者，其害有甚于洪水猛兽，所遇尸横道路、城市为墟。

东西各国医士对之经年累月，苦心研究。虽有许多之新法发明，而于恶性之传染疾病尚不敢尽谓能治。挽救之术惟有操戈与之决斗、坚壁对之严防，使其无隙侵入吾体以害吾生，此良工治病于未然也。何谓操戈决斗？曰：将吾人日用所需之物品及四围包拥之空气厉行清毒之法、清洁之方，使菌毫无着足之地也。何谓坚壁严防？曰：节饮食，寡思虑，均劳逸，戒赌嫖，不吃油腻，不近污秽，不冒严寒，不处高温，使吾身之神气清明，血液调达，足以发生抗毒原素也。二者必相须并行方能有济，若但决斗而不严防，难免细菌有窜入之忧。但坚壁而不决斗，终恐细菌有莫敌之患。西人深知其然也，故当疫之将生，即对之如临大敌，出全力以扑灭，使菌势不致蔓延。吾人则素乏细菌学识，以为六气之灾出于天降，人何能御？故于疫之来也，但讲治疗之方，不思预防之策，不知疫有传染之机，病有不治之症。无论恶性之疫，多不能救，即使能救，而医生之数少，究不敌病者之数多，所救又能活几何耶？语云名医治病于未然，若待疫生之后乃施治疗，是真策之最下者也。

然则菌何为而发生耶？曰：地球之表面有大气以包围之，凡大气所到之处即万物发生之处。万物之形状复杂，大小不等。其大者，别于物而能窥；其小者，混于气而不见。性之同者，则相赖以资生；性之异者，则相忌而为害。细菌虽生活于大气之中而性与人异，其体幽渺，目不易睹，所以人中其害而不能觉。吴氏虽疑非六气，而不敢谓为"非气"，其名为"杂气"者，盖已知其为气中之一种异物，而非气之本质也。

考大气本质，系由碳、氧、氢、氮四素而成，为发生万物之本源，为交媾万物之媒介。露雨借此气浮载以普遍于太空，日光借此气吸收以集合于地面，而人则立身于两大之间，栖息于空气之内，得天之灵以为性，食地之质以成形，而一以大气四围包拥，流动涵育而贯通之，其生其死均不能逃出此气变化以外。故当人之生也，其一身所需之物质赖大气以养之；及其死也，质之重者沉降于地中，质之轻者浮腾于地表，以与万物相消相长，交换不穷。实皆一气之交流鼓荡，彻上彻下，作用而成也。

然此气之原质有时纯洁，有时复杂，各质组成之定量有平衡者，有不平衡者。其纯洁而定量平衡者，谓之四时正气；其复杂而定量不平衡者，谓之天地不正之气。是以大气复杂者，其中所含之杂质必多，而有无量数之细菌繁殖于其内；定量不平衡者，如天时之应雨不雨，应雪不雪，当热不热，当寒不寒；住室之烟气太多，火气过盛等，皆足令大气之原质发生急剧之变化，或多或少以失其定量之平衡而有害于人身之血液也。盖大气中之碳、氧、氢、氮四素若混合为用则有裨于人生，单独存在则为害最烈。试观中煤烟而毙命、入枯井而绝息者，即可以知其故矣。兹以冬令而论，当气候严寒之际，吾人出入交际，在内则为碳气所熏，在外则为寒气所袭，忽而体温增高，忽而体温下降。而肺为天人交通之孔道，最易首蒙其害以开细菌侵入之门，乱其生活正常之机能。正气既不能充，邪气焉得不盛？此疫之为害所以最烈者也。

然则何为不能尽治耶？曰：细菌之毒性原有强弱之分，细菌之繁殖亦有迟速之别。其弱而迟者，医者与病家得以从容布置，纵无法直接以杀之，亦得审其传经之变，斟酌乎汗、吐、下、温、清、补等六法以匡救之；其强而速者，医者与病家皆措手不及，用药之力尚未周于全身，菌毒之生已早普及内外，侵及心之宫城，害中脑之灵性，正如执利刃以贯胸，刃虽拔而气已绝灭，故菌虽杀而人已难生矣。

呜呼！可不哀哉？可不惧哉？是故欲讲卫生，宜先知生人之原理；欲言防疫，当探知疫之来源。非知医不足以办卫生，亦不足以行防疫。疫混于大气之中，亦附于万物之上，能禁疫地之人物入境，不能禁疫地之空气流行。其来也迅速，其潜附也无形，其为害又多中于不觉。勿以为疫未至而漠然视之，当严阵以待之也；勿以为官府方举行防疫，遂有所恃而不恐，当自保以消灭菌毒也。如是防疫，庶几一人倡之，百人效之，举国人行之，岂特防疫之理在是，而强种之道亦在是，此余说之所以反复辩论而不容自已者也，愿国人其注意焉！

疫生于菌，菌混于气，业于前章用科学的研究略发其凡，虽其中义有未详，而大旨已不过如是。此外，菌之种类、菌之寿命、菌之培养、菌之实验，某菌之性最猛、某菌之性最弱、某菌好侵某脏及好发某病等，理论纷杂，条目繁密，是有专书，非此篇所得概尽，故特略而不详，今兹所仍欲研究者于科学之外又别有哲学之问题在焉。

夫吾人但知疫由天降，而不知疫由人造；但知菌生于空气之中，而不知菌生于人气之中。盖人心清净，其所呼出之空气亦清；人心混浊，其所呼出之空气亦浊。清气所生之物，其性多善；浊气所生之物，其性多恶。性之善者，则养人而益寿；性之恶者，则害人而杀生。试观上古之世，疫病不行；晚近之世，疫病多起，其理可显然而见也。佛言"万物唯心所造"，苟人人能深明此理，平日清心寡欲，淡泊营生，则一身所蓄之生气必能充沛清新，人气与天气同出一源，人气既清，天气焉得不清？如此则毒菌永无发生之机会，非特疫病不易流行，即外感之一切难灾亦均可绝迹于天壤矣。惜乎此理未易通行于近世，彼讲求卫生者，不得不弃形上之学以专研形下之术，以致灭菌之法虽日进于精，而疾病之生转觉益增繁众。此余哲学之研究所以不容自已者也。

然则菌之发生果何由而自始耶？曰混沌初辟之先，有阴阳，然后有星云；有星云，然后有天地；有天地，然后有大气；大气交而万物生矣。细菌本属于万物之一，故凡万物发生之母亦即细菌胎育之源。万物之生也，不离乎化学原子。分之则为万殊，合之则为阴阳。取阴阳而碎之，谓之原子，聚原子而一之，谓之阴阳。并非原子之外别有阴阳，阴阳之外又别有原子也。原子之数虽多，然其大纲有二：曰有机，曰无机。碳、氧、氢、氮四素属于有机，金属与非金属属于无机，而皆各自负阴包阳，独具一性。其单独存在者则为原子，其交流化合者则为万物。万物既生以后，若其构造复杂，得天独厚而质量多者，则成形也巨，赋性也正；若其构造简单，得天独薄而质量少者，则成形也微，赋性也偏。巨而正者为可贵，故人为万物之灵；微而偏者为可贱，故菌为万物之害。彼此复共生于大气之中，同存于天壤之内，而又各具有合群自卫之能力以与非我族者相争，相争则相杀，于是强者多数存而少数亡，弱者少数存而多数灭矣。是故以人视菌，则菌为人之毒类，以菌视人，又安知人不为菌之寇仇耶？

然则疫病流行，又何为有时生，而有时不生也？曰此义甚微，当以易卦之理说明之。易者，交易也，变化也，即科学家之所谓"化学"是也。易之数始于一奇一偶，及其动而成像也，则有六十四卦及三百八十四爻之分，以范围天地，消息人情，赅括万物。故卦者，物之已成也，比之化学之作用也；爻者，物之又分也，比之化学之原子也。一卦有一卦之用，有如化学之构造不同；一爻有一爻之情，有如化学之原子异性。卦之体虽变，而总不离乎六爻，有如万物皆生于原子也；爻之位虽同，每因卦而异用，有如原子之所以生万物也。但原子少而物有万千，卦虽繁而爻止奇偶，错综变化，交换不穷，更迭循环，营运不息，自有九六之分，演万殊之别。及其卦之成也，忽而相生又忽而相克，忽而相克又忽而相生，故易之序卦也。泰则受之以否，剥则受之以复，既损则受之以益，大有又受之以谦。升困相因，鼎革相继，此正天道好还。有时福至，有时祸生，恰如化学成物，有时结合，又有时离散也。老子曰："天地不仁，以万物为刍狗。"旨哉斯言。盖有鉴乎易之数，而深明乎化学之理也。是故欲知疫之来源，当明物之生死。物不能终生，生必有死；物不能终死，死必有生。人不能立于数之外，菌何能逃乎数之中？可知昔有此菌，今亦容或死之；昔无此菌，今亦容或生之。一生一死之间乃有时间之隔，此疫之所以有时生，而有时不生也。

或曰，据子之言，则是疫生于数，数定难逃，人其可以免乎？曰：可。夫天地者，化学之炉灶也；原子者，万物之始祖也。原子之类虽繁，而其存在于天地间者，并非平均混合，常因四围之关系致有疏密多寡之不同，利害善恶之互异。有是原子，则生是物类；无是物类，亦无是原子。驱其原子，则物必无由而生；聚其原子，则物将自然而出。是以天之生物必赖原子，而原子之存在常无一定，可以引而来，可以移而往。故深明乎易之数者，得以趋吉避凶以全性命之正；而深识乎菌之理者，亦能扫除扑灭以去病之因也。

何则？盖菌固生于大气中也，惟人心之不净与人物之不洁亦能制造污秽之空气，致予细菌以发生之机而为疫病流行之本。语云"大兵之后，必有大疫"，是岂天道重为不情哉？要亦人心之自为构造，天特与其怨毒之气及其尸体游离之原素，化生一种有毒之生物而遂为害于人也。

且夫各种原子之集合本无一定，及其化物亦不能测。菌之生也，不知几千万类，西人调查虽精，必不能详尽无遗，可以决定。彼倡言疫病仅有十种应防，其余决无他疫发生者，是尤未知天地生物之理、细菌繁殖之源也。呜呼！上古民风朴素则疫病不生，近世文明向上则疫病屡现，其故可思，其事已验。由是可知防疫之法有时可恃，有时亦未尽可恃。善言卫生者，讵可不于防疫原理之外而别求所以免疫之道哉？总之，疫生而除其害，不如未生而塞其源；养身以洁其居，不如养心以洁其气。此余形上理想之说所以继形下实验之学而续发此论也，并著防疫歌，冀以唤醒国人，用作防疫之一助云耳。

歌曰："疫当防，疫当防，疫气纵横势莫降。是乃天地不正气，气中有菌毒最强。种类伙，体微茫，混入微尘散四旁。乘隙侵入人体内，始则潜伏终猖狂。发高热，痛非常，为病各异不一方。或发黑病百斯笃，或发脑脊髓膜炎，夏令常见赤痢病，冬令伤寒病在肠，惟有虎列拉病，汉医视为三阴证，吐泻顷刻便亡阳。小儿天花尤可恐，预防赖有牛痘浆。猩红热、白喉疮，犯之均为致命伤。其余温热出斑疹，西医统名类伤寒。

以上十种传染病，毒害何殊虎与狼，轻则医药容有效，重则性命难保全。一家犯此香烟绝，一市犯此尸满场。兄唤弟，儿哭娘，骨肉流离委沟塘。天地变色阴云惨，夜月为昏哭声长。君不见，印度遭鼠疫，全国传染种几亡；又不见，北满遭鼠疫，同胞死逾数万千。而今我国虽无疫，无疫应同有疫看。设非常存防疫想，自轻性命等愚顽。若人深知疫病理，预防法之有何难。

菌见污秽即便近，污秽之中生机繁。菌怕毒药又怕热，吾人得此可免传。衣服器物勤洗涤，饮食火化熟再尝。居处空气要常换，勿令碳氧积盈房。开窗户，放日光，日光一照群阴潜。节饮食兮少近色，不过劳兮不过闲。一身充沛浩然气，哪怕疫气到吾前。国产土碱石灰皆有杀菌性，或用撒布或浣裳；西药碳酸升汞毒最猛，喷气作雾使飞扬。一家如此疫必免，一郡如此灾变祥。政府防疫力有限，人人防疫斯周详。但使人心恶变善，四周空气也清香，清气岂特无菌在，所生人物亦纯良。可免疫，可消殃，人力由来可胜天。我今不辞苦口劝，君勿忽兮君勿忘。士晓农，工告商，茶前酒后作清谈，若使人人知此义，普天零露寿无疆！"（黎雨民，《哈尔滨汉医学研究会月刊》，1937年第3、4期）

第十六节 传染病浅说

一、总论

（一）概念

凡宇宙间之幺微物体（即细菌及原虫等类），具有生活机能者，若其一旦由皮肤黏膜，或眼、耳、口、鼻，以及大小便等处侵入人体之内，繁衍其生机，逞发其毒性，以致人身之生理机能乱其常态，发生剧烈之变化者，均谓之传染病。此生活幺微之物体，即谓之病原，若在汉医，则指为风、火、湿、热、燥、寒六气，似与西医之说迥乎不同。然溯厥本源，彼风、火、湿、热、燥、寒，亦为发生万物之气体。细菌虽微，究为万物分类之一种。其生活也，宜由六气变化而来，且其生长于某气之中者，其性亦必近于某气，可断言也。

（二）特点

此病原菌之种类极繁，西人用化学物理、各种检查之法历经实验，丝毫不爽。并取其病原菌注于兽类及人体之内，均得同一之症状，若杀灭其病原菌，则一切症状即同时消灭。此细菌说之可由实验证明，以较六气为病之说易于确下诊断者也。

但病原菌之毒性有强有弱，人身之体力亦有强有弱。同一病原菌侵入人体之内，其病之有轻有重，或不病，亦或虽病而所发之症状有显然不同者，实吾人之体力各有或强或弱之分也。且病原菌侵入之门径亦有相宜、不相宜者。相宜者，则为患；不相宜者，则无患。如虎烈拉菌之不能繁殖于皮下，破伤风菌之不能生活于大肠者是也，其他各菌及原虫等均可以此类推。

（三）病程及症状

病原菌侵入人体，必先潜伏数十日或至数月不等，以蓄养其势力及其毒盛而为患也。若限局于一处，谓之局部传染；蔓延于全身，谓之全身传染。局部较轻，全身较重，且有由局部建立基础，卒至蔓延全身而转安为危者；又有由全身行走，其结果竟破坏一脏，而永留不治之病者。其行走也，皆有一定之路径。如入于口唇，则先及咽头，次及食道，次及胃肠；入于喉头，则先及大气管，次及支气管，次及毛细气管，卒至弥漫全肺，或旁及于肋膜心脏等；入于尿道，则次第及于膀胱，或输精管、输尿管，或睾丸、精系、会阴、肾脏及摄护腺等，甚至随血液之流行以为害于全身；入于鼻，或旁行及于听道，或后行及于咽喉，或上行及于眼内，并循嗅神经之路径以侵犯脑宫；入于皮，则初及皮下，次及筋膜，次及筋肉，次及骨膜、骨质，或由筋肉织维夹隙之间以蔓延于全身内外者。

种种传播，虽与解剖之部位攸关，而要皆以血液循环为之媒介。

血行于血管之内，错纵如网，贯通全身，昼夜流行，无时或息。若病原菌进入血中，其毒性轻者则为血液杀灭，毒性重者则能变坏血质或载运菌毒之一部以到处流行，其所侵犯之部位必起一种之变状。故犯于喉，则呼吸困难，声音嘶哑；犯于肺，则痰汁顿增，咳嗽喘息；犯于心，则心之运动衰弱，不克主持其血行，卒至脉搏频数沉细，或全身发现水肿；犯于胆，则胆汁郁塞，不能流入小肠，卒乃由肝脏以混入血行，以致全身发黄，皮肤瘙痒；犯于肠胃，则吐泻兼作，全腹绞痛；犯于肾脏，则小便不利，腰部酸疼，或竟发现尿毒症以昏睡谵语；犯于肋膜、腹膜，则胸腹部有剧烈之疼痛，拒人按摩，甚至衾裳均不敢近；犯于脑髓、脊髓，则言语颠倒错乱，神识昏迷并全身抽筋，或麻木失其感觉。

凡此种种，皆细菌进入人身后传染为病之大纲，依法诊断，丝毫不爽，历经实验，确实可证。若在汉医，则但以六经分划区域，统辖一切病情。某经分领某脏，某经司何气化，各有专责，秩然不紊，虽未明指其病灶所在，然以"表里、虚实、阴阳、寒热"八字大纲已足赅尽内外诸病之百千症变而无余。执简御繁，法多圆妙。此汉西学理不同之点，而求其致效则亦各有所长之处也。

（四）发热恶寒之病理

其他传染病之特性，大多数于其病之初起必见发热，发热又必先恶寒，故于临床诊病之际，因见在表之恶寒便可决定其内部之发热。此理甚微，最关重要。医不识此，容易错误方针。兹仅撮其大纲，分别述之于后。

所谓病初必见发热者，何哉？盖缘病原菌侵入人体之后，一方逞其毒性，化生腐败物质，由发酵素之作用以增生热量；一方侵害局部，由其不良之影响以牵掣全身，于是全身之原子震惊，震惊遂群起抵抗，抵抗则运动，运动则热生。由其热生之结果颇具有煮沸杀菌之作用，此乃人身之自然疗能。医者于此不可不慎重，以轻投退热之剂。然由热生之过量能使全身之营养物质亦同被燃烧，故不数日间，病者即干瘦如柴，形容枯槁矣。此正与汉医动则阳生及邪正相争之理恰相符合。但热盛而菌灭，则病者本身往往自能治愈，庸医遂从而收功。若热盛而菌势亦强，则病人不死于菌，即死于热，此汉医之所谓"阴尽则绝""阳亢为害"之义，亦恰与此说相类也。然吾人平时原自具有调节体温及放散热度之能力，虽一旦感受外邪，如果正气充足，其所发之热量自能扑灭细菌有余而不致为害于本身，否则菌势既特别强盛，正气亦深苦未足。由是，调节体温之机能始虽勉强支持，终必乱其常轨而热度乃愈增愈高，体液亦燃烧益尽，彼细菌遂乘体力衰弊之余以播其毒性，而症状遂由兹加险矣。

所谓发热必先恶寒者，何哉？盖缘吾人周身之热全赖血液之载运流行以遍布于各处。血管有收缩之能力，大血管多藏于体内，其收缩之力弱，小血管多布于体表，其收缩之力强，血管收缩即驱逐血液以前行。当吾人感受菌邪，热度在初发未高之际，全身之血管每因感受菌毒之刺激以起一种反应收缩之运动，斯时即将体表之血液多量驱逐于身体之内，于是体表之血量减少，体内之血量增多。血多之处，其热必高；血少之处，其热必低。热高则内部必增烦躁，热低则外部必觉恶寒。且因血多之处其抵抗力强，血少之处其抵抗力弱，强则反应不生，弱则反应立现。此所以汉医学理对于初感外邪之病，见其战栗恶寒即指为病在太阳之体表，尚未传入于体内者也。其实西医实验所见，病菌侵入人体之后，初则潜伏一处，继随血液之流行遍布内外，既无一处不通，亦无一处不到，岂有表里内外之分？不过抗力充足之处遇之而无害，抗力低弱之处遇之而即病者是也。至内部增多之血液因外部之血管收缩无从宣泄，其量必愈聚愈多，其热亦愈蓄愈盛，于是熏腾蒸发，急欲向外奔流以杀隆劳，斯时外部之收缩血管亦因时久而疲劳开放，由兹内外血流平均，遂由体表恶寒之期而转入全身发热之象，此恶寒必先发热之真义所在。

（五）发汗退热的原理

也有服发表药以治愈恶寒头痛之病者，是因发汗以泄去体内增多之热及排除血内之菌毒所致，医者所当注意焉。或曰伤寒发表原为驱逐表寒，并非退热，何可与此条相提并论，得勿有扰乱学理之嫌耶？曰：否。仲景之伤寒发表，正为借汗以退热，并非借汗以祛寒。子能知大汗亡阳之理，便可悟及发表退热之意。不然病系受寒，法宜益热以却寒，而益热则首重补阳，阳盛则热自上升，寒自消灭，此乃一定不易之轨则，又岂有欲散寒邪而先使阳气挥散之理哉？

彼主张发汗确为驱逐表寒之说者，不但于近世之医学未明，即于仲景之学说亦显有违背。查《伤寒论》之白虎汤条下，有曰"发汗后，热不退，大烦渴饮水者"等语云云，细玩此语，则仲景发汗退热之宗旨显然可见。其他条文之有类于此者尤不一而足，学者自能详考，无容赘述。

尝谓汉医学说大多出自理想，唯《伤寒论》一书所立法则无一不根据于临床实验，其对症疗法又能处处与西医之精神暗合，间有神妙超越之处，独惜此书为后世著述专家任意扰乱真理者不少。他不具述，即以发表一条而论，在仲景明明退热，偏言他是祛寒，盖缘病名"伤寒"，遂即着眼"寒"字创为奇论，而将太阳传经、从阳化热之精义完全抛诸脑后，复取仲景原方别著温病等书，意以为此方若在伤寒书内则但能医治伤寒，一经移入温病书内则便能专治温病也。有是理哉？有是理哉？乱古圣之成规，误后人之趋向，是诚汉医欲求进步之一大障碍也。方今科学昌明，无论某种学说罔弗趋重实验，医学所关最重，岂有不处处专向实验以谋改进步？况发热恶寒之理最易证明，一经实验便可立判真伪，且可由此触类旁通，借以改正汉医之许多错误，发扬汉医之许多优点。然后取《伤寒》以重读之，便觉头头是道，向之不可解者，至是亦得豁然贯通矣。

（六）体温与病程

然则实验之法为何？即西医之检查温度者是也。法用摄氏度体温计一枚插于病者腋窝之内或含于口中，约置五六分时，然后取出验之。如病者有热，则水银柱必上升，由此考验发热之度数丝毫不爽。吾人固有之体温平时均在三十六度五分内外，但在老人及小儿则稍高一二分，若过此数及不足时均为有病。热轻则病轻，热高则病重，大都热度愈高则病势愈险。以浅深程度分之，即三十七度五为轻热，三十八度五为中热，三十九度五至四十度为高热，四十度以上为极高热。最高至四十二度为止，最低至三十五度为止。过此则生机已尽，即汉医之所谓阳亢、阳绝等证是也。由此分别热之高低、症之轻重及阴阳两证之真伪，较诸诊脉问病之法最为准确。其法虽似简单，其义最为精密，非通熟病理学者不能尽其底蕴。

大凡传染病之初起，因病者体力尚未受伤，其阳气充沛，足能与细菌抵抗，故最初无不发热而恶寒。其发热愈高，其寒战愈甚，其抵抗力亦愈大，故仲师将其列于太阳。太阳者，极阳也，故于此时以体温计验之，其热多在四十度左右。然阳极则消，消之机，有迟有速，故寒战之期亦有长有短，有长至五六日者，有短至一二日，或数小时者，过此以往便为发热之期而不现恶寒之象矣。

吾国人之惯习，其于病时延请医士，往往多延至已过恶寒之期而恰值发热之候，所以一般医士均谓温病多见，伤寒少见。如果确知病初必有恶寒之经过而再采用科学实验之法以证明之，恐将又谓伤寒多见而温病少见也。呜呼！人身发热之原理至关重要。此义未明，则于阴阳盈虚消长、错综变化之奇决难通晓。余岂好辨哉？余不得已也。所望海内同志于临床诊病之际虚心考察以实验之，于古医书之孰真孰伪严予取择，明辨不惑，勿自乱其趋向也可。

上所述之传染病理，其大纲已略具于是，欲求精密，则有专书，非此篇所能概尽。兹再略述普通常见之传染病数种于后，并汉西通行之各项疗法。想亦阅者，所乐予参互对照研究者也。

二、分论

（一）肠窒扶斯（旧译为小肠热症，日本译为肠窒扶斯。盖"窒扶斯"三字为译音，即有热候之意也）

肠窒扶斯与汉医之所谓伤寒病类似，故亦得名为伤寒也。其病原，因有一种之窒扶斯杆状细菌进入于肠内，潜伏至一二个星期之久后，遂繁殖而为患者也，所以病名称为肠窒扶斯。此病多发于春、秋二季，壮年人易犯之，小儿及老人为稀。

1.主症　在未病之前，先觉全身不爽，饮食懒进；既病之后，则现发热恶寒，头项强痛，兼有呕意。又因人之体质不同，于卧病之初，有自汗者，有不自汗者。其自汗者，即汉医之所谓中风也；其不自汗者，即汉医之所谓伤寒也。二者又均列为太阳之表证。然在西医，则但以体力强弱、有无自然放热之能力为判，并指其病源在肠，与表无关。其所以发现表证者，乃缘肠内之细菌逞其毒性，影响及于全身，故有表证之现象也。此理业于总论发热之条内述之，兹不再赘。由此，病势渐进，或继续发热不已，或寒热时有往来，或则胃部觉痛，腹部微满，肠内雷鸣，大便秘结，舌苔干燥，其四周发赤，中心煤色，盲肠部压之疼痛（盲肠乃小肠与大肠相接折转之处，正当小腹右偏之骨盘窝部）。此汉医所谓阳明与少阳之等证是也。

2.病程分期　病之经过可分四期，每期约七日左右，此亦颇与汉医理"七日传经"之义相同。

（1）第一期：热度徐徐上升，由三十八九度至四十度。七八日间，脾脏因瘀血之结果逐见肿大（脾脏在左肋骨下部。汉医谓为居右，似属非是。然言物质解剖，固与西医相反；若言气化生血之理，亦恰与西医之精神有隐相接近之处。此义甚繁，容另文以详辨之），斯时该处必觉微痛膨满，以手按之可以触知。而胸腹等部遂亦逐渐发现红点，是乃病毒外泛之征兆。此在汉医往往有指为伤寒失汗、失下之所致，然在西医则认为是乃本病之特性。如遇重病，纵令不失汗下，亦必出疹无疑，否则便是普通之感冒。如果因一汗一下而即愈者，即非伤寒热证，可断言也。

（2）第二期：因病毒侵犯于神经系统，患者头痛益形剧烈，昏睡谵语或发狂躁，热度乃停于四十度左右，不升不降。斯时，病者体内因受过度之燃烧，液竭津枯，极为痛苦。

（3）第三期：热度与第二期同，此时肠内病灶所在之处已成溃疡，往往排泄豌豆汁状之大便，或竟下血，粪质皆变为黑色。斯时，病者有因大便下血之后，肠内之菌毒外泄，热度下降而减轻者；亦有因脱血过多，营养失源而至于死者。又有因肠内溃疡，破坏穿孔，菌毒窜于肠管之外而起急性腹膜炎者。此时全腹作痛，甚至衣衾亦不敢触，症状极为危险，兼之四肢厥冷，遍体冷汗，脉象细数微弱至不能触，精神莫振，往往虚脱而死，此正汉医所谓阴毒阳绝之候，于法当列入少阴、厥阴等篇以求治也。

（4）第四期：热度徐徐下降而复于平温。病者至此方能起床，然体力大伤，气血两亏，如于摄生之道稍一不慎必致病势复发如前，此《伤寒》之所谓食复、劳复及阴阳易证之等类是也。

此病有轻有重，轻者静养亦能自愈，重者若医治稍有错误则多致于死，又有传染性，往往一人患此则一家之人更迭为病。且一经患此，必须经过月余方能起床，俗语呼为"热窝子病"者即指是也。

3. 治疗

（1）原因疗法：所谓原因疗法者，系直接杀灭其肠内之细菌。菌灭，则凡百症状立可消归乌有。近代西医已发明有肠窒扶斯瓦苦金及伤寒血清等各种新药，系用药针吸取此药注射于病人体内，借血液之循环以输送于全身，由是刺激人身自能发生一种抗毒原素以与细菌战争，消灭其毒性。如于病初早用此药，确能收如期之效果，但此仍为间接杀菌之剂。以理推之，似不如直接杀菌之速。惜乎此法尚未发明，将来医学进步不已，或能有达到目的之一日，以满足吾人之期望也。

（2）对证疗法：所谓对证疗法者，即对于头疼，发热，恶寒，则服发表剂；对于发热，自汗，口渴，则服清解退热剂；对于尿赤、大便燥结，则服攻下剂。然在西医，则于是病之初起即直接先服缓下剂以扫除肠内之毒菌，折其病势，且可间日一下，连下数次为宜。病者虽发热恶寒或自汗口渴，如果查其热度不甚高时，不可早服发汗退热等剂，以防有意外之危险。盖缘发热乃人身一种阳刚正毅之气起而与毒菌相抗，所以仲景将其列于太阳、阳明等篇。太阳为极阳，阳明为正阳，但使人身阳气充盛，则凡百病邪均可焚烧以扑灭之，故病之轻者往往因一度之发烧自能治愈。此仲景之所以独用温热解表而不用辛凉解表，其意可深长思也。虽曰病初未投下剂，其法似较西医为劣，而求其顾虑周密之处，其法又似较西医为优，吾于是得略申其说焉。

查肠窒扶斯之病毒，其虽原潜伏在肠，但其于发热经过之中往往侵犯他处而并发心脏内膜炎及肾炎、肺炎等，各种极危险之症最难医治。仲景之发表剂中首重麻黄，近经西人化验此药，证明其中所含之重要成分大有强心利尿之作用，而解表发汗犹其余事。夫强心则血流活泼，小便充畅，一则可迅速泄病毒，一则能无形增助抵抗。至桂枝一味，亦有活泼肠内血行，增进营养消化之机能。况又有甘草之健中解毒，杏仁之清痰利肺以辅助之。如是发表，不但不伤体力，实能增助体力。其妙处在于能内外兼顾，不必问病原之是否在肠。凡有类于伤寒初起之症者均可应用此方医治，较诸直下之法用处尤广，是乃仲景顾虑周密之处，有非浅识之徒所能窥其底蕴也。

或疑此病初起，西医即用下法，且复连下数次，大与汉医之学理相反，得无有背道相驰之害乎？不知金代名医刘河间已早创行汗下两解之法，所制之防风通圣散用意极为巧妙，索厥原理，恰能与西医之精神暗合，用之每多神效。况仲景所用之麻黄汤虽曰主张发表，实已顾及内脏之心肺并肠肾等部。以言治法，虽各有异，而其排泄病毒于体外之目的则一也。方今新理发明，现知此病在肠，即可直截了当，早用下法。至麻黄汤之发表，亦不妨详审病情，酌为采用，法在活用，未可过拘。总之形气实者，对证下药，可以放胆攻击；形气虚者，须于祛邪之中兼用兴奋提神之药。此亦汉西两法相通之处，不过于药之混合、分用各有不同耳。

（3）一般疗法：又此病传染力甚大，故西医治此均主张将患者严行隔离，以防传染。使之安卧静养，以保真气。并使患者常常更换体位，以免血行瘀滞而转生其他之坏疽等病。此乃防患于不觉，治病于未然，较服药之法尤为重要。凡属为医者，均不可不注意及此以预谋他日之收功地步。此外之一般疗法，更宜久服清凉止渴之方，取食流动易消之品。一则快益心神，一则保养胃气。病现虚脱，便急服兴奋提神之剂，即汉医之所谓回阳也；肠满热喘，便急服润燥峻下之剂，即汉医之所谓救阴也。如大便下血，则服收敛剂；小便不利，则服利尿剂；咳嗽吐痰，则服镇咳祛痰剂；头痛剧烈，则服镇静神经剂。或采用冰囊之法，改用毛巾浸冷水以镇之。此法于热度甚高，服药效缓难待之时确能收效迅速，以解病人之痛苦，未可轻视以弃之也。以上种种，均与伤寒之对证疗法大致相同，学者果能善为运用，自知其妙。

（二）发疹窒扶斯

发疹窒扶斯即汉医之所谓温病、热病及瘟毒发癍者是也，又或将其混入于伤寒类中，因此病亦由于传染而来，其症状与肠窒扶斯相同。

1.主症及病理 病之初起即头疼腰痛，恶寒战栗，继则发三十九摄氏度至四十摄氏度以上之高热。三四日间症状加重，头与腰疼痛益甚，全身皮肤发疹，为红斑状或出血斑。出血斑者，因该部之血液渗透于血管之外，瘀滞于皮肤之内，以手压之不见疹斑退色者是也。血液之所以渗透于血管外者，因血管之皮为病毒所侵害，其质变化疏松而不密也。斯时病毒极盛，并犯于神经系统，于是神识昏迷，头晕目眩，昏睡谵语，皮肤干燥灼热。脾脏肿大，以手按其左肋下必觉膨满。

2.鉴别 以较诸肠窒扶斯之症状无甚区别，其所以不同者，肠窒扶斯发病也缓，此则发病也急；肠窒扶斯多无腰痛，兼有大便秘结、腹痛等症，此则与之相反；肠窒扶斯脉虽见数，然较诸其他之热病则缓，且发疹多见于胸部，此则脉极频数，所发之疹多散于全体四肢。肠窒扶斯若行细菌学的诊断则现"伟大耳氏反应"（"伟大耳氏"系一欧人之名，伊以人工培养之肠窒扶斯细菌与取出病人之血液混合则立即凝固，由此乃确定为肠窒扶斯，此"伟大耳氏反应"之名词所由来也），若系他种热性传染之病则决不现此反应。况肠窒扶斯病之经过时日约四五星期，此则两星期后热度即迅速下降以复于平。两病之性迥乎不同，此于医生临时断其病之结果及起床之期最有关系，切不可忽也。但发疹窒扶斯之病原菌至今尚未发明，每好侵于壮年之男子，饥馑之年与囚狱之中往往易流行此病。其感受轻者，容易治愈；感受重者，症极危险。其病毒之循环于全身，往往有起肺炎、肾炎或疖疮脓疡者，肺炎则现咳嗽、喘满等症，肾炎现则尿闭、全身水肿等症。

3.一般治疗 罹此病者，即宜安卧静养，不可劳动，不可忿怒思虑。并与他人隔离，以防传染。室内不可关闭烟气，常使空气流通。饮食则取流动易于消化之品，禁忌腥膻油腻黏滑等物。如病者烦渴，饮食酸性果品等类可以少少与之，不必如习俗之过于禁食生冷也。以上摄生之法较诸服药尤为重要，其中有深理寓焉，不可视为平常。对证疗法与肠窒扶斯大略相同。（黎雨民，《哈尔滨汉医学研究会月刊》，1938年第13、14、16、17期）

第十七节　痢疾概论

治病不难，所难的在于认识病因。辨证若能正确，则对病下药自能应手而无不愈。若症情病原不能洞悉而妄加猜想，用药物为问路石，以病体作试验品，朝换夕更，今是昨非，岂不愈来愈无头绪？望、闻、问、切四样是医家治病最重要的事，而对于痢疾一病为更重要，就因为痢疾这种证候缠绵难治而变态百出的缘故。

考察痢疾一病，多因夏秋间的郁热又感受水湿雨露的邪气，或过食生冷，多进滋腻，以致脏腑运化失司，津液受伤而奔迫下注而成的。虽然变证多端，总不外乎虚、实、寒、热四样，而且寒的必虚，热的必实，这是我们所知道的，但是这四样之中又有种种疑似，不容一概而论。

譬如痢下，白的属寒，赤的属热，这是情理之常，也是不易之理。殊不知赤痢固属血热，而白痢乃气分的热腐化成汁，正像烈日能流金铄石一般，不必一定属于阴寒。人皆把口渴当做实热，哪知道下痢必伤津液，津液涸则口哪能不渴呢？人皆把腹痛当作实热，哪知道下痢必伤脾胃，脾胃伤则腹哪能不痛呢？人皆把小便短赤当作实热，哪知道下痢必亡阴，去水则溲溺哪能不色变而短少呢？人皆把里急后重当作实热，哪知道下痢必气阴两伤，则仓廪哪能不藏，而门户哪能不闭呢？然则究竟应当怎样来分辨呢？所以辨证应当要兼顾病性是好冷好热、疼痛是缓急拒按、津液是涸不涸、便尿是热不热，以及病的新久、体的强弱、脉息是有力无力、苔色是有光绛没有，这然后才能断定证的虚实寒热，这然后才能说到治法。

大概治痢疾最应当调气和血，非有迫不得已的情形切忌伤气补血，就因为气调可除后重，血和能愈溃脓的缘故。初起应当疏解推荡，使邪归于肠胃，宣注到外面来，这以后应当清里温补。若是里气一清，寒热自去，营卫气旺，津血自然能够生出来。

总而言之，寒热通塞各照着它的作用而处理，也就不怕病的难治了。

一、白痢

白痢是专主肺气的，如肺金一清，肝木不侮，脾土不克，病也就霍然而愈了。治法：轻的用银菊散，重的用白虎汤，如或小便不利，纳少腹痛，可以参酌加减。

二、血痢

血痢是主于肝血的，仲圣治热痢后重，重用苦辛清火以升下陷的水气，以坚滑脱的肾气，引肝上达使不下迫，所以有白头翁汤的一方。但是痢久的应当用乌梅丸，虚脱的则应用八珍汤，其余如胃风、理中、四物等汤均可以参用，并不必过于拘泥。

三、赤白痢

赤白并下是气血两伤的征验，所以一方应当宣泄气分的邪，一方应当清泻血分的火，这是宣清并重的。因此香连丸成了唯一的良方。但是腹满胀痛，口渴溲涩的，则应当用导气丸；伤冷肢软，食减胸闷的，则应当用连理茯苓汤主之。

四、五色痢

五色杂下是由于湿热郁蒸，肠胃食积所致，若不用通利的方法，邪怎能得宣，食怎能得消呢？所以导滞丸和承气汤是必须的药品。若像注泄无度，夜间重于白日，烦躁发热，脓血黏稠，小腹急痛的，乃是阴虚，亟应养阴，驻车丸和归连丸主之。

五、噤口痢

噤口不食乃是肠胃灼热，津液涸竭的缘故，所以舌枯咽涩，食不得下。这时用药急应救焚沃焦，切忌芳香渗燥。救胃煎就是这种病的通治之剂。这以外像石莲子、莱菔、鲤鱼、水鸭等类皆可治之。但是寒湿内郁的噤口则应用治中汤；积腻过多的噤口则应用大黄黄连泻心汤；宿食未化，邪留胃腑而成的噤口，则非仓廪汤不能治。

六、休息痢

痢疾作休息状态，时作时止，这乃是因为初起的时候兜涩太早，失于通利，积湿未宣，瘀热未清，留变在冲任之间，所以逾时逾年还能复发。仲圣用承气汤治之，时人多用香连丸，也就是泻其热而退其邪的意思。惟独休息痢若是日久，则气血大陷，清阳不升，必须调和气血，培补脾胃为要，补中益气汤最恰当，这是各就着病因而施治的办法。

七、蛲虫痢

蛲是九虫之一，是肠胃中寒湿之气郁结而成。得这种病的肤黄腹大，或发奇痒，或从谷道流出。当以攻破为主，但一方面应当兼补脾胃，更清湿热，使营卫不衰，邪从外达方妙。若不然就要愈攻愈多，永无穷日了。

八、奇恒痢

痢疾叫作奇恒的名字，顾名思义，也就可以见出来它不同平常了。这种病必定喉间作痛，气呛喘逆，乃火逆攻肺的现象，有摧枯拉朽之势，旦发夕死，夕发旦死。应急用大承气汤攻下，侥幸或能得救。然而病势危殆，究竟是生少死多。

这以外如寒痢、虚痢、风痢、温痢、劳痢、积痢，等等，名目很多，不胜枚举，可是它的原因都很单纯，治疗上还算容易，不像以上所说的八种痢疾那样繁琐难治，所以现在不详论了。（孙希泰，《滨江省汉医学月刊》，1940年第37、39期）

第十八节　痢疾略述

痢疾一病，各方书论之极详，治法亦多端，而按法用之，亦多有效有不效者。余本各方书之理及余对斯病之经验分别述其概略，以求同仁之教正。

关于传染性之赤痢，多发于夏秋之际。其发生原因为赤痢原虫及赤痢杆菌由饮食侵入人体，疫痢由各种疫病之菌类繁殖于肠胃之内，致消化不良，腐积而成。其二痢治法，以活血解毒为主，如解毒活血汤重加蜜双花、公英、地丁以解其毒，自可获愈。

一、红白痢

红者属血分之湿热，白者属气分之湿热。热为实证，轻者用楂、曲、归、芍之类，重者用硝、黄、枳、朴之属，随其实而泻之，去其湿热则痢自止。及其痢久必虚，里急后重，气不得畅，则以理气为主，轻者用枳、桔、香附、橘、杏之类，重者用厚朴、槟榔、杷叶、木香之属，所谓气行则里急自愈，后重自除也。又须审其赤白多少、偏热偏寒，赤多者属热，以凉为主，白头翁汤、黄连解毒汤之类可重用之；白多者属寒，如桃花汤、真人养脏汤之属可重用之。二者又宜去其瘀积，涤其腐秽，桃仁承气加归尾、赤芍、楂灰、枳炭之类可重用之；考其内虚日久，宜大养气血，四物、参、芪尤不可缺；而又有肺金不清、肝木郁滞以致为痢，宜用枳壳、桔梗、粉葛、杷叶以开利肺气，白芍、当归、生地、丹皮、地榆以清降肝血，则肺气清肝血调，其痢自愈。

二、噤口痢

呕恶不食，系肠中湿热上逆入胃。治宜苦辛开泄，黄连、半夏为必用之要药。湿重者加以吴萸、生姜之辛散，热重者佐以石莲、黄芩之苦降，则可以愈。

三、五色痢

因精室受伤，五色并下，以肾藏精而为胃关，五液注下，脐筑跳动，命将难全。治以实脾滋阴或可挽救，归脾汤、肾气汤可利用之。终属危候。

四、休息痢

因胃有积垢，时发时止。仍宜通利，宿垢一清，更不复发，此通因通用法也。

五、痢下血水

若痢血水日夜无度，乃系肠中油膜已尽腐下，血无慰留之地。宜重用桃花赤石脂汤加禹余粮一两以温涩之，则可以救治。

六、胎前产后痢

胎前忌开，而痢多湿热，宜开利之；产后忌凉，而痢多湿热，宜凉解之。事居两难，必如何而可？胎前宜解毒而不伤胎，产后宜去热而不太凉，方可祛邪而不伤正。二者均宜用蜜双花二两，当归一两，鲜石斛五钱，白芍三钱为主，则邪去正安，无害于病象也。（王明五，《滨江省汉医学月刊》，1941年第46期）

第十九节　痢疾的原因和治疗

人们生存在天地间，就全仗着用饮食来资养、用衣服来卫护，所以饮食、衣服这两项必须要求着寒热适当才好。若像夏令暑淫升腾的时候，人多畏热而喜凉，不是饮食生冷，便要袒衣露宿，只求一时的舒适，可不知道内中的饮食生冷、外面的风寒暑淫就要乘着这个机会羁留在体内。感受重的，当时就发为霍乱水泻；感受浅的，入秋再加上新凉，于是偏于表的就成为疟，偏于里的就化为痢。痢疾的原因，由于消化机能受生冷的压迫、暑淫的阻滞，肠胃的蠕动力因之薄弱，上不能运化水谷精气，下不能分泌水谷糟粕，上下交相淆混，应当排泄的废物留滞不出，经几度变化，成一种白色或红色的毒质，由便道排挤而出，这就是痢疾。汉医称为"滞下"的，是因为其中有所积滞；若在西医解剖观察，则肠壁间患有烂瘢或痈疡等，这个说法正合《黄帝内经》上称为"肠澼"的同义。但这种病名目很多，治法也不同，特为详述如下。

一、休息痢

这种痢疾时作时止，经年不愈，所以称为"休息"。多因收涩太早以致邪气留于冲任，日久则气血愈陷，清阳不升。治法应当双补脾肾，用补中益气、参芍、四君子等汤随证施治。倘如服前方不应而反下血块的，这是肝木不能藏血，应当用三奇汤倍加防风，加羌活、升麻、柴胡、葛根。一切利水破气的药全是禁忌的。

补中益气汤：人参、当归、甘草、升麻、柴胡、黄芪、白术、陈皮。参芍汤：人参、白芍、附子、茯苓、炙甘草、五味子。三奇汤：生枳壳、黄芪、防风，米饮或蜜汤下。

二、蛲虫痢

这种证多因胃弱肠虚，湿热蕴酿而成虫，形体极小，是九虫的一种。得这种病的，腹大，青筋暴露，面目皮肤呈现萎黄色，以小儿患的为多。治法先用雄黄锐散、芜荑丸、乌梅丸等杀虫剂，如甚的须加大黄，必使虫尽才妙。随用参苓白术散、四君子汤调补肠胃兼清湿热。倘如一味杀虫，痢疾永没痊愈之日。

雄黄锐散：雄黄、青葙子、苦参、黄连、桃仁、蕲艾。芜荑丸：芜荑、黄连、蚺蛇胆。乌梅丸：乌梅、细辛、肉桂、人参、附子、川椒、干姜、黄柏、黄连、当归。参苓白术散：人参、白术、茯苓、扁豆、陈皮、山药、甘草、莲肉、砂仁、苡仁、桔梗、大枣。四君子汤：人参、白术、茯苓、甘草。

三、噤口痢

由于肠胃灼热，津液枯涸，舌干咽涩，饮食不下。治疗应当救火生津，使津液上承则饮食自然得下。先以五汁饮为主方，次以救胃煎、开噤汤治之。

五汁饮：芦根汁、麦冬汁、老藕汁、雪梨汁、荸荠汁。救胃煎：生地、白芍、黄连、黄芩、玉竹、花粉、杏仁、麦冬、桔梗、石膏、枳壳、厚朴、甘草。开噤汤：人参、栀子、黄连、射干、麦冬、天冬、生地、白芍、煅石膏、白头翁、当归、杏仁、黄芩、黄柏、槟榔、枳壳、甘草。

四、奇恒痢

这是火毒上攻肺金，所以喘逆气呛而下痢，咽喉作痛。病来得很快，有立时败绝的样势。当急用白虎汤合大承气凉而下之，然而多不易好。

白虎汤：石膏、知母、甘草、粳米。大承气汤：大黄、芒硝、枳实、厚朴。

五、水谷痢

这是脾胃气虚，不能腐化水谷，应当用保和丸或调中益气汤治之。

保和丸：神曲、山楂、茯苓、半夏、陈皮、连翘、莱菔子。调中益气汤：即补中益气汤加白芍、五味子；一方去当归、白术，加木香、苍术。

六、湿痢

得这种证的，腹大身重，滞下赤黯像豆汁或像鱼肠的，叫作湿痢，最为险恶。应当用加味除湿汤或平胃散加木香、黄连。

加味除湿汤：半夏、厚朴、苍术、藿香、陈皮、赤苓、木香、肉桂、甘草、生姜、大枣。平胃散：苍术、厚朴、陈皮、甘草。

七、湿热痢

这种证是里急后重，登圊而所下无多，立起后又腹痛不已，这是湿热凝滞的缘故。应当用藿香正气散合升阳除湿汤之类。

藿香正气散：藿香、大腹皮、紫苏、半夏曲、白芷、甘草、厚朴、桔梗、白术、茯苓、生姜、大枣。升阳除湿汤：苍术、升麻、柴胡、羌活、防风、神曲、泽泻、猪苓、陈皮、麦芽、甘草。

八、热痢

烦渴引饮，口干背寒，面垢烦冤的，这是积热。黑豆甘草汤、芍药汤、藿香正气散，或温脾汤、白头翁汤全都是主方。

黑豆甘草汤：黑豆、甘草。芍药汤：白芍、黄芩、黄连、槟榔、甘草、肉桂、当归、木香。温脾汤：人参、附子、干姜、甘草、当归、芒硝、大黄。白头翁汤：白头翁、秦皮、黄连、黄芩。

九、寒痢

寒痢又名冷痢，因为它是因寒而作痢的。这种证是腹痛里急或少腹酸痛，胸胁不旷，结滞不快的，应当用温脾汤、平胃散，或用大承气汤下之。

十、赤痢

赤痢又名血痢，是热极的证候。有血色鲜红的，应当用香连梅芍合黑豆甘草汤；因心经伏热的，应用犀角丸或白头翁汤；有血而像瘀块的，应用桃花汤、地黄禹粮石汤；倘服凉药而痢愈加甚的，当照冷痢治，应用理中汤或附子理中汤；有表证的宜仓廪散；有热渴的宜白头翁汤；有因脾经受湿的宜苍术地榆汤；有因热毒凝滞的宜郁金丸；有因湿热伤血的宜五苓散；有日虽久而里不急后不重的，宜槐花丸；有痢久不止，阳虚而阴欲脱的，宜八珍汤；若是手足厥冷，脉见微缩的，这是元气欲绝，急用附子理中汤，迟则不救；有日久百药不效，但见紫黑血水的，这是瘀血，应当用乳香、没药、当归、桃仁、木香、白芍之类治之，甚的加大黄。

香连梅芍汤：木香、黄连、乌梅、白芍。犀角丸：犀角、黄连、苦参、黄柏、当归。桃花汤：赤石脂、炮姜、陈皮、白米。地黄禹粮石汤：熟地、禹粮石。理中汤：甘草、人参、白术、炮姜。附子理中汤：即理中汤加附子。仓廪散：人参、茯苓、甘草、枳壳、桔梗、柴胡、前胡、羌活、独活、川芎、苏荷、生姜、白米。苍术地榆汤：苍术、地榆。郁金丸：郁金、朱砂、白矾。五苓散：白术、泽泻、猪苓、茯苓、官桂。槐花散：槐花、青皮、荆芥。八珍汤：人参、白术、茯苓、甘草、当归、熟地、川芎、白芍。

十一、白痢

这种证大多数是属寒的，应用平胃散或温脾汤加肉桂；然有因湿热而痢的，宜胃苓汤；有因虚寒而痢的，宜二陈汤合平胃散。若便后而下白物的，这是属于劳倦气虚；便滑频见污衣的，这是气脱，应当用四君子加附片，甚的加粟壳；如气涩的，宜用甘药补气，更须安卧以养真元。

胃苓汤：苍术、厚朴、陈皮、甘草、官桂、白术、泽泻、猪苓、茯苓。二陈汤：半夏、陈皮、茯苓、甘草。

十二、赤白痢

赤白并下的叫赤白痢，这种证里急后重，腹满胀痛，口渴引饮。应用芍药汤合大承气汤下之；兼肢倦乏力的应用茯苓汤；若后重迟涩的应用感应丸；因冷热不调或伤冷食的，宜连理汤加枳壳、砂仁；身发热而小便不利，兼呕恶的，宜葛根芩连汤。

茯苓汤：茯苓、泽泻、当归、芍药、苍术、肉桂、黄芩、猪苓、甘草、生姜。感应丸：南木香、肉豆蔻、丁香、炮姜、巴豆、杏仁、百草霜、黄腊，清油、酒、姜汤下。连理汤：即理中汤加黄连、茯苓。葛根芩连汤：葛根、黄芩、黄连、甘草。

十三、脓血痢

初起脓血稠黏，势甚剧的，应当下之，大承气汤主之；腹痛后重身热，日久不愈的，宜芩芍汤；滞下无度，小便不通，腹中痛的，宜当归导气汤；发热烦渴，脐下迫痛，到夜间转剧的，这是属于阴虚，急当救阴为主，如阿胶梅连丸、黄连阿胶汤、白头翁加甘草阿胶汤之类均可酌量使用；赤黄多的为热，宜用坚中丸或香连丸；青白多的为寒，宜白胶香散；若热多寒少，宜用水煮木香膏；虚滑频数的，宜止宜涩，用真人养脏汤。

当归导气汤：当归、芍药、甘草、木香、槟榔、青皮、槐花、泽泻、生地。阿胶梅连丸：阿胶、乌梅、黄连、黄柏、赤芍、当归、赤苓、炮姜。黄连阿胶汤：黄连、阿胶、芍药、地黄、甘草。白头翁加甘草阿胶汤：即白头翁汤加甘草、阿胶。坚中丸：黄连、黄柏、赤苓、泽泻、白术、陈皮、肉豆蔻、人参、白芍、官桂、半夏。白胶香散：白胶香、赤石脂、枯矾、黄丹、乳香、没药、轻粉。水煮木香膏：木香、丁香、当归、白芍、藿香、黄连、诃子皮、青皮、厚朴、甘草、陈皮、御米壳、乳香、肉豆蔻、砂仁、炮姜、枳壳、大枣炼蜜为丸。真人养脏汤：诃子、粟壳、肉豆蔻、当归、肉桂、木香、白术、白芍、人参、甘草。芩芍汤即芍药汤加黄芩。

十四、暑痢

自汗发热，面垢呕逆，渴欲饮冷，腹内攻刺，小便不通，痢血交下，由于伏暑所致。宜黄连香薷饮为之主方，佐以五苓散或益元散；若是腹中痛甚，食不进的，宜六和汤、藿香正气散。

黄连香薷散：香薷、白扁豆、厚朴、黄连。益元散：滑石、甘草、辰砂。六和汤：藿香、厚朴、杏仁、砂仁、半夏、木瓜、赤苓、白术、人参、白扁豆、甘草、生姜、大枣。

十五、积痢

腹满胀痛，恶食恶心，痢下色黄或如鱼肠的，这是饮食积滞的缘故，宜保和丸；腹中急痛，宜木香槟榔丸或神保丸之类。

木香槟榔丸：木香、槟榔、青皮、陈皮、枳壳、黄连、三棱、莪术、黑丑、香附、大黄、芒硝。神保丸：木香、胡椒、巴豆、干蝎、朱砂。

十六、虚痢

这种痢疾有血虚、气虚的分别，类皆四肢困倦，谷食难化，腹痛或微或剧。血虚则痢下淡红，应当用通元二八丹；日久的，应当用四物汤加升麻以举之；倘因下后而痛坠不减，虚坐努责的，胃风汤为之主方。气虚则痢下胶冻，应当用四君子汤或理中汤；日久气虚下陷的，应当用补中益气汤；虚甚厥逆，脉微弱的，应当用四顺散或黑锡丹之类。

通元二八汤：黄连、白芍、当归、生地、乌梅、雄猪胆，韭菜姜汤下。胃风汤：人参、白术、茯苓、白芍、当归、川芎、肉桂、白米。四物汤：熟地、白芍、当归、川芎。四顺散：附子、干姜、人参、甘草。黑锡丹：硫黄、黑锡、胡芦巴、破故纸、茴香、沉香、木香、肉桂、附子、金铃子、肉豆蔻。

十七、滑痢

痢下流滑，不能禁止，甚则肛门脱落，这也是虚痢的一种。血虚的，宜用四物汤加入人参、白术、地榆、樗白皮；气虚的，宜用真人养脏汤。

十八、劳痢

痢久不愈，耗损精血，以致肠胃空虚，五心烦热，状类虚劳的，这是劳痢，宜用蓣连丸、异功散、七珍汤之类调补之。

蓣连丸：干山药、石莲肉。异功散：即四君子汤加陈皮。七珍汤：人参、白术、黄芪、山药、云苓、粟米、甘草。

十九、气痢

这种证是由七情气郁而得。痢如蟹沫，宜诃子散；甚至拘急的，宜六磨汤、木香槟榔丸；夹热的，宜解毒汤；夹寒的，宜木香匀气散；小便秘的，宜五苓散；日久不止的，宜气痢丸。

诃子散：诃子、木香、甘草、黄连、白术、白芍。六磨汤：沉香、木香、槟榔、乌药、枳壳、人参。解毒汤：黄柏、黄连、黄芩、栀子。木香匀气散：木香、藿香、甘草、砂仁、神曲、陈米。气痢丸：诃子、陈皮、厚朴。

二十、风痢

这是由于风入肠胃，以致纯下清血，宜用胃风汤加枳壳、荆芥、防风；若痢下青绿杂色的，宜用神术汤。

神术汤：苍术、藁本、川芎、羌活、白芷、甘草、细辛、生姜、葱白。

二十一、毒痢

腹中剧痛，如剖如刺，下痢赤白，日夜无度，口渴引饮，百药不应的，是乃毒痢。宜用栀子金花丸、黑豆甘草汤，重加壳虫，以败毒势。

栀子金花丸：栀子、金银花、大黄、黄连、黄芩、黄柏。

二十二、疫痢

这种证多见恶寒身痛，发热呕吐，传染极速，和天行时疫相似，所以称为疫痢。宜用人参败毒散汗之，里证急的宜用平胃散加羌活、独活、柴胡。

人参败毒散：即仓廪散去粳米。

二十三、五色痢

这种证痢下五色，乃毒痢的一种，全是由于饮食积滞，湿热大盛所致。宜用芩芍汤、黑豆甘草汤、木香槟榔丸。倘若滑泄无度，发热烦渴，脐下急痛，应当以存阴为主，归连丸、阿胶梅连丸、黄连阿胶丸之属均可酌用。

归连丸：当归、黄连、黄柏、黄芩、阿胶、蕲艾。黄连阿胶丸：黄连、阿胶、云苓、白芍。

二十四、久痢

这种证痢下缠绵，久久不愈，所以有这个名目。是因为治疗不得其法，以致邪气久留，正气被夺，等到邪气尽去，正气已竟疲惫，不能恢复其素有的能力。所以这种证属于虚寒的居多，可是也间或有属于积滞的，完全是因为正气虚怯，胃阳薄弱，积滞无从运化的缘故。是以这种证虽有几种派别，总脱不掉一个"虚"字。治之的方法，应用乌梅丸、桃花汤、木香散、诃黎勒丸等剂；若兼肾虚不能收摄的，宜酌加桑螵蛸；痢下久脱，虚冷白滞的，宜大桃花汤；津液枯槁，肛门涩痛的，宜千金羊脂膏；虚冷滑脱，脉细皮寒，气少不能言，惮进饮食，时发虚热的，宜理中汤合诃子散；冷痢日久难愈，不是药力所能得效的，是病在曲肠，宜桂圆肉包鸦胆子仁食前服，至大便解下鱼脑色或结粪为验；脾阳下陷，后重里急的，宜补中益气汤；倘积滞未去而脓血稠黏，后重里急的，宜单用大黄一味，酒煎服之，得大解通利以后用芍药汤和之；由积食暴下，久不止的，应当通之，然后再加以调补。

木香散：木香、黄连、粟壳、生姜、甘草。诃黎勒丸：诃子、附子、肉豆蔻、木香、吴萸、龙骨、白茯苓、荜拨、生姜。大桃花汤：赤石脂、干姜、当归、龙骨、牡蛎、附子、芍药、人参、白术、甘草。千金羊脂煎：羊脂、白脏、黄连、蜂蜜、乌梅、乱发。

二十五、酒客痢

面目淡黄、沉困乏力、久痢不愈而饮食如故的，这个人必定嗜酒，以致湿热下注，宜茵陈白芷汤。

茵陈白芷汤：茵陈、白芷、秦皮、黄柏、苓皮、藿香。

二十六、下痢腹痛

这种病分虚寒、实热两种。实热的痛，或因食积，或因火邪，其痛坚硬而拒按，痛微的应当宣而荡之，痛甚的应当泻而逐之，如木香槟榔丸、芍药汤、香连丸、大承气汤、调胃承气汤等全是必用的汤剂；虚寒的痛，或因正虚，或因脏寒。虚的应当温而补之，寒的应当暖而下之，如《金匮》建中汤、四君子汤、温脾汤、理中汤、附子理中汤等，均称良方。

《金匮》建中汤：芍药、桂枝、干姜、甘草、大枣、饴糖。

二十七、下痢肛门肿痛

这是由于久痢的缘故，也有寒热的不同。因于寒的，内服理中汤或黄芪建中汤，外以炒食盐熨之；因于热的，宜用槟榔、木香、黄连、黄芩、干姜之属治之，兼当忍痛安卧，戒慎口腹痛为是。

黄芪建中汤：即《金匮》建中汤加黄芪。

二十八、下痢脱肛

这是因痢而肛门下脱。有邪压大肠而脱的，宜木香导滞汤；有湿热迫肠，里急后重而脱的，宜地榆芍药汤；有气虚而脱的，宜补中益气汤；有气血俱虚，虚中夹寒，致滑脱不收的，宜真人养脏汤；有感受寒邪，气泄不固而脱的，宜诃子散。

木香导滞汤：木香、大黄、当归、麝香。地榆芍药汤：地榆、芍药、卷柏、苍术。诃子散：诃子、炮姜、粟壳、橘红。

二十九、下痢孔大

这种病因痢久而肛门扩张如竹筒，下痢不禁。宜用桂圆肉包鸦胆子食之，甚有效。或用酸涩固肠的方法，如粟壳、诃子之类以收之。

三十、下痢里急后重

这种病的原因甚多，可是全都不能除寒热虚实以外。热者清之，寒者温之，滞者导之，积者下之，血虚宜补，气虚宜升，这是治病的大法。倘若因为肺气郁于大肠，就当在理气药中加入桔梗以开之；脾胃气虚下陷，就当在补血药中加入升、柴以举之。例如大便秘涩，再三登圊而便不出的，也有虚实的分别。虚的，宜补中益气汤；实的，宜大承气汤等。下坠异常，积中有紫黑而腹痛不可忍的，这是有死血，又当化血行瘀为主，如用归、芍、桃仁、大黄等或桃仁承气汤治之。

桃仁承气汤：桃仁、大黄、桂枝、甘草。

三十一、下痢虚坐努责

里急后重，登圊而痢不下，是由血虚所致，宜当归、芍药、生地、陈皮之属。

三十二、下痢干呕

这多由于胃气不和，寒热错杂所致，宜《外台》黄芩汤；也有毒气上逆或肝旺而呕的，宜茱连六一丸。

《外台》黄芩汤：黄芩、甘草、芍药、大枣。茱连六一丸：吴茱萸、黄连。

三十三、下痢呃哕

这种病多由妄食生冷，口渴而呃的，宜丁香柿蒂散、橘皮竹茹饮为之主方。至若血痢呃逆而渴，心烦不眠，小便不通的，宜猪苓汤；白痢呃逆的，宜五苓散。倘在痢后呃逆的，多属胃气败坏，最不是好证候。

丁香柿蒂散：丁香、柿蒂、人参、干姜。橘皮竹茹散：橘皮、竹茹、人参、甘草、半夏、麦冬、赤茯苓、生姜、大枣。猪苓汤：猪苓、茯苓、阿胶、泽泻、滑石。

三十四、下痢色黑

这种病属于三焦热极的居多，宜芍药汤；属瘀血的，必光亮如漆，宜桃仁承气汤、芍药汤。

三十五、下痢发热

这种病的治法，当从表解，统应用仓廪散汗之；有邪气下陷而发热的，应当在主治的药中加葛根以升胃气；有至夜发热，烦渴引饮，这是阴液受伤，应当用钱氏白术散加乌梅治之；有阴盛格阳而发热的，最为危险的证候，可是若用温药，也有得生的。

钱氏白术散：白术、人参、白茯苓、藿香、木香、甘草、葛根。

三十六、下痢谵语

热伤心营，大渴饮冷，神昏谵语的，多在毒痢疫痢时见之，宜白虎汤主之；有因结粪而谵语的，则必以小承气汤下之。

小承气汤：厚朴、枳实、大黄。

三十七、下痢身肿

痢止而肿作，大多数是由于收涩太早，肠胃积滞未清，邪气未尽，不能由便道而出，势必泛滥于周身。也有因痢后肠胃虚弱，误食荤腥而发生本病的。统作水肿治，如五苓散、五皮饮、实脾散、疏凿饮等方可以渗利其水，甚者以舟车丸下之。

五皮饮：陈皮、五加皮、大腹皮、姜皮、茯苓皮。实脾饮：茯苓、苍术、木瓜、甘草、木香、大腹皮、附子、厚朴、草豆蔻、炮姜。疏凿饮：槟榔、商陆、苓皮、大腹皮、花椒、赤小豆、生姜皮、秦艽、羌活、泽泻、木通。舟车丸：牵牛、大黄、甘遂、大戟、芫花、木香、青皮、橘皮、轻粉。

三十八、痢后疟

痢已止而疟作，这种证是邪气自里传表，阳虚则发热，阴虚则恶寒，所以寒热如疟，宜用大剂补中益气汤。

三十九、疟后痢

这是疟止而痢作，乃元气下陷，邪气由表入里的缘故。宜黄芪建中汤或补中益气汤。

四十、痢风

这种病，上下腿细，膝部肿大，形如鹤膝，所以又名鹤膝风。就由于痢后阳气虚损、寒湿趋下而成，宜多服阳和汤；倘寒热互盛时，宜用大防风汤汗之。

阳和汤：熟地、麻黄、白芥子、鹿角胶、炮姜、肉桂、甘草。大防风汤：防风、白术、人参、羌活、川芎、白芍、熟地黄、附子、牛膝、肉桂、黄芪、杜仲、甘草。（一方无肉桂，有当归）

四十一、痢后风

这是因为痢后不善调养，或因劳役远行，或不能节制色欲，或受湿气而感冒风邪。但觉足部痿软而疼痛的，大防风汤主之；若周身骨节疼痛，变为痛风的，宜独活寄生汤或补中益气汤随证施治。

独活寄生汤：独活、桑寄生、秦艽、防风、细辛、川芎、当归、芍药、熟地、桂心、茯苓、杜仲、牛膝、人参、甘草。

每见时医治痢一概施用败毒散，若是偏于表的，可以一汗而解；若是偏于里的，徒伤元气而已。或有喜欢用兜涩的法子的，若是邪浅，原无大害，倘若是邪气深伏的，没等见效，害处早就出现了。因为人有禀赋厚薄的分别，病有寒热虚实的不同，年寿老幼等差异，岂能用一定的方法去治变化非常的病呢？因为如此，所以草成此文，乞大雅教正为幸。（孙希泰，《滨江省汉医学月刊》，1941年第50期）

第二十节　敏之医论二则之痢

《素问·六元正纪大论》曰太阳司天，风湿交争，民病注下赤白；《素问·太阴阳明论》曰饮食不节，起居不时，则阴受之，则入五脏，入五脏，则膜满闭塞，下为飧泄，久为肠澼；《难经》谓之大瘕泄；《伤寒论》谓之便脓血；《金匮要略》谓之下利；《千金方》谓之热毒痢；《范汪方》谓之天行痢；《赤水玄珠》谓之疫毒痢；《本草纲目》谓之瘴痢；《三因极一病证方论》

谓之风痢;《秘方集验》谓之疫痢、禁痢。此是伊古迄今痢疾之名称。

究其致病之原因,不外乎内因饮食冷水及生冷瓜果、不洁蔬菜,或暴饮暴食,以及蝇污食品;外因气候之变迁,梅雨时期,湿热蒸腾,天气行之,人类感之则胃肠郁滞,即酿成夏季之时令病矣。

近世新说,痢分二种:一为赤痢,即日本医学博士志贺洁氏发见之赤痢菌;一为阿米巴痢,即由雷希氏发见之阿米巴虫。普通所习见者,多为阿米巴痢,里急后重,泻下如黏涎者,有如红白冻者。然痢之为病不可轻忽,在大肠及肝脏,由病理解剖观察均起极显著之变化,治不得法最易伤生,在小儿为尤甚。

此病初罹,发热身痛,食欲不振,精神委顿,于治痢药中独须入解表之品。如俞氏败毒散、黄芩芍药汤,又张寿甫之化滞汤、燮理汤及通变白头翁汤、三宝粥等,用之得当,均能获效。又如《局方》之英神普救丸、香连丸,亦有相当功效。

总之,表里虚实,寒热新久,药之攻补、温凉、解散、利湿,圆机活法,即在医家之应变处置矣。(罗敏之,《滨江省汉医学月刊》,1941年第50期)

第二十一节 白头翁、秦皮之与痢疾

仲景用白头翁来治痢疾,不过是治一种湿热挟暑的下痢,并不是示人以此即治痢疾的祖方。后人不善读书,每遇痢下便用白头翁汤加减治疗,以为我曾读过《伤寒论》,表示也就像是告述病家以白头翁、秦皮二味是治痢疾的主药,可以放心煎服一般,哪知是大谬不然呢?

痢疾一病,古称滞下。要知痢疾的成因,有因挟风寒的,有因挟暑热的,有因挟湿浊的,这些没有不是兼着食积瓜果油腻的积滞的。既有积滞于肠胃之间,自当于疏风寒,清暑热,化湿浊之中再兼用消导的药品,方能滞去积消而病势能减,至于久痢胃虚下寒的时际,或应用温化,或应用涩脱,或应用培土建中等。

昔人治痢疾早有专论,方药甚详,用不着我来絮烦。但因近来医家治痢用秦皮、白头翁,最为下乘,每有轻痢变为重痢的,而医家和病家始终不明白其中缘故的很多,所以特为此文,表明痢疾初起不可辄用秦皮、白头翁二药，既苦寒以伤胃气，复收涩以阻邪滞，徒遵古方而不合于用，不如不用古方。不是说古方不可用，必须体验有此病情，而后才可用。大凡仲景的方都是此类，用的必须详加斟酌。（冯素荣，《滨江省汉医学月刊》，1941年第53期）

第二十二节　赤痢浅说

赤痢，古名肠澼，又名滞下，俗称为刮积，是夏、秋间常见的传染病。它致病的原因，系由于植物性的赤痢菌和动物性的阿米巴原虫窜入大肠，使肠膜发炎，红肿腐烂，遂至里急后重，欲便不畅，腹中疼痛，排泄出少量的黏液或胶状血液，一日由十数次到数十次。

由赤痢菌所得的，除以上所说的症状以外，并有壮热口渴、头痛烦躁、胃秘呕吐的现象，病重的二三日即至不救。老年和幼孩患这种病，治疗更为棘手。幸而这种赤痢在临床上还不多见，若不然人类生命的危险实在要大起恐怖。由阿米巴原虫所得的，病势虽然没有以上所说的那样凶，但若治疗不得其法，就要成年不愈，沿成慢性，体羸神疲，面黄唇白。若再不知道调养，能把壮健的勇士变成怯弱的病夫。

治疗的方法，起初用木香槟榔丸攻逐肠中的原虫，原虫已净，再用血碳粉让肠止痢，痢虽止元气已虚，又当服强壮剂以调补之。木香槟榔丸在《卫生实录》上记载着，是木香、槟榔、枳壳、青皮、陈皮、蓬莪术、黄连各一两，黄柏、香附、大黄、各三两，黑牵牛四两，朴硝泡水为丸。这个方不仅用大黄、朴硝、牵牛以扫除原虫，并有槟榔（槟榔不但能调气，而且能杀虫）、枳壳以调气，气调以后则后重即可除；用莪术、青皮以行血，血行则大便下脓自愈；用木香、香附以止腹痛；黄柏、黄连以消肠炎；陈皮以健胃脏。可以说是一面面周到的复方，和单纯的下剂是大有分别的。血碳粉是用动物的血焙制而成的，有杀菌止血的功效，在服下剂以后实比其他的泻药强盛万倍。

病后服强壮剂，为的是弥补气血的消耗，促进体力的恢复。对于本病最合适的，一为两仪膏，一为山药粥。在两仪膏中，是用党参健胃，地黄补血，且是流质，吸收更觉容易。山药粥，是用生山药去皮切块，和米煮成稀粥，或咸或甜，各从所好。山药富于蛋白质，是食补上品，但在病后胃力薄弱，应当每顿少吃而多吃数顿。

以上所说的，都是指着阿米巴痢而说的。至于细菌性的痢，莫妙于张仲景的白头翁汤（白头翁、秦皮各三钱，黄连五分）以清热凉血。

"俗有饿不死伤寒，吃不死痢疾"的话，世人便信为真，对于本病素不忌口，肥醲生冷食用如常。但不知伤寒和痢疾两病全是肠病，肠病则消化力微弱，食物难于吸收，若是多吃，那简直是给病菌培养料了。所以本病最重要的摄生法是断食节饮，其余像粪便的消毒、空气的流通、衣被的清洁、身心的安静，这是病者和看护者不可不知的。病菌之所以得入人体而肆虐的，不外乎口鼻二途。痢是肠胃病，它传染的途径就是仗着饮食作媒介。我们平常假若能保持肠胃的健全，注意食物的清洁，凡是肥醲炙煿，不容易消化的食品，速食和生水之带有病菌的，一概不令入口。一方面再避免身心的过劳，防护腹背的受寒，则病魔无论怎样厉害，也不怕的。（杨秀森，《滨江省汉医学月刊》，1941年第49期）

第二十三节　赤白痢的简易疗法

现代所说的痢疾，就是《黄帝内经》上所说的肠澼。病源是由于饮食不节、起居不慎所致。这种病在夏、秋之间发作的最多。因为盛夏的气候炎熇，人身上调节机能的戒备懈弛，肌腠疏松，汗流不绝，血运迟缓，新陈代谢懈怠，全身机能衰弱，这都是压抑体温生成而促其消散的。若卒然遇着六淫侵害，或多吃瓜果等寒凉的东西，则内脏官能上起了障碍，所以一遇到秋凉外袭便要多有虚寒泄泻的。因此知道痢疾的原因大多数是由于脏腑官能薄弱，再加六淫的侵害和饮食的不慎，以致肠胃分泌不清而成痢疾。古说伤于气则白，伤于血则红，未免笼统，而西医所说的官能薄弱，也就是说汉医所说的伤气。故此，凡是痢疾，初期伤气，其次则伤血（因伤及微细血管，故有血，谓之赤痢）。

至于治疗方法，西医只用杀菌的办法，初起就泻。汉医的治法很多，从来论这种病的很多，我不必重叙，简质言之。若受外邪伤及营卫的，必有寒热，治疗的时节必当先顾其表。痢疾初起可用苍术（或茅术）、羌活、杏仁、生熟川军等；腹痛的用炒乌头治之，有特殊效验（乌头须用面包煨）；表重的重用羌活，表轻的轻用。这个方在痢疾初起时用之最效。屡试屡验。

更有用血炭粉治痢疾的，也是简捷的办法，若胸痛下痢的，用炒乌头研末合血炭粉服之也甚神效。痢疾属大肠、回肠的，治疗上比较容易，属小肠的难治。痢属小肠的，泄时痛甚，而不甚后重，日久则正气大伤。如用姜汁、炒黄连末、白蜡、人参、血余炭，再用羊脂熬油和粥食之，初食后二小时仍有小痛，连服四日可愈。如用上方制成丸剂，又可治休息痢。若是痢久津虚，口干舌燥的，用生龙骨煎汤服之甚效。

以上各方均是古法，而后人用之甚少，以致验方弃而不用，深为可惜。因此介绍如上，祈同道研究之采用之。（荣墨臣，《滨江省汉医学月刊》，1941年第53期）

第二十四节　治久痢及休息痢的效方

人参一两，樗白皮一两，为末，每服两钱，米饮调空心服。

痢疾一病，初起的时候宜于攻下，延迟日久就宜于补涩，这是治痢疾的大法。休息痢有由止涩太早，积滞未清而成的；有由肾气不固，中阳下陷而致的。前者仍然应当清化，后者则宜于补涩。

本方以人参补脾气，樗白皮固大肠，药仅两味，效甚显著。寇宗奭说："洛阳一女子，年四十余，耽饮无度，多食鱼蟹，积毒在脏，日夜二三十泻，便与脓血杂下，大肠连肛门甚痛，用血痢药不效，用肠风药益甚，服热药腹愈痛血愈下，服冷药泻住食减，服温平药则若不知，年余垂毙。或教服是方，一剂知，二剂减，三剂愈。"这个病经过一年，正衰邪微，不用补涩哪能有回生的道理？而垂绝的重病竟用两味药治愈，从这可以证明，药贵对证，不在乎多少。（孙希泰，《滨江省汉医学月刊》，1940年第34期）

第二十五节　说奇恒痢

考察方书，知道痢病若不到在发热如焚，呕吐格食及虚滑为水谷直下不停时，虽腹痛欲死，纯下鲜血，只要能调理尽善，决无生命之忧。惟独奇恒痢则不这样，病起时和平常痢疾毫无分别，五六日后忽然声哑谵语，不半日而殁。奇恒的这个名，就是说它异于恒常的意思。我们一到秋天，偶或饮食失节，冷热不调，得痢疾病是常有的事情，可是所有的痢疾没有再比奇恒痢危险的。

陈修园说:"嘉庆戊午夏,泉郡王孝廉,患痢七日,忽于寅午之交声微哑谵语,半刻即止,酉刻死。榕,叶广文观凤之弟,患同前症,来延,自言伊弟痢亦不重,饮食如常,惟早晨咽干痛,如见鬼状,半刻即止。时届酉刻,余以不必往诊,令其速回看护,果于酉戌之交死。"

读过这个医案,起始疑惑。这样重病,为什么近年来反不多见呢?或者是有而不认识呢?后来方明了,现在虽然仍有这种病,但是全都疑惑是邪祟所致,不暇请医服药,以致这种病就不为医者所发现。这种病变化得实在太骤,请医诚然来不及,所以关于这种病的急救,我们作医者的很有使它家喻户晓的责任和必要。

一、病因病机

阳气偏剧,阴气受伤,所以脉小沉涩。这不是外感内伤,纯粹是阴阳不和,以致于饮食虽如常,病变太快像疾风霹雳一般,也就是张隐庵所说的"三阳猝然并至,三阳孤立莫当"的意思。

二、症状

患痢六七日,饮食起居如常,忽然咽干声哑,谵语如见鬼状,这时亟应服药。

三、治疗

这种病急应该泻阳养阴,速服大承气汤可以回生。

大承气汤方:芒硝、大黄、枳实、厚朴。(左云亭,《滨江省汉医学月刊》,1940年第34期)

第二十六节　外感咳嗽概论

气逆而为咳,痰动而为嗽,咳嗽为气管不顺之现象。然内伤、外感之因甚多,其实总不离乎肺脏为患也。以肺为华盖,复名金脏,状若悬钟,非叩不鸣,风、寒、暑、湿、燥、火六气之邪自外击之则鸣,劳欲、情志、饮食炙煿之火自内攻之则亦鸣。医者欲求其钟之不鸣，必先去其鸣钟之具。具去，则钟自不鸣矣。故汉医治病注重病因，能明致病之因，则病虽紊繁，无不迎刃而解。

然咳嗽之病因则以外感六气为最。盖肺主一身周行之气，皮毛者，肺之合也，皮毛先受邪气，邪气以从其所合，于是肺部受其刺激而咳嗽生矣。故咳嗽之因于风者，辛平以解之；咳嗽之因于寒者，辛温以散之；咳嗽之因于暑者，辛凉以除之；咳嗽之因于湿者，淡渗以利之；咳嗽之因于燥者，甘凉以润之；咳嗽之因于火者，苦寒以泄之。

此外感六淫咳嗽之大略，皆去鸣钟之具之法，亦实治诸病之大法也。

（李子玉，《滨江省汉医学月刊》，1941年第46期）

第二十七节　关于羊毛疔之实地研究

世俗所谓羊毛疔病者，考古圣先贤所著经典并无此名。不过后代居处穷乡僻壤人民每染时疫，疼痛难忍，苦于延医买药，不得已请求巫觋或胆大翁媪急来救治。因无医药知识，故用针挑拳擎，幸而邪未深入，热随血解。若病势稍重，邪热内侵，由经俞而入脏腑，三焦郁结，恶逆，心烦，口渴，谵语，躁动不安，血为热灼，膨胀突起，故于胸前背后三阳经循行部位皮肤间有发见红紫小斑点者。此际仍行前述方法，恐血出过少，不能收效，彼另用粗形针挑开点斑，多泄血分，则邪气始能消尽，亦如伤寒温病，称鼻衄为红汗之意。

世俗不察，见针挑点斑时有血丝茸茸如羊毛者，便谓真生羊毛矣。不知此乃皮肤组织纤维末梢神经等物，富有弹力性，明白生理解剖学者自然不为所惑。此病汉医谓受外感，邪气传经，三阳结热之重病。西医即谓法定热性流行传染病。若乃指谓羊毛疔病，未免似是而非。余自业医以来，十有五年，见有挑治此病者必感剧烈疼痛，其为皮肤间末梢神经愈无疑议。今者，竟有疲精耗神，大声疾呼，将此症状向官府报告认为羊毛疔者，差之毫厘，谬以千里，殊属可笑！

曾记1935年6月间，有柞岗村友人张金堂忽染时疫，邪热传经，烦躁发狂，心痛欲呕，数日不知饮食，家人疑为羊毛疔病，如法试治。初虽小效，终则如故。更复狂妄怒骂，不避亲疏，且心烦口渴，便溺狼藉，不知污秽，危险情状，不堪言喻。邀余急诊，则六脉洪数，知为邪热传经，火扰神明，三阳独盛，三阴将绝之候。初投白虎汤未效，知邪热仍滞于经络腠理中，尚未入胃腑。乃改投黄连解毒汤加柴胡、白芍、生地、丹皮、当归等味以滋阴凉血，平肝解热，一剂而愈。

由此可见，三阳热病误认为羊毛疔病，针挑不效，更无其他妙法而挽救之，何以为医生乎？余故表而出之，以为患斯疾者有所观览焉。（李宏毅，《滨江省汉医学月刊》，1941年第49期）

第二十八节　汉医药治天花痘疫的优点

汉医汉药的学术发端在四千年前，历代演变，遂造成温带病的治疗由按摩而刺灸，而汤液，越过形质而步入气化的阶段，已二千余年。医药治疗上所擅长的指不胜数，只就天花痘疫一病而论，其治疗上的效验有为西洋医药所不能企及的地方，事实具在，并不是能隐讳的。

防患未然是卫生当局的责任，若病已发作，除隔离免致传染外，治疗乃是医者的责任而不能旁贷的。西方医学于现代确是日有进步，但对于天花痘疫仍然没有精确详明的治疗方案，若对于天花痘疫用汗下的方法去解其毒，势必由轻而重而不能救。

一、研究史

天花痘疫的起源，在上古，无从稽考。在东汉建武年间，马援征武陵，军中痘疫，此事载在汉史，是第一次见于记载的。而引痘的方法则创始在宋代，见《宋会典》，宋医钱仲阳、朱肱、陈文仲等对于痘疫发挥甚为周详。到在金元时代，除朱、李、刘、张而外，最精博的则推沈裕生、王好古、齐德等。到在明代，发挥痘疫的有百数十家，最有名的是黄西邸、聂久吾、翟良、万密齐、徐春甫、蔡维藩、马之骐诸家，皆各有见地、互相发明。及至清代，则有胡氏、费氏的辟新演述，殊有价值。而翁仲仁的《金镜录》一书也能前无古人而精博明辨，甚有功于后世。

从宋到现在，诸先哲对于治天花痘疫约分六期：第一期，报苗；第二期，见点；第三期，起胀；第四期，灌浆；第五期，结痂；第六期，落痂。对于辨证，分顺、逆、险三大要——气胜毒为顺，毒胜气为逆，气毒相均为险。顺证若因势而调护之则可渐次痊愈，逆证则无法可治，而险证则界于顺逆之间，更分为三例：险中之顺、险中之逆、险中之险。这全在医者的精明，能分标本缓急而善治之，则可履险如夷，起死人而肉白骨。假若失时用药，势必不救。因此，逆证编为十三条，险证辑为三十三条。

二、禁忌

疫应当禁戒的有四：忌荤腥生冷，忌骤用寒凉，忌辛热发汗而散泄，忌温涩吐下之误施。如若违了四忌之一，则虽华扁复生，也难为力。

三、辨顺逆

首重形色，因为形属于气而色属于血，有诸中者必形诸外，这是一定的道理。所以形欲稀疏，不欲稠密；欲圆整，不欲琐屑；欲轻松，不欲壅滞；欲坚厚，不欲轻薄；欲尖耸，不欲平塌；欲凸起，不欲陷下。像珍珠，像粟粒而肥满的，这是形中的好形；像麸，像痦，像针头，像虫种，像火刺，像汤泡，像蚤斑蚊点的，这是形中的坏形。痘因为形像豆而名为痘，所以像形则生，不像形则死。色喜鲜明而恶惨暗，喜红活而恶焦枯，喜苍蜡而恶娇嫩，喜光泽而恶毛刺。白不欲灰形不明，红不欲赤而过紫。欲其红白两分，不欲气血混一。若是红像桃花，白像豕膏，是色之善的；若是红如银珠，白如枯骨，或黑紫青蓝的，是色之不善的。所以这痘疫应当生的色，是如春花之在露；应当死的色，是如秋草之经霜。又凡是由红变白，由白变黄的生；由红变紫，由紫变黑的死。死生的形色不同，必须详细审察才不误事。

总而言之，形色是气血的标，气血是形色的本。气盛则顶窠白润，硬突尖圆；气虚则塌阔陷平，宽软倒皱；血盛则根脚红活，紧净粗圆；血虚则摸过红消，全无红晕；气虚寒则顶陷不起，按不坚实，摸不碍手，形不起胀；血虚寒则根窠淡白，或溃或细，或乱或无，枯涩不活；气实热则顶窠黑陷，黑点头焦；血实热则根窠紫黑，干滞焦枯。气至而血不至的，虽也起发而根窠不肥；血至而气不至的，虽也明润而郛郭不长。至于以形色相较，宁可形平塌而色红活，不可形圆净而色晦滞，因为形属于气，气有神而无形，一补即易充足；色属于血，血有形而无神，若补之很难见速效。

再看痘的部位，也可以预占吉凶。大概痘点先从唇口而出的为吉，因为唇口络属于阳明，饮食变化的根源，生气常存又无物不受，所以为吉；先从额部的天庭、印堂、方广角等部位而出的为凶，因为额际属肾，肾为冷脏，皮肉之外又属心火，毒发于心肾，余脏亦危，所以为凶。从两脸报点，稀疏的吉。若相聚作块，其肉肿硬的不治。因为左脸属肝，右脸属肺，肝藏魂，肺藏魄，魂魄离乱，生气已绝。从两颐先发于靥的吉。三阴三阳的脉皆聚于此，是阴阳和顺，气血融化。从鼻准而出的凶，从耳轮而出的也凶。因为鼻属脾，诸脏皆都禀气于脾，脾败则诸脏随之；耳属肾，又少阳的脉络于耳的前后，君相二火用事，简直是燎原难制，所以全是凶的。从咽喉而出的为恶候。咽喉是水谷的道路，毒结于此谓之锁喉。头面独多的也险。头面是诸阳的会聚处，毒气凝聚，谓之朦头。又胸腹诸部不应当稠密，手足等地虽多无碍，因为一是近于内脏，一是离内脏远。

诊查痘症的吉凶，在部位形色以外，又须要参看神气。神气，是痘症的本；形色，是痘症的标。神气清爽，睡卧安宁，虽是见症重险，终可收功。因为毒已出于脏腑，或为郁热所遏，或为风寒所束，致毒逗留在肌腠之间不能尽达于标，所以每有不起胀、不成浆等证候，若用药攻之，必能复振。若神气昏乱，睡卧不安，腰腹急痛，饮食不入，挟证叠出，外面的痘标虽轻，一定也要不免于生变。因为它的毒不能尽泄于外，必将反攻于内，或火毒没解，大肆熏灼，所以神气为之不安，不仅只为重为险，生命也不能久。因此，论治痘的，神气比形色更重要。

出痘，必须倚赖发热，故此关系也甚重要。若是热轻，则痘也轻，热重，则痘也重。热三日而见点的是顺候，热二日而见点的是险候，热一日即见点的为逆候。陆续敷布的轻，一齐涌出的死。报点大则痘稀，报点细则痘密。痘肿而肉不肿的顺，痘不肿而肉皮肿的逆。痘前惊的多轻，痘后惊的多重。痘齐肿而毒自散的，名块肿，轻；痘齐肿而毒不散的，名痴毒，凶。避痘，生在隐避的地方；闷痘，生在要害的地方，最应细心检查。痘里挟斑是阳明郁热，发疔也是由于火毒，必须要分别施治。作痒由于气虚或余毒；倒靥有气虚或风寒的分别。空仓无脓，是由于气血不交；臭烂发痛，是毒没能化尽；平伏塌陷，都是不振的现象；封眼不封，也很有安危的关系。自报点、起壮、灌脓、结痂，这其间没有挟证的轻，有挟证的重。因为毒愈盛元气便要越虚，元气越虚毒越不能化，便要变证蜂起，不可救药了。

至于生成逆证，或失治至死，死的日期和致死的缘由都可以预知。如痘点郁而不出的，三日死；出而不尽，浑而不小长的，六日死；稍见小长而无浆路的，九日死；稍见浆路而无实际的，十二日死；凡是内攻的证候，并气血离散的证候，皆多死在十二日之间。因为痘的成功本在这一日，今外不成功，其毒势必尽攻于内而死。不成痂的，十五日死。细考内攻而喘急的，是郁毒胜；内攻而黑陷的，是火毒胜；内攻而作泻的，是湿毒盛。又毒陷于脾的，外剥内泻而死；毒壅于胃的，干枯焦黑而死。这全是不易之理，余可类推。

四、治法

认证既清，再研究治法。考察古来如钱仲阳偏用寒凉。陈文仲专主温补，开辟后世治痘的两大学派。朱丹溪出，把以上二法折中，订为解毒、和中、安表三法，似比较更为妥当。近世论治法的，主张一、二日宜于解表，使痘容易出；三、四、五日清凉解毒，使痘容易长；六、七、八、九日温补气血，使痘容易贯脓；十及十一、二日清利收敛，使痘容易收靥。若寓散于托，寓托于散，在四五日间痘未尽出，应当在解毒中兼以透发；七八日间毒未尽解，应当在温补中佐以解毒。必要使得热药不害，凉药不滞，按着日期施治，随着证候立方，融会众人的意见，不可谬执自己的见解，可以使险者转为顺，危者可以得安。

综合以上，可知汉医药治疗天花痘疫的优点，在能审形色而知善恶，观部位而知吉凶，察看神气和标本而预决生死，因着变化施治法可以挽险逆而为顺善。诊断既无游移，收效自然捷速，实较误汗、误下的治法高出万倍。所以不揣谫陋，特揭而出之。（孙希泰，《滨江省汉医学月刊》，1941年第45期）

第十一章 内科理验

第一节 咳嗽症治大略

咳嗽一症，没有不与肺有关系的。所以肺是诸样咳嗽发动之门户，常被六淫乘虚而入，在六淫乘虚而入时，则气管被邪所窒塞，欲通而不得顺畅，遂生起反抗的作用而成咳嗽。

咳嗽的种类很多，病源也各有不同，因而每一方药用于甲则有效，用于乙则咳嗽反倒增加起来，这就是病源不同。假若能探得其病源之所在，对症发药，没有不应手而愈的。细考汉医书籍之论咳嗽症的，在《内经》上有五脏六腑之分，巢氏有十咳之别，《金匮》有附于痰饮之后的五方，还有历代诸贤也都有发明，但不是博而寡要，就是乱杂无章，并且各执己说，到底难得统一之点，使后世学者不易得其纲领。

其实咳嗽一症种类虽然是很多，病源虽然是不同，大体也不过就是内伤、外感而已。外感都是什么呢？就是风、寒、暑、湿、燥、火。内伤都是什么呢？就是阴虚、阳虚。现在把以上八种咳嗽聊举一端，并分为原因、病理、症状、治疗四部，列之于后。

一、感风的咳嗽

（一）病因病机

这种病多发作在春天，因为春天是"风木行令"的缘故。不是由于行路冒风，就是露卧袭风，或者是晨起伤风，这风就乘其皮毛。皮毛为肺之合，肺既感风，则气管因之不利，而咳嗽就发作了。

（二）症状

咳嗽日夜无度，痰涎不利，头痛发热，恶风自汗，鼻塞流涕，脉浮滑，苔薄白。

（三）治疗

荆芥穗钱半，薄荷叶八分，嫩前胡一钱，净蝉衣八分，象贝母三钱，光杏仁三钱，广橘红三钱，苍耳子三钱，葶苈子二钱，枇杷叶三钱（去毛包）。

二、感寒的咳嗽

（一）病因病机

这种病多发作在冬天，因为冬天是"寒水用事"的缘故。不是由于少着衣服，就是由于少盖棉被，以致于寒邪外袭，玄府乃闭，肺气不得发泄，就内壅而为咳嗽。

（二）症状

咳嗽喉痒，鼻塞痰白，头痛发热，恶寒无汗，心烦不渴，脉浮紧，苔薄白。

（三）治疗

净麻黄四分，炒枳壳一钱，嫩前胡一钱，苦桔梗一钱，光杏仁三钱，象贝母三钱，法半夏二钱，薄橘红八分，白茯苓三钱，生姜三片（为引）。

三、感暑的咳嗽

（一）病因病机

这种病多发作在夏天，因为夏天是"暑热当令"的缘故。炎日下逼，地气上蒸，在这样的时际，或是由于居室不畅，或是因为舟车闷坐，以致于暑热自外而入，入则暑气乘肺而为咳逆之症。

（二）症状

咳嗽乏痰，屡咳难出，色黄且浓，口燥舌干，烦渴引饮，不恶寒而反恶热，鼻出热气，脉洪大，苔薄黄。

（三）治疗

天花粉三钱，生石膏三钱，光杏仁三钱，象贝母三钱，马兜铃一钱，冬桑叶三钱，瓜蒌皮三钱，生甘草八分，枇杷叶二钱，活芦根尺许（为引）。

四、感湿的咳嗽

（一）病因病机

这种病多发作在盛夏"湿土主气"的时期，或因为地居卑湿，或由于多食瓜果，以致于湿着脾胃，上浸于肺蕴积成痰，便成为咳嗽之病。

（二）症状

头晕痰多，一嗽即出，咳声重浊，胸脘痞闷，四肢重着，小便不利，脉濡滑，舌苔或黄或白而带腻。

（三）治疗

藿香梗钱半，佩兰叶钱半，法半夏二钱，广陈皮一钱，象贝母三钱，光杏仁三钱，江枳壳一钱，厚朴花八分，云茯苓三钱，生苡米四钱。

五、感燥的咳嗽

（一）病因病机

这种病多发生在秋天，因为秋天是"燥金司令"的缘故。若不是由于天气亢旱，就是因为过食辛热之品，以致燥伤本脏，肺气不得降，乃上逆而为咳嗽。

（二）症状

咳嗽少痰，稠黏难出，其声清高，喉间干痒，甚则胸胁引痛，烦燥口渴，或微恶寒，脉来浮数，舌白少津。

（三）治疗

桑叶三钱，桑白皮三钱，甜杏泥三钱，象贝母三钱，黛蛤散三钱，嫩前胡钱半，瓜蒌皮三钱，冬瓜子三钱，枇杷叶膏三钱（冲），盐橘红一钱。

六、感火的咳嗽

（一）病因病机

人或在赤日中行，或日和火相接近，人受火气外逼，火没有不伤其金的，金既受火伤，则肺炎叶举而咳嗽。

（二）症状

咳嗽喉痒，痰少色黄，口鼻均热，目赤心烦，气促不宁，脉来滑数，苔黄，质绛。

（三）治疗

鲜生地三钱，细木通八分，生甘草八分，盐水炒川黄三分，飞滑石三钱，粉丹皮钱半，黑山栀二钱，光杏仁三钱，大百合三钱。

七、阳虚的痨嗽

（一）病因病机

素因阳气虚微，遂致藩篱不密，更感受风邪，则上袭于肺而痰饮内泛，就成为阳虚的痨嗽。

（二）症状

咳嗽气逆，咯出白沫，汗多怯冷，神疲无力，时咳时止，面色或黄或白，脉虚微，苔淡白。

（三）治疗

熟附片一钱，炒於术钱半，川桂枝五分，法半夏钱半，炙苏子三钱，酒白芍钱半，广陈皮一钱，白茯苓三钱。

八、阴虚的痨嗽

（一）病因病机

每因为外感咳嗽延迟日久失治，或先有诸般失血的症，以致于阴虚火动，火热灼津，相互为因，则肺哪有不惫的道理。

（二）症状

形色不充，感咳少痰，连咯难出，或痰内带红，至夜益甚，舌苔光绛，脉来细数。

（三）治疗

天冬二钱，麦冬二钱，川贝母三钱，冬虫草钱半，熟女贞二钱，怀山药二钱，炙紫菀二钱，茜草根二钱，粉丹皮二钱，炙枇杷叶三钱。

以上八方，若能于临证时加减用之，则于治咳嗽上也许有点补助吧。

（金昌，《哈尔滨汉医学研究会月刊》，1939年第29期）

第二节　喉病寒热虚实的治疗

喉科一病，有人说是三十六种，有人说是七十二种，究其实，总属于个人少数的经验，不足以包括全体。《黄帝内经·太阴阳明论》上说"喉主天气，咽主地气"；又说"一阴一阳结，谓之喉痹"。痹，就是喉病的一个总名，考究它的原因，则不离于四火，有外来的火、内生的火、有余的火、不足的火。等到后世，人们又分为喉风、喉痹、喉痧、白喉、乳蛾、喉痈、锁喉、缠喉、喉疳、喉癣、喉瘤等名称。在这些喉病之中，以喉风、缠喉为最重要。

喉风，痰鸣气喘，喉间痰壅，气难出入，须臾杀人；缠喉，缠束喉间，呼吸不利，顷刻伤生。其余喉病虽然不像这两种这样险要，可是若是治疗不得当也怕有不能去根的毛病，将要时作时辍，带病终身，所以医者对于喉病的寒热虚实不可不辨明。

一、热证

（一）症状

大概喉病属于热的十居八九，属于寒的十中一二。属于热的易于辨认，因为痛处红肿，发热口渴，喜冷畏热，舌苔黄绛或黑，脉洪数，便闭溺赤，甚至于大小二便不通，痛无已时。

（二）治疗

治法应用玉女、竹叶、石膏，或犀角、地黄之类以清它的实热痰毒，这是属于热的喉病治法。

二、寒证

（一）症状

若是属于寒的，就不像属于热的那样易于辨认了。喉中微痛，至夜稍重，或者咽唾则痛，饮水则不痛，它的颜色淡红，间或有白点，也嵌在肉内凹而不凸，大小二便和平时相同，舌苔嫩白，脉象沉弱无力，这是因为下焦虚寒，无根之火上炎的缘故。

（二）治疗

治法应当温肾祛寒，用通脉四逆汤或加桂枝等类。这是属于寒的喉病治法。

三、实证

（一）症状

至于实的，其初起时耳下一边肿大，或是两边肿连项颈，喉内疼痛如绞，内外全肿，这是缠喉风；颈分不肿，内则肿满或破烂的，这是烂喉风。

（二）病因病机

虽然有赤白的分别、急慢的不同，可是总属血热痰涎壅于内，风热疫疠侵于外的缘故。

（三）治疗

治法宜散风清热、解毒化浊、祛痰凉血等法，药用吊痰汤之类，这是属于实的喉病治法。

四、虚证

（一）病因病机

虚的喉病，原因都是由于肾水亏于下，火不潜藏，上越为患。

（二）症状

所见的征象，或痛或不痛，渴不喜饮，苔光红，脉象细数。

（三）治疗

宜用六味丸之类加减，这是属于虚的喉病的治法。

以上对于喉病，过略说一说寒热虚实原因、见症、治法，派别多端，挂一漏万，发挥详析，尚待国内贤达。（金昌，《滨江省汉医学月刊》，1940年第31期）

第三节　尤在泾治痰饮七法

从冬季到春季，是咳嗽证最盛行的季候。一人有病，日夜哮喘咳嗽，使得一家都不得安眠，而且终年累月，时作时止，其痛苦真比要命都厉害。况且这种病有遗传性，由其年月熏染而成功的。所以这种病不可放任不治，而治这种病又非胸有成竹不可。可是《金匮》等书，普通人难于了解，所以把尤在泾所定的痰饮七法（因为颇著成效）一一举出来，作为治痰饮的参考。

一、治法及主方

（一）攻逐

古人云："治痰先补脾，脾复健运之常，而痰自化。"然停积既甚，譬如沟渠壅滞，久则倒流逆上，污浊臭秽，无所不有，若不决而去之，而欲澄治已壅之水而使之清，无斯理也。故须攻逐之剂：神仙坠痰丸、控涎丹、礞石滚痰丸、十枣汤。

（二）消导

凡病痰饮未盛或虽盛而未至坚顽者，不可攻之，但宜消导而已。消者损而尽之，导者引而去之也。青礞石丸、竹沥丸、半夏丸。

（三）和

始因虚而生痰，继因痰而成实；补之则痰益固，攻之则正不支。惟寓攻于补，庶正复而痰不滋；或寓补于攻，斯痰去而正无损。是在辨其虚实多寡而施之。六君子汤。

（四）补

夫痰即水也，其本在肾；痰即液也，其本在脾。在肾者，气虚水泛；在脾者，土虚不化。攻之则弥盛，补之则潜消，非明者不能知也。济生肾气丸、苍桂术甘汤。

（五）温

凡痰饮停凝心膈上下，或痞，或呕，或利，久而不去或虽去而复生者，法当温之。盖痰本于脾，温则能健之；痰生于湿，温则能行之。沉香茯苓丸、本事神术丸。

（六）清

或因热而生痰，或因痰而生热，交结不解，相助为虐。昔人故言，痰因火而逆上者，治火为先也。其证咽喉干燥，或塞或壅，头目昏重；或咳吐稠痰，面目赤热。二陈汤加黄芩、连翘、山栀、桔梗、薄荷。

（七）润

肺虚阴涸，枯燥日至，气不化而成火，津液结而成痰。是不可以辛散，不可以燥夺。清之则气自化，润之则痰自消。王节斋化痰丸。

以上为尤在泾痰饮七法原文。兹将尤在泾小传及文中所用丸药之方剂列之于后，以备参考。

二、尤在泾小传

尤怡，字在泾（一作在京），号拙吾，清长洲县人，少极贫。

学医于马俶。俶负盛名，从游者甚多，晚乃得怡，喜甚，谓其妻曰："吾今日得一人，胜得千万人矣！"业医，始不著于时，晚乃稍盛，为人治病，多奇中。并工诗词，沉静恬淡，不求闻达，清诗别裁，备载其事。著有《金匮心典》《金匮翼》《医学读书记》《尤氏医案》《评选静香楼医案》，其学说以喻嘉言为宗。

三、方药组成

神仙坠痰丸（《证治准绳》方）：皂角（以无虫蛀者，刮去皮弦，酥炙黄色，去子）一两六钱，生白矾一两二钱，黑牵牛（取头末）四两，研为细末，滴水和丸，如梧桐子大。每服三十丸，渐加至一百丸，空腹时温酒送下。

控涎丹：见高仲山著《汉药丸散膏酒标准配本》282至284页。（《汉药丸散膏酒标准配本》由哈尔滨正阳十四道街成德堂代售，每册定价国币六元，外埠函购加邮资二角，特此介绍）

礞石滚痰丸：见《汉药丸散膏酒标准配本》410至423页。

青礞石丸（《证治准绳》方）：青礞石五钱（烧煅），黄芩五钱（一作四钱），半夏二两（一作一两），风化硝二钱（一作三钱），白术一两，陈皮七钱五分（一作五钱），茯苓七钱五分（一作八钱），共研细末，炒神曲姜汁为丸。每服二钱，空腹时淡姜汤送下。

竹沥丸：即竹沥达痰丸，见《汉药丸散膏酒配本》133至134页。

半夏丸（《证治准绳》方）：半夏三两（汤泡七次，生姜汁制一宿），白矾一两五钱（焙），研为末，生姜自然汁和丸如赤豆大。每服十丸，姜汤送下。

济生肾气丸（即肾气丸，因出《济生方》，故名）：见《汉药丸散膏酒标准配本》317至319页。

沉香茯苓丸：不详。

本事神术丸（即神术丸《类证普济本事方》方）：苍术一斤（米泔浸），生芝麻五钱（用清水研细取浆），大枣十五枚（煮熟，去皮核，研细），以苍术焙干为末，后以芝麻浆、枣肉和匀杵丸如梧桐子大。每服五十丸，温汤送下。忌食桃、李、雀、鸽。初服觉燥，以山栀末一钱服。

王节斋化痰丸：不详。（金文华，《哈尔滨汉医学研究会月刊》，1939年第29期）

第四节　肺痈肺痿分别治法

肺痈、肺痿是两种很讨厌的病，沾染人身很难脱体而愈，而医者对于这两种病也每易混为一谈而不能详辨。病既重要，且又误治，祸患之大令人可想而知。今不嫌词费，特将这两种病的分别和治法约略述之。

一、肺痈

（一）症状

咳嗽，痰带腥臭的气味，胸满，隐隐作痛，口中燥渴且有臭味，鼻塞不知香臭，恶寒，烦热，动则气急。

（二）病因病机

肺阴本来亏欠，脾胃再薄弱就要健运无权，水谷入胃也就不能化生津液而行治节之令。肺阴虚则虚火必要炽盛，内损于肺络。络中的血和肺胃的津全部煅炼凝结，而成痰浊。痰浊窒塞了络道，肺失清肃之令。痰浊久蕴化而为热，消灼肺津，以致肺津日损，酿而化脓。

（三）治疗

1.清养肺阴、降热去瘀、通利络道是最切要的办法　如生地黄、京元参、川象贝、百合、甘草、桔梗、当归、芦根、苡仁、冬瓜仁、天花粉、桃仁、橘络、沙参、蛤壳之类都是在所必用的药品。

2.简单自疗法

（1）用咸陈芥菜露，每早取半杯，以豆腐浆冲服，吐尽臭痰为度。这个方法颇著奇效，曾经治愈过许多人。

（2）以活蛤蚌浸在清水中，每晨取两枚剖开，去壳肉，用蛤蚌壳中的水来漱口，臭痰随水吐出，日久自愈。

二、肺痿

（一）症状

咳嗽气喘，音暗不扬，涎沫甚多，日晡潮热，卧则盗汗，肌肤枯燥而不润泽，久之遂使手足痿软。

（二）病因病机

万物都得倚赖着它自己根本的滋养，而后才得以荣润。肺是娇嫩的脏器，又是五脏六腑的华盖，倚赖脾胃的津液来灌溉以得滋养。脾土若是薄弱，消化力不强，津液的来源因之减少，没有可以滋养肺叶的。肺失阴布，肺叶就要枯萎，失去它的运行津液的功能，津液蒸凝而为涎沫，这是自然的。还有一种是被庸医所造成的，因为肺叶原本干燥，兼之津液不足，医者误用汗、吐、下荡法治疗，以致津液消耗殆尽，热蕴上部，肺管窒塞，虚火日炽，便成为肺痿。

（三）治疗

1.清养肺阴、润燥生津、降逆气而化痰是相当的治法　如生脉散（人参二钱或用党参三钱，或用西洋参二钱来替代人参也可以，麦冬四钱，五味子八分）便是必用的药品。

2. 简单自疗法 常服百合汤也是很好的办法。因为百合是清养肺津的物品，拿它来治肺痿颇能建立奇功。（李德荣，《滨江省汉医学月刊》，1940年第34期）

第五节 肺痿的成因和治疗

肺是五脏之一，赖血的滋养，所以内含无数气泡和血液；居于人身脏腑最高的地位，所以书上称之为华盖；职司呼吸，为调易空气最要的机关，新陈代谢的作用也由于此。可是肺为娇脏，质颇柔嫩，稍一不慎就容易发生各种疾病，肺痿就是肺病的一种。

痿，是枯萎不振的意思。肺部所以致痿，原因虽很多，然而由咯血而成的实为主要原因。因为血是人生命中不可缺的东西，肺部既为脏之一，并由气体及纤维细血管组织而成，势必赖血的滋养。但因咯血以后，肺阴耗伤，血液减少，咳呛因之频作。凡脾胃上输的津液不但不能沾润，反从热化而变为涎沫浊痰咳唾不已，甚则咳吐脓血。因此肺叶日痿，扩张力日减，肺中小管日窒，胸中脂膜日枯，干咳无痰，声音渐渐不扬，肌瘦神疲，步履艰难，便成为肺痿。然肺痿有干、湿的分别，由咯血而成的肺痿乃属于干痿的一种，即虚痨病。

治疗的方法，总在医者临时的变通，随病的转移而加减药品。如痰有血丝，盗汗发热，热过即冷，饮食减少的，宜用劫痨散，即人参、黄芪、白芍、当归、甘草、地黄、五味、阿胶等。如吐脓血的，宜用人参清肺汤，即人参、五味、阿胶、桑皮、杏仁、骨皮、知母、炙草、米壳、乌梅、大枣等，以补其虚，清其热。这方用人参、阿胶、五味、甘草、米壳、乌梅等品的补敛，再用骨皮、知母、杏仁、桑皮等品的凉泻，虚实兼顾，标本同治，也可以生机徐转，复其天和。倘若痨嗽日多，胃虚纳少，骨皮、知母苦寒之味也当去之，因为此证总以能食为佳。脾为仓廪之官，主纳水谷而化精微，脾健则能生金而制木，所以用药宜静而不宜动，最忌苦寒败胃、辛温散气。更当静心涵养，求心平气和，勿使肝郁；节制饮食，勿伤脾胃。这种不治的治法，实在是好办法。（李庆孚，《滨江省汉医学月刊》，1940年第41期）

第六节　西园医案三则

医不难于治疗，而难于诊断。如果诊断正确，认证明了时，按证投药，立收显效。盖吾同道皆能有此经验，甚希同道诸公各将平素之经验披露宣布，俾作实地研究之质。今不避浅陋，谨将经验数则列下，用就正于方家云。

一、肺痈案

孟某，男，年四十岁。农人，秋天收获禾稼，努力太过，患右肋疼痛，咳嗽息促，迁延月余，吐黄痰如米粥，卧向左侧，不敢向右，呕吐苦汁，不能食物，足跗浮肿，脉象弦紧，断为右肺叶发痈之候。盖因努力，伤右侧肋膜，气血逆留，诱起肺热，气血痰火纠结于肺叶之中，壅塞不通，腐化而为痈。急宜消其炎热，解其壅塞，俾其气血痰火潜消，可免腐肺之险。所幸禀赋强壮，堪施救治，苟身形衰弱，亦难为力矣。以后方救治，径收全功。

首方：柴胡三钱，酒芩二钱，半夏一钱半，酒军一钱半，酒芍三钱，葶苈一钱半，杏仁二钱，川朴二钱，枳壳二钱，蒌仁二钱，川贝三钱，苡米三钱。上药如常法煎服，初服有效，但仍向左侧卧，因又以次方与服，四剂痊愈。

二方：柴胡三钱，酒芩三钱，片姜王三钱，杏仁三钱，酒芍三钱，郁金两钱，桔梗三钱，贡厚朴二钱，枳壳二钱，青皮二钱，葶苈二钱，半夏一钱半，糖瓜蒌二钱，川贝三钱，水煎服。

二、肺痿案

郎某，男，年二十岁。患咳嗽足痿，自按风寒治疗，病势益剧。甲子岁秒求治于予，诊其脉两寸虚大，面色晦暗；问之，谓数年前曾患咳血疾，今血证虽愈，咳固未减，觉虚倦乏力，左半身尤甚，足腿软弱，艰于步行，最远不能过五里。虑成痿废之疾，按经云"诸痿喘呕，皆属于上"；喻氏谓属于肺者属于肺之燥也。揆此证，足痿续发于咳血之后，其为肺燥，津液亏虚无疑，若但治其足，必无功效。润燥滋枯，必以治肺为主，遂以保合汤、太平丸等加减予服，为期月余，康壮如恒。保合汤、太平丸方见葛可久《十药神书》《程氏医集》中。

三、咳血案

崔某，男，年三十岁。癸酉秋季患咳血疾，屡治罔效。迄甲戌四月，经伊族弟介绍，就予医治。证候：咳嗽痰血，胸中逆满，胃中膨满不能食物，夜不能寐，面色晦滞，脉象弦数。乃肝火侮肺之证，以清肺平肝，调气止血，治之愈。

方用：柴胡一钱半，酒芍一钱半，郁金二钱，茅根二钱，杏仁一钱半，川贝二钱，桔梗二钱，竹茹三钱，青皮二钱，丹皮二钱，山栀二钱半，川军二钱，枳壳二钱，藕节二钱，甘草一钱半。上药姜引，水三盅，煎八分碗，温服。（李西园，《滨江省汉医学月刊》，1940年第40期）

第七节　九种心疼治疗谈

真心疼者，必死。九种心疼者，非真心疼也，乃以部位而命名也。心口，又名巨阙，内部即为胃腑，故实为胃痛焉。以《千金方》所论为虫痛、疰痛、风痛、悸痛、食痛、饮痛、冷痛、热痛与来去痛。此即所谓九种心疼也。

一、主方

其治法，宜千金九痛丸（附子一两，干姜一两，吴萸一两，人参一两，巴豆霜一两，狼毒四两。共研细末，炼蜜为丸梧桐子大，每服五丸），方出《千金方》中，为余十余年来所经验之有确效者。如能按证调引服用之，无不立起沉疴，神速无比。

二、各证服用法

（一）虫痛

呕吐清水，胃脘起包也。以鹤虱五钱、君子仁五钱微炒，水煎送服。

（二）疰痛

即中恶，面青、牙紧、暴痛、气绝等状也。以藿香、檀香、良姜、紫蔻各三钱，水煎送服。

（三）风痛

畏风，流串刺痛，忽剧忽轻也。以独活、白蔻、方香各三钱，水煎送服。

（四）悸痛

心中惕动不安也。以枣仁、甘松、良姜各三钱，水煎送服。

（五）食痛

胀满，呕吐，嘈杂吞酸也。以砂仁、紫蔻、莱菔子、内金各三钱，水煎下之。

（六）饮痛

肠鸣吐水也。以木通、猪苓、白蔻、干姜等，水煎送下。

（七）冷痛

遇冷则发，暴痛肢寒也。以干姜、良姜、紫蔻、香附各三钱，水煎送下。

（八）热痛

口渴发热也。以川连、干姜，水煎，送服。

（九）来去痛

串扰于胸背、心腹，痛无定处也。以木香一钱，良姜、紫蔻各三钱，水煎送下。（赵铭三，《滨江省汉医学月刊》，1940年第41期）

第八节　胃脘痛与外感、内伤

胃脘疼痛的证候，世人多误作心气痛，殊不知心气痛实在和胃脘痛不同。因为心是一身之主，如果一经疼痛则必难于抵抗忍受，所以一有真心气痛的，在势是难于挽救的。可是这种真心气痛，患之者极为少数，所常见的内痛多是胃脘痛。胃脘痛的证候有外感、内伤的分别。于此点，医者不可不察。

一、外感

（一）病因病机

胃脘疼痛之由于外感的，多在春、夏二季，因感受风湿，内伏湿热所致。

（二）症状

面黄，脉滑，气逆作呕。

（三）方药

如用秦艽汤加减治之，有非常的功效。方用秦艽、厚朴、灵仙、台乌、豨莶草、甘草、酒芍、桂枝、兜铃、桑白。如无便的，加泻叶；如日久见头晕的，加当归。

（四）饮食禁忌

忌糖水、白粥、生果等物。

二、内伤

（一）病因病机

如平素有吐血病根，遇恼怒即发的，是七情的病，可断为内伤无疑。

（二）症状

形瘦骨露，气怯神疲，两脉弦长有力，口干唇焦。

（三）方药

若用当归六黄汤加减，症可迎刃而解。方用当归、生地、熟地、玄胡、川朴、白芍、五灵脂、海螵蛸、瓦楞子、人中黄、台乌，另带辰砂冲服，或加桃仁、羌活。

（四）饮食禁忌

忌食燥物。（李德荣，《滨江省汉医学月刊》，1941年第47期）

第九节 呃 逆

逆气骤然往上冲，喉间声门来不及开启，声带就被气所颤动而呃呃作声的，这种病叫作呃逆。这种病的致病原因不一，所以治疗的方法也不同，大概可分为寒、热、虚、实四种，最应当辨配详明。现在考察古今医书，再参酌临证的经验，分述于下。

一、寒证

（一）病因病机及辨证

外受寒邪、内饮冷物，以致胃阳衰微，下焦浊阴的气就乘虚而上冲为呃。这种证必兼形寒肢冷，或呕吐泄泻，或胸闷腹痛，舌苔白润，脉象微细，间或有面赤脉洪的，这是《内经》所说的"逆气象阳"的证象，千万不可误用寒药！只要审查呃逆的声音，是低怯而缓，饮热暂止的，必属寒证无疑。

（二）治法及方药

寒的应当温，逆的应当降，所以要用附子理中合吴茱萸汤，加半夏、茯苓、白蔻仁、公丁香之类。若是兼着腹满而小便不利的，就加桂枝、泽泻；若是腹满而大便不利的，加半硫丸，使下焦得通而浊气得降，呃逆就自然得安了。

二、热证

（一）病因病机及辨证

温邪痰热痹阻肺络，肺气欲降不能降，欲出不能出，壅遏在胸膈之间，频频上迫，颤动声带而成为呃呃声。这种证必兼着发热口渴，气阻胸闷，舌苔黄腻，脉象滑数，间或有四肢厥冷的，这是属于上焦清阳膹郁，气不达于四肢的缘故。只要审察呃逆的声音，若是高而有力，连续不已的，必属于热证无疑。

（二）治法及方药

应当用开肺邪而化痰热的治法，炒香豉、炒牛蒡、冬桑叶、杏仁、象贝、竹茹、枳壳、郁金、枇杷叶、柿蒂之类都是应用的药品。若是大渴引饮，烦躁有汗的，去香豉，牛蒡、加花粉、石膏、川连；如若小便不利的，应当加通草、滑石，因为肺气下通膀胱，膀胱得通，津液得下则上焦的壅热可开。又应用纸捻刺鼻取嚏，使它帮助药力以开肺气。

三、虚证

（一）病因病机及辨证

在大病以后，或虚损误攻，或虚赢之极，以致胃不纳气，反挟冲气上逆。这种气从脐下直冲于上，其声甚高而不连续，这是最危险而难治的病。

（二）治法及预后

应当急用大剂培补元气而摄纳肾气，或可挽回于万一。若是兼着泄泻，这是下竭上脱，不能治疗。

四、实证

（一）痰气交阻

1.病因病机及辨证　因暴怒伤肝，肝气挟痰饮交阻于中，中焦气滞，胃气不能和，肺气不能降，遂致频频上逆，呃呃成声。

2.治法及方药　治宜平肝降气而化痰饮，用旋覆花、代赭石、苏子、云茯苓、仙半夏、陈广皮、木香、丁香、柿蒂、姜竹茹、左金丸之类。

（二）胃实

1.病因病机及辨证　因阳明内实，痞满燥实，地道不通，胃气不降，不降则升而为呃逆。声音甚高，脉象洪数，间或有四肢厥冷的，这是属于热深厥深的证候。

2.治法及方药　千万不可误用热药，急用承气汤下之，或加川连、竹茹、芦根、柿蒂之属随证治之。只有地道通，逆气得降，呃逆自然停止。

（陈志和，《滨江省汉医学月刊》，1940年第33期）

第十节 呕 吐

呕吐约有四种：热呕吐、寒呕吐、干呕、吐蛔。

《素问·至真要大论》说："诸逆冲上，皆属于火。"呕吐就是逆的一种。又说："诸呕吐酸，暴注下迫，皆属于热。"拿着这两条来说，似乎呕吐全都是由于火热而来的喽！然而读书的贵乎能会心，哪可以胶柱鼓瑟，刻舟求剑呢？若再看下文所说"诸病水液，澄澈清冷，皆属于寒"数句，虽然不是专指呕吐而言，可是也足以证明呕吐也有属于寒的可能。所以，我以为"寒""热"这两个字乃是呕吐的大纲。

干呕就是哕之轻微的，哕就是干呕之沉重的；呕声低小而短，哕声重大而长；呕为轻，哕为重。

蛔的成因，它的根本就是脾胃虚弱。虚能生湿，得风木之气而生虫，湿热错杂而虫内动，甚则上泛而吐出。

现把四种吐证的原因、诊断、治疗、传变、善后等分别列后，以备参考。尚有其他呕吐，容后详述。

一、热呕吐

（一）病因病机

胃腑有热，火热炎上，胃气不能下降，每多呕吐。或因为肝胆有火，肝阳上亢，肺气不得降所致。

（二）诊断

凡呕吐的，食入便吐，不能顷刻停留，发热口渴，苔黄，脉滑数，这是胃热的呕吐；若是吞酸呕恶，口苦咽干，头目昏眩，脉弦数的，这是肝阳上亢的呕吐。

（三）治疗

呕本是气逆，忌下，食不能入，食入即吐的，宜用大黄甘草汤泻火缓中；若是肝阳上亢，吞酸而呕的，应当用白芍、金铃、延胡、青黛、乌梅、竹茹、香附及左金丸等。

（四）传变

胃热气升而不愈，烦躁不眠，口臭气粗，渐至昏厥，肝热呕苦，心烦太息，卧惊，溲热赤。

（五）善后

胃热服前药，呕止以后宜养胃阴，如川石斛、花粉、麦冬、沙参、芦根之类；肝阳亢的应潜阳镇风，如石决、玳瑁片、白芍、桑菊之类。

二、寒呕吐

（一）病因病机

脾胃虚寒，清阳不布。浊气不能下降，乃是上逆而为呕。也有因为肝经虚寒，厥气犯胃而吐的。

（二）诊断

呕吐之属于寒的，口鼻气清，吐多稀涎饮，口不渴，舌白，脉沉细缓滑。厥阴呕吐的，是头眩，多涎沫，脉沉细。

（三）治疗

应当用温运脾阳，芳香化浊法。轻则藿香正气，重则兼用附子理中。厥阴头痛呕吐当用吴茱萸汤，胃虚当用香砂六君汤。

（四）传变

中寒呕吐不止，胃越虚，吐得越厉害，渐至干恶，无涎唾，疲甚，不能纳谷。这是胃虚。

（五）善后

呕吐愈后切忌冷饮，冷饮误犯，必复发。若至呃逆，多难治。

三、干呕

（一）病因病机

内无寒饮热积，只因清浊之气升降失常，在胸膈之间阻拒着，清旷失司，所以现出这种证来。

（二）诊断

呕吐多有痰涎及食积随声而出，干呕则有声而无物。其声很强厉，有时也有很低微的。

（三）治疗

不可用消痰化积的峻剂。因为内里并没有实蕴，徒徒地伤耗中气是没有益处的办法。至于用药，如藿香、佩兰、陈皮、苏梗、云苓等类都是当用的。总之以不攻破为佳。

（四）传变

干呕不止，内实无物，日久势必令中州脾胃的正气随呕逆而俱受影响，不饥不纳，渐至羸瘦，所以必要在这种病初起时即赶快治之。

（五）善后

勿食过冷过热的东西，调节寒温，更应当远避秽浊的气，勿使近鼻，则清浊升降自能调和，而气也就自没有阻拒的毛病啦。

四、吐蛔

（一）病因病机

蛔的所由生，是由于伤饥、过饱，喜啖生冷、腥脍、曲蘗、肥甘等类，脾胃欠运，湿热的气得肝经风木的感化，乘人脏腑虚的机会就侵蚀到内部。

（二）诊断

凡是患虫的人，他的心必常嘈杂，面色萎黄，唇口时红时白，腹中痛，脉不沉弦而反洪小，这是有蛔虫。

（三）治疗

吐蛔属厥阴病，这一经阴尽阳生，多寒热错杂的邪气，常用乌梅丸、安蛔丸，或加芜荑、雷丸、槟榔。因为酸苦可以杀虫，切忌甘草、蜜类。

（四）传变

厥阴吐蛔，病势甚为剧烈。蛔有一尺多长的，每致呕吐不止，冲气也随而上逆，久久不愈，必眩晕而厥。

（五）善后

蛔虽因湿热而生，毕竟属于脾虚欠运，苦寒的药味不可多进，应用温燥运脾的药，脾气健运，湿热就没有机会可生了。（孙希泰，《滨江省汉医学月刊》，1941年第47期）

第十一节　肝气病

肝脏是血的归处，也是筋的主宰。汉医所论的肝病，每包括神经、消化、循环各系的疾患而言。虽然统属或有不同，可是这里是并无差异的。现在分别论之。

一、病因病机

（一）消化系疾病

胃是消化器官，得肝所泌的胆汁才能尽消化的职务。肝的机能若有障碍，便不能够酿出多量的胆汁，因此脾助胃的消化力也就减弱。消化器病能叫作肝病的，就是这个缘故，这就是所说的"木克土"。

（二）循环系疾病

肝是藏血的脏，血液循环虽然是属于心，肝也负担着枢转的责任，而且肝所泌出的胆液能畅，则心的运血机能得以无碍。若肝一有病，则血液的循环不能如常，枢运的机能不便利，血液流行便要或缓或速，最容易成瘀，留滞在脉络，胁肋疼痛，周身串痹的各种症便要发作起来。所说的循环器病属于肝的，就是这个缘故。

（三）神经系疾病

头晕、耳鸣、神志病、不眠、肉颤等，本是神经疾患，而或称肝病，是什么缘故呢？因为以上各病多是素喜郁怒，肝气为患，直接、间接妨碍诸官能，所以有发生以上各症的可能性。而且治肝病的方，就是治神经病的药，镇静神经、调和神经各法也称为镇肝调肝。肝属木，木能生风，所说的风病就是神经为病。所以汉医不说神经而说肝，实在就是这个意义。

二、常见病证及证治

今将肝气百病的各种现象，择其最著的，述原因、治法如下。

（一）胁肋痛

由于郁怒伤肝，木不能调达，气滞血凝，阻碍在两胁之间，疼如针刺，呼吸时如稍微咳嗽则疼的更甚，且不欲食。妇女如得此症则月经愆期，痛的日久很容易到咯血的程度。治时应当调气，疏肝，畅血。古人说气行则血行，凡血有病，须以调气为先，如逍遥散、越鞠丸及香附、木香、青皮、元胡、佛手、乳香、没药等主之。

（二）眩晕

本病虽然原因很多，可是有一部分是由于肝气而得的，因为气有余便是火。肝阳上冲巅顶，郁火升旺，内风鼓动，所以头眩眼花，面赤耳鸣，口渴心烦，舌痛齿浮，脉来弦劲，甚则呕恶，易于酿成脑充血症，且好愤怒。治宜平肝降火，清上安中，如石斛、薏苡、茯神、白芍、丹皮、决明、杭菊、钩藤、蒺藜，或龙胆泻肝、当归龙荟等治之。

（三）吞酸

本病就是木来克土的证候。恼怒忧郁过度，气上逆犯胃，肝若强便敌其所胜，以致胸膈痞痛，时作嗳气，恶心，呕吐酸水（得食越加甚）或腹中肠鸣不已，如若久延则多成为噎膈。治以降逆调气，抑木和中，用苏梗、沉香、旋覆代赭、左金治之。若属寒的，则用干姜、吴萸、醋夏、陈皮，甚或用乌梅安胃丸。

（四）肝气串筋

肝是主筋的，筋赖着血以濡养，若气闷不舒，多喜郁怒，心遂不佳，久之则肝脏机能发生变故而血行因以失常。血不养筋，周身络脉则瘅痛。血少则风生，肝主风木，所以串走无定，或在肩背腰膝，或肘膊等处。痛时突然如针刺，手指麻酸，甚则不能行动。治宜滋营养筋，柔润息风，通络逐瘀，更应当崇土以平木，酌量证的虚实寒热而处方。活法在人，万不可胶柱鼓瑟。（刘巧合，《滨江省汉医学月刊》，1941年第47期）

第十二节　寒疝病治验

于晓峰，年四十余。患少腹痛，痛时响声大作，登厕时腹满胀痛。

此《金匮》所云之寒疝证也。《内经》载，肾合膀胱、三焦，缘饮入于胃，由胃入三焦，由三焦入肾，由肾入膀胱，膀胱之后为气海，即命门火所行之处，膀胱假此火蒸动水气，上入三焦。命门火衰，膀胱之气不化，太阳寒水之气上入三焦，是以由少腹上攻而痛，腹中水声大作也。前医之主芒硝、大黄，正是咸寒入肾，岂不相反？余思《金匮》附子粳米汤与此证颇合。

盖以附子益命门火而化寒水之气，半夏降逆行水而走三焦，仲景大、小柴胡汤均用之，以其走少阳三焦而行水也；粳米、甘草、大枣益脾，以脾为三焦司权也。兹仍借用此方，加以干姜、五味子。以附子暖胃而救硝黄之误，以半夏降逆止痛，以干姜、甘草、大枣温脾止泻，以粳米、五味生津以救舌燥。试查仲景之小柴胡、真武汤、四逆散诸方之加减，均曰嗽加干姜、五味，下利者亦加干姜、五味。此病原有泄泻，并兼咳嗽，势颇危殆，遂依方服数剂而瘥。

以此足证古圣之不我欺也。噫！又谁云古方之不可今用耶？（张恩阁，《哈尔滨汉医学研究会月刊》，1938年第9期）

第十三节　怪症之治验

余之先业师房琅轩先生充奉天东北大学学监时，当时余在奉垣出佐戎幕，公余之暇时相过从。先生自道曾治一症，系辽阳西南大阳气堡阎教授济生，卧病年余。其症大便闭而腹必痛，大便通而痛即止；饮热水而腹必痛，饮冷水而痛即止。面色黑黄，食不能尽一盂。卧则半身出汗，卧左则右出，卧右则左出，由鼻梁分中截然一线。经年调治，并未获瘥。今春就诊于先生，诊其跌阳之脉（胃脉）弦而紧，两尺微弱。

决其为肾阳之虚，又可决其为寒由内生。弦主阴而紧主寒，肾经阴寒之气上犯入胃，抑抑胃阳，稳伏不动，决其为一片真寒包着一团伏火也。一片真寒与一团伏火激战则腹痛作，真寒战胜伏火则便泄而痛止，所谓通则不痛也。饮热水，引动伏火与真寒相争则腹痛作；饮冷水，助寒以抑火，火不能与寒相争则痛止。其阴阳互激之情显而易见。阳明之脉上行于面，今阴寒之气抑其胃阳，则面黑而又不能纳谷也。至于病在半身，均系维脉用事，以维脉束身之各半也，按奇经八脉生发之处均与肾部有关。仲景《伤寒论》云："阴弱者，汗自出。"阴弱者，阴尺之脉弱也，阴尺之脉，少阴肾脉也。汗为肾液，肾虚则液不固而汗自出，肾寒逼阳外越而汗亦自出。汗随阳越，由维脉之经隧而行，压其右则左空，阳由左越；压其左则右空，阳由右越。此症总其大纲，以肾寒抑扼胃阳为病之本，其他皆标也。

先生原拟白通加猪胆汁汤伸张胃中之伏阳，其方以附子温肾，以干姜温胃，以葱白宣通伏阳而伸张之。伏寒暴伸，必将客寒由口冲出，一吐而愈。又以饮冷水而腹反不痛，知热药入胃必为阴寒所格，故用胆汁为反佐，使姜、附、葱白之热直透重围而与伏阳相合，以伸威势。此真丝丝入扣之方也。乃因其汗自出而思及桂枝汤，又因其邪（肾寒）正（胃阳）相搏，而思及《金匮》之大乌头煎。二方合用，以之宣阳（桂枝、生姜），温肾（乌头），敛阴（白芍），益胃（蜂蜜、甘草、大枣），亦属面面俱到。因其时有人窃议于后，谓乌头毒药，万不可用，先生遂舍前方而执意用后方。前后服乌头七两余，诸症悉平，每日必数饭，每饭必数碗，面色红活，肌肉日充。如善调摄，便可永保无虞。

余闻之，深为叹服。神思不觉为之一振，即援笔而记，兹又表而出之，亦先业师之吉光片羽付之剞劂，公之同好，亦可见为医者之临症必如斯焉。

（张恩阁，《哈尔滨汉医学研究会月刊》，1939年第22期）

第十四节　头痛证治浅说

头痛虽有多种，均不外乎内伤、外感。

一、外感头痛

（一）辨归经

外感头痛当辨何经。如太阳头痛，头脑痛而连项背，脉浮，恶风寒，以太阳之脉从巅入络脑，还出下项，循肩背，挟脊，抵腰中也。阳明头痛，头颜痛而连面目，以阳明之脉起于鼻，络于于目，交頞中也，是以每痛必兼鼻干唇焦，壮热有汗，脉尺寸俱长。少阳头痛，耳前后痛而上连耳角，必兼耳聋，胸满胁痛，目眩，口苦，苔滑，脉弦，寒热往来，以少阳之脉起于目锐眦，下耳后也。

（二）治疗

治疗之法，或以麻黄汤发太阳之表实，或以桂枝汤固太阳之表虚，或以葛根汤解阳明之肌，或以小柴胡汤和少阳之半表里。量其证从而施治，头痛自可痊愈。

二、内伤头痛

（一）证治

至于内伤头痛，尤当细辨，何以言之？有血虚者，脉象沉数，痛在日晚，惊惕善恐，宜加减四物汤；有气虚者，脉大无力，清晨痛甚，面黄肌瘦，宜加味补中益气汤；若夫脉象洪大，烦渴饮冷，头筋扛起，乃胃火上攻也，加味升麻汤诚为对证之良药；脉象滑弱，胸膈多痰，动则眩晕，系痰厥头痛也，半夏白术天麻汤亦为对病之的方；脉象弦数，口干胁痛，耳鸣目眩，乃肝火暴逆，一贯煎未尝非此证之金针也；至若眉棱骨痛，确是阴虚血少，风痰侵入所致，选奇汤量为加减，疼痛立可蠲除；更有偏头痛者，左属血虚，右属气虚，补中、四物二汤细加斟酌，亦颇中肯；阳气大虚，寒邪入脑而成真头痛者，脉微肢厥，亟进理中汤加味，或可挽回于万一也。

（二）方药组成

1.**加味四物汤** 熟地、当归、川芎、白芍、玉竹、枸杞子。

2.**加减补中益气汤** 人参、黄芪、白术、甘草、当归、升麻、柴胡、川芎、甘菊、玉竹。

3.**加味升麻汤** 升麻、葛根、赤芍、甘草、石膏、薄荷。

4.**半夏白术天麻汤** 半夏、白术、天麻、陈皮、茯苓、炙草、生姜、大枣。

5.**一贯煎** 沙参、麦冬、生地、当归、枸杞子、川楝子。

6.**加味理中汤** 人参、白术、干姜、炮附子、川芎、蔓荆子。

7.**选奇汤** 羌活、防风、元芩、半夏、甘草、生姜。

麻黄汤、桂枝汤、葛根汤、小柴胡汤四方俱见《伤寒论》中，临用查对，兹不烦赘。（宋希尧，《哈尔滨汉医学研究会月刊》，1937年第4期）

第十五节　漫谈头痛

有许多的病，它们的名字是一样，可是它们的病源各有不同。医者应当临证详细考察病的来源是哪一种，然后再施行治疗才容易见效，才容易收功。要不然，不详考病源便混为一谈，哪有不误事的呢？就拿着最普通的头痛病来说，也有数种的分别。

一、表邪头痛

表邪从外面袭来，先从太阳感受之。太阳的脉，由上额交巅入络脑，又出到下项，连风府。头是三阳的通位，如受表邪，荣卫不和，太阳的络有所障碍，不得如常，以致作痛。表邪头痛，必连及项颈，兼见发热恶寒、苔白、脉浮等象。治法应当疏解表邪，汤剂用荆芥钱半，豆豉三钱，豆卷三钱，薄荷一钱，防风钱半，藁本钱半，桂枝八分，水煎服。

二、里邪头痛

太阳的邪不得向外面达出来，则传入阳明胃腑，挟着肠中浊垢凝滞胶固，若再不从下解出，势必化燥，燥热熏蒸到上面，头就作痛。里证头痛是又痛又胀，兼见腹痛拒按、壮热口渴、苔焦黄或黑、脉硬。治法应当逐秽下行，如仲景承气一类的汤剂：川军三钱，玄明粉二钱，枳实钱半，厚朴一钱，瓜蒌三钱，水煎服。

三、肝阳头痛

肝是属于风木的脏，本体虽然是阴性，作用可是阳性，倚赖肾水为之滋养。若是肾阴不足，肝木就失于涵养，肝阳化为风气，升腾上扰清空，所以头内作痛。肝阳头痛，又痛又眩晕，或偏于左，或偏于右，兼见眼花耳鸣、苔黄、脉弦等象。治法应当平肝潜阳：霜桑叶三钱，甘菊花三钱，黑穞豆衣三钱，薄荷炭一钱，明天麻一钱，石决明四钱，沙苑子三钱，水煎服。

四、疫证头痛

疫是一种燥热的气，而且有传染性，感人最快。头是诸阳之首，所居的地位最高，凡是燥热的气，性多上炎，燥热盘踞在人的体内，如笼蒸一般，以致作痛。疫证头痛，痛如斧劈，沉不能举，兼见两目昏瞀、呕吐自利、苔黄、脉数。治法应当大清疫毒，用白虎清瘟败毒一类的药品：石膏四钱，川连四分，知母三钱，犀角一钱，生地三钱，山栀钱半，黄芩钱半，橘皮钱半，竹叶三十张，赤芍二钱，连翘三钱，水煎服。

五、阴虚头痛

阴以阳护，阳以阴守。阳有余则阴不足，阴有余则阳不足——这是自然的道理。阴液亏耗，阴不敛阳，虚火上浮，清窍被扰，兼见潮热烦渴、舌质红、脉濡小。治法应当育阴增水，药品如六味丸之类。

六、阳虚头痛

人身上津液的产生是倚赖肾中的真阳以蒸腾之。阴液得阳气的蒸腾，才能化而为津为液，以荣养脏腑；阳气得阴的灌输，才能展其所长。所以津液的产生乃是阴液阳气互助的成绩。若是下元真阳衰微，则不能蒸腾气化；阴液既不为阳气蒸腾，就要凝聚在上。清空被塞，便发为头痛，兼见背脊怯冷、四肢欠温、苔白、脉沉等象。治法应当振助肾阳：人参一钱，附子一钱，龙骨三钱，牡蛎三钱，肉苁蓉三钱，益智八分，补骨脂三钱，水煎服。

七、阴阳并亏头痛

阳不能蒸腾气化，阴就没有可以灌输膀胱的了，就像锅釜里下水火全都没有，一点什么作用也不能起的一般。阴不能济阳，阳不能护阴，势必两若脱离。虚阳上浮，浊阴迷离，兼见身上潮热而四肢欠温、苔滑、脉伏等象。治法应当阴阳并补，用附桂八味丸最妙。（李宏毅，《滨江省汉医学月刊》，1940年第31期）

第十六节　却行法与头痛

患神经性头痛并风热肾虚等各种头痛的，可择一平正空地，紧闭二目，缩退倒行。经过二十分钟，其痛立止。屡试屡验，不须服药。这实在是一个很好的不用药治病法。它的原理有两端，略述如下。

（1）因为人的目光只有向前注视的习惯，永没有向后返视的。却行，则人的知觉神经必向后注意，二目的视察机能也被牵率向后，而全脑精神均趋注于项背，一反往常的旧习惯，脑髓性质因之变更。

（2）前行是足踮用力，却行则足跟用力，因之引动项背，全体脊髓神经得以运动，变更脑髓性质。

脑经本是多数细胞集合而成的，其细胞的生理、新陈代谢随时变化，今受这两种反射的运动，全脑的机能变为一新，所有疼痛的原质均都潜移默化变成不痛的素质了。（杨煦，《滨江省汉医学月刊》，1940年第41期）

第十七节　神经衰弱

现在，在中等以上学校中肄业的学生有两种最普遍的学生病：一为遗精，一为神经衰弱。

一、病因

遗精都是由于意淫或手淫而来，因为平常喜阅淫词或是思慕少女所致，而于一己之学业则置诸脑后。神经衰弱都是由于过用脑力而来，因为其人平素埋首芸窗，孜孜不倦，而于娱乐场所则罕见足迹。所以，前一类的病多属不良青年所染患，后一类的病则系优秀分子。

二、危害

二者病名虽然不同，但若患之日久则遗精的便要记忆锐减，思想迟钝而现出神经衰弱的症状；神经衰弱的因龟头神经感觉过敏，也很容易幻为绮梦而泄漏精液。等到二病并发，则身心交弱，壮志消沉。或感慨身世，书空咄咄而萌厌世之念；或神志昏蒙，辨事无能致成分利之人。直接为害于家庭，间接影响于国家。世间可痛可怕的病证还有比这个再甚的吗？

三、症状

（一）精神症状

记忆力、思考力减退，精神易于感动。小有成就，就欣然自得；稍受挫折，又焦然大戚。杂念频发，多疑善虑。

（二）躯体症状

头晕目倦，读书不能持久；夜不成寐，寐则恶梦萦扰；皮肤知觉敏捷，窗隙微风亦觉砭骨；心悸亢进，少擎重物则怔忡不已；食欲缺乏，阳痿早泄，体疲腰酸，便秘耳鸣。

四、病理及治疗

本病之病理的原因，实为脑中缺乏养分所致，所以治疗的方法以磷质与铁质为最有效，因为磷是构成脑髓的主要成分，而血液（铁质补血）又是脑髓的养分。照着这种道理以求特效方药，则黑归脾丸治本证甚灵。因为其中人参、白术、茯苓、甘草、黄芪、当归、桂圆、熟地、远志、枣仁、木香、生姜、红枣等药有健胃补血安神的功效。惟因丸药不易消化，不如煎膏服之为妙。至于糙米、燕麦、鱼子、蔬果、牛豕之脑、鸡卵之黄均含有磷质，也是神经衰弱病者的重要食品。

五、调摄及预后

患本病的，对于眠食尤宜注意。如睡眠充足，则神经休息乃能充分；胃力不衰，则所食养分吸收靡遗。从经验上者证，本病见失眠、胃闭征象的，差不多重而难治，否则多轻而易治。（孙希泰，《滨江省汉医学月刊》，1940年第35期）

第十八节　痫病之脉证方义合解

《黄帝内经》有所谓之痫病者（世俗名之曰抽羊羔风），后世议论纷纭，莫衷一是，究竟不得其治法，因此而致死亡者不知凡几。张长沙之言曰："感往昔之沦丧，伤夭横而莫救。"仆有感于斯旨，而本我心之领会，乃试为作解。

一、病因病机

夫所谓"痫"者，间也，因其病之作止去来而每有间断也，故字义遂名之曰痫。至其谓风者，亦不失此病之实因，独是此风非同外来之风以袭人身者，乃由体内发动厥阴肝阳之所致也。此何以故？殊不知肝为风脏，风者又为阳邪，所谓肝阳者即肝之风也。查患斯病者，原因故属不一，或得之惊恐，或受之急怒。凡触急怒、惊恐，肝胆之气必一时发动，肝胆之风动即为风火迅发，斯有骤然而起之形症也。小儿之最易得此者，以其肝余多旺，兼以多受惊恐之故耳。兹将病情解释如下。

肝在五行属木，脾在五行属土，人身三焦之权司之于脾，而肾系即三焦发源之处，上行总结于心包。脾属湿土，斡旋三焦，运输津液，若肝阳煽动于内，必挟其肆横之木势而侮及脾土。脾土既受其侮，则不能为三焦营运矣。肝风鼓动少阳之相火，遂聚三焦之津液而成痰涎，随肝风飞扬之升性上入包络。包络为心君之外卫，今痰涎窜入心包，当此时，人即猝然失其知觉，则是痫病之发如此。痰为一种阴邪，君火必不容纳，君火内拒，复将痰涎仍旧逐出于心包之外，此时则为痫病之退如此，此痫病之所以作止无常也。至于口中吐出白沫者，即所谓肝风所挟之痰涎也；四肢抽搐者，乃《黄帝内经》所云之风淫末疾也；凡抽风之人多致目斜，缘肝、胆、三焦之经脉皆上行于目也。再如抽风之人更多一臂缩短，手亦因之而小，此亦木失条达之势而亦血不荣筋之故也。

似此等重大之病，舍仲景风引汤之外更欲他求万举万当之良方恐非易易。最是此种方义极不易明，兹将方义试解如下。

二、风引汤方解

方中大黄乃用以直折肝阳之上越。折肝阳即所以泻肝，虽然，亦未尝不伤中土，此病土既被侮，奚可再重困乎？试查仲景《伤寒论》厥阴篇条下，有"下之利不止"之明训，故知本方用干姜正所以保护中焦之脾土也。抗拒痰涎，正助君火，故用桂枝一味；又虑君火独旺，感召肝阳，乃以寒水石滋肾阴，俾济君火，正与用干姜以佐黄连其用意相同；欲起肾阴，故用寒水石，而有牡蛎以辅之；欲壮心气，故用桂枝，而又有龙骨、紫石英以辅之；至若甘草、赤白石脂，是图厚脾土而除湿气，以杜绝痰涎之发生也；清肺金以伐肝木，使肝阳不得僭上，所以始用石膏与滑石。方中之石性何如许之多也？殊不知风性清扬，取用石性之重以镇定之耳。今世医家因见干姜与大黄同用，不能慎思其义，便指为方无真理，寒热杂投，更因石性过多遂弃而不用。噫！古圣人制此神方诚非偶然，流传至今竟湮没不彰，亦可慨矣。

素患抽风病之人，脉象诊见洪数者，舍此方外则别无治法。如脉象诊见细数者，则又必须以乌梅丸治之，即其人至于眼斜、臂短、手缩，用乌梅丸治之亦可复原。兹再将其方义解释如下。

三、乌梅丸方解

学者欲明痫病发于厥阴之理，必须先知仲景《伤寒论》厥阴篇条内有云"厥阴之为病，气上撞心，心中痛热，饥而不欲食，食则吐蛔，下之利不止"之总提纲。如明乎此，始能识透痫病之本源。不徒知此，并须要明了《灵枢·本脏》篇有文云"经脉者，所以行血气而荣阴阳，濡筋骨，利关节者也"与夫"寒温和则六腑化谷，风痹不作，经脉通利，肢节得安"之理由，始能识透乌梅丸立方之本意。请再晰言之。

人身之中，肝与包络两者皆属厥阴，每有上升之肝阳必挟有痰涎而入心包，与心君之火互相抗拒，遂发为痫病，前论业经详言之矣。试思肝阳上升奚能不气上撞心？心中又奚能不痛其热乎？肝脉夹胃而行，厥阴风木假少阳相火之威又奚能不乘其木势而侮及中土乎？风火之速如转丸之捷，化食之力不可抑遏，此病之所以善饥也。胃土既已受侮，其不能纳谷也，是亦可想而知。所以其人难饱而又不能食。胃中既乏谷气，蛔亦无从得食，所以蛔闻食臭遂上行入于咽系。而食则吐蛔，其理如是。中土既虚，岂可再行攻克，所以始谓"下之利不止"。

综以上论之，此病原本在肝，仲景何以处处必从胃经立论，此何意耶？盖《黄帝内经》确有明训，经云"厥阴不治，求之阳明"；又云"谷入于胃，脉道以通，血气乃行"；又曰"食气入胃，浊气归心，淫精于脉，脉气流经"。胃土受伤，失去化谷之力；君火被扰，又乏化血之能。包络被扰，何由得以运输血脉？似此，脉道何以能通？血气何以能行？脉气何以能流经？骨节何以能濡？关节何以能利？至眼斜、臂短、手缩之种种现象，盖皆斯职之故，学者果能晓畅此旨，即可明仲景乌梅丸治此病为丝丝入扣之良方。兹将方义解释如下。

此病之主动者，乃为厥阴风木与少阳相火，若求其正治，则总不外乎平木。原夫空中有火，丽木始明，所谓平木之治即所以平火也。方中之乌梅与蜀椒两味对峙，盖以木性主散而金性主敛，乌梅味酸入肝，得木气之散，蜀椒味辛入肺，得金气之敛，是从木以养金，即从金以平木；用桂枝以振起君火以备抗拒心包之邪，遂即用黄连以清其热，风引汤之用寒水石对峙桂枝与此意相同；附子温太阳寒水以化气，即借此气熏蒸胃中之水谷以化血，遂又以黄柏清太阳小肠之热，以佐黄连并济寒水，与附子为对峙之势，其意又与黄连之佐桂枝同；补五脏之阴，故用人参，更可偏益胃之能纳；干姜益脾而助运输，资脾胃之能化；当归和血润肝；细辛、附子疏通经络，走而不守，最有特效。统观此方之意，无一不从通经生血上而致其妙用也。试思风静火熄，气宁心安，经络通而阴阳亦和，尚何偏枯抽搐之有哉？仲景方中之用药全是依据神农之《本经》。兹再取神农之《本经》解释之。

查《神农本草经》，乌梅主下气，除热，烦满，心安，此仲景之所以用治肝木挟胆火上入包络，气上撞心，心中痛热之主药也。又云主治偏枯不仁，死肌。盖以风木胆火敛归其宅，不袭包络，包络得代君主宣化，流行血脉，荣阴阳，濡筋骨，利关节，尚何偏枯死肌之有？细辛主治上气，脑动，百节拘挛，死肌。盖以火扰风旋，乘颠摇动，血气不行，筋骨不濡。细辛辛散通络，能使风静火熄，然后血气行，筋骨濡，尚何上气、脑动、拘挛、死肌之有？干姜主治胸满上气，温中。盖以冲脉起于气街，上行至胸中而散，胃脉下行入气街，肝脉又为冲任司权，中上虚寒必动冲气，冲气动，肝脉即随之而逆，故致上气胸满。干姜温中，脾胃受益而冲气不逆，肝气不上，尚何上气胸满之有？仲景之泻心汤与干姜芩连人参汤皆系此意也。

至于仆之所见能合古圣之心与否，在识者视之，或以识途之老马许之乎。知我罪我，本来不值一噱。（张恩阁，《哈尔滨汉医学研究会月刊》，1938年第7期）

第十九节　惊风的解释和治法

惊风这个病名，有人这样解释着，说："惊字是病源，风字是外风。"这样的解释反倒令人不可解。其实是说：见症，如受惊的形状；病源，于内风的发作。拿它作为病名，事实非常贴切，意义非常明显。

人们受了意外的大惊，便有猝然僵仆，不省人事，或至于口眼㖞斜，手足抽搐，面青手冷，过一会儿才能苏醒的（可是这种情形，全是当时发作，不能过后再发为惊风）。小儿也有因为有病而猝然僵仆，不省人事，或者口眼㖞斜，手足抽搐的，和受惊的形状相似，所以就也把这种病叫作"惊"，也就像羊癫风、蛇皮癣等全以形状而得名的一个样，这个"惊"是指着外现的病状而说，不是指着受病的原因。

凡是中风、风癫、头风、羊癫风、发酒风等病，西医全管它们叫作脑病，汉医均都叫作风病，其实是一份事。唯独这个"风"字应当作为内风解释才和脑病相合（谓血虚肝旺，上冲于脑，就是肝风内动，风性上行）。看仲景治中风，在侯氏黑散内用菊花为君，兼有白矾；治癫狂，在防己地黄汤里重用地黄至二斤；风引汤除热瘫痫，内重用石膏、滑石、寒水石、紫石英、赤石脂、白石脂、龙骨、牡蛎等，均是清肃敛戢的药品，和西医平脑相类，由这可知其为内风。并且不用麻黄汤、桂枝汤，则不是外风也可知道了。小儿惊风也是内风，按照小儿的体气说，像春天的草木，萌动茁壮，生气勃勃，肝阳最旺，内风容易动，所以惊风的病比较多。妇人产后血虚于下，则肝阳易升于上，所以惊风也多。西医说，小儿的气在头上为盛，若一受热，则血上升聚于脑，发为抽搐等病，正和内风的学说相合。这么看来，惊风的"风"字，是指病情由于内风而说，并不是指外受风邪而说，也可以明白喽。

惊风既然是内风，则治法自应当敛戢清肃，和外风之宜于发散的正相反。若是没有征验则不能令人起信，所以还是用仲景和西医的学说以为佐证。仲景说："痉为病，胸满口噤，卧不着席，脚挛急，必齘齿，可与大承气汤。"这就是脑热于上用釜底抽薪的方法。又说："风引汤，除热瘫痫。"方用石膏、滑石、寒水石、赤石脂、白石脂、紫石英、龙骨、牡蛎、甘草、大黄、桂枝、干姜。方下自注说："治大人风引，少小惊痫瘈疭，日数十发。"察仲景全书，仅是这一处明白说着小儿惊痫瘈疭重用石质降药。在西医《内科全书》脑部门内，凡是脑积血症，一时神识昏迷，手足抽筋的，应减脑内积血为主，轻则用迦略米以泻之，重则用巴豆油以急泻之，这也就是仲景大承气汤的用意，又用平脑药铁溴以服之，也就是仲景的风引汤的意思，从这看起来，还可以指为外风，而用发散辛窜的药么？

然而食惊、痰惊、吓惊并非内风，怎么说呢？因为第十对长脑筋分支入肺、心、胃三经，若肺病痰闭，心受惊吓，胃有停食，全能由第十对筋累及于脑，变为惊风。治法当豁痰定心消食，惊风自然痊愈。这些个病因虽然不同，全都有关于脑，可是一致的。（曹鸿声，《滨江省汉医学月刊》，1940年第31期）

第二十节　风痫论

风痫一病，由肝经气逆所得。盖以厥阴风木与少阳相火同居，厥阴气逆则少阳相火之气亦逆。气逆火动，火动风发，风木之气挟火燎原，必致侮土。脾气受侮，不能散精归肺，势必聚液成痰。痰随厥阴风火之气上入心包而侵君主，神明之所以不清，故卒然昏仆而抽搐。君主之气与之相持，正气一复而病遂已，因有间断，故名为痫。

综以上情节论之，仍不出"风火迅发，病起于骤"之原理，宜以风火为本，痰为标，治本以清火息风为主。风性轻扬，治之以金石重镇之药，《金匮要略》风引之法是也；治标以祛痰为主，宜用礞石滚痰丸；痰气上扰心君，宜本《黄帝内经》"在上者因而越之"之法，用吐剂，三物瓜蒂散之法是也。以上三法，用之每每奏效，此乃愚者一得之见，以待高明指正焉。

（吕云岐，《哈尔滨汉医学研究会月刊》，1937年第3期）

第二十一节　癫　狂

一、症状

神情痴呆，语言无伦，如醉如痴，多静而昏迷的，由于阴盛，是癫病；狂妄不卧，凶狠欲杀，怒目直视，不识亲疏，多躁而烦扰的，由于阳盛，是狂病。得这种病就足以证明神情意志已失其常度。

二、病因病机

原来癫狂的诱因每每起于情志不遂，而癫狂的发作又每由于风、火、痰、惊的作祟。《灵枢·癫狂》篇说："狂始生，先自悲也，喜忘、苦怒、善恐者，得之忧饥。"又说："狂言、惊、善笑、好歌乐、妄行不休者，得之大恐。"《素问·病能》篇说："阳气者，因暴折而难决，故善怒也，病名曰阳厥。"《难经》说"狂疾之始发，少卧而不饥""妄笑好歌乐""癫疾始发，意不乐，僵仆直视"。把这些学说合而观之，则癫狂的诱因岂不是情志有所失调么？虽然经上又有"诸躁狂越，皆属于火"之文，可是这正是说癫狂的将要发作，而不是论断癫狂的诱因，因为痰火的生成仍然得归过于情志的乖违。就像相思不遂便劳神去想象。或事由曲折而踌躇难决，便弄得意志抑郁，无处伸泄，势必郁怒懊丧，郁则肝阳被遏而化风化火，风火相煽，逆而上行就要发怒成狂。又或研究学问理解，苦心思索，废寝忘食还得不到其中的真理，就心气结而不散，心血耗而火炽盛。津液受火煎炼凝为胶腻痰涎，心虚而又痰充溢，将心的窍络瘀闭。于是智慧就因为这个而枯钝，神明就因为这个而颠痴，神魂离舍，情不自禁，或歌或哭，如醉如迷，喃喃独语，日夜不休，甚则披头大叫，不避水火，逾墙上房，凶狂杀人，就像丢失他的本性一个样子。这就是癫狂病的病源病情。

三、脉象及预后

癫狂是有余的实证，所以脉应当滑大搏指才算是脉证相合，邪虽盛而正也足。最忌见细涩沉弱。阳证见阴脉，是正虚邪实的缘故。所以脉渐缓，病也渐退；脉渐躁，病也就渐重。若见弦数急硬以及革芤促代的，死不治。经上说癫病之脉"虚则可治，实则死"，"脉搏大滑久自已，脉小坚急死不治"。这是癫狂的脉象。

四、治疗

既说明癫狂的诱因是起于情志，癫狂的将发是起于痰火，那么用药也不过就是安魂定魄、涤痰镇肝的药品而已。神安则本性复，魄定则原形见，痰涤则窍络开而神明自归其舍，肝平则风火熄而情志自然畅达，这样癫狂自能霍然痊愈。朱砂、金箔、琥珀之属是安神定魂的药，铁落、礞石、赭石、甘遂之类是涤痰镇肝的药，所以必用金石重镇的药品的原因就是要借着它们的重坠的力量去摄引痰火下行，使窍络的闭塞全都通开。而膻中空旷的地方清明无滞，神明自然就能复旧。所以经方生落铁饮治狂怒，是取铁落的重坠能下气疾快的意思。后贤治癫狂，如滚痰丸用礞石，镇心丹用金箔，控涎丹用铁粉、甘遂，抱胆丸用黑铅、朱砂，全是宗法《黄帝内经》生铁落饮的用意。这是用药的大意。

五、鉴别

人有生而癫疾的，是得之在母腹中时因其母有所大惊，气上不下，精气并居而成，这是胎病。这以外还有一种痫疾，病状颇像癫狂，但是发无定时，即是发作，时候也不甚久。发作的情形是卒倒无知，口噤吐涎，抽搐，口作猪羊声，片刻即能苏醒，而且醒后起居饮食和平人一样，和昼夜颠倒狂妄的癫狂病大不相同。（杨煦，《滨江省汉医学月刊》，1940年第33期）

第二十二节　奇病案三则

一、龙虎散治求死案

余于民国十四年任安达县医学研究会长，有会员宋兰廷先生于八月二十四日开会研究时，曾报告一奇病。

谓有教员乔化南者，忽向其家人宣言，曰："吾得之病非死不可，决无生理，求汝等与吾鸦片吃，一死了事。"彼家人以其忽然求死，定为邪祟，乃诉诸巫觋，无效。继则持刀自杀，刀尖入腹，遇救得不死，经宋兰廷先生治理刀伤，伤愈仍求死不已，投井悬梁，举家骚然。

同仁研究此病，有谓为癫狂者，有认为气迷心窍者，种种不一。余曰："诸君所言，胥属非是，按此病乃邪入胆耳！医籍云'五脏六腑皆能受邪，惟胆不受邪''胆为清静之府也'。今何言胆亦受邪？盖因肾水亏乏，水不能养肝木，肝气必逆，木能生风，肝中遂生邪气。胆位于肝上，有上口而无下口，中贮胆汁。人睡，则胆汁上润；人醒，则胆汁入于胆中。因是，肝中邪气得随胆汁入胆，胆即为之缩小，故一心求死，如清胆邪，则病自愈矣！"

同仁咸韪余言，宋兰廷先生乃荐余往诊，余投以地黄汤加龙虎散三钱，每服一钱，汤药冲服，遂愈。龙虎散者，乃龙牙与虎睛二味也。

二、加味地黄汤治心肾不交案

同道于连甲先生病。余诊其左脉细小，右脉沉涩无力，余曰："君病为心肾不交，水火不济耳！"渠云："自觉似有一物，从尾闾缘脊骨上行入脑海，致两目眩金花，头迷难举，如用手由颈后下按，则觉此物仍下注尾闾，不时又起，他医均认为风证，但服药无效也。"余曰："肾水亏乏，则水浅而龙不藏矣。"遂用大剂地黄汤外加鳖甲三钱，一剂而愈，因是药乃下沉之物，取同气相求之意也。

三、混痰丸治乳跳案

本县医士顾廷弼先生，病右乳上跳动，异常不安，自药无效。至哈尔滨就西医用爱克斯光诊察，谓为心房上生长血瘤，无救法，绝症也。归后，求诊于余，诊其左脉细小无力，右脉滑数。余曰："此痰症，非血瘤也！"乃用混痰丸疗之，月余即愈。（王秀三，《滨江省汉医学月刊》，1940年第41期）

第二十三节　水肿验方

一、病因病机

岐伯曰："水始起也，目窠上微肿，如新卧起之状。其颈脉动，时咳，阴股间寒，足胫肿，腹乃大。其水已成矣。以手按其腹，随手而起，如裹水之状。此其候也。"水病之形大略如是，然其致肿之因其说非一，无所折衷何以知其端倪？

考诸《素问·汤液醪醴论》，其注释云"不从毫毛生"者，明其外邪不自腠理而入，是水从内而溢出于外者也；"五脏阳以竭"者，为由脾胃虚弱。

夫脾胃者，土也，法天地，生万物，故水谷入胃，清阳化气，浊阴成味，五脏禀其气曰阳，禀其味曰精。经之所谓"五阳"者，胃脘之阳是也。气和精生，在乎胃能容纳，脾能健运，能制水，水安妄行？《内经》曰："诸气膹郁，皆属于肺。诸湿肿满，皆属于脾。诸腹胀大，皆属于热。"斯此三者，相因而为病也。王肯堂曰："湿者土之气，土者火之子。"是故湿生于热，热气亦能自湿，母气感受子湿之变；湿气益盛，肺气不行，则膹郁矣。所以水肿之病，脾失运化之职，清浊混淆，因之郁而为水。脾土既病，肺为之子而肺亦虚，荣卫不和，气停水积，凝聚浊液，渗透经络，涵流溪谷，窒碍津液，久而久之，渐渍以入隧道，血以化水矣。

二、治法

至于临证施治，固分在表在上，在里在下，或遍身肿，或四肢肿，或面肿脚肿，不外乎仲景治法："诸有水者，腰以下肿，当利小便；腰以上肿，当发汗乃愈"。开鬼门、洁净府，此其大略也。设若所挟不同，而治亦各异，尤当于阴水、阳水加意辨之，复审肾虚与否。不顾其虚，辄攻其水，是谓重虚，病转增剧，莫若健脾使能运化，保肺使能通调。以脉证病，以病证脉。生津理肾更为要要。

三、方药

药宜除湿汤、五皮散等方可为通用之剂，鄙人尚有经验一方尤为简易。

（一）除湿汤

半夏曲、炒厚朴、炒苍术各二两，土炒藿香叶、广陈皮、於术各一两，生炙甘草七钱，木瓜、大腹皮、茯苓皮、莱菔子各一两，水煎，分三次服。

（二）四磨饮

上方如无效可用四磨饮：人参、槟榔、沉香、乌药各等分，水煎服。

（三）五皮饮

五加皮、地骨皮、生姜皮、大腹皮、茯苓皮各等分。一方加於术、沉香、木香，水煎服。

（四）简易方

青蛙一只，大砂仁七个，紫蔻仁七个。将砂、蔻研粗末，填入蛙口内，抵腹中，即用黄泥包蛙，以火烧焦，去泥，取蛙，共研细末。用煎开之黄酒冲服，盖被出汗。不但肿消，且能除胀。（王俊卿，《哈尔滨汉医学研究会月刊》，1937年第5期）

第二十四节 《金匮要略》肾气汤、麻黄附子细辛汤合剂治愈水肿病

腹肿病种类甚多，病名不一而病因亦异，兹以篇幅所限，删繁就简，不作絮絮之笔谈，仅就水肿一类言之。

余向之诊疗水肿病率用五皮饮、茯苓导水汤及其他淡渗利尿、开郁利气之药，时奏肤效，而卒未竟全功。兹举一例以公同道之参考，管窥蠡测，自知难免。

患者张子云，年四十八岁，住延寿县水乐街，其太太开设复生产院，知医知药，对于生理、病理、药物颇有相当经验。自己治疗，治愈而复犯者再，乃延余诊治。即疏后方令服之，五剂痊可，行动如常人矣。在余诊察时，头肿如斗，腹如抱瓮，肾囊如足球，饮食减少，小溲短涩，脉搏沉细。原方列于下。

大熟地三钱，山茱萸二钱，淮山药二钱，建泽泻二钱，拣皮苓三钱，粉丹皮二钱，贡油桂二钱，淡附片二钱，车前子三钱，川牛膝二钱，生麻黄二钱，北细辛三分，灯心草、嫩竹叶为引，水煎服。（罗敏之，《滨江省汉医学月刊》，1940年第39期）

第二十五节 谈 淋

《黄帝内经》说："胞移热于膀胱，则癃溺血。"又说："有癃者，一日数十溲。"癃者，癃闭不通也，淋亦如之。从这可以知道，癃就是淋的互辞，是毫无疑义的。

又，淋和白浊不同。肾有二窍，淋通溺窍，浊通精窍。浊是湿热下陷，肾虚不摄，绵绵像浆水的状态，并没有痛的感觉；淋是溺管刺痛，点滴难通。所以仲景说："淋之为病，小便如粟状，少腹弦急，痛引脐中。"又说："淋家不可发汗。"水是汗的根源，为膀胱所蓄积。膀胱主津，又司分泌，发汗则劫夺阴津，以致膀胱的括约肌失去灵活的本能，分泌便起了障碍。这就是便血的由来。

详细考察《黄帝内经》和仲景所说的，皆认为是胞和膀胱的病。后世根据这个意义便有膏淋、石淋、劳淋、气淋、血淋等名称，治疗应当参以圆机活法，并不是一二方剂便可统治这些淋证的。古有五淋散一方，说是可以统治五淋，其实并不然。

西医对于生殖器疾患每用显微镜来检查患者的尿，说是有双球菌存在，常时排列成双，二菌凹侧相对，像肾的形状。究其实，这种菌的发现是梅毒性的尿道炎之一种，是由于和不洁的妇人交媾而起的，全是由于传染，和淋病是由于自为的虚热而病的完全不同。西医所认的淋病是假性的，是花柳病类，与脏腑内病毫无关系，所以利于用手术。汉医所认的淋病是真性的，是脏腑内病。病在此而病源在彼，若治病本，则病的标自然可以痊愈。

汉医书中谈及淋的很多，就中以张寿甫先生所论的为最新颖而合乎实际，所以本文中依据的地方很多。

一、膏淋

（一）病因病机

由于肾脏亏损，暗生内热。肾脏亏损虚弱则不能约制精液，易于滑脱，以致阻塞尿道；内热暗生则膀胱受内热熏蒸，小便即不能像以前那样澄清。日子一久，三焦气化的升降之机被滞，以致小便时牵引作痛。

（二）症状

小便混浊，色若脂膏，或如米泔水，或如鼻涕，或溺出如蚰蜒的形状。

（三）治疗

普通多用茯苓、秋石、沉香、海金沙、泽泻、滑石等药治痛的。如不痛而固摄其精的，便用鹿角霜、肉苁蓉、菟丝子、莲须、芡实、山药之类，或用桑螵蛸、菟丝子等固摄之。寿甫先生的膏淋汤较以上各种药更为有效。

膏淋汤：生山药一两，生芡实六钱，生龙骨捣六钱，生牡蛎捣六钱，大生地切片六钱，潞党参三钱，生杭芍三钱。寿甫先生自谓用山药、芡实以补虚，兼有收摄的功效；龙骨、牡蛎能固脱，兼有化滞的作用；用地黄、芍药清热利便；用党参以总提其气化而斡旋之。若是仅止混浊而不稠黏的，用此方时应当把龙骨、牡蛎减半。

二、石淋

（一）病因病机

因为忧郁劳心或劳力过度，或房劳过度，以致耗伤心肾，肾失作强的作用；或者膀胱蕴热，水液燥结，以致盐质结聚，不能由肾分解，遂成沙成石，下注膀胱，自小便而出。

（二）症状

脐腹隐痛，小便艰难，尿下的盐质结成如沙如石，或黄赤，或浑浊，夹杂于小便而出，大的留碍水道，痛不可忍。

（三）治疗

八正散、海金沙散都可斟酌施用，而砂淋丸尤为有效。

砂淋丸：生鸡内金拣色黄的去净糟粕，瓦石一两，生黄芪八钱，知母八钱，生杭芍六钱，硼砂六钱，朴硝五钱，硝石五钱，共轧为细末，炼蜜为丸，梧桐子大，食前开水送服三钱，日两次。鸡内金是鸡的脾胃，原能消化瓦石；硼砂可为金属的焊药，性能柔五金之骨鲠，所以能消硬物；朴硝《本经》谓其能消七十二种石；硝石，据《别录》说也能消七十二种石；因诸药皆消破之品，恐伤元气，所以加黄芪以补助气分；又恐黄芪性热，与淋证不宜，因加知母、芍药以解热滋阴，而芍药还有引诸药力到膀胱的长处。

张氏又说："此证有救急之法。当石堵塞不通时则仰卧，尿之可通。若仍不通，或侧卧，或立而以手按地，俾石离其堵塞之处即可通。"

石淋之小的尚可以药化之，若大如桃、杏核以上的就不易化了，须用西人剖取之法。这是有关性命的证候，剖取的方法虽属危险，也是险中求活的意思。

三、劳淋

（一）病因病机

由于劳心过度，脾肾素亏，湿热下注，气不能固，以致下走膀胱而成。

（二）症状

小便淋漓不绝，不能少忍，或痛或不痛，甚则小便后有血。

（三）治法

因劳碌过度伤脾的，用补中益气汤加车前、泽泻；若因思虑过度伤脾的，用归脾汤。

强力入房，施泄过度而伤肾的，用六味丸加麦冬、五味。

思虑伤心而成淋的，用清心莲子饮。

少腹痛小便不利的，用白芍药汤。

张氏于此证，则概用劳淋汤。劳淋汤：生山药一两，生芡实三钱，知母三钱，真阿胶（不用炒）三钱，生杭芍三钱。这是用滋补真阴的药为主，佐以补气的药，又少加利小便的药作向导。

若因思虑无穷，相火暗动而无所泄，积久而成淋的，应以黄柏、知母凉肾，用泽泻、滑石以泻肾，淋证自愈。

四、气淋

（一）病因病机

因下焦本虚，素蕴内热，而上焦的气化又下陷，郁而生热，以致虚热与郁热互相结于太阳之腑，滞住升降流通的机运而成为气淋。

（二）症状

少腹常常下坠作疼，小便频数，淋涩疼痛。

（三）治疗

宜气淋汤：生黄芪五钱，知母四钱，生杭芍三钱，柴胡二钱，生明乳香一钱，生明没药一钱。用升补气化的药为主，用滋阴利便，流通气化的药佐之。

五、血淋

（一）病因病机

血淋的证候大概是出于精道，因为纵欲太过而失于调摄，以致肾脏因虚生热；或欲盛强制，妄言采补，以致相火动而不得发泄，也能生热，使血室（男女皆有，男以化精，女以系胞）中血热妄和败精混合，化为腐浊和尿一齐排出。

（二）症状

小便带血，和尿同出，或红或白，或多或少，或瘀紫而黯，或尿下鲜血，成丝成块，尿时堵塞牵引作疼。

（三）治疗

古书所载治血淋的方法很多，不必细述，张氏对于治血淋的理血汤颇有效验。

理血汤：生山药一两，生龙骨（捣细）六钱，生牡蛎（捣细）六钱，海螵蛸（捣细）四钱，茜草二钱，生杭芍三钱，白头翁三钱、真阿胶（不用炒）三钱。这方用山药、阿胶以补肾脏的虚、白头翁以清肾脏的热，茜草、螵蛸以化其凝滞而兼能固其滑脱，龙骨、牡蛎是能固滑脱而兼能化凝滞的，芍药能利小便兼能滋阴清热。

辛巳正月于哈市正阳十五道街德泰恒

【编者】尊五先生，姓高氏，扶余人也，幼习商。继思为商不过裕一家，岂若活人之为愈也？乃翻然攻医。遇医籍之价巨者，虽多方亦必购致之，故先生之于医籍涉猎殆遍，其医术非常人可及者，有由来矣。先生尤尚义，遇友朋之撄疾者，虽暴风疾雨亦不为阻，无资者或且解囊济之。吁！先生其古君子人欤！（高尊五，《滨江省汉医学月刊》，1941年第44期）

第二十六节　风痨臌膈脉证治法

风是阳邪，是外因的卒然之病；痨为阴虚，是内伤的末路之病；臌是外因、内伤相并而成的病；膈是阴衰、阳盛相阻而成的病。可是外来的病，内必先伤；内伤的病，外必先因。阳盛阴衰的根源没有不是由于内伤外因所致的，不独这几种病是这样，百病之生没有不是这样的。但是病有千变万化，它的内伤外因轻而新的容易治，重和久的则难治。而风、痨、臌、膈实在是内伤外因的重病，较普通他病的难治当更深一步。谚语说："风痨臌膈，实病难医。"大概也是知道这四病一缠身，则不是轻而易治的吧！可是治病的难点，全在乎医家昧于病原而法失确当的缘故，今以脉证治法约略辨述如下。

一、风病

（一）病因病机

风为流动的空气，人若没有空气则不能生存，万物若没有空气则不能生长。然而它虽生万物，也能害万物，像水能载舟，也能覆舟，若是人的元气强壮，营卫和平，腠理致密，外邪哪能为害呢？原来人之病风的，是由于饮食七情、劳伤色欲，以致真元耗散，营卫空虚，邪乘虚入。所以营卫虚的人，肝风不免内动，而外风应之，就易于发作。

（二）症状

风之中于人身上，不是一朝一夕的缘故。它发作的时候，卒中昏倒，为审视㖞斜、搐搦反张、骨节筋急、瘫痪肤顽、语言謇涩、痰涎壅盛等状。岐伯分四大法：半身不遂，为偏枯；四肢不举，为风痱；卒倒不语，为风懿；遍身疼痛，为风痹。《机要》说："沉昏不语，唇缓痰壅，耳聋鼻塞，目合不开，大小便闭，为中脏之证；手足不遂，拘急不仁，或中身前、身侧，痿不能动，目微视，口微言，大小便通，为中腑之证。"丹溪说："半身不遂，语言謇涩，外无六经形症，内无便溺阻隔，但口眼㖞斜，痰涎不利，为中经之证。"《黄帝内经》说，肌肉肿䐜，鼻坏色败，皮肤肢溃，为疠风之证。可见风之成为病，其名虽然只一个，至于它的变化则甚不同。无怪乎《黄帝内经》上说风为"百病之长""善行而数变"，正是说病名虽可以风概之，而其变化则甚多的意思。细考岐伯分偏枯、痱、懿、痹四证，《机要》的中脏、中腑，丹溪的中经之说，若合而言之，则半身不遂为偏枯，就是中经证；四肢不举为风痱，就是中腑证；卒倒不语为风懿，就是中脏证；至若风痹，是遍身疼痛，疠风是皮肉肿溃。

推求其原因，如中经之证，因虚邪偏客于身半，内居营卫，营卫衰，真气去，邪气独留，发为偏枯。《医贯》说："发在左为瘫。夫瘫者，坦也，筋脉驰纵，坦然不收。发在右为痪。痪者，涣也，散漫失常，筋骨不用也。"丹溪说："在左属死血少血，在右属痰壅气盛。"喻嘉言说："左半虽主血，非气以通则不流；右半虽主气，非血以丽之则易散。"可见偏枯之证，左右气血不可执泥其治法。中脏之证，因风邪内闭，九窍郁滞，以致卒倒不语。《医贯》说："咽中噫噫，舌强难言。"《金匮要略》说："邪入于脏，舌即难言，口吐涎。"这就是俗所说的急中风。中腑之证，因外着四肢，故手足不能举动。河间说"足痿不能行"；《灵枢》说"轻者志不乱，言微知易治，甚则不能言者难治"。风痹之证，因风气内郁，游走无定，故遍身疼痛。《灵枢》说："一臂不遂，时复转移一臂。"《三阳》说："四肢肌肉，不为我用。"像偏枯而多痛的便是。疠风之证，因风客血脉，久留不去，营气化热，内壅不通，以致腐化而为皮肉肿溃，在经上说："风行脉俞，散于分肉，卫气相干，其道不利；营气热腐，其气不清；故皮肤败坏，而为疠溃。"可以证明风之犯人是无微不至，传变迅速也无过于此，病之危险也没有比这再厉害的了。中经邪在血脉，是病之浅的；中腑邪在肢节，是病之重的；中脏邪塞气道，是病之危险的。《准绳》上说："牙关紧闭，两手固握，是谓闭证，其病易治；口开鼾睡，小便自遗，即是脱证，其病难治。"丹溪论风痹证说："邪在经隧而痛者易治；若举动即痛者，是血无以养筋，名曰'筋枯'，难治。"

（三）辨脉法

风脉浮缓，所以见浮、迟、沉、缓的，吉；洪、大、急、疾的，凶；若是脾脉独缓无力的，难治。

（四）治疗

风病皆由痰为患，所以治风宜化痰为先。初得痰当顺气，日久即当活血。可是世多用小续命汤为一切风病之雄师，每致轻病转重，重病至危，是因为没审查病情。

若邪着三阳的中腑证，本宜发汗以泄其邪，当用此方，自有确效。至于中脏，乃邪着三阴，谓之闭证，急用破棺散、开关散吹鼻取嚏，或用乌梅擦牙，待其齿开精清再审其体。实的用三生饮（生川乌、生附子、生南星）以宣上窍，三化汤（厚朴、枳实、大黄、羌活）以通下窍。体虚不免脱证，急宜参附汤（人参、附子）培补元气。中经邪着血脉，用大秦艽汤（秦艽、石膏、当归、白芍、川芎、生地、熟地、白术、茯苓、甘草、黄芩、防风、羌活、独活、白芷、细辛）以养血舒筋。风痹证邪着肌肉，用蠲痹汤（羌活、防风、黄芪、当归、赤芍、姜黄、甘草，加姜、枣）以祛风和营活络。疬风乃邪壅外溃，用宝鉴换肌散（白花蛇、地龙、当归、细辛、白芷、天麻、威灵仙、菊花、川芎、紫参、甘草）以祛风化毒。

这全是历来经验的效方，至于化痰顺气，以二陈汤加乌药、枳壳、竹沥、姜汁。若有六经形症，再为加减。如无汗拘急，用羌活、防风；有汗体病，用桂枝、芍药；恶寒身热，加柴胡、黄芩；头痛目眚，加川芎、蔓荆；口眼㖞斜，用天麻、全蝎；头眩烘热，加甘草、绿茶；风痰壅盛，加南星、贝母；恍惚呓语，加菖蒲、远志、茯神、枣仁；手足抽搐，加僵蚕、天麻；筋急加木瓜，筋挛加钩藤，在臂加桂枝，在足加牛膝。如风痰渐退，但半身不遂的，审查若为血虚，用二陈合四物汤；若是气虚，用二陈汤合四君。均加秦艽、续断、竹沥、姜汁。四肢不举，若是属于湿痰的，三一承气汤（大黄、枳实、芒硝、厚朴、甘草加生姜）；若是属于虚弱的，用十全大补汤（四物、四君二汤加黄芪、肉桂）。大便不通，若是属于痰实的，三化汤

（方见前）以利之；若是属于津涸的，四物麻仁丸润之。真气渐复，风未尽除的，更用羌活愈风汤、史国公及长春浸酒等方。以上各种方剂，一概是以疏风化痰为君，补养气血为佐，通络舒筋为使，乃是治风邪的化剂。若病状虽减而元气未复的，须当审其肝、脾、肾三经，认定其气虚、血虚、阴虚、阳虚之分别，再以归脾、虎潜、七味、六味、八味等丸及还少丹对病择服，更以四君、六君、八珍、十全大补等汤加意调服，虽有虚风，也当潜消了。

二、痨病

（一）病因病机

痨病的成因，大要在男子起于伤精，女子起于精闭，童儿起于母胎。所以凡是气体虚弱，嗜欲无节枯竭肾经；七情六欲之火时动于中而耗损心血；饮食劳倦过度败伤中元，渐至真水燥竭，少火不生，而壮火上炎，蒸痓日久，就生成痨病了。

（二）症状

痨病的生成，不像风病来的那样骤然，它是渐渐地令人觉得有倦怠无力、饮食少进、睡中盗汗、午后发热、烦躁咳嗽，或痰涎带血、咯唾吐血、肌肉瘦削、五心烦热、目花耳鸣、惊悸梦遗等症状。

丹溪把痨分为五脏痨证："惊悸不寐，自汗层出，五心烦热，为心痨；胁痛善怒，颈发侠瘿，腋生马刀，为肝痨；食少泄泻，形体瘦削，嗜卧肢烦，为脾痨；洒洒恶寒，嗽痰咳血，皮枯声嘶，为肺痨；精滑骨痿，腰背拘急，骨蒸盗汗，为肾痨。"五证以外又有阴病、阳病、阴阳俱病。病于阴的，则有胃逆恶心，饮食难化，痰涎白色，四肢懈惰，溺多便溏的症状；病于阳的，则有口干舌疮，咽痛声嗄，能食而心中烦疼，小便黄赤，大便燥结的症状；阴阳俱病的，则有痰嗽，坐卧不安的症状。

再有病痨日久，痰瘀逗留而变幻生虫的，名叫"尸痨"；风邪闭遏，咳嗽鼻塞，久则传里，耗损心血，名叫"风痨"；室女尼媚思虑失遂，气血留结于内，阻住经脉关要之地，病为干血。当着往外发作的时候，尸痨则有蒸热咳嗽，胸闷背痛，两目不明，四肢无力，腰膝酸疼，卧不能寐，或面色脱白，或两颊时红，常怀忿怒，梦与鬼交等形状；风痨则见自汗内热，在肺咳嗽，在肝吐血，在脾体疲，在肾泄精的症状；干血则见肌肤甲错、面目黧黑，咳嗽困倦，遍身黄肿，月事不行的症状。

（三）辨脉法

弦大为痨病之脉，是水亏火旺的缘故。如大而无力的是阳虚，弦而无力的是阴虚。大的气血未衰，易治；弦的气血已耗，难治；细数泻散的，不治。男子久病，气口脉弱则死，强则生；女子久病，人迎脉强则生，弱则死。

（四）治疗

万病没有难于治痨病的，若不究其本源，乱投药石，死期可待。或误投以大寒，则中气越虚；进以大热，则内水愈竭；过于腻滞，气冤病增，三样都在禁例。当用滋阴降火以清其源，消痰和血以洁其流，这是治痨病的正当方法。其余像心痨以归脾汤为主，脾痨以补中益气汤为主，肺痨以生脉为主，肝痨以逍遥散为主，肾痨以地黄汤为主。阳痨主以清骨散，阴痨主以八珍汤，阴阳俱病主以十补丸。尸痨主以犀角紫河丸（紫河车、鳖甲、桔梗、胡黄连、白芍、败鼓皮心、大黄、贝母、龙胆草、黄药子、知母、芒硝、犀角、朱砂研末蜜丸），风痨主以秦艽鳖甲散，干血主以大黄蛰虫丸。更如脾肺兼病主以清宁膏，心肾兼病以人参养荣，肝肾兼病则以生熟地黄丸，脾肾兼病则以滋肾丸治之。

但须随症加减，如倦怠无力，饮食少进，加砂仁、当归；午后发热，烦躁咳嗽，加五味、紫菀；痰涎带血，咯唾吐血，加阿胶、麦冬；肌肉瘦削，五心烦热，加元参、地骨皮；目花耳鸣，惊悸梦遗，加当归、山药、龙骨、蒺藜；睡中盗汗，加黄芪、熟地。以上诸法，概以滋肾补脾为主，调养气血为辅。因症处方，随时参化，穷究症源，细心体认，方能重证转轻，轻证变愈。主要在于从本治之，易于见功；从标治之，就难于挽回啦！

三、臌病

（一）病因病机

内外不通，绷结而胀的叫作臌。就像气囊似的，盈满无隙，蕴郁于中而不得外泄。凡人，气血内充，升降上下，外而肌肉，内而脏腑，各相贯通，哪能有胀满的毛病呢？他所以成这种病的缘故，是由于饮食不节，房劳致虚，或六淫外侵，七情内伤，脾阴受伤，转运失职，胃虽纳谷，脾不运化。

则阳不生而阴不降，清浊相混，阻塞隧道，致气血留中，臌病由是而成。

（二）症状

臌就是鼓，像皮革成鼓，臌急而胀。《格致余论》上说："外虽坚满，中空无物，有似于鼓。"《绳墨》说："击之有声，按之无形，是其病也。"《黄帝内经》说："色苍黄，腹筋起""心腹满，旦食则不能暮食"。这是它的症状。然而又分气、血、虫、水，当随症认定，不可说臌无他物，均属于水。

其属于气的，腹如抱瓮，四肢瘦削；属于血的，由跌产后，血瘀气滞，腹现紫色，大便见黑；属于虫的，按之块痛，胀如蠕动，肢削能食；属于水的，按之有声，肠鸣喘急，怔忡呕水。更有四肢不胀，但腹大如鼓，叫作单腹臌。

必有辨明证的虚实，如小便黄赤，大便闭结的为实；小便清白，大便溏泄的为虚。气粗为实，气短为虚。朝宽暮急是血虚，暮宽朝急是气虚，朝暮俱宽为气血俱虚。

有臌于腹而连及脏腑皆病的，如病于心的神烦，在肝的胁痛，在脾的呕哕，在肺的喘咳，在肾的腰痛，在胆的口苦，在胃的拒食，在大肠的肠鸣飧泄，在小肠的小便癃闭，在膀胱的小腹急疼，在三焦的气满面浮。这兼病的症状无一或免，惟独最多见的则在脾脏。

（三）辨脉法

臌胀为土败木贼的病，故脉来关上弦，或迟而滑、盛而紧、大坚而涩。又虚为虚脉，牢为实脉。浮大的容易治，沉细的难于愈。

（四）治疗

最要是着重在脾脏，所以实的散之、下之，虚的温之、升之，因于气的化之，因于瘀的下之，因于虫的攻之，因于水的导之。气主宽中散，血主抵当汤，虫主积块丸，水主舟车丸。大概利气导滞，渗湿化浊为臌胀之正治，当用二陈汤去甘草，加厚朴、大腹皮、木香、苏梗之品。

若兼他症，再为加减。如内热心烦加连翘、山栀，胁痛加香附、青皮，呕哕属热的加左金丸，属寒的加干姜、半夏，喘咳加款冬、贝母，腰疼加续断、牛膝，口苦加黄芩、芍药，拒食加砂仁、苡仁，肠鸣飧泄加炮姜、肉蔻，小便癃闭加猪苓、木通，小腹疼痛加吴萸、延胡，气满而浮加陈皮、当归，更兼食积，加神曲、山楂，蓄血加桃仁、莪术，寒邪内滞的加木香、炮姜，寒邪外束的加升麻、葛根，便闭实热加大黄、枳实，溲短涩结加泽泻、通草——这是治兼症的变法。若是初起实的，则宜疏导之法，加厚朴、枳壳、木香、槟榔、陈皮、青皮之类；久而挟虚，宜培脾利气，如六君子加苏梗、砂仁之品。至于邪退而正不足，再议补气之法以复其元，自然能达到痊愈的境界。

四、膈病

（一）病因病机

膈为三阳内结，火侵胃脘。因胃脘之下如脂如膏积叠胃底，其纳谷之机全赖脂膏之力而上、中、下三脘自畅达无阻。可是病膈的人被火消烁，脂膏渐缩，是以上脘闭小而拒食，中脘湿润而引饮，下脘热结而便闭。原因在于忧郁失志及高粱厚味、醇酒淫欲动脾胃肝肾之火，致令阴营耗衰，火气逆迫，火与痰结，填塞道路，所以上格而不得入，下关而不得出，膈证之成由是而起。

（二）症状

胸膈满闷，水浆入而复出的，就是这类的症状。有饮可入而食不得下的，病在上脘；食已下而反上出的，病在下脘；食下而眼白口开，气逆不顺的，属于气滞；食入而当心刺疼，吐出痛止的，属于血瘀。可是这总归于真水不足，虚火独亢。所以少年得此病的少，老年得此病的多。

（三）辨脉法

紧滑而革的，是膈的病脉。右脉无力是气虚，左脉无力是血虚。痰凝的寸关沉滑而大，气滞的寸关沉浮而涩。血瘀的芤涩，火逆的数大。

（四）治疗

清痰降火、养阴生津、顺气调脾、抑肝开郁是治膈病的大法，但是香燥之品在为禁例。所以赵养葵用大剂六味汤，杨乘六用左归饮救肾水之枯，引济阳明；张景岳主以启膈饮开其闭结，拓其胃阴，法为至善。若按其法而处治，莫不见效。

如兼他症，再为加减。如痰涎不利，加竹沥、姜汁；火逆呕吐，加竹茹、山栀；血瘀心痛，加韭汁、姜汁以润之；便闭实热，加大黄、桃仁以下之；开郁加香附、川芎；抑肝加青皮、白芍；气逆加诃子、昆布；血虚加当归、韭汁；有虫加驴尿；有食加山楂；如血少痰弱，更变用二陈汤合四物以调之；气虚倦怠，二陈加四君以益之，再用竹沥、姜汁、童便、乳酪等品以加其中——这是兼症的变剂。要在初起体实的时候，当以沉香、木香、豆蔻等开提之品，不可徒守滋补；久病液虚，当以白蜜、芦根、当归、白芍等润养其胃，不可拘泥香燥——这是先后应用的活法。至于其正治之法，当用六味、左归、启膈等方开其结闭，滋其胃阴，使上脘之贲门得展，中脘之阑门得润，下脘之幽门得通，则上不格而下不关，膈病就没有不愈的了。（陈志和，《哈尔滨汉医学研究会月刊》，1939年第30期）

第二十七节　中风不得用风药

人有的暴卒僵仆，或半身不遂，或口眼㖞斜，或不省人事，或死不治，或带病经年。世人管这些种病叫作中风。

方书上好多用风药治疗，在《黄帝内经》上考察，则说："风之伤人也，或为寒热，或为热中，或为寒中，或为疠风，或为偏枯。"独独的对于暴卒僵仆，不省人事，四肢不举的病情一无所论，只有偏枯的一论。赶到看《千金方》，则中风大法有四则："一是偏枯，二是风痱，三是风懿，四是风痹。"又考察《金匮要略》上说："寸口脉浮而紧，紧则为寒，浮则为虚，寒虚相搏，邪在皮肤。浮者血虚，络脉空虚，贼邪不泻，或左或右，正气即急。急则引邪，㖞僻不遂。邪在于络，肌肤不仁；邪在于经，即重不胜；邪入于腑，即不识人；邪入于脏，舌即难言，口吐涎。"从这看起来，可知暴卒僵仆，不知人事，以及偏枯不遂等症明明是因风而致，所以用大小续命、西州续命等一般散风峻厉的药品。等到以后刘河间、李东垣、朱丹溪等人所论的中风和昔人不同。河间主火，东垣主气，丹溪主痰，反倒不说风。究其实，昔人所论固然不可废，而三人以为类中风就是真中风，遂使后人茫然莫辨，狐疑不决了。

因为因风而病的是真中风，因火、气、痰而病的是类中风，三人所论自然是因火、因气、因痰而为暴死暴厥的证候，和风毫不相干。所以大小续命、西州续命等一类的祛风峻厉的药品实在不能妄用。而像《黄帝内经》上所说的三阳三阴发病，或为偏枯，四肢不举，不知人事，也未必是因于风。这风、火、气、痰的不同在望、闻、问、切上岂是没有分别么？若认为是风，就可以照着昔人的方法以治之；若认为是火、气、痰，就可以照刘、李、朱三人的方法以治之。这样就差不多可算病理明了，治法妥当啦！若是就把因火、因气、因痰的证候强引"风"字而合论之，则真伪不分，名实相紊，遂开了后人以风药治风病的端。若是把因风、因气、因火、因痰的证候分别清楚，则真伪之间可以立时判清。

东垣说："中风者，卒然昏仆，不知人事，手足抽掣，痰涎壅出，语言不正等症，此非外来风邪，乃本气自虚也。纵有风邪，亦是乘虚而袭。经云'邪之所凑，其气必虚'是也。当此之时，岂大小续命、西州续命等一般散风峻品所能通讯上下哉？急以三生饮加人参治之方有挽回之机。盖三生饮为行经逐痰之良方，再加人参以培气，宜其有神效也。"河间说："中风瘫痪者，亦非外中于风。由阴阳偏胜，心火暴甚，肾水虚乏，不能制火，则阴虚阳实，热气怫郁，心神昏冒，筋骨不用而卒倒无知矣！"当此之时，岂大小续命、西州续命一般祛风峻品所能补其不足哉？宜急进六味地黄饮之类，庶可制其亢阳也。看东垣、河间两家的言论，法本治风，可为至当不易之论。以后医书杂出，人持一说，遂把学者闹得坠入五里雾中。如丹溪论中风，以气虚、血虚、湿痰并论。左手脉不足及左半身不遂的，应当用四物汤补血之剂为主，而加竹沥、姜汁化痰之品；若右手脉不足及右半身不遂的，应当用四君子汤补气之剂为主，而佐以竹沥、姜汁；如气血两虚而挟痰滞的，八珍汤为主，而加入南星、半夏、竹沥、姜汁一类的药品。丹溪所论的，现纵然通达，但是拿着这类方剂去治中风多不见效或延久而死的，是怎样一回事呢？就因为它是治了气血痰的标而没能治了气、血、痰的本。从这看来，则中风应当治本，是没有别说的。

然而所说的根本是什么呢？因为火是阳气的根，水是阴气的根，而水火的总根在两肾之间的，就是动气。这是五脏六腑的本、十二经的源、呼吸的门、三焦的根，又为守邪之神。经上说："根于中者，命曰神机，神去则机息；根于外者，名曰气立，气止则化绝。"今人有纵情嗜欲以致肾气虚衰，根本先绝，或者内伤七情，或者外感六淫，全能卒中暴仆，这是阴虚阳暴绝，必得用参附大剂峻补其阳，加以地黄丸、二至丸之类以填补其阴，才算合拍。又有心火暴甚，肾水虚乏，兼以五志纷乱，遂致心神昏闷，卒倒无知，不知人事，手足抽掣，口眼㖞斜，种种见症，无非是水火不交就是了。因为风由火生，火由阴虚而亢，治当用地黄饮之类以大补其阴，加入人参、麦冬、五味之类以滋化其根源，这是根本疗法。

若像丹溪的论中风以痰为主，则人将死的时候也必有痰，怎样就能独说中风有痰呢？再考生痰的原因，痰，是水，它的根源归于肾。张仲景说，气虚痰泛，当以肾气丸补而逐之。由这看起来，治中风的应当用前法治其根本，则丹溪所说的痰不治就化了。若因为初起痰涎壅盛，汤药不受而恣意用风药，这种错误有令人难以形容的情形。

所以治中风的必得要分清，因于风的是真中风，因于火、气、痰的是类中风，不可一概都用大剂辛温药品以误事。（孙希泰，《滨江省汉医学月刊》，1940年第33期）

第二十八节　消渴病临床经验谈

消渴病，在吾辈业医者外出应诊时有所见。对此病状，苟无相当经验与确切把握，迁延日久以致脏腑血燥津枯，皮黄肉瘦，危机立至，悔之晚矣。兹宜清者少，肿疡宜清者多，此亦以痈疽之危险有关生死而言，当防其未然也。至若经络浅表之毒，不过肿则必溃，溃则必收，又何必惓惓以补泻为哉？

治法

（一）汗下法

仲景治伤寒，有汗、吐、下三法；东垣治疮疡，有疏通、托里、和荣卫三法。用之得宜，厥疾瘳矣。

假如疮疡肿硬木闷，烦热便秘，脉沉而实，其邪在内，当先疏其内以下之；焮肿作痛，便利调和，脉浮而洪，其邪在表，当先托其里以汗之。《元戎》云："荣卫充满过抑而为痈者，当泄之，以夺盛热之气；荣卫虚弱壅滞而为痈者，当补之，以接虚怯之气。"又，东垣云："疮疡虽面赤伏热，不得攻里，里虚则下利。"仲景云："疮家虽身疼痛，不可发汗，汗出则痉。"苟不详审，妄为汗下，以致气血亏损，毒反延陷，少壮者难以溃敛，老弱者多致不救。疮疡之属在表邪者，惟时毒、丹毒、斑疹及头面、颈项、上焦之症多有之。察其果有外邪而脉见紧数，症见寒热者，方宜表散。然散之之法又必辨其阴阳盛衰，故或宜温散，或宜凉散，或宜平散，或宜兼补而散，或宜解毒而散，此散中自有权宜也。又如里证用下之法：毒盛势剧者大下之；滞毒稍轻者微下之；荣虚便结而毒不解者，养血滋阴而下之；中气不足而便结壅滞者，润导而出之。凡此皆通下之法，但宜酌缓急轻重而用得其当耳。故必察其毒果有余及元气壮实，下之必无害者，方可用下，否则不但目前，且尤畏将来难结之患。

是以表证不真者，不可汗，汗之则亡阳；里证不实者，不可下，下之则亡阴。亡阴亦死，亡阳亦死，医固可以孟浪乎？

（二）消耗法

痈疽之症发无定处，欲内消于初起之时，惟在行气活血解毒消肿而已。立斋云："疮疡之症，当察经之传受、病之表里、人之虚实而攻补之。"假如肿痛热渴，大便秘结者，邪在内也，疏通之。肿焮作不揣谫陋，就余行医临床经验，兼参考古圣先贤书方理论，略陈于后，以备海内同道采择焉。

消渴病，方书分为三种：曰上消，曰中消，曰下消。上消者，口渴饮冷不止，因阳明邪热炽盛，水入不待化气灌输四旁即为热气所灼，消耗殆尽，急用人参白虎汤解之，效验如神。中消者，食入即饥，因胃阴不足，虚火炎上，火能消物，食入不待谷精融化则营养成分被火气消散，感觉饥饿，须用调胃承气汤主之，俾胃气调和，谷食纳入，吸摄营养，灌输周身则愈。下消者，饮一溲一，因阳明邪热下迫，肾水不足，命门火衰，不能为胃行关阖作用。

余于1937年6月17日会诊本街前国民优级学校校长迟品中之母吴氏，年七十二岁，病患下消。当遵时方主以肾气丸治之未效，又投以白茯苓丸亦未效。余于是时精神殊感不安，乃改遵赵养葵六味地黄汤，以熟地一两、山药七钱、泽泻三钱、丹皮三钱、猪苓三钱、方苓四钱，加肉桂三钱、五味三钱煎服之，使肾水充，命门火壮。病势果减大半，惟觉大便秘滞，又加川军四钱、川朴三钱，通便利气。投服一剂则霍然告痊矣。

又于1940年10月25日，有本县内西南隅王连海者，年三十五岁，亦属下消。仍遵前方治法服二剂而愈。

按方书赵养葵治三消证，统以六味地黄丸料一斤加肉桂、五味各三钱主之，水煎后任意饮服。赵先生所制方剂对下消证既能如此奇效，则上、中两消证若以该方加减适当，亦必同此奏功而不我欺也。（李宏毅，《滨江省汉医学月刊》，1941年第46期）

第二十九节 古方经验数则

医者，贵有学识。有学识则对于生理、病理、方药、治疗可以心生变化，运用无穷。故必以学识为重。然有学识，尤必辅之以经验。有经验则对于生理变化、病原、证候、方药、效能试验确实，庶临证不慌而投剂则效。古方效如桴鼓者，先贤皆由实验中得来，后人如能师其意而心生变化，固为难能可贵。上乘之医，若未得古人之意而即漫言变化，吾恐弃规矩而为方圆，舍绳墨以为平直，其不贻误者，鲜矣。故欲希医术进步，首宜遵用古方为前提，古方运用纯熟，而变化自在其中矣。仅录鄙人用古方应证获效者数则，贡献同人，用作研究古方之一助。

一、薯蓣丸（《金匮要略》方）治风气虚劳验案

唐氏女，年十六岁。辛酉冬十二月初旬赴邻里筵席，归而感寒，遂患咳喘下利病。至壬戌春二月，病势危殆，行步需人扶侍，屡用参、芪，迄无效果。予诊其脉浮而微，证候咳嗽，喘息，胀满，腹痛，下利，不能食，不知味，微恶寒，鼻流清涕，面色苍白，肌肉消瘦，风寒之症俱在而元气已虚。宜补虚兼驱风寒，乃用《金匮要略》薯蓣丸，变为汤剂。与四剂竟有转机，八剂病愈多半，再与薯蓣丸五十粒，月余病痊，二月康壮如初。

二、甘草附子汤（《金匮要略》方）治寒肌肿案

唐氏妇，年三十余岁。壬戌春偶觉膨闷，胀满，屡用顺气丹丸无效。至长夏，病势益剧，周身肌肿，自汗恶寒，体重节痛，不得屈伸，溲清利，口中和，短气，心烦，六脉沉迟。断为寒湿伤阳，宜助阳除湿，以甘草附子汤治之愈。

三、猪苓汤（《伤寒论》方）治阳明蓄水验案

张氏子，年十四岁。癸亥秋病发热，恶寒，头痛，口渴，误用麻桂发表，转加咳嗽，喘促，大渴，饮水须臾则吐，频饮频吐，腹痛下利，彻夜不眠，脉象弦数，八九至，众人皆以为不治。予诊时，已五日夜不眠，未曾食物，肌肉消瘦，时时发热，鼻翼扇动，面色淡白。经云：水入则吐，名曰水

逆，宜五苓散。又云：少阴病，口渴心烦，不得眠者，猪苓汤主之。"总关阳明热结水蓄，而恐伤及少阴之真阴，遂用猪苓汤加犀角治之。一剂病减，六剂获安。

四、黄连汤（《伤寒论方》）治验产后风案

马氏妇，年二十许。产后弥月，感受风邪，患寒热往来，微呕，小腹痛，时时咳，少阳证也。误用八珍汤、理中丸助其客邪，转暴泻，腹满，大痛，呕逆、仰卧不敢移动。伊父请予治之，忆《伤寒论》云："伤寒胸中有热，胃中有邪气，腹中痛，欲呕者，黄连汤主之。"遂用原方与之，一剂诸症如失，后用调经剂，调理而痊。

五、温脾汤（许叔微方）治寒结验案

辛君室人，年三十许。月经二月不行，脐腹硬痛，攻冲心下，跳动不安，时时欲呕，不能食物，大便秘结，面色白，隐隐如青，两颧乍赤，脉沉迟兼紧。众以安胎调气药治之，病反益甚。友人孟君荐予诊治，断为寒结，宜化寒开结。母病治母，虽孕勿恐。经云，大积大聚，其可犯也，衰其大半而止，有故无殒，亦无殒也。径用温脾汤稍为减剂与之，一剂效，二剂已，惟肢体倦甚。予曰脾病初复，尚未转气于四肢，是以弱也，祈安勿躁，静俟戊己日必能大起。至戊己日，果精神清爽而愈。翌年生子，母子俱安。

六、清暑益气汤（李东垣方）治暑证验案

高氏妇，年二十四岁。乙丑四月于田间操作，日午返家，途中跌仆，遂患眩晕症。众按风火治疗，无效，至六月中旬求治于予。诊其脉虚数兼洪，证候喘息，短气，心烦，不能食，虚羸，自汗，乃动而伤暑证也。暑最伤气，认为眩晕者，非也，因以清暑益气汤减升麻与服，四剂获安。（李西园，《哈尔滨汉医学研究会月刊》，1938年第8期）

第三十节　山参一味治愈泻后濒危案

老山人参这味药，余平素不常用它，因为价值太昂，一般平民是吃不起

的，可是遇着虚极重症，亦不得不选用它了。按人参的有效成分，据药学士朝比奈泰彦、田口文太两氏化验所得，有沙波宁质（石碱素）挥发油及含水碳素，有兴奋作用，为主要之强壮药。此外说它的补虚理论散见在各汉药本草书籍上，即不用作复式之赘述。

患者，宋鸿宾令媛，年四岁。住延寿县吉盛街，在今年夏季，罹泄泻证，延缠一个月有余，曾服各种药物，愈而再犯者，不计其回数。最后服药泻药，自汗恶食，羸弱已达极点。

延余诊之，察其脉，细小如虫行，目陷臀削，泻泄不止，幸能饮水。余曰此证危险之极，任何药物恐难挽救。宋之妇人恳切求治，曰虽死无怨，无论如何，请再施一良方。余曰："只可用老山参熬水，令她时时饮之，培补其衰弱已极之颓势，看看如何，这不过是最后一法，企冀万一。"彼遂购山参五分，熬水饮之。

翌日微效，气息强些，泻亦略减。又购七分，熬水饮之，渐渐见效，稍能进薄粥，啖烂饭，由此继续。又饮参水数日，十余日后即扶之能坐起，食思亦大振。现在此女特别健康，步履如常儿。即此案观之，要是真正老山人参，用对其证，适逢其时，也能获得意想以外的特殊功效。可是用它要慎重，病的虚实要辨清方为妥善。（罗敏之，《滨江省汉医学月刊》，1941年第49期）

第三十一节　关节风湿痹证治疗之一般

吾人皆知风、寒、湿三气合而成痹，故治痹诸方率皆用散风、除湿、化寒等品。方证相洽时固有功效，然若以治关节风湿痹证则无效矣。

一、症状

关节风湿痹证，西医名关节风湿痛，亦名痛风，分为急性、慢性二症，多发于肌肤丰盛壮年人，男子多于妇人。然予曾经数人，皆为壮年妇人得之。初起时，忽于夜间趾关节疼痛肿胀，一二日后，踝关节、膝关节、股关节，以及上肢指、腕、肘、肩等关节均可肿胀疼痛。多先发小关节，次及大关节；亦有先患大关节，后患小关节者。此节未愈，彼节痛起；亦有此节将愈，彼节复起者。患处疼痛肿胀，不能屈伸。五六日，体温增高，亦有体温不甚高者。身发寒热，患处局部觉冷感、热感。脉初起沉涩而缓，至发热时则弦急，或数。

不合并内脏病者则饮食如常，惟因夜间疼痛特甚，故不能安眠。其有兼心脏病、肾脏病者，则病状较为复杂，有短气者、心烦者、食欲不振者、大便秘结者、小溲不利者、多汗者或无汗者。

二、预后

本病按合理疗法，二三星期可完全治愈；若治疗失当时由急性症转为慢性症，或溃烂化脓而落畸形，或遗留心脏病。故本病初起急性期治疗最关重要。

三、治疗

（一）一般调摄及外治法

患者安静卧床，抬高患肢。汉医除内服药外，对敷贴等局部治法尚无经验效方。而西医对于患肢局部处置，用伊西其奥路油膏涂布，或冷湿布，或用矾土水、铅糖水湿罨法。

（二）内治法

内服药，西药特效者为沙里矢尔酸钠或亚陀方等。而汉医治法，以利湿、清热除痹、定痛为原则，方药虽多，确实有效者为吴鞠通氏加减木防己汤。方用防己、通草、滑石、石膏、桂枝、姜王片、海桐皮、薏米、苍术、萆薢，或稍加风药，于羌活、大艽、灵仙、白芷、葛根等选用一二味即可，若风药过多反增肿痛。其他加减法，觇其合并症有无为断，不可预定。此予由于经验得来，果认证无误时依法治疗，必收显效。

至于痛风汤、身痛逐瘀汤、小续命汤、黄芪桂枝五物汤，虽云治八风五痹，然对于关节风湿痹属于湿热者则无效。又有用虎骨、鹿茸、麝香、虎骨胶者，网利而已，更无效益。吾侪临证总要辨证论治，慎不可因方书云某方可治八风五痹，某方治一切内伤外感，某方可治百病，不加考核，轻于滥投也。医所以贵乎学识、经验并重。（李西园，《哈尔滨汉医学研究会月刊》，1938年第12期）

第三十二节　海藻与甘草治愈瘰疬结核的经验谈

本草上所记载的十八反，海藻和甘草不可并用，这是尽人皆知的，汉医治病应当用四平八稳的药，这还怕有舛错，至于相畏相反的药焉能使用呢？然而古人像胡洽治痰癖竟用十枣汤加甘草，东垣治结核竟把海藻和甘草并用，这是古人处方的神妙。

可惜现代人情险诈，心地叵测，有许多人延医服药，病若见效则无话说，若是稍见增重便要怨言百出，殊不知病在进行期间，服药后起加重的现象乃是当然的。医者既蒙病家的责难，自不能得收全功，从此病者或致不起，竟致造成医者的真实错失，此时医者虽身有百口，口有百舌，也难自辩自解。医者的名誉亦将从此扫地而不可收拾。因此，近代汉医大多数多抱着"不求有功但求无过"的心情去治疗疾病，所以把古圣先贤的奇验妙方都不敢使用了。

今将所见到海藻和甘草治愈的事实述说于下。

岫岩县夏祥余先生曾向余言，其次女颈部左右生有瘰疬，治疗数年百无一效。有友人力言此方的效力，夏君恐药性恶劣不敢径用，乃减半与之，岂料过二日，结核竟渐小，因是予以全剂。

1938年11月，有执事人武占鳌理发师，头颈部忽起瘰疬，大小不一，请汉医服药无效，又请西医注射，又旋愈旋反。后经夏君以此方治之，两剂而愈。此为余所亲见，颇惊其神奇，盖因瘰疬结核乃气血停滞，中挟痰气而成，借海藻和甘草相争持的力量，把停滞的气血和痰气推动。

于同年12月间，余岳家邻人马廷章长女，年十四，颈部所患与前同，余因言此方之神，马君求余录出予之减半服用，未四剂而愈。

综观以上三验案，可见药之分寸。原方列后：

海藻五钱，甘草五钱，双花三钱，川贝二钱，广皮三钱，天花粉三钱，乳香三钱，没药三钱，公英三钱，地丁三钱，皂刺三钱，汉三七三钱，连翘三钱，川芎二钱，香白芷一钱。此方如身体瘦弱和未成年人，均应减半服之，孕妇禁忌。（孙文廷，《滨江省汉医学月刊》，1941年第53期）

第三十三节　裈裆散治阴阳易之经验谈

当病中邪气正盛的时期，在治疗方面应行种种方法。病虽暂时告愈，而脏腑气血未充，荣卫未通，肠胃未和，是人身体之健康尚未完全恢复自不待言，故对于病后之一应调理须绝对留意。如饮食劳动偶一不慎，病势仍可随时复发，男女房劳尤须切实禁忌，否则患者常陷于危笃状态。

余治一人，病头项强痛，发热恶寒。以发汗之剂，表病已解，继又胸腹满痛，大便秘结，全身发黄，知其病已转入阳明，遂以茵陈柏皮加大黄下之，一剂而病者即觉霍然矣。不到数日，延余为其妻治病。诊之，脉浮数，重按则带散象。其证头目眩晕，身重少气，汗出不止，手足厥冷至肘，问其小便清白，全然为阴寒之证象，势甚危笃。因即询问发病之经过，而病者似有难于明言者，余遂回避于其他一室，嘱令其家人探询究竟，谓现在殊不可讳病忌医。据云，曾有男女房事，以致遂生此患。余始悟此阴阳易也，男病传不病之女。遂令用男之裈裆烧灰，白汤冲下，日服三次，而病者即觉大汗稍止，手足厥回，情势已不似以前紧张。又与三白散，即白术、白芍、白茯苓，倍加人参，一服痊愈。（陈志和，《哈尔滨汉医学研究会月刊》，1939年第22期）

第十二章　外科理验

第一节　外科常识

治外科的医者，多因病象明显，一望而知为何症，所以不如内科对于诊断病症那样详细。然而若不加注意，也有贻害的地方。因此，我把外科诊断常识寻出数条，以求同道教正。

一、辨证

疡，虚的漫肿而轻，实的高肿。由于热的，红肿而坚；由于寒的，则木黯；湿肿，按着如烂棉，破则流黄水；风肿，皮皱而红，微热；痰肿，软如棉，硬如鳗，不红不热；气肿，按之皮紧肉软，遇喜则软，怒则长，不红不热；跌仆瘀血肿，不红不热，暴肿已成，如溃，其色必紫。

二、辨脓

疡属阳的，十四日熟；属阴的，二十一日熟。没有脓的不软，脓熟的才软。没成的按之即起；已成的深按速起，则有黄水；深按缓起，内有污脓。按之实而痛，是血；按之实而不疼，是气。轻按即疼，是脓已成；重按才痛的，是脓深。胖人脓宜多，瘦人脓宜少。

三、外治法

疡坚硬而屡涂难陷、外突的，不可用膏药，如深而脓左右流注的乃可用。贴疡溃的膏药不可嫩，应当老而薄，这才容易贴上，惟独贴伤的要嫩。

脓出后，切忌用寒凉；属火的，去脓后应当用平性药。近筋的地方生疡而起痒的，应当灸之。

长肉药少许即结靥，若多盖，就硬，反要攻脓。症未软的，不可敷寒凉的药；若半肿半黯，应当用带辛热的药。

王洪绪说："惟疗用刺，禁用升降二丹，以防腐烂。"

四、内治法

凡疡症，当先发散、后托补。若是虚，则应助其生脓；脓未成宜消的，是由于按之坚硬，不热多红而知。如乳癌、内疽、发背、对口，应再三详看，然后再用药。

疡肿痛起，渴而大便秘的，是阳证，用寒凉药专治之；焮肿作痛，寒热头痛的，全是在表的证，应当发散之；焮肿作痛的，是邪在经络，应当和解之；漫肿痛而不溃脓的，是血气虚弱，急应托补；色黯而不溃，或溃，或不敛，是阳气衰，应当温补；若大便结，是邪在内，应当疏利之。

薛立斋说："形伤痛，气伤肿。皆因厚味炙煿，食毒所致，无问何部，但赤肿者必消。若烦躁饮冷，赤痛发热，二便不通，火热内炽也（用四味清凉饮或活命饮加大黄治之）；微肿红肿痛，阳气虚弱也，参芪内托散；微黯恶寒，不作脓，或熟而不溃，阳虚寒也，千金托里散。如此则未成立消。"

溃疡若脓溃已后，二便仍闭的，是毒还没有解，用清热消毒汤；热退而渴不退，是津液不足，用八珍汤加麦冬；热不止，肿痛反甚，是虚热内作，用保元汤以清心净血；热退，而肌肉不生，用十全大补汤；疮白而下陷，是寒气太烈，用五味异功散；手足并冷的，用六君子汤加姜桂。

妇人刀伤，遇经来，疮必痛，应与以四物柴胡汤服之。打伤皮不破，内必有瘀，宜攻之通之。若是毒气攻心的，用护心药，来不及的时节，急服白砂糖三四两亦可。

五、注意事项

各种疮症及跌打伤，一经房事，立时作痛。痈疽遗精的，须看好而治，痔病亦然。大痛须戒污积，如行经妇人近前，肿痛更甚，难以收功；如系妇人适经来，医治也难见效，须经后才能收功，也忌房事。

近毛发的疮症，须剪去毛发贴膏药，以免粘疼。

瘰瘤结核不宜开刀。

六、预后

若是痛十日，好的日期是二十日。症势甚大，而求急速见功效的，可以听其令请高明。

【编者】景周先生，字岐山，山东招远人。现于本市道外中五道街行术，医承家学，复参西法，于外疡症历奏奇效，仲山会长于本刊三十六期中已详言之矣，兹不赘焉！（杨景周，《滨江省汉医学月刊》，1941年第43期）

第二节　外科证治提要

一、辨证

（一）辨虚实

齐氏曰："疮疽之证，有脏腑、气血、上下、真邪、虚实不同也，不可不辨。如肿起坚硬脓稠者，疮疽之实也；肿下软漫脓稀者，疮疽之虚也。大便硬，小便涩，饮食如故，肠漏膨胀，胸膈痞闷，肢节疼痛，口苦咽干，烦躁作渴，身热脉大，精神闷塞者，悉脏腑之实也；泻利肠鸣，饮食不入，呕吐无时，手足厥冷，脉弱皮寒，小便自利或小便短少，大便滑利，声音不振，精神困倦，悉脏腑之虚也。凡疮疽肿起色赤，寒热疼痛，皮肤壮热，脓水稠黏，头目昏重者，气血之实也；凡脓水清稀，疮口不合，聚肿不赤，不甚热痛，肌寒肉冷，自汗色黯者，气血之虚也。头痛鼻塞，目赤心惊，咽喉不利，口舌生疮，烦渴饮冷，睡语呀呀者，上实也；精滑不禁，大便自利，腰脚沉重，睡卧不宁者，下虚也。肿焮尤甚，痛不可近，寒热往来，大便秘涩，小便如淋，心神烦闷，恍惚不宁者，邪气之实也；肩背不便，四肢沉重，目视不正，睛不瞭瞭，食不知味，音嘶色败，四肢浮肿，多日不溃者，真气之虚也。"又曰："邪气胜则实，真气夺则虚。"又曰："诸痛为实，诸痒为虚也。"又曰："诊其脉洪大而数者，实也；细微而软者，虚也。虚则补之，和其气以托里也；实则泻之，疏利而导其滞也。"《内经》云："血实宜决之，气虚宜掣引之"。又曰形伤肿，气伤痛，先肿而后痛者形伤气也，先痛而后肿者气伤形也。

立斋云："肿痛赤燥、发热饮冷、便秘作渴、脉洪数而实，是曰五实。即在严寒之令，必用苦寒之剂泻其阳以救其阴。若脉细皮寒，泻利肠鸣，饮食不进，呕吐逆冷，是曰五虚。即在盛暑，必用辛热之剂散其阴以回其阳。"《内经》云，用寒远寒，用热远热，有假者反之。虽违其时，必从其症，此之谓也。

（二）辨善恶

痈疽症有五善七恶，不可不辨。凡饮食如常，动息自宁，一善也；便利调匀，或微见干涩，二善也；脓溃肿消，水浆不臭，内外相应，三善也；神采精明，语声清亮，肌肉好恶分明，四善也；体气和平，病药相应，五善也。七恶者，烦躁时嗽，腹痛渴甚，眼角向鼻，泻利无度，小便如淋，一恶也；气息绵绵，脉病相反，脓血既泄，肿焮尤甚，脓血臭败，痛不可近，二恶也；目视不正，黑睛紧小，白睛青赤，瞳子上视，睛明内陷，三恶也；喘粗气短，恍惚嗜卧，面青唇黑，便污未溃，肉黑而陷，四恶也；肩背不便，四肢沉重，已溃青色，筋腐骨黑，五恶也；不能下食，服药而呕，食不知味，发呃呕吐，气噎痞塞，身冷自汗，耳聋惊悸，言语颠倒，六恶也；声嘶色败，唇鼻青赤，面目、四肢浮肿，七恶也。五善者，病在腑，在腑者轻；七恶者，病在脏，在脏者危也。

大抵发背、脑疽、脱疽，肿痛色赤者，乃水衰火旺之色，多可活；若黑若紫，则火极似水之象，乃其肾水已竭，精气枯涸也，决不治；又骨髓不枯，脏腑不败，则可活；若老弱患此，疮头不起，或肿硬色紫，坚如牛领之皮，脉更涩，此精气已绝矣，不可治，或不待溃而死；有溃后气血不能培养者亦死。

（三）辨兼合证

1. 兼发热　疮疡发热烦躁，或出血过多，或溃脓大泄，或汗多亡阳，或下多亡阴，以致阴血耗散，阳无所依，浮散于肌表之间，而非火也。若发热无寐，血虚也；兼汗不止，气虚也；发热烦躁，肉瞤筋惕，气血虚也；大渴面赤，脉洪大而浮，阴虚发热也；肢体微热，烦躁面赤，脉沉而微，阴盛发躁也。李东垣云："昼发热而夜安静，是阳气自旺于阳分也；昼安静而夜发热，是阳气下陷于阴中也。如昼夜俱发热者，重阳无阴也，当峻补其阴。"故王太仆云："如大寒而甚，热之不热，是无火也，当治其心；如大热而甚，寒之不寒，是无水也。或热动复止，倏忽往来，时动时止，是无水也，当助其肾。故心盛则生热，肾盛则生寒。肾虚则寒动于中，心虚则热收于内。又热不胜寒，是无火也；寒不胜热，是无水也。夫寒之不寒，责其无水；热之不热，责其无火。热之不久，责心之虚；寒之不久，责肾之弱。治者当深味之。”

2.兼渴 疮疡作渴，若焮痛发热，便利调和者，上焦热也；肿痛发热，大便秘涩者，内脏热也；焮肿痛甚者，热毒蕴结也；漫肿微痛者，气血虚壅也。或因胃火消烁而津液短少者；或因胃气虚而不能生津液者；或因胃气伤而内亡津液者；或因胃水干涸，口舌干燥者；或先口干作渴，小便频数而后患疽；或疽愈后作渴饮水；或舌黄干硬，小便数而生疽者尤恶也。苟能逆知其因，预滋化源，可免是患。

3.兼呕 薛立斋云：“喜热恶寒而呕者，宜温养胃气；脉细肠鸣，腹痛滑泄而呕者，宜托里温中；喜寒恶热而呕者，宜降也；脉实便秘而呕者，宜泻火。”若不详究其源而妄用攻毒之药，则肿者不能溃，溃者不能敛。虽丹溪云肿疡时呕，当作毒气攻心治之；溃疡时呕，当作阴虚补之。殊不知此大概言之耳。况今之热毒内攻而呕者十之一二，脾胃虚寒或痰气而呕者十居八九。大抵热毒内攻而呕者必喜凉而脉数，脾胃虚寒或痰气而呕者必喜温而脉弱，故不可不辨明也。又曰“凡痛疽肿赤痛甚，烦躁，脉实而呕者，为有余，当下之；若肿硬不溃，脉弱而呕者，乃阳气虚弱，当补之；若呕吐少食者，乃胃气虚寒，当温补脾胃；若痛伤胃气，或感寒邪秽气而呕者，虽有肿疡，当助胃壮气，若用攻伐，多致变证不治”。

4.兼便秘 东垣云：“疮疡热毒深固，呕恶心逆，发热而烦，脉沉而实，肿硬木闷，大便秘结，此毒在脏腑，宜疏通之。故疏通其内，以绝其源。”又曰：“疮疡及诸面赤，虽有伏火，不得妄攻其里，若阳气怫郁，邪气在经，宜发表以去之。”故曰：“火郁则发之。疮疡大便秘结，虚实当分。作渴饮冷，其脉洪大而有力者，属实火；口干饮汤，其脉浮大而无力者，属气虚。若肠胃气虚血燥而不通者，宜滋润之；若疡证属阳，或因入房伤肾而不通者，宜用辛温之药以回阳，多有得生者；若饮食虽多，大便不通，而肚腹不胀者，此内火消烁，切不可通之；若肚腹痞胀，而直肠干涸不通者，宜用猪胆汁导之，若误行疏利，复伤元气，则不能收敛。经曰‘肾开窍于二阴’‘藏精于肾’。津液润则大便如常，若溃疡有此，因气血亏损，肠胃干涸，当大补为善，设若不慎虚实而一味疏利者，鲜有不误。若老弱或产后而便难者，皆气血虚也，猪胆汁最效，甚者多用之。更以养气血药助之，万不可妄行攻伐。"

5.兼泄泻 疮疡大便泄泻，或因寒凉克伐，脾气亏损；或因脾气虚弱，食不克化；或因脾虚下陷，不能升举；或因命门火衰，不能生土；或因肾经虚弱，不能禁止；或因脾肾虚寒，不能司职。张仲景云，下痢肠鸣，当温之；脉迟紧，痛未止，当温之；大孔痛，当温之；心痛，当救里。《精要》云："痈疽呕泻，肾脉虚者，不治。"此发《内经》之微旨也，凡此，实难治之证，如按前法治之，多有可生者。

6.兼小便数 疮疡，小便淋漓频数，或茎中涩者，肾经亏损之恶症也，宜补阴；足胫逆冷者，宜补阳。若小便频而黄者，宜滋肺肾；若小便短而数者，宜补脾肺；若热结膀胱而不利者，宜清热；若脾气燥而不化者，宜滋阴。若膀胱阴虚，阳无以生；或膀胱阳虚，阴无以化者，皆当滋其化源。苟专用淡渗，复损真阴，乃速危矣。

二、肿疡、疮疡之虚实异治

肿疡有云忌补宜下者，有云禁用大黄者，此其为说各异而亦以证不同耳。盖忌补者，忌邪之实也；畏攻者，畏气之虚也。即如肿疡多实，溃疡多虚，此其常也。然肿疡亦多不足，则有宜补不宜泻者；溃疡亦或有余，则有宜泻不宜补者，此其变也。或宜补，或宜泻，总在虚、实二字，然虚、实二字最多疑似，贵有定见。

（一）肿疡

如火盛者宜清，气滞者宜行，既热且壅宜下，无滞无壅则不宜妄用攻下，此用攻之宜禁者也。至若用补之法，亦但察此二者：凡气道壅滞者不宜补，火邪炽盛者不宜温补。若气道无滞，火邪不盛，或饮食二便清利如常而患者有危险可畏者，此虽未见虚证，虽肿疡未溃，亦宜即从补托，盖恐困苦日久，无损自虚。若能预固元气，则毒必易化，脓必易溃，口必易敛，即大赢大溃，尤可望生。若必待虚证迭出或自溃不能收敛，而后勉力支持，则轻者必重，重者必危，能无晚乎？此肿疡之有不足也，所系非细，不可不察。

（二）溃疡

立斋曰："脓熟不溃者，阳气虚也，宜补之；瘀肉不腐者，宜大补阳气，更以桑木炙之；脓清或不敛者，气血俱虚，宜大补之；脓厚食少，无睡，或发热者，虚也，宜补之；倦怠懒言，食少不睡者，虚也，宜补之；寒气袭于疮口，不能敛口，或陷下不敛者，温补之；脉大无力或微涩者，气血俱虚也，峻补之；出血或脓多，烦燥不眠者，乃亡阳也，急补之；凡溃脓而清，或疮口不合，或聚肿不赤，肌寒肉冷，自汗色脱者，皆气血虚也，非补不可；凡脓去多，疮口虽合，尤当补益，务使气血平复，否则更患他症，必难治疗也。"又曰："大抵脓血大泄，当大补气血为先，虽有他症，以末治之。凡痈疽大溃，发热恶寒，皆属气血虚甚。若左手脉不足者，补血药当多于补气药；右手脉不足者，补气药当多于补血药。切不可发表，盖痈疽全借气血为主，若患而不起，溃而不腐，或不收敛，及脓少或清，皆气血之虚也，俱宜大补之，最忌攻伐之剂。亦有脓极多者，乃气血虚而不能禁止也。常见气血充实之人患疮者，必肿高色赤，易腐溃而浓且稠，又易于收敛；怯弱之人，多不起发，不腐溃，又难于收敛。若不审察而妄投攻剂，虚虚之祸不免矣，至患后更当调养。若瘰疬流注之属，尤当补益也，否则更患他症，必难措治，慎之。"又曰："溃疡若属气血俱虚，固所当补，若患肿疡而气血虚弱者，尤当预补，否则虽溃而不敛矣。又凡大病之后，气血未复，多致再发，反行攻伐，则速其不起，深为可戒也。"又曰："疮疡若痛肿焮甚，烦躁脉大，则辛热之剂，不但肿疡不可用，即溃疡亦不可用也。"

溃疡有余之症，其辨有四。盖一以元气本强，火邪本盛，虽脓溃之后，而内热尤未尽除，或大便坚实而能食，脉滑者，此形气病，气俱有余。仍宜清利，不宜温补，火退自愈，亦善症也。一以真阴内亏，水不能制火，脓既泄而热反甚，脉反躁者。欲清之，则正气已虚；欲补之，则邪气愈甚。此正不胜邪，穷败之症，不可治也。一以毒深而溃浅者，其肌腠之脓已溃而根盘之毒未动者，乃假溃非真溃也，不得遂认为溃疡而概施补托。若误用之，而反增其害，当详辨也。又有元气已虚，极似宜补，然其禀质滞浊，肌肉坚厚，色黑而气道多壅者，略施培补，反加滞闷。若此辈者，真虚既不可补，假实又不可攻，最难调理，极易招怨，是亦不治之症也。

总之溃疡有余者，十之一二；肿疡不足者，十常四五。溃疡痛，寒热头痛者，邪在表也，发散之；焮肿痛甚者，邪在经络也，和解之；微肿微痛而不作脓者，气血虚也，补托之；漫肿不痛，或不作脓，或脓成不溃者，气血虚甚也，峻补之；色暗而微肿痛，或脓成不出，或腐肉不溃者，阳气虚寒也，温补之。若泥其未溃而概用败毒，重损脾胃，不惟肿者不能成脓，而溃者亦难收敛，七恶蜂起，多致不救。丹溪云："肿疡内外皆壅肿，宜以托里表散为主，如欲用大黄，宁无孟浪之非；溃疡内外皆虚，宜以托里补接为主，如欲用香散，未免虚虚之失。"治者审之。

（三）针刺法

立斋云："疮疡之症，毒气已成者宜用托里，以速其脓；脓成者当验其生、熟、深、浅而针之。若肿高而软者，发于血脉；肿下而坚者，发于筋骨；皮肉之色不变者，发于骨髓。小按便痛者，脓浅也；大按方痛者，脓深也。按之而不复起者，脓未成也；按之而后起者，脓已成也。脓生而用针，气血既泄，脓反难成；若脓熟而不针，腐溃益深，疮口难敛。若疮深而针浅，内脓不出，外血反泄；若疮浅而针深，内脓虽出，良肉受伤。若元气虚弱，必先补而后针其脓，脓出诸症自退；若脓出而反痛，或烦躁呕逆，皆由胃气亏损，宜急壮之。"又曰："脓成之时气血实壮者，或能自出；怯弱者，不行针刺，鲜有不误。凡疮疡透膜，十无一生，虽以大补之药治之，亦不能救，此可为待脓自出之戒也。"

（四）去腐法

立斋云："夫腐肉者，恶肉也。凡痈疽疮肿溃后，若有腐肉凝滞者，必取之，乃推陈致新之意。若壮者筋骨强盛，气血充溢，真能盛邪，或自出，或自平，不能为害；若年高怯弱之人，血液少，肌肉涩，必迎而夺之，顺而取之，是谓定祸乱以致太平。设或留而不去，则有烂筋腐骨之患。"予尝见腐肉既去，虽少壮者不补其气血，尚不能收敛；若怯弱者，不去恶肉，不补气血，未见其生也。古人云："坏肉恶于狼虎，毒于蜂虿，缓去之则戕贼性命。"信哉！又曰："元气虚弱，多服尅伐之剂，患处不痛或肉死不溃者，急温补脾胃，亦有复生者，后当纯补脾胃，庶能收敛。此亦不可妄用刀割，若因去肉出血，则阳随阴散，是速其危矣。"

（五）定痛法

斋氏曰："疮疽之候不同，凡寒热虚实皆能为痛，故止痛之法殊非一端也。世人皆谓乳、没珍贵之药可住疼痛，而不知临病制宜自有方法。盖热毒之痛者，以寒凉之药折其热而痛自止也；寒邪之痛，以温热之剂熨其寒则痛自除矣。因风而痛者，除其风；因湿而痛者，导其湿。燥而痛者，润之；塞而痛者，通之；虚而痛者，补之；实而痛者，泻之；因脓郁而闭者，开之；恶肉侵蚀者，去之；阴阳不和者，调之；经络闭涩者，和之。临机应变为上医，不可执方而无权也。"

（六）止血法

疮疽出血，因五脏之气亏损，虚火动而错经妄行，当以凉血降火为主。有肝热而血妄行者，有肝虚而不能藏血者，有心虚而不能生血者，有脾虚而不能统血者，有脾肺气虚而出血者，有气血俱虚而出血者，有阴火动而出血者。当求其经、审其因而治之。凡失血过多，见烦热发渴等症，勿论其脉，急补其气。所谓血脱补气，阳生阴长之理也。若发热脉大者不治。

（七）生肌收口法

陈良甫曰："痈疽之毒有浅有深，故收敛之功有迟有速，断不可早用生肌收口之药。恐毒气未尽，后必复发，为患非轻。若疮久不和，其肉白而脓少者，气血俱虚，不能潮运，而疮口冷涩也。"又曰："脉得寒则下陷，凝滞肌肉，故曰留连肉腠，是为冷漏，须温补之。"

立斋曰："夫肌肉者，脾胃之所主；收敛者，气血之所使。但当纯补脾胃，不宜泛敷生肌之剂。夫疮不生肌而色甚赤者，血热也；色白而无神者，气虚也；晡热内热，阴血虚也；脓水清稀者，气血虚也；食少体倦，脾气虚也；烦热作渴，饮食如常，胃火也；热渴而小便频数，肾水虚也。若败肉去后，新肉微赤，四沿白膜者，此胃中生气也，但当培补之，则不日而敛。如妄用生肌之药，余毒未尽，而反益甚耳。盖疮疡之作，由胃气不调；疮疡之溃，由胃气腐化；疮疡之敛，由胃气荣养。东垣云："胃乃生发之源，为人身之本。"丹溪亦谓："治疮疡当助胃壮气，使根本坚固。"诚哉是言也。

（八）薄贴法

徐灵胎云："今所用膏药，古人谓之薄贴。其用大端有二：一以治表，一以治里。治表者如呼脓、去腐、止痛、生肌，并遮风、护肉之类，其膏宜轻薄而日换，此理人所易知；治里者，或祛风寒，或和气血，或消痰痞，或壮筋骨，其方甚多，药亦随病加减，其膏重厚而久贴，此理人所难知。"何也？盖人之疾病，用外以入内，其流行于经络脏腑者，必服药乃能祛之。若其病既有定所，在于皮肤筋骨之间，可按而得之，用膏贴之，闭塞其气，使药性从毛孔而入其腠理，通经贯络。或提而出之，或攻而散之。较之服药尤有力，此至妙之法也。故凡病之气聚血结而有形者，薄贴之法为良。但制膏之法，取药必真，心志必诚，火候必到，方能有效，否则不能奏功。至于敷、熨、吊、濕种种杂法亦相同，在善医者通变之而已。

（九）围药法

外科之法最重外治，而外治之中尤重围药。凡毒之所最忌者，散大而顶不高。盖人之一身岂能无七情六欲之伏火、风寒暑湿之留邪、食饮痰涎之积毒？身无所病，皆散处退藏，气血一聚而成痈肿，则诸邪四面皆会，惟围药能截之使不并合，则周身之火毒不至矣。其已聚之毒不能透出皮肤，势必四布为害，惟围药能束之，使不散漫，则气聚而外泄矣。如此则形小顶高，易脓易溃矣。故外治中之围药较之他药为特重，不但初起为然，即成脓收口，始终赖之，一日不可缺。围药而用三黄散之类，每试不效，非围药无用。又如既破之后而仍用围药者，因极轻之毒往往至于散越而不可收拾，不得不用围药也。至于围药之方，亦甚广博，大段以消痰、拔毒、束肌、收火为主，而寒热、攻提、和平、猛厉则常随证去取，固不可拘执者也。（左文宪，《哈尔滨汉医学研究会月刊》，1937年第4、5期）

第三节　痈疽证治一得

痈疽之为病，轻重不一，病源各异，故非持普通之方剂所能统治也。盖疡科之服药，大法虽与内科相同，但内科按病设方、因证施药，效如桴鼓。外科则不然，有某毒主某药、某症主某方，非此不效者。况乎手术、裹扎、洗涤等法尤非授过真传、实际经验不能有得也。以故浅学之辈恒持几种秘方便尔诩扬，稍涉猎医书者又复骄傲自满，以示鸣高，此皆未得疡科之奥妙者也。

一、辨证

窃尝论疮疡之发虽发于表，而病根实在于里也，或内因七情所结，或外感六淫而生，证候多端，治法不一，而首先当辨阴阳。

盖纯阳之毒，高肿焮痛，来势暴急，治法以清热解毒为主。初起内服加减消毒散，外敷洪宝丹自可消散。倘或溃脓，外用乌云散盖膏；腐重者，冰翠散盖膏，腐脱自然生肌合口。

纯阴之毒，清冷坚硬，皮色如常，不疼或痒，来势缓慢，治法以温经通络为主。气虚者，宜加味四妙汤；血虚者，宜小阳和汤，外以温煦丹敷，自可痊愈。若已溃口者，总宜调理之剂，不可用纯补致成痼疾。外用海浮散，自可渐渐收功。

半阴半阳之毒，微疼微硬，皮色淡红，治法以调气和营为主，内服加减冲和汤，外敷加味乌龙膏。溃后仍宜托里，外用乌云散，或海浮散亦可。

二、预后

大抵疮疡之毒纯阳固多、纯阴原少，惟半阴半阳之毒居多。阳者轻而易愈，阴者重而难痊。医者若能分清阴阳，大症化小，小症化无，实为上上之技。至于五善、七恶以知顺逆，气血盛衰知邪进退，经络起止以辨脏腑，脉息有余、不足以明补泻，临证尤当细心审辨者也。

以上种种皆系予家之心法，并予廿余载之经验和盘托出，不复珍惜，以供我汉医界同仁参考，谅亦不无小补云尔。（宋希尧，《哈尔滨汉医学研究会月刊》，1938年第18期）

第四节　乳痈肿溃治验

李凌云，齐齐哈尔铁路职员，携眷来哈。其妻年二十六岁，产后患乳痈，始则乳房肿疼，继则溃烂不堪。先赴医院求诊，谓须急速割治，否则危矣。惟病人惧割，遂求治于余。余曰："此病发于肝胃，虽割无益，治其肝郁胃滞，其病自愈。余可为君设法，勿虑也。"用下开药品三服而愈。

白归五钱，生草二钱，滴乳一钱，明没二钱，瓜蒌一个，生芪二钱。

凌云曰："吾尝以汉医长于治内病，西医长于治外疡。孰知汉医之治外疡更有捷于西医者，真令人钦佩不已云。"（宋希尧，《哈尔滨汉医学研究会月刊》，1939年第27期）

第五节　疔

一、总论

疔，为什么叫作疔？就是因为疮的形状如同钉盖一般，它的形体小，它的根柢深。初起的时候红根白头，若是肿痛的为轻症，麻木的为重症。这种疔疮的成因，大半是由于恣啖高粱厚味，或中禽兽的毒，或感受四时不正的气，阻塞了经络以及五脏，内蕴火毒，血瘀毒滞而生出来的证候。发生没有一定的地方，流生在骨节之间的为轻，生长在头项胸背的比较吃重。以从五脏所发生出来的疔疮为最急，有朝发夕死的危险。疡科以疔疮为最不容易治的证候，又觉着疔疮是最容易治的证候。这就在乎得其法或不得其法了。若是得其法，应手而愈；不得其法，到底仓皇莫救。

二、分类

（一）火焰疔

初生起红黄小疱，兼之烦躁舌强。大约多生在唇口及手掌指节间。这是心经毒火所成。

（二）紫燕疔

初起紫疱，继续着就流血串筋，兼之神昏惊惕。多生在手足、腰胁、筋骨等地方。是肝经毒火所成。

（三）黄鼓疔

起始生黄疱，周围红，兼之呕吐肢痛。多生在口角、腮颧、眼胞上下及太阳正面的地方。是脾经毒火所成。

（四）白刃疔

初生白疱根突起，破流脂水，重则腮损咽焦，鼻煽气急。每生在鼻孔及大指等处。是肺经毒火所成。

（五）黑靥疔

初起黑斑紫疱，串肤攻肌，重则手足青紫，目睛透露。每生在耳窍、牙缝、腰肾偏僻的地方。是肾经毒火所成。

（六）其他

颧骨疔生在颧部，人中疔生在人中，蛇头疔生在大指，红丝疔指发红丝的疔。

三、顺证治法

（一）内治法

初起有畏寒发热、身体拘急、脉象浮数等表象，当用火郁发之之法，如薄荷、牛蒡、桑叶、连翘、金银花、地丁、甘草、菊花、丹参等药，以散表排毒。以后就口渴咽干、烦躁不安、大小便闭、脉大有力等热象，当用釜底抽薪的方法，如大黄、黄连、黄芩、黄柏、山栀、连翘等药，以清热通便。

（二）外治法

没溃破的，外贴釜墨膏，中上酥料，四围敷玉露散，用菊花露调敷；已溃破的，先用九一丹提毒外出，肿未消的可再用药敷之。

四、走黄证治

（一）内治法

风寒不避，饮食也没有节制，以致疔疮根脚放大，肿势加增，红晕散漫，将有走黄的形势。这时烦闷欲死，毒气内攻，急用疔毒复生方挽救，如山栀、牡蛎、木通、乳香、没药、银花、连翘等品治之，再服蟾酥丸二三粒。

（二）外治法

外用立马回疔丹插入孔内，提去热毒，或能挽狂澜于既倒，侥幸于万一也说不定。

五、结语

疔疮是火毒，无论是已溃未溃，都起先应当清化，不应当温补，和治痈疽的方法大不相同。

六、方药附录

釜墨膏：把釜脐下的灰（又名釜脐墨）用茶水或陈醋或香油调成膏。
玉露散：寒水石（用软而色微青黑，中有细纹的。如没有，也可用滑石代替之）、石膏、生甘草各等分为极细面。

菊花露：用白菊花连根煎汤蒸露。

九一丹：第一方，生石膏九分，白降丹（须年久烈性已退的）一分；第二方，煅石膏九钱，陈升丹一钱，研为极细末。看证候的轻重，或八二或七三的分量掺和用之。

蟾酥丸：见高仲山著《汉药丸散膏酒标准配本》413页。

立马回疔丹：见高仲山著《汉药丸散膏酒标准配本》119页。（李德荣，《哈尔滨汉医学研究会月刊》，1939年第30期）

第六节　面部之外疡

旧夏，家兄撄项痈之疾。余虽习汉医但于疡科则非所擅长，且深知汉医于消毒防腐及手术等均不若西医之合于现代，乃就商之于余友陈泽生首善医院长。承陈院长介绍一俄医，施行手术及治疗，讵知竟愈而复发者再，乃就凡吾医院诊治，逾三月仍未愈。斯时也，此疾前后已六月矣！家兄自承此为大症，余亦以为此为大症，如此缠绵者乃当然之事，未为奇也。嗣嫂氏亦染此症，且较家兄为剧，家兄及余促其速赴医院治疗，渠颇固执而不往。无已，遂谋诸汉医疡科专家杨景周先生，未半月而痊愈。家兄知其良也，亦求诊焉，一来复亦愈。斯时也，余始惊杨君术之神，而家兄亦悔向之缠绵为冤枉矣！杨君之于治疗，内服及外敷均采汉法，而绷扎消毒等事则采诸西洋，与吾人所理想之现代汉医殊相合。今杨君揭此文于本刊，因就所知者序于前，以代介绍云。

高仲山识于半半斋

1940年5月20日

一、颧痈、颧疽

（一）症状及预后

二病全是发生在颧骨尖处的，属于小肠经。不论左右，初起甚小，渐大如榴。初起焮红，浮肿疼痛的，名叫颧痈，七日即溃；初起色紫，漫肿坚硬，麻木疼痛的，名叫颧疽，三七二十一日方溃。

（二）病因病机

颧痈是皮肤病，由于外感风热和血相搏，发为痈肿，易溃易敛；颧疽是骨肉病，由于饮食不节，积热小肠，小肠蕴毒上炎，毒滞血凝，由内而达于外，难溃难愈。

（三）治疗

凡是外症痈疽大毒，内外治法约分为初、中、末三期，若是循序治疗，没有不愈的（见表5）。初期全都应当消散，如果毒盛而消散不应验，则内服应当消托兼用，消其未成的毒，托其已成的脓；外治应当提毒箍毒，使其速溃速敛，以免毒势蔓延，因为毒所到的地方，其肉必定要腐烂，这种药的用意也就是所说的防腐剂。至于已溃以后，应当培养气血，排脓托毒，提毒生肌。这是一定不易的道理，其余的证候都照着这样辨，后不再述。

表5　颧痈、颧疽治疗

病名	阶段	内服方	外治法
颧痈	初期	仙方活命饮	紫金锭、金黄散
	中期	透脓散	金黄散、金箍散、大红膏
	末期	四物汤	太乙膏、九一丹、海浮散
颧疽	初期	内疏黄连汤	离宫锭
	中期	托里消毒散、麦灵丹	金黄散、金箍散、阳和膏、黑虎丹
	末期	四物汤	阳和膏、海浮散

二、颧疔

（一）症状

生在颧肉之间，属足阳明胃经，不论左右。初起如粟米粒黄色小疱，渐如赤豆，顶凹坚硬，按着像钉头，觉着麻痒疼痛。初起或有寒热，或无寒热，便结，甚则心烦泛恶，这是颧疔的见症。

（二）病因病机

这是一种皮肉病，由于过食炙煿药酒，以致胃经积火成毒，循经络而上升，血凝毒滞而成的。

（三）治疗

表6　颧疗治疗

阶段	内服方	外治法
初期	五味消毒饮、蟾酥丸	猪胆膏
中期	黄连消毒饮、麦灵丹	大红膏
末期	四物汤加减	太乙膏、九一丹
备急方	琥珀蜡矾丸、野菊花药汁、芭蕉根汁	—

三、面发毒

（一）症状

生在面上颊车骨间，初生一个，渐发数枚。形如赤豆，色红焮痛，坚硬似疗，时流黄水。它的见症是轻则或有寒热，或无寒热，脉象洪数；重则唇焦，口渴，便燥。

（二）病因病机

由于风热客于阳明，循着经络上攻，发生在皮肉之间。

（三）治疗

表7　面发毒治疗

治法	辨证用方
内服方	初期：荆防败毒散，重加凉膈散
	末期：竹叶石膏汤、六一散
外治法	红肿的：黄连膏
	不肿的：解毒丹

四、面游风

（一）症状

生于面上。初发面目浮肿，肌肤干燥，时起白屑；初起痒如虫行，继则抓破，或流黄水，或流血水，痛楚难堪。

（二）病因病机

是皮肤病。由于平素血燥，过食辛辣厚味，以致胃热上蒸而成。内分二种：流黄水的属湿热，流血水的属风燥。

（三）治疗

表8　面游风治疗

治法	辨证用方
内服方	痒而流黄水的：消风散
	痛而流血水的：黄连消毒饮
外治法	黛鹅黄散五成，二味败毒散一成
	摩风膏

五、痄腮

（一）症状

痄腮，一名髭发，又名额腮疮。生在两腮肌肉不着骨的地方，漫肿无头。初起焮痛，寒热往来，甚则口渴便闭。

（二）病因病机

这是一种皮里肉外病，无论左右，全是发端于阳明胃热。若是红肿焮热的，属于胃经风热；倘若平肿色淡不鲜的，属于胃经湿热。

（三）治疗

表9　痄腮治疗

阶段	内服方	外治法
初期	柴胡葛根汤，便闭口渴加凉膈散	色红者，金黄散、金箍散；色淡者，干蟾散、冲和膏
中期	托里消毒散	冲和膏、金箍膏
末期	四物汤加减	阳和膏、九黄丹、海浮散

六、颊疡

（一）症状

生在耳后颊车骨间。初发如粟粒大，色红，渐大如榴。

（二）病因病机

由阳明经积热而生，是皮肉病。

（三）治疗

初起宜犀角升麻汤清解之；若失治或过敷寒药致肌冷毒滞，难消难溃的，应当用升阳散火汤发之；将要溃破当用托里消毒散。脓熟针之，倘若脓出脓厚的，疮口易敛易愈。脓出清稀因而成管，久生多骨，或牙关紧闭，经年缠绵不愈的，内服桂附八味丸，外用豆豉饼加艾灸之，再加盖阳和膏，疮内插七仙条。

表10　颊疡治疗

阶段	内服方	外治法
初期	犀角升麻汤	硇砂膏、十将丹、平安散
中期	升阳散火汤、托里消毒散	冲和膏、金箍散、阳和膏
末期	消毒散去皂角刺、桂附八味丸	阳和膏、九黄丹，七仙条灸法

七、骨槽风

（一）症状

起于耳前牙叉骨间，连及腮颊。漫肿无头，皮色不变，隐隐作酸痛或不痛，牙关拘紧或寒热，红肿焮痛。

（二）病因病机

这是一种筋骨病，少阳、阳明两经主之，有表里、虚实、外感、内伤的分别。少阳少血多气，脉络空虚，它的脉经过颐颊而入项，易招风邪入内；阳明多气多血，主牙关开阖，倘厚味积热壅塞血脉，就要和少阳风火互结为病。治得其法，尚可消散，如稍一迟延则脉热肉败，便要成脓。这是说本病之属于阳性的可以依法治愈，倘若是七情郁火或寒凉太过，凝结难以起发，日久则要穿腮齿落，不可挽救了。

（三）治疗

至于这种病的治法，因为病有虚实，方有攻补；证有寒热，药有温补。先言外感：属于风热的，清阳散火汤主之；风寒的，阳和汤主之，荆防败毒散亦主之。外感易治，内伤较为难治。属于阴虚的，应当养阴柔肝，化痰通络；属于阳虚的，中和汤主之，以望其得脓速溃。溃后以和托为主，视其体之强弱，照溃疡门法治之。这种病初起易治，中、末两期难治，难在不易收功。

至于外治，属风热的，宜于敷散；属风寒的，宜于膏散并当以艾灸之；内症阳虚的，其治法和此相同；阴虚痰热入络的，只用膏丹就可。

表11　骨槽风治疗

分期	治法	外感		内伤	
		风热证	风寒证	阴虚证	阳虚证
初期	内服	清阳散火汤	阳和汤、荆防败毒散	石斛、川贝、知母、白芍、料豆、僵蚕、黛蛤散、元参、牡蛎、龟板	中和汤
	外治	金黄散、冲和膏、干蟾散	阳和膏、十将丹、平安散、桂麝散，外用针灸法	阳和膏、十将丹、平安散	阳和膏、十将丹、平安散、桂麝散，外用隔姜艾灸法
中期	内服	托里消毒散	托里消毒散	前方加生黄芪、炙甲片、皂角刺、金花	神功内托散
	外治			同初期	
末期	内服	加减四物汤	加减四物汤	初期方加生黄芪、西洋参、红枣	归芍六君子汤
	外治	阳和膏、九黄丹、海浮散	阳和膏、九黄丹、海浮散	阳和膏、黑虎丹加升降丹少许、海浮散	阳和膏、黑虎丹加升降丹少许、海浮散

八、发颐

（一）症状

发颐，又名汗毒，发于颐颔之间，属足阳明胃经，肿如结核，渐大如李。初起寒热，患处微热微痛，渐大则疼痛增加。

（二）病因病机

这是皮肉病，由于伤寒发汗未尽，邪郁阳明，或疔毒未透，壅积而成。

（三）治疗

表12　发颐治疗

阶段	内服方	外治法
初期	荆防败毒散，身凉不渴的牛蒡甘桔汤	金黄散、冲和膏
中期	透脓散	冲和膏、金黄散
末期	归芍异功散	太乙膏、九黄丹、海浮散

九、时毒

（一）症状

发生在项、腮、额、颐等处。漫肿无头，渐渐焮赤，或似结块有根。这种病初起时状类伤寒，寒热骨楚，心神恍惚，或兼咽痛。

（二）病因病机

是皮肉病，由于感受不时不正的气候，收容在经络以内，和肺胃蕴热酿结而成，所以名之曰时毒，不是发生于病后的颐毒。这个项、腮、额、颐均是头的部位，头为诸阳之首，清空之区，仅有风可到。风为百病之长，寒热适中，感于人则无害，过度变为不正之气，遇寒则寒化，遇热则热化，这就是所说的善行而数变。

（三）治疗

这病初起须辨寒、热、虚、实，察色诊脉尤为要紧的事情。属于风寒的，宜荆防败毒散；属于风热的，宜连翘消毒饮；热感气分的，宜加羚羊角等撤之；传营分的，宜犀角地黄汤等凉之；邪滞于膈未化热的，重用朴、防开之；瘀滞的，桃仁、青皮行之；正虚邪旺的，参、芪等托之；邪热蒙秘，金汁、花露等泄之。服药后，肿仍不消，是脓将成，当从内托。强壮的宜透脓散，衰弱的宜托里透脓汤。脓熟刺之，提毒收功，兹将治法表列于后（见表13）。

表13 时毒治疗

阶段	内服方	外治法
初期	风寒——荆防败毒散 风热——连翘消毒饮	皮色不变的——冲和膏、金黄散、干蟾散； 皮色红的——金黄散、玉露散
中期	壮的——透脓散 弱的——托里透脓汤	皮色淡红的——金黄散、金箍散； 皮色紫红的——冲和膏、金箍散
末期	加减四物汤	有块的——阳和膏、九黄丹； 无块的——太乙膏、九黄丹、海浮散

十、凤眉疽

（一）症状

这种病又叫眉发，生长在眉棱上，形如长瓜，左右俱是。足太阳膀胱、手太阳小肠、足厥阴肝、足少阳胆四经主之。所见的证候是二目合肿，坚硬色赤，按之有根，或出黄水，痛不可忍，闷乱呕逆。

（二）预后

若见色黑，其腰渐渐肿满而气逆的，死不治。六日内刺之，得脓则吉，无脓则险。小儿染患此症的多死，大人可十愈五六。

（三）病因病机

这是骨肉病，由于膀胱、小肠、肝、胆四经积热所致。倘不速治，则毒气内攻，有伤目伤脑的危险。

（四）治疗

本病很类似疔疮。治的方法，第一得提住疮根，不使散漫。初起宜仙方活命饮散之，倘散而不效，急服托里透脓汤托之。切不可妄投寒凉、破气伤胃的药品。

表14 凤眉疽治疗

阶段	内服方	外治法
初期	仙方活命饮	金黄散、金箍散、紫金锭、海马崩
中期	托里透脓汤	金箍散、大红膏
末期	四物汤加味	太乙膏、九一丹

437

第十二章 外科理验

海马崩毒法：凡发背、对口、搭手、眉疽、乳发等病，在初起时用热水自肘后洗至手六经起端处止，日洗数十遍以泄热毒，不洗至指甲皮瓤不可住手，直洗到疮势已衰方可住洗。因为三阳经全归督脉所领，洗到指甲皮瓤的缘故是要令热从根本而解的意思。

十一、眉心疽

（一）症状

眉心疽又名印堂疽，也叫面风毒疽。发生在两眉之间，形长皮赤，二目合缝，光肿发热。正的属于督脉，偏的属于膀胱。

（二）预后

肿硬疼痛，色赤焮红的容易治，色黑木痛的难治。腐溃脓稠的顺，无脓黑陷的逆。

（三）病因病机

发于正的属于督脉，是由于风热蕴结，气滞而成的；发于偏的属于膀胱经，是由于风热蕴结，阴阳相滞而生的。正的容易治，因为督脉起下贯脊而行于上，所以毒气得之反能红肿高突，使邪毒不致下陷脏腑，乃为外发，故此容易治。因督脉主一身之阳，阳主通，所以易化易溃。偏的难治，因为膀胱经起于目内眦，上行于额，贯巅顶两旁顺流而下，和疮毒交合下流，所以疮外平塌易陷。因太阳膀胱为寒水主藏，它的性质多冷多沉，寒主凝塞，所以疮难起难发，难化难溃。

（四）治疗

表15 眉心疽治疗

阶段	内服方	外治法
初期	色红的——神授卫生汤	色红的——金黄散、冲和膏
	色淡的——托里消毒散	色淡的——阳和膏、十将丹、平安散
中期	托里消毒散	色红的——冲和膏、金箍散
		色淡的——阳和膏
末期	归芍异功散	阳和膏、九黄丹、海浮散

十二、太阴发

（一）症状

发生在眼梢睑上瞳子穴，在目外眦五分，属于足少阳胆经。

（二）预后

赤肿有脓，如大渴闷乱，血出不止，及青黑色，不痛作蛀孔的，不治。因于风热的容易治，属于七情郁火的难治。

（三）病因病机

病属足少阳胆经，少阳多气少血，气火有余，血凝毒滞，造成这种证候。

（四）治疗

表16　太阴发治疗

阶段	内服方	外治法
初期	风热病：神授卫生汤	风热病：金黄散、紫金锭
	七情病：香贝养营汤	七情病：硇砂膏、十将丹、平安散
中期	风热病：透脓散	金箍散、冲和膏
	七情病：香贝养营汤	
末期	加味四物汤	阳和膏、九黄丹、海浮散

香贝养营汤：人参一钱，茯苓一钱，熟地一钱，贝母（去心）一钱，当归一钱，桔梗五分，土炒白术一钱，陈皮一钱，川芎一钱，酒炒香附一钱，白芍一钱，甘草五分。

十三、龙泉疽

（一）症状

生在水沟穴，属于督脉经。形如赤豆，色紫顶焦，坚硬木痛，不时麻痒，寒热交作，这是它的见症。

（二）病因病机

这是筋肉病，由于上焦风热攻入督脉，势小根深，毒易走散。散则令人烦闷，恶心干呕，神乱昏愦。腮项俱肿的多致不救。

（三）治疗

这种病的治法可照疔毒门治之，因为这就是俗名人中疔，治宜急速，迟则多死。

表17 龙泉疽治疗

阶段	内服方		外治法
初期	五味消毒饮、蟾酥丸		猪胆膏、灯芯烙法
中期	风热：黄连消毒饮		大红膏
	正虚：竹叶黄芪汤		
末期	四物汤加减		太乙膏、黑虎丹、九一丹

竹叶黄芪汤：人参八分，煅石膏八分，麦冬八分，川芎八分，黄芪八分，制半夏八分，生地一钱，黄芩八分，白芍八分，甘草八分，当归八分，竹叶十片，生姜三片，灯芯二十根。

十四、虎啮毒

（一）症状

虎啮毒又叫承浆疽、承浆疔和颏痈，生长在颏部的承浆穴。坚硬肿痛的叫承浆疽；焮红肿痛的叫颏痈；形如小豆，麻痒疼痛，寒热心烦作呕的叫承浆疔。

（二）病因病机

全是由于过食炙煿，以致胃肾二经积热上攻任脉而成。

（三）治疗

表18 虎啮毒治疗

阶段	内服方		外治法		
	痈疽	疔	痈	疽	疔
初期	仙方活命饮加升麻、桔梗，内疏黄连汤	五味消毒饮	硇砂膏、十将丹、平安散	金黄散、紫金锭	五味消毒饮
中期	托里消毒散	竹叶黄芪汤去人参	金箍散		大红膏
末期	加减四物汤		阳和膏、九黄丹、海浮散		太乙膏、九一丹

十五、燕窝疮

（一）症状

俗名羊胡子疮，生在颏下。初生时小的如粟，大的如豆，色红，热痒微痛；抓破时则流黄水，浸淫成疮。

（二）病因病机

是皮肤病。此病小孩染患的居多，因饮食不洁，酿成湿热，积留脾胃，循经上升，发为此疮。

（三）治疗

内服芩连平胃汤。外治：但痛不痒的用黛鹅黄散，既痛且痒的用解毒丹。上药皆用麻油调敷，药干后，用油洗去，不可见清水。

十六、雀斑

（一）症状

生在面上，细碎如雨点，其色淡黄，或黑色。

（二）病因病机

是皮肤病。由郁积血分，风邪外搏所致，或中粉内铅毒，或由肾水不足，水滞结而为斑。

（三）治疗

内服犀角升麻丸、六味地黄丸，外用正容散。

十七、肺风粉刺

（一）症状

生在面上。小的如疹，大的如瘰，破后内出之物，有如小米粒，窜发不已。

（二）病因病机

这是皮肤病，由于肺气不清，外感风热，或冷水洗面，热血凝结而成。

（三）治疗

内服清肺散，外用灭癜散。

十八、黑痣

（一）症状

多生于面上，虽然肢体上也有，但是总比面上的少。形为黑点，小的如黍，大的如豆，比皮肤高起一线，或头上生毛。

（二）病因病机

这也是皮肤病，由于经络的血滞于卫分，伤气结束而成的。

（三）治疗

此病倘如是自幼而生，生在穴位上的，切忌外治，恐有性命之虞，听其自然为妙；如系中年生的，根脚不深，可用外治法以除之。用线针将痣挑破，涂以水晶膏，三四日结痂，其痣自落，再用贝叶膏贴之，兼戒酱醋，愈后便无痕迹。

十九、黧黑斑

（一）症状

生在面上。初起时色如尘垢，日久便黑似烟煤，枯暗无有光泽，大小不一，小的如同粟粒，大的如同莲子实，或长或斜或圆，和皮肤相平。

（二）病因病机

这也是皮肤病，由于忧思抑郁，血弱不华，火燥结滞，便发生在面上，此症以妇女染患的居多数。

（三）治疗

内服肾气丸、六味地黄丸加附子、肉桂，外用玉容散。

二十、大头瘟

（一）症状

发生在面部。初起嫩红，漫肿疼痛。先由一处，渐渐蔓延满面，双目难张，寒热头痛，甚则呕恶便结，气喘口干，舌燥咽喉肿痛。

（二）病因病机

发生这种病的原因是由于外感时气风热的邪气，蕴袭上焦。风为阳邪，头为诸阳之首，两阳相合便要蕴蒸为患。

（三）治疗

倘若邪集太阳一经，则额上、脑后、项下、两目全部发现赤肿，应当用荆防败毒散治之；邪在少阳的，则耳的上、下、前、后并头角红肿疼痛，寒热往来，口苦咽干，目疼胁满，应当用小柴胡汤加花粉、荆芥、连翘、芩、连等味治之；邪在阳明的，则鼻额红肿连及两目和面部，应当用普济消毒饮治之；三阳并痛的，普济消毒饮也可治之；便闭的，加酒制大黄；体虚的，加人参；若是作痒的，加二味败毒散。外用金黄散、玉露散。

（四）预后

这种病来势看着像似很凶，其实若是治之合法，可以全活。切忌早用寒凉，免得邪闭内陷变成败症。（杨景周，《滨江省汉医学月刊》，1940年第36期）

第七节　肠痈（盲肠炎）验案

呼兰县高雨亭，年二十八岁，体素健康。于本年仲秋初旬外出办事。事办完，步行还家。途中自觉烦渴，遂食苹果一枚。

到家后微觉腹痛，未甚介意。翌日午后七点忽发剧疼，发热自汗，恶风头胀，心烦口干，便秘溲少。天枢穴（在脐旁开二寸）微见肿形，以手按其部，刺疼难忍，右足不敢伸舒。临近诸医延请殆遍，均未获效。无奈转请西医诊疗，断为盲肠炎，须用手术剖割，且谓剖割宜早，迟则脓成穿肠，不可救药。惟病者闻剖割二字惊惶失色，宁死不从。

友人介绍，邀余往诊，诊其脉滑而数，复观其种种现症，直晓之曰：西医谓此症为盲肠炎，实即汉医之肠痈也。遂用大黄牡丹皮汤加郁金、枳壳、赤芍、川贝、瓜蒌、覆花等品。上午八点服药，至夜间下脓血颇多，翌日腹疼大减，发热已退，恶风头胀已止，其余诸症均见轻快。复与金匮排脓散加覆花、川贝、橘络、全归、赤小豆、连翘诸味，连服二剂，诸证俱退。又用调理药二三剂，渐复昔日之健康矣。（仲山按：此法治疗盲肠炎确有奇效。宋君所言委实不爽，读者幸勿忽之。）（宋希尧，《哈尔滨汉医学研究会月刊》，1937年第6期）

第八节　说痔核病

痔核病，虽不是传染病，然而社会上人士患染的很多，触目皆是。俗说十男九痔，就是极力形容患痔的人很多。今特将本病颠末汇录成篇，述之如次，作为研究。

一、病因病机

痔核，早先以为是全身病，说本病的出血正像女子的行经，把蓄积在体内的恶血借此以排泄尽净。所以常把本病的发生认为是人一生难免的事，习以为常，司空见惯，而本病的病源也因此而不从事追求。

近来欧风东渐，医学昌明，经多数学者的研究才把以前谬误之谈一旦打破，而确定本病是局所的病。因为是瘤状物，所以"静痔核"的名称，按此病是肛门及直肠下部的静脉血管（就是由下腹部静脉血管分歧的蓝色小血管）一部分因瘀血而呈血脉瘤性的扩张。

可是细究这种瘀血的原因，第一是便秘，就因为大便秘结，患者必感觉排出困难，因此必要尽力努责，务使达到排出的目的而后已，但当着努责的时候，直肠和肛门的静脉丛（即肛门部的细小血管交叉为网状的便是）必受压迫，而妨碍血液的流通，遂起瘀血。这以外像子宫、卵巢、膀胱等部的肿疡、频回的妊娠，以及分娩时的强力努责，都足以诱发本病。第二是关于饮食，如滥饮无节制、吸烟过度，以及喜吃刺激性食物，如辣椒、生姜、胡椒等，也是本病的原因。第三是兀坐，绝少运动的职业，如骚人墨客、雕工笔吏常患本病，这也是当然的事情。可是过度的运动，也容易招来本病，如长途骑马、负重远行以及赛跑、跳高之类。总而言之，本病的发生，于上流社会守坐放逸的人，每多于下流社会劳苦穷乏的人，所以徒事安适，好逸恶劳的人颇易于发生本病。

二、症状

本病因为发生地位的不同，所以有外痔核及内痔核的分别。所说的外痔核，是发生在皮下，在肛门口，因为居于外部眼目可以看到，所以又称为皮下痔核或露出性痔核；内痔核则发生在肛门的内部，直肠下部的黏膜面，或有在大便时脱出的，也有隐闭不见的，必用直肠镜扩张肛门后才得以诊察。

外痔在肛门以外，是青蓝色透亮性，如豌豆大乃至于榛粟实大的结节，若是用指压之，则形体缩小。初患时仅只感到排便障碍，觉有轻度的瘙痒及灼热而已；如迁延时日，不施以治疗，则患部因行路的摩擦和其他各种原因的刺激，遂至组织肥厚，这以后就要病势加重，常有自发性的疼痛而不能为自由的运动；如再进一步，则黏膜发炎，组织溃烂而时时出血，就是偶然暂时减轻其病状，而一遇刺激则又重发，种种不便甚为苦闷。

内痔的症状，比较外痔更为复杂。不是独生便是丛生，骈列着像车轮状，大小也不等，通常青色。初患时仅仅觉着肛门内不快，如物闭塞的样子，大便时有些微疼痛，但是这时的患者多不加以注意，以后病势加重便发生下列三种病状：一是大便脱粪时带有血液，二是痔核脱出，三是直肠的黏膜脱出。因有以上所述三种证候，所以内痔较外痔为重，现分述如下。

（一）大便脱粪时带有血液

大便脱粪时出血乃是内痔所必有的证候，在此时所出的血仅在大便的粪块外层粘着一层血液，可是也有纯粹流血的，或在排便后拭粪纸上沾有少许血迹的。出血的多寡，自二三滴至一二食匙，甚则有因出血而罹贫血症，致招生命之忧的。

（二）痔核脱出

本病每因排便的努责，粪块下行而压迫痔核，便先粪块而脱出肛外。初时脱出尚可复原，如屡次脱出或脱出经过较久的时日而欲使其恢复原位，实在不是容易的事。又每因咳嗽、喷嚏、步行等而致脱出。假若肛门环筋起抽缩痉挛作用，则已脱出的痔核甚难于复纳入于肛内，这时患者便要起立不安，体温升高，里急后重，疼痛肿胀，甚至于缠绵床褥，抱病经年，其中痛苦不言可知。

（三）直肠黏膜脱出

直肠的黏膜脱出也是本病平时必有的现象。但这种症状的发生每于肛门部，很容易诱发湿疹、红斑等病，血脓淫流，衣裤之类更容易受其污染。没有比这个再讨厌的了。

三、预防

预防本病的发生，应当先防止其致病的各种原因。无论是直接的是间接的，凡足为本病的原因，如前所述说的，一概应当禁忌。现把重要的择出数条作为参考。

（一）适宜的运动

患者每因缺乏运动而致便秘，以惹起痔核的发生。欲求防止本病，所以应当每于静坐以后行适宜的运动，是最善的方法。既可预防疾病，又可以帮助胃的消化，一举两得，何乐不为？惟独过于剧烈的运动则不相当。

（二）饮食的卫生

有时因暴食之后每致直肠内的血瘀积，而痔核因此发生。所以对于食物应当谨慎，千万不可过饱。要少吃，而吃的次数不防多，又须摄取易于消化的食物，这以外像酒和有刺激的食物更当戒绝。

（三）注意通便

大便通畅不通畅，关系本病很大。假若偶得便秘，则本病随之立生，所以预防本病必须注意大便的通畅。如欲预防便秘，则应实行以上所说的两条。

如大便坚硬的，可在每日晨起饮开水一杯，又在饭后可以多吃有浆液的生水果；如一二日不通便，则应服少量的缓下剂以帮助排便。最近有几种新出的轻泻剂，功效很好，实为家庭中必备的良药。

四、治疗

本病的疗法不一而足，聊述如下。

（一）因疗法

就是按照得病的原因而治疗的方法。如因缺乏运动而患本病的，则使之运动；因便秘而患本病的，则投以下剂等治疗法。

（二）姑息疗法

就是患部作痛时施以麻醉剂以减其疼痛，患部出血时施以收敛剂以止其血等治疗法。

（三）根本疗法

就是刀割烧灼、腐蚀注射等手术疗法。

以上三种治疗法均须操之于医者，如普通人欲求自疗则应购买咯维道尔Kaviaol（这是痔疾新药，也是盐野义商店的出品，有软膏及坐药二种。如系外痔则用软膏为相宜，用法则将此药沾粘在大小适当的布片上，敷在患处，再包以棉花。坐药系用于内痔，每日一或二次，纳药于肛内，连用数日痔核自愈）。就因为这种药功效既佳，使用的方法又简便，无论内外痔核一概可以使用，有百利而无一弊。（杨景周，《滨江省汉医学月刊》，1941年第45期）

第九节　花柳病谈

世风不古，人欲横流，青年不知努力于正道，惟色是务，惟欲是求。钻穴逾墙者有之，眠妓宿娼者有之，驯致恶病缠身，悔之已晚。孰为为之，孰或致之？诚所谓"自作孽，不可逭"也。今将花柳病之遗患与其治疗分别言之，以为未患者有所警惕，而已患者亦有所超拔焉耳。

一、遗患

一是对于本身者，为残废；二是对于妻室之波及，为不孕；三是对于儿女之遗害，为盲、聋、哑、痴、呆等残疾；四是对于血统之关系，则不强健之儿女每难长成，将来生育艰难而致绝嗣；五是对于家庭之人，每于起居饮食之不慎而遭无辜之波及，遭遗毒之儿女苟其隐疾未经治愈，娶则害人之女，嫁则害人之子；六是对交于社会，于际场酬应之时，能于不知不觉之间传染他人。而花柳病患者精神衰颓，无进取之心、坚持之力，故不能任大事。所作事业每遭失败，于社会有消耗而无生产，富者因以贫，贫者必陷于困顿流离之境而不可拔。

二、普通治法

有用药熏者，有用药洗者，有服汤剂者，有服丸药者。治法虽多，见效则少。即或侥幸而愈，亦不免再生枝节。

查近日专门治此病者，其方虽秘而不传，然多以轻粉为主药则无可疵言也。盖此病虽系极毒之病，以毒攻毒虽系正治之法，然如轻粉一物，服之虽一时见效，药毒反藏于筋骨，或因食发物，或偶有感触，其病往往复发。而妇人服之又多不受孕，殊属憾事焉。

兹拟一方，方中虽有毒品，然不似轻粉之甚，治愈者颇不乏人，且于妇人毫无障碍。今特公之于众，如有不适处，幸垂教焉。

川大黄四钱，朴硝三钱，甲珠一钱，全蝎一钱，银花三钱，连翘四钱，防风二钱，斑蝥二个（去头足翅），蜈蚣一条（全用），甘草二钱，僵蚕二钱，蝉蜕一钱五分，巴豆霜一钱，生姜二大斤，水煎空心服。服后如觉口干舌燥，用嫩柳枝浸凉水漱之。切忌多睡，以免毒气上攻。轻者一二剂，重者三四剂。孕妇忌服。愈后忌房事百日，至要至要。

下疳敷药方：乌金纸眼药、珍珠、冰片各五分，香油调敷，溃烂者干敷。（李德荣，《滨江省汉医学月刊》，1940年第33期）

第十三章　妇科理验

第一节　妇女一生之经病

夫百病之感受，男女皆同，治疗之方法亦无所异。惟月经者，乃妇女所专有，而妇女一生健康幸福亦皆悬之于是。设能按期经行畅利，自能健康活泼，则做事勤敏也，语言爽利也，性情和淑也，生男育女也，以及抵抗百病也，莫不肇基于此。反之，则其苦又岂堪设想也哉？由是言之，月经病之于妇女，实为一生之生死关头也。医家对于此病若轻易视之，势将遗祸于无穷。岂可不详加考察乎？兹将妇女一生之经病逐年论之，或亦足为高明者下采刍荛之一助乎。如何之处，尚希教之。

一、十三四岁

室女十三四岁行经，或行或痛，或发热、身体不宁、口苦面红、寒热不定、头目晕花者，宜八物汤或和气散主之。

八物汤：白芷一钱五分，羌活（上身不痛者不用）、砂仁、桂枝（无寒不用）、白术各二钱，香附二钱五分。分二帖，加姜三片、葱三根，空心热服。如有血气攻心痛，加干漆、元胡索各三分；嗽痰气急，加半夏、桔梗、杏仁、五味各三分。

和气散：厚朴五分，陈皮、藿香各六分，白术、元胡索、枳壳各三钱，香附（炒）五钱，草果（热不用）、甘草、砂仁、小茴香各二钱，木香二钱。为末，或丸，或散，每服二钱，空心下。

二、十五六岁

室女十五六岁，月水不通，日夜寒热，手足麻痹，头痛，恶心，呕吐，腹中忽然结块冲痛，此因误食生冷所致也，治宜四物调经汤。

四物调经汤：当归、川芎、柴胡、黄芩、白芍各三钱五分，青皮、砂仁、甘草各一钱五分，熟地、白术、陈皮、枳壳、小茴香（炒）、三棱、莪术各一钱，红花五分，白芷二钱五分，肉桂一钱。分四帖，加姜三片、葱三根，空心煎服。如上部痛，加羌活二钱；下部痛，加独活二钱；咳嗽，加半夏三钱，元胡索、干漆各二钱五分；寒热疟疾，加常山、草果、香附各三钱；泄泻，吐，心闷，加豆蔻、罂粟壳、木香各三钱。

三、十七八岁

妇女十七八岁，经脉不通，或阻半月，或阻百日半年，颜色青黄，饮食不思，寒热，头痛，目晕，肚中结块，烦闷，呕吐，膨胀，此因脾胃虚弱，气血不行而致，和气八物汤、柴胡汤及调经丸均为此证之妙药也。

和气八物汤：人参、茯苓、熟地、小茴香各三钱，白术、川芎各四钱，甘草、黄芩、柴胡、枳壳各一钱，当归、白芍、香附各六钱。分四帖，加姜三片、灯心草一团，空心热服。如肚痛，加元胡索、干漆各三钱；呕吐，恶心，加良姜、砂仁各三钱；手足麻痹，加肉桂一钱五分；咳嗽，加杏仁、五味、款冬花各三钱。

柴胡汤：当归五钱，白芍、柴胡、黄芩各三钱，熟地、甘草各一钱，半夏、川芎、人参、麦冬各二钱。分四帖，加姜三片，空心热服。如少睡，加枣仁三钱；呕吐，加砂仁三钱，白术二钱五分，香附三钱；嗽，加杏仁一钱五分，五味一钱，苏叶、桔梗各三钱。

调经丸：当归二两，白术、厚朴、赤芍、熟地、小茴香、枳壳各一两二钱，陈皮、砂仁、三棱、干漆、甘草、白芷各一两，青皮、陈艾各二钱，粉草五钱，香附（醋炙）五两，川芎一两五钱。为末，米醋糊丸，空心米汤下三四十九。

四、十九二十岁

妇人十九二十嫁出后，但遇经脉动时，遍身疼痛，手足麻痹，或寒热头目昏眩，或由感冒而致，当急用乌金散，多二帖，少一帖可愈。

乌金散：厚朴、苍术、川芎、茯苓、当归、半夏、白芍、羌活、独活、牛膝各三钱，陈皮、桔梗、白芷、枳壳各一钱五分，麻黄四分，甘草五分，桂枝一钱五分。分四帖，加姜三片、葱白二个，空心热服。如嗽，加杏仁、五味各二钱；泄泻，加枳壳、豆蔻、罂粟壳各一钱五分。

五、二十一二岁

妇女二十一二，经脉不调，赤白带，或如梅汁或片，或二三月不行，潮热咳嗽，饮食不思，四肢困倦，若此症日久不治，则成骨蒸痨，急服八物温经汤；若带如鱼脑者，冷极也，须继用乌金散。

八物温经汤：当归、香附、鹿茸（醋炙，如热少用）、川芎、熟地、白术、山萸、小茴香各二钱，甘草一钱。分四帖，加姜三片，空心服。如盗汗，加枣仁、黄芪各二钱；嗽，加杏仁、五味各二钱；潮热，加黄芩、柴胡各二钱。

六、二十三四岁

妇女二十三四，腹心胀满，气升上膈，饮食不思，腹结块成瘕，此因经后潮热，误食生冷，聚成痰饮，若不早治，则成大患。

君子汤：陈皮、茯苓、枳实、川芎、赤芍、苏叶、槟榔、桔梗、白术、半夏各二钱，当归、香附、厚朴各三钱，甘草一钱，红花、黄连（酒炒）、柴胡各一钱，砂仁一钱五分。分八帖，加姜三片，空心服。如嗽，加五味子、杏仁各二钱；口渴潮热，加竹沥二匙，酒水各半煎。

七、二十五六岁

妇人二十五六，血海虚冷，经脉不调，有时腹下疼痛，或白带，或鱼脑髓，或米汁，信期不定，每日淋漓不止，面色青黄，四肢无力，头晕眼花，此气血两虚之证也。

加味四物汤：当归、鹿茸、白芍、香附各三钱，川芎、熟地各二钱五分，黄芪、白术、茯苓、黄芩、陈皮（去白）、砂仁、人参、阿胶、小茴香、山萸各二钱，沉香、粉草各一钱，元胡索二钱。分四帖，加姜三片煎，空心服。如咳嗽潮热，加五味、杏仁各五分，竹沥少许。

乌鸡丸（此丸善调经，如有热者忌用）：人参、砂仁各五钱，白术、川芎、熟地、当归、厚朴、香附各一两，海金沙、银虫砂、柏叶各二两，僵蚕、防风各五钱，粉草二钱五分。共为末。外用乌骨雄鸡一只（三年陈者），用竹刀杀之，去毛血头足肚杂，洗净。用陈酒一大升，将药末分三份，以一份纳鸡肚内，一份入汤内，一份留下听用。文武火煮熟，将鸡骨拆开，熬干原汁，取鸡骨肉药末，晒干为细末，同留下一份药末和匀，以米饭为丸，每日空心酒下五十丸。

八、二十七八岁

妇人二十七八，身体困倦，少食，经水时时淋漓不止，或块或片，或流赤白黄水，面色青黄，眼花，四肢酸痛，将成崩漏。

止经汤：当归五钱，白芍、川芎各四钱，阿胶（炒）、黄芩、蒲黄（炒）、柏叶（盐水炒）、白术各三钱，砂仁二钱，香附、熟地各四钱，炙甘草一两。分四帖，加姜三片，煎服。如嗽，加杏仁、五味子各三钱；气急，加半夏、苏叶各二钱；泄泻，加豆蔻、罂粟壳各二钱；肚痛，加枳壳、元胡索、干漆各三两；若虚冷，可服补经汤，或乌鸡丸以补心血；若口干潮热，不可用乌鸡丸，可服八珍散以扶脾胃。切忌乱服药。若半年不调，用调经散可治。

九、二十九三十岁

妇人二十九三十，连年生育，气散血虚，经脉不和，或二三月不行，不时腹痛，结成血块，日倦夜热，饮食少思，此血虚胃热或劳倦而致，先服红花当归散，后服八物汤。

红花当归散：当归六钱，川芎、赤芍、熟地、黄芩、香附、元胡索、厚朴各四钱，小茴香、柴胡、陈皮、莪术、牛膝各二钱，三棱先服二钱后少用，甘草五分，红花一钱。先服八帖，少加姜，水煎，空心服。如恶心，呕吐，加砂仁、良姜各一钱五分；泄泻，加豆蔻、粟壳各三钱；遍身痛，加羌活、独活各二钱；嗽，气急，加杏仁、五味、桔梗、苏叶各一钱。

十、三十四五岁

妇人三十四五，血气、脾胃俱虚，或经水动时当风坐卧失避，身入虚邪，遍身麻痹，经脉受风，咳嗽有痰，用减味五积交加散兼八物汤治之。

减味五积交加散：羌活五分，当归、川芎、独活各二钱，白芷、厚朴、苍术、枳壳、防风、陈皮、半夏、柴胡、桔梗、茯苓各二钱，麻黄、桂枝、甘草各五分。分四帖，加姜三片，连根葱白五个，空心热服。如不能行动，去柴胡，加僵蚕、乌梅各五分，酒煎；嗽，加五味、杏仁各三钱。

十一、三十六七岁

妇人三十六七，若行经太多，此因血气虚甚，胃气不足，故血妄行，宜调补气血，养脾胃，庶年老可无血崩之患。

八珍散：人参、茯苓、川芎、熟地、白芍、香附各三钱，白术、当归各四钱，甘草一钱。分四帖，姜水煎服。如肚痛，加元胡索三钱；潮热，加黄芩、柴胡各三钱。

十二、三十八九岁

妇人三十八九，经水断绝，腹中有块疼痛，头晕眼花，饮食不思，此气血虚，恶血不散，急当散其瘀血，温调血脉，以除后患。

加减莪术散：当归、莪术、元胡索、熟地、枳壳、青皮、白术、黄芩各二钱，川芎、三棱、小茴香、砂仁各三钱，干漆、红花各一钱，香附五钱，甘草二钱。共为末，每日空心，酒下三钱。

十三、四十二三岁

妇人四十二三，经水断绝。五十一，二，其经不定，常常淋漓，或块或条，或漏不止，阴阳相反，血气妄行，失其调理，最难得痊，百中三十可治。急服和经汤兼四物汤、补经汤或乌鸡丸。

和经汤：当归、山药、茯神、黄芩、香附、白术各一两，白芍一两五钱，枣仁、炒蒲黄、炒阿胶、白芷、陈皮、小茴香各六钱，甘草二钱。和匀，一两三钱一帖，加姜三片空心热服。若一二帖后不止，即去香附、陈皮、小茴香一半。（左云亭，《滨江省汉医学月刊》，1940年第33期）

第二节　月经病治法

男女的性别不同，所以有许多的病也是不同的。例如月经病、经闭、崩漏、带下、癥瘕、胎产、前阴、乳疾等病乃是女人所特有的，而为男子所无的，所以治疗的方法便有大加斟酌的必要了。

女人的各种病若究其来源，大多数是由于月经的关系，所以现在把月经病的治法举出几个来作为研究的材料。

妇女体质虚弱的，经水就容易不调，这是因为冲任的血不足，饮食入内所变的血汗仅能养本身的脏腑，没有多余的去变化经水，所以便有经水不调的现象。治疗当用十全大补汤。这个方剂是用四君补气，四物补血；再加制芪助阳气，固卫气；肉桂引火归元。这是阴阳两补的法子，气血充足，经水自然就顺调了。或者用归脾汤。这个方剂是补脾行气生血的，因脾能统血，血旺自然冲任的脉盛，经水就可以应时而下行。或用归芍六君子汤。这六君是健脾助胃的药，再加归芍补血和阴，若是多服几帖，经水当然就调了。

有的妇女在经水来时肚子便要泄泻，或泻溏粪，这是脾亏的缘故，治法当用六君子汤。这方剂能补脾胃。脾胃既强，则水谷得以消化，就不致泄泻了。而且脾胃气旺，经水也能准期。

若是经水不调而肚内疼痛或胀痛，是因内中阻困，这是实证，治疗用加味四物汤。这四物汤是补血的，再加上醋炒纹军是通滞的，香附是调气的，青皮是破气的，桃仁、红花、丹皮是破血的。一面补血，一面破瘀，这是通经最稳的法子。

又妇女性情多郁悲怒忧愁，把肝气郁结，不能舒畅，因此经水不调的，当用加味逍遥散。这个方剂用归、芍养血，就可以平肝；术、草和中，就可以补土；柴胡是升阳散热的；茯苓是利湿宁心的；生姜是暖胃的；薄荷是散风的；再加香附、玫瑰花，是平肝顺气的；丹皮是能通瘀血，生新血的；山栀是通理上、中、下三焦的。内里的气血既然调畅，则郁自然可解，经水也自然就调了。（金昌，《滨江省汉医学月刊》，1940年第39期）

第三节　月经病及主治

岐伯云："女子七岁肾气盛，齿更发长；二七而天癸至，任脉通，太冲脉盛，月事以时下。"然冲为血海，任主胞胎，二脉流通，经血乃盈，经者常也。月行有常度，经水有常期，循乎常道，以象月盈则亏也。若经不行，其愆乎常者，乃病也。

方书以趱前为热，退后为寒，其理虽似，然亦未可尽凭。何则？因有脏腑空虚，其经水淋漓不断，频频数见者，岂非趱前？岂可便断为热？更有因内热血枯经脉迟不来者，岂可便断为寒？务须察其颜色，并其见症，始可得其情。

夫经水者，阴血也，阴必从阳，故其色红。血为气之配，气热则热，气寒则寒；气升则升，气降则降；气凝则凝，气滞则滞；气清则清，气浊则浊。若变为紫黑者，热也；黄如米泔，如屋漏水，如豆汁者，湿也；浅淡红白者，虚也。成块而紫黑色明者，热之积也；成块而紫黑色黯者，寒之凝也。经行腹痛而喜按者，乃气虚血少也；经行腹痛而拒按者，乃气滞血凝也。经前发热者为血热，经后发热为血虚。腹胀者为气滞，腹痛者为血滞；泄泻者是脾虚，溏泻者乃寒湿。其他如脉见数而内热，唇焦口燥，喜冷恶热者为热盛；脉见迟而腹冷，唇淡口和，喜热恶冷者为寒盛。血多色鲜者乃血之有余，血少色淡者乃血之不足。凡逆行上溢则吐衄，错行下流则暴崩，皆属血热之妄行，然亦有脉络伤损，瘀积肝旺所致者。或兼赤白带而下，臭者为湿热，腥者为寒湿。依此审辨，谅无所失矣。今以所见各病及主治之法列下。

经水不及期而来者，四物汤加芩、连、香附主之；血枯与经逆者，宜用益母圣金丹加牛膝主之；经阻溺窍不下者，调经饮并泽兰汤主之；经水紫者，四物汤加防风、白芷、荆芥主之；经水黑者，四物汤加芩、连、香附主之；经水淡白者，芎归汤加参、芪、白芍、香附主之；经水淡红者，八珍汤主之；黄如米泔者，六君子汤加薏仁、扁豆主之；寒凝成块者，四物汤加桂心、牛膝主之；热结成块者，生地四物汤加丹参、丹皮、坤草主之；气血凝作痛胀者，调经饮或四物汤加延胡、木香主之；气虚血少或痛或热者，四物汤加人参、白术主之；泄泻溏泻者，六君子汤或参苓白术散主之；血热上下妄行者，四物汤加丹皮、阿胶、黄芩、黑山栀主之；络脉伤而妄行者，八珍汤主之；瘀血积血不能归经者，独圣丸主之；肝火旺不能藏血者，逍遥散主之；其兼赤白带者，五苓散加减治之；经水涩少而色和者，四物汤加熟地黄、当归主之；经水暴下，四物汤加黄芩主之。（张四维，《哈尔滨汉医学研究会月刊》，1937年第6期）

第四节　妇人经闭之由来并治法

经闭一病不外乎寒、热、虚、实四者而已矣。盖血遇寒则凝，遇热则耗。实者，血结胞宫也；虚者，失血过多也。此一凝，一耗，一结，一失，诚为经闭之总提纲焉。

考夫寒闭者，乃胞门为寒所伤，经络凝坚以致胞脉闭塞而血不行也。热闭者，乃由屈隐之情肝郁脾虚，饮食减少，不能化血，血虚则热，愈热愈虚，以致月事亏损，故不应月也。实闭者，乃中有干血，湿热腐变，以致血欲行而不得下也。虚闭者即血枯经闭也，乃失血过多，而脾所化之血不敌耗血之多，故无余而应月事也。此四法者，诚为千古不易之定论，故仲景之治寒闭用温经汤，《医宗金鉴》之治热闭用玉烛散，傅青主治实闭用破结汤，唐容川治虚闭用炙草汤。非皆按此四理而定此四方乎？若其他种种不行经之病即按此四法以治疗之，庶无差谬矣。（张启后，《哈尔滨汉医学研究会月刊》，1937年第5期）

第五节 女子二七月经不通

《内经》上岐伯说："女子七岁肾气盛，齿更发长；二七天癸至，任脉通，太冲脉盛，月事以时下。"这段话是人人都知道的。

然考察现今的女子，很有到十五六岁或十七八岁月经才动的。这事无乃与经言不合？我以为，早年的人身体强壮，气血充足，所以能应时而下，现今的人禀赋素弱，形体微小，所以应时而不能至，或至而愆期。

当月事应行而不行的时候，凡为父母的见着这种事态，为关心他们的女儿，必要求诊疗，问询是什么原因。医者遇着这类事情，当诊断的时候，必当详细向病家解释，使病家免去恐怖的心情。如果病者有身体瘦弱、饮食减少、发热等病象时，只可用健脾开胃进食，调补气血，滋润肾水的药去治疗，千万不可用通经破血的药去治疗。因为什么呢？就因为凡是峻利的药都是耗散气血，损伤脾胃的药，若使病者正气已亏，脾胃已虚，饮食少进，血无所生，生命有旦夕的危险，这不是天夭其年，实药力使之这样的。譬如像一条河，业经干枯，无水运行，下流就是无论如何疏导，水也不能有汹涌的波涛。若能把上流水的来源开发通顺，下流自能旺盛。从这看来，治妇女的经病又何尝不是这个道理呢？若是遇月经将行的时候更应当起居谨慎，假如内受生冷七情的郁结，外被风寒六淫所伤的时候，则病象产生千变万化。初得时不过秋毫之微，日久则所成的祸患便要重如山岳。

所以医者当诊断时，要详细辨别，因为妇女的疾患颇有微隐难言的情境，医者对之可以说是望、闻、问这三种办法全不得施展，只能靠着切的一个办法。但是仅靠着寸、关、尺三部的脉象，若不详细考察，哪能达到微隐难言的病理的深处？病理既不详细，用药岂能有效？何况经期病有种种，有一年一行的，有三月一行的，有两月一行的。妇女们也有在哺乳小儿期间而经不行的，若是没有别的病症，可不必强治。（孙文廷，《滨江省汉医学月刊》，1940年第41期）

第六节　月经先期而来之治疗法

凡月经先期而来，有属虚者，有属实者，有血多者，有血少者，不可不详为之辨也。

夫热而虚者，当用地骨皮饮以凉之；属热而实者，当用芩连四物汤以清之；至于血多因热者，以芩术四物汤和之；血多无热者，以胶艾四物汤止之；血多有黏块者，以桃红四物汤攻之。若夫血少者，亦有色淡、色深之区别。色淡者系气虚血少，用补血汤补之或用圣愈汤调之；色深紫者，用姜芩四物汤通之，其血自循其常轨。

此皆系月经先期而来之治疗法也，然亦不过撮其要者言之，必须临证时，察脉辨证，庶几丝丝入扣，而收万全之效果者也。（宋希尧，《哈尔滨汉医学研究会月刊》，1937年第3期）

第七节　妇女月经异色及疼痛

血本不自行，是随气而行的。经水就是阴血，阴必从阳，所以色红。气的配合若是一不周流，影响到经血的病患，就百言难尽。

像经血成块作片，血不更变的，是由于气的涩滞；经期妄行的，是由于气的错乱。色发紫的是风热，色黑的是热甚，淡白的是虚寒。至于像米泔水的、屋漏水的、豆汁的，或是滞黄浑浊模糊的，都是气血虚损兼有湿痰的缘故。

治的方法，如经来成块的，用四物汤和元胡、香附、红花、枳壳、炙桃仁等品加减治之；错经妄行的，用归脾汤或逍遥散和调气引血归经的药去加减；经色发紫的，用四物汤加白芷、防风、荆芥；经色发黑的，用四物汤加芩、连、香附；经水像烟尘色的，用二陈汤加秦艽、防风、苍术；淡白色的，用芎归汤加参、芪、白芍、香附；如有痰的，用二陈汤加芎、归。对于以上诸证的治疗，临时细加斟酌，自易奏效。

至于经期疼痛的，是因为妇女的月经本应按时而下方能行血气，通阴阳，以荣养于一身。气血若盛，阴阳若和，则形体强壮，百病不生。如若外亏卫气的充养，内乏荣血的灌溉，或受六淫七情的所侵，或因饮冷形寒所致，便有月候不调或月候不通的。然不调不通之中又有兼疼痛的，兼发热的，这其中又可分为四样。在不调之中，有赶前的和退后的。赶前的是热，退后的是虚。在不通之中，有血滞和血枯。血滞的应当破，血枯的应当补。在疼痛之中，又有平常时作疼的、经前作疼的或经后作疼的。平常时和经前作疼的是血积，经后作痛的是血虚。发热的之中，也有平常发热、经前发热和经后发热的不同。平常时和经前发热的是血虚有积，经后发热的是血虚有热。

朱丹溪说："经水将来而作疼，血实，一曰气滞，四物加桃仁、香附、黄连主之。临行时腰疼腹疼，乃是郁滞有瘀血，四物加红花、莪术、桃仁、元胡、木香治之。有热加酒芩、柴胡，有寒加姜、桂。经行后作疼的是气血俱虚的缘故，可用八珍加减服之。（孙文廷，《滨江省汉医学月刊》，1941年第45期）

第八节 重用二两生黄芪治愈半年经漏案

淋漓不断名为漏，忽然大下谓之崩。崩症有如山洪暴发，崩溃决堤，来势汹汹，不可遏止，此是急性子宫出血；漏症有如细流涓涓，滴沥不断，渐渐羸弱，变证峰起，此是慢性子宫症。漏症多由崩症未痊而变成，漏症者总因气虚血热，子宫内膜发炎，其人善怒或好忧郁以致酿成斯疾。

患者王文铎，妇人年二十八岁，住延寿县公安街，自阴历二月间血暴下不止，经医调治渐愈，嗣后淋漓不断者至现在已半年有余。余检前案视之，有四物、八珍、归脾，外加各种炭类药，亦甚合法。讯之，病人则云："服药见效一时，越日再犯。"诊其脉搏无力，讯之，血色淡红。思之，乃元气太亏。血行先补气，气足血自安之法为疏。后方令服之三剂而血止矣，精神恢复，行动如常，又为配丸药一料而痊愈，方列于后。

生黄芪二两，生地炭三钱，山萸肉三钱，杜仲炭三钱，生龙骨五钱，生牡蛎五钱，红人参五钱，朱茯神三钱，焦山栀三钱。水煎，食远服。（罗敏之，《滨江省汉医学月刊》，1940年第39期）

第九节　带下论

谚云：十女九带。昔扁鹊过邯郸即为带下医，可见带病之多自古亦然，而今时尤盛。考带下名称，种类区分五色，然其原因不外脾虚湿侵、肝气热郁及淫火梅毒数端而已。

一、症状

带之症状，属于脾虚湿侵者，体倦多卧，胸痞腹胀，肢面浮肿，脉缓苔白，所下纯是白色；属于肝气热郁者，往来寒热，呕恶胁痛，头晕耳鸣，口苦喉干，入夜则心烦不眠，脉弦，带色红白相兼，有腥秽之气；其因淫火梅毒者，或先天性遗传而成，或淫欲之火内炽，故所下五色皆有，小溲疼痛，阴唇肿烂，便秘痔血，面赤鼻红。其他又有白浊白淫者，其症亦同以上二条，此则由溺窍而发生也。

二、病因病机

夫带脉为奇经之一而统于肾系，围绕腰部一周而根在两肾，束缚全体之经络，如束带然。若六淫、七情而伤带脉，则约束无权，分泌之物流入肾经发生本病，此名称所由来也。至论其病理，则湿入胞宫，侵于肾脏，胞为血海，肾司排泄，湿与血合，故不赤而白。然湿之何以得入？乃脾气虚而不能化湿也。脾为后天之本，职司消化，设饮食不节，饥饿无度，致脾伤而健运失司，故带症皆脾经之病，此因脾虚而发生本病也。若素喜郁，肝不条达，气乃滞结，先哲谓"气有余，便是火"，故成肝热上升而头晕耳鸣，口苦喉干。胁为肝之所居，带脉又起于季胁，血液流畅过激，刺激神经则痛。欲火冲胃，故呕。血被火之煎熬，腐蒸变色，从带下行，有腥臭气者，废物腐坏而然，此由肝热而发生也。其因梅毒及淫火者，盖缘入房太甚，交接失于清洁，毒菌内侵，或先梅疮而后成带，或两症同时发生，故局部生炎，两阴溃肿，带成五色，火热微甚之程序也。

三、治法

治带之法，其步骤分初、中、末三期，而用药亦分补、泻、温、凉四法。

（一）脾虚

脾虚初则用胜湿崇土燥湿法（苍、术、苓、泻等）；不愈，则以健脾化湿（苍、术、芪、草、山药、芡实之类）；若缠绵日久，淋沥不断，则当用温补固涩兼佐风药，取风能胜湿，舞动脾阳之意，宜理中汤、八珍汤、玉屏风散加澄茄、芡实、芥炭、白果、五味等。

（二）肝经郁火

至若肝经郁火者，先以龙胆泻肝汤、萆薢分清饮之类泻木排浊，清火导热；继则以黄连、生地、丹栀、滑石、川楝、芍、苓、车前、王不留等。其肝火虽清而带不止，腰痛肢酸，此延久伤及肾经也，宜养血固脱法，如石斛、当归、白芍、杜仲、故纸、龙牡、苡米、熟地及归脾汤加减。

（三）梅毒淫火

因梅毒淫火以及白浊、白淫之治法，初宜黄连、龙胆、生军、土茯苓及八正、导赤之类；若不瘥，及进当归龙荟去二香加银翘、丹皮、蛇床子；至末期不愈，当用止法，局部施外治法，内服如盐水炒知柏、桑螵蛸、菟丝、龙牡、石脂之类，外用乌贼骨、龙骨、枯矾粉末掺之，但先宜蛇床煎汤熏洗以消其毒。

以上治疗之法均就个人临床所得，屡获效果，故公开告我同志焉。（张景星，《哈尔滨汉医学研究会月刊》，1939年第26期）

第十节　带下之研究

谚云："十女九带。"喻此病之多也。良以土地卑湿，风俗靡侈，或以思想之无穷，或属六淫之浸贼，故病者甚众。然轻者不为病，重者则非药不可。

一、释名

至带下之名亦有数说。带脉环腰，状如束带，带失约束，白液绵绵而下，故曰带下，此一说也。带下者，妇人隐疾，不便明言，古人束裳以带，故讳言带以下之隐疾为带下，此二说也。痢出后窍，乃湿热传于大肠；带出前阴，乃湿热传于小肠。二病大致相同，痢古称滞下，带亦即滞下也。其云带下者，滞下之误耳，此三说也。虽各不同，均有其理，但与带下之病理、治法无干，可以存而不议。

二、病因病机

《素问》以为任脉为病，其文曰："任脉为病，男子内结七疝，女子带下瘕聚。"王注谓："任脉起于胞中，上过带脉，似束带状，故曰带下。"但以文义言之，不曰带脉为病而曰任脉为病，则带下之名决非如上述带脉似束带状之义。以带下与瘕聚并言，则"滞下"之理似当。若以"带脉不束"为论，则不当引经义任脉为病之旨。然以实验所得，则带、任二脉均有造成此病之可能，且普通带病亦不能限定一因，其源甚众。言病，则有内因，有外因；言证，则有虚，有实。虚者，有虚寒、虚热之不同；实者，有风、冷、湿、热之各异。更有纯虚之证当全用填补者，纯实之证全由攻下者。

三、治法

温清通涩，升补攻下，均可依证而施，今特分言如下。

（一）情志疗法

《素问》曰"思想无穷，所愿不得，意淫于外，入房太甚"，发为白淫，即白带。如泉清而腥气特重，近身则闻，其因则以思想无穷，所愿不得为总纲。而有室女与已嫁之别，意淫于外，所愿不得。每多发于室女以及师尼寡妇。若已嫁有夫之妇以及妓女，则入房太甚而得者为多。细言之，则内因之中又分二种。意淫于外者，为纯粹内因；入房太甚者，为内因中而兼不内外因者矣。

论治，则入房太过者，以寡欲为根本解决之法，不节欲而徒言方治，终非根本之法。白淫既多，经血必少，久则成痨。妓女犯此，每成不治，以其不能节欲也。节欲之外，再以方药治之，则养阴清火、滋肾清补为一定不移之法，如六味丸、知柏八味丸、大补阴丸、三甲饮之类，均可按证取用。意淫于外，所愿不遂者，欲念既炽，火无所发，较之房室太过者尤为难治。所谓情志之疾，仍以情志治之，决非药石可为功。如室女劝其早嫁，有夫则愈；师尼寡妇则劝其清心寡愁，并当告以此病将来之危险，恐惧之念一生，则欲心自减。更当使其耳不闻乱声，目不睹乱色。识字者，令其多看正式书籍，佛道哲学之书尤佳，以其恬淡虚无，能宁神静志也。或令作一极有趣味之事，日日为之，则神情专注，情志转移，所念自忘，可以不药而愈。每见室女尼寡患血枯经断痨悸者独多，均以白淫为起点，轻则断绝子嗣，重则殒命伤身。

（二）温补法

盖白带之最重症也，若脉不数而迟而弦而弱，面色萎黄，唇口㿠白，舌淡纳少，少腹作痛，腰酸肢冷，或重坠如带重物，则属虚而兼寒，治非温补不可。初则温脾，继则温肾，终则以有情血肉之品温补奇脉。温脾，如异功、理中、香砂、豆蔻、益智之类；温肾，如肾气、四神、胶姜、胶艾之类；温补奇经，如鹿茸、狗脊、巴戟、羊肉、虎胶之类。初起宜温，温之不应则补，补之不应则升之，升之不应则涩之，涩之不应则非温补奇经不可矣。其腰重坠而作冷者，附子白术汤甚效；若带下如崩欲脱，非大剂补中益气汤加熟附、龙牡不为功。老年体虚者每多此症，不可不知也。

（三）补虚清热法

若见虚弱证而有口苦、咽干、五心烦热、脉数、苔黄、舌绛诸象，是虚而兼热，其带必兼黄色或赤白相杂，宜补虚之中少佐清热为用，如洋参、沙参、石斛、寸冬、天冬、莲子、玉竹、扁豆之类，一派清灵之品。补而不腻者为君，以治其虚；少佐知柏、丹泽、芩连等类为佐，以治其热。其必取用苦寒者，一则苦寒之品能清下热，一则以苦寒之质能坚阴厚肠也。若胃气强者，可用厚味，则三甲复脉、大补阴丸、知柏八味均可加减酌用；兼赤者，丹地四物、荆芩四物、六味丸诸属效方。依症进退，治无不效，此虚热带下之大要治法也。

（四）辛散苦燥法

其属实证者，有风冷所致者，《太平圣惠方》曰："妇人带下，由受风冷入于胞络而成。"严氏亦云："劳伤冲任，风冷踞于胞络。"妇人平居，血欲常多，气欲常少而病不生。或气倍于血，气倍生寒，血不化赤，风冷乘之，遂成白带。其症腰冷重坠，下半体无汗，带下清稀，子户作冷，少腹时痛，喜热畏寒，虽无虚象，实属寒邪，治非温散不可。杨仁斋谓带下之由于风冷停宿者，官桂、细辛、白芷为要药，先散寒邪，后为封固，若初起即用温补，风冷便无出路。其治宜用辛温香燥之品，燥以胜湿，温以胜寒，辛以散风也，再用温肾燥脾之药以善其后，如参、术、艾、附之类可也。若无风而但属湿痰胜者，其人必属体丰，体丰多痰，痰滞下流，带下稠浓，白滑如涕，但重不痛，脉象沉滑，宜二陈、平胃辛香导痰之类，或用风药胜湿亦可。但治其痰，痰清而带自减。痰滞结者可用十枣、滚痰之类攻之，重症者非此不效，惟少见耳，世传威喜丸为湿痰带下效方。更有湿热带下者，其色必黄，身无虚象，苔黄口苦，小溲短赤，宜苦辛燥湿，苦寒清热，如二妙丸之苍术、黄柏同用，甚为可法；《傅氏女科》之用苡仁、黄柏一方以治湿热带下，清灵周到，取用极效。带色兼赤者，心与小肠火盛也，宜泄小肠，宜导赤散加山栀；兼青者，夹肝火也，宜加味逍遥散、炒防风、白芍、川楝、乌梅、左金丸等疏之和之，或龙胆泻肝汤、柴胡清肝饮等泻之。湿热既除，始用清养之品以资调理。若赤白带下已久，少腹作痛，来而甚多，体见弱象而气滞血不调者，用霍灵丹虚实同治；气滞血凝，故用乳、没；体虚滑脱，故用禹粮、石脂。一则通则不痛，一则涩其久滞。

（五）攻补兼施法

昔贤谓女科带下有如男子白浊，均为湿热下注，非通不可。其言诚是，惟不能统治一切带下耳。更有分白带、白浊、白淫为三症者：白带时时流出，清冷稠黏；白浊则浊随小便而来，浑浊如泔；白淫常在小便之后而来，来亦不多，此精不自摄，滑而出也。其辨白淫，另出一解，颇觉新颖，其症亦多，其因非相火旺即肾气虚，肾气虚不能摄精，相火旺亦不能摄精。至其所论白带，乃属虚寒之一种耳；所论白浊，与白带之属湿热同。治同异名，固可辨而不必辨者也。

大抵湿热带下初起，宜通利，如四苓、八正、六一、分清之类，治浊者均能治带；久之则伤其肾阴，纯用通剂或致虚虚之流弊，当育阴与通利同用，猪苓之用阿胶，春泽之用人参，威喜之用黄蜡，六味之用地黄、山药，均是虚实同顾。王冰谓"壬水患其不流，癸水患其不足"，其不流者，正由其不足而来，欲通其流，诚非滋其不足不可，此湿热带下之大略也。更有纯虚之证宜于温补者，如脾虚者，甘温补脾，必佐升阳；肾虚者，咸温补肾，必佐涩精；肝虚者，甘酸敛肝，必兼伸木；奇经虚者，更以血肉填补，兼以介类潜之，甲类镇之，咸以引之，酸以收之，苦以坚之，涩以固之，治虚之法备矣。又有纯实之证非攻不可。带下本为通病，而更用通法，即所谓通因通用也。洁古谓湿热带下，菀结而痛者，先以十枣汤下之；子和治痰实带下，以导水禹功丸泻之；丹溪治痰滞带下，以小胃丹通之，均为痰水结滞纯实之证立法。若《证治准绳》所谓肠有败脓，淋漓不已，腥秽特甚，脐腹结痛，当祛瘀排脓；《金匮要略》所谓小腹里急，腹满唇燥，曾经半产瘀在少腹者，宜祛瘀破蓄，则又为瘀血结滞纯实之证立论矣。

总之纯虚之证，治不离于肝、脾、肾，而极于奇经；纯实之证，治不出于瘀凝痰结。

论带至此，其大法已渐备，若再详其细则，考其变迁，则在乎博览各家之专书矣。（左云亭，《哈尔滨汉医学研究会月刊》，1937年第3期）

第十一节　妊娠之诊断

医之一道，其法不一，有宗乎古籍与从乎习惯者之不同。夫宗古籍者，既未能躬亲体验，乌能有真知灼见？若徒恃纸上陈言，牵强附会，正等于盲人之摸象，欲求其有济于事岂不难哉？而从习惯者，于病情并未深加考察，且无学理之根据。人云然，吾亦云然，是人也，吾未知其可也。

即妇人妊娠之诊断言之，医者每以迎合病者之心理为事，并不顾及已往之病历与现在之病情，仅恃诊得之脉象为断，毫不计及其他，竟名之为孕，甚或从脉象中断其胎为男为女，言之凿凿，以自炫其术之神，既自欺亦复欺人。幸而言之果中，行见口碑载道，名盛一时，设一错误，其为祸岂止贻笑大方而已哉？

详其致误之由，尊书者，不过因古籍所云之"阴搏阳别，谓之有子，气血调和，阳施阴化""手少阴脉动甚者""按之不绝者""左右俱沉实者""左右俱浮大者""滑疾不散者""但疾不散者""左疾为男，右疾为女""女腹如箕，男腹如釜"等说为据耳。然细考各说，亦殊少证验，不可恃也。而尊俗者，不外以妇人之经闭腹大，诓以有子为对耳，殊不知类似妊娠者尚有肠覃、石瘕二症，因妊娠期中亦有不闭经者，而石瘕既经闭且腹大，若不细较，径认之为孕，其不偾事者几希！

以管见所及，验胎之法，首宜察妇女之经血素日有无病态，倘如无病而偶闭经，且有疲倦、膨闷、呕逆、神衰、多眠、少食等情者，颇有成孕之可能。然亦须察及其所嗜何味，所恶何味，再证之以脉象。如六脉和平而无经闭癥瘕之象者，方可断定其为妊娠焉。

愚见如是，幸方家进而教之。

【编者】杨先生雅轩，名秀森，滨江阿城玉泉村人也。幼承家学，造诣甚深，年二十一岁即悬壶行术。于时，诸老医以君年少轻之，然遇疑难大证，群医束手时，君投药无不效。自是，诸老医知君所造焉。今行术已二十一年矣，其间所活不可以数计，今春因本埠"天生仁"之聘来哈应诊，声誉鹊起，求诊者踵接。兹请为本刊特约撰述员，此后鸿文伟论将为本刊增光不浅矣。用赘数言，以代介绍。（杨秀森，《滨江省汉医学月刊》，1940年第41期）

第十二节　受孕后的月经

读本刊第33期所载左云亭先生大著《妇女一生之经病》一文，辨证精审，论治恰当，发前人之所未发，实为医者之津梁、妇女之慈航也。钦佩至极！惟先生之所论者乃妇女之当然月经证候，于受孕后之月经未经论及，并非脱略，乃为按年份论所限也。今不揣谫陋，聊为狗尾续貂之举，当亦为识者所许焉！

夫妇女于受孕后月经即中止者，乃正常之现象。因之，人多以月经之中止为受孕确证焉。此义人咸知之，固不待赘言也。然亦有已受孕而月经依然来潮者，此为生理之异常现象也，可见月经与妊孕之关系不甚确切。盖虽有月经来潮，固无妨于胎孕也。尝见一妇已生子女八人，然每于受胎后未尝有一次无月经者。又西医斯克慈谓："八千名妇女中，有十四人无月经而亦能受孕者。"所言虽属稀有罕见，然亦足证月经之与妊娠实无至大之关系，彼受孕后之月经依然来潮者固不足奇也。

常人见妊娠中月经来潮，每为稀有之现象，乃专指文明国之妇女而言，特殊之人种当不在此例。如南洋纽基尼岛之妇人，受孕后发现月经为极普遍之现象，因此该地之人亦不以月经中止为受孕之表征，而以乳房之肿胀、乳晕之着色为初期妊娠之特征。

在文明国之妇女固以受孕后有月经为稀见，然在太古希拉时代，如亚里斯德雷之实验，凡妊孕中有月经者，则有三类：一为妊孕之初期一二月仍有月经来潮者，二为妊孕前半期或全妊孕期每月仍有月经来潮者，三为妊孕中必来月经一次者。以上三类之中以第一类为最多，第二类为最少。

依平日之经验，则受孕后月经仍依正规来潮者，其期间不能一定，大概不过二三月，为极少量之水状淡色血液。然全妊孕期有正规之月经者亦未始无之。尝见一妇人，年三十余，结婚后之八年月经从无一次之来潮，然妊孕后月经反按月来潮，直至分娩之月中止，是正与常人相反。如此者固甚罕见，然在妊孕中月经每月仍正规来潮者亦不乏其例，不能谓之绝无仅有也。

（曹鸿声，《滨江省汉医学月刊》，1940年第34期）

第十三节　妊娠发生恶逆呕吐等症用调胃承气汤加半夏治愈奇验

余读李时珍《本草纲目》，关于妇人妊娠时应当禁忌药品不可胜数。究竟该药品时珍先生有无实地经验不得而知，惟就余行医以来对于妇人科症用药多由揣度病情，蠲除禁忌，收获奇效者不一而足，兹特举例以明之。

在民国十八年春，有沈姓妇，年未三旬，怀孕三月余，初觉饮食锐减，身体疲倦，渐至恶逆呕吐，饮食难进，卧床不能行动。邀余诊治。入门后，适值病状发作，即为诊脉，脉见细数有力。病人口渴饮冷不已，便秘五六日。当经索阅前医方，用黄芩、胶艾等汤及当归散等安胎养血药品，治之均未见效。因知阳明之脉顺而下行，有寒则逆，有热亦逆。余为断定，确系胃有实热，胎元恶阻，不得下降，故有此现象，当用加减调胃承气汤外加半夏。煎服后微泻一二次，则呕吐顿止。次日来告余曰："服君之药，如金浆玉液，精神立刻恢复矣！"

盖此药之效，在半夏、大黄两味。半夏味辛温，入肺、脾、胃三经，有下气、止呕、除湿、化痰之功；大黄味苦寒，入脾、胃、大肠、心、肝五经，能夺上郁，除壅滞，血瘀火闭者非此不效。妇人妊娠每多禁忌服此剂，并禁忌此二味药品，恐伤胎气，不知医经所谓"有故无殒者"，即为内有其病，不妨径用其药以攻之。两力相抵，等于无力，又何损之有？况阳明郁热以致胎气不安发生呕逆，非用峻攻法不能奏效。倘畏其性味剧烈不宜妊娠等说，因循遗误，则病变更不知伊于胡底？古人尝云："用药如用兵，非胆识俱足者不能出奇制胜，转危为安也。"鄙人年龄少小，经验尚缺，仅就临床所得着有奇效者笔之于书，以为同道者告。

原方列下：大黄二钱五分，厚朴二钱，枳实二钱，半夏二钱，当归四钱，杭芍三钱，甘草二钱。水煎热服。（赵福成，《滨江省汉医学月刊》，1941年第46期）

第十四节　妊娠六七月脉弦发热腹痛欲死用附子汤治愈概谈

妇人妊娠，体气壮旺者固无何等痛苦，若富贵之家娇养性成，不惯劳作，每当妊娠则病变百出。延医诊视，不知对证施治，每多揣测情势，以不痛不痒之药补血安胎，因循遗误。轻则母全子损，重则母子俱亡。故形势上于为医生者似无过失，论其实质，非医生之过，谁之过欤？

余于此道行之有年，深知妇人妊娠疗治之难非其他病证可比。然而不敢徇俗者，实以人命重大，有是病即当用是药，呼牛呼马皆所不计也。

曾记昔年治一妇人，怀孕六七月，遽然病作。邀余诊之，脉弦发热，少腹冷痛不能屈伸，胎几欲坠。因告之曰："此为胎胀，子脏开而不能阖，风寒之气袭乘使然。其脉弦发热者，阴盛格阳故也。"余乃遵用仲师附子汤温其脏寒。服药后不到三点钟许，则痛止腰伸，霍然告愈矣。

按附子性大热，有毒，一般医生每守附子损胎之戒，当用而不敢用，殊不知医经所谓"有故无殒"者即是此义。盖胎在母腹中，全赖阴血以涵养之，阳气以运载之。附子性大热，能补肾阳，阳气既足，阴霾全消，则胎元得其运载自然不能下坠，腹痛亦随之而止，故能治愈此证。敝人未便自秘，谨遵经旨，著为论说，以告同仁。

以上本为妊娠胎寒，少腹冷痛者，出其方治必须病脉相合，审查明确，然后投施，方可奏效。若遇阴虚血燥、阳热炽盛、肾水不足、胎元被灼之腹痛漏血、欲作半产者，当遵仲师当归散及胶艾汤等加减治之。此方又非所可轻投者也。（赵福成，《滨江省汉医学月刊》，1941年第50期）

第十五节　用清热利湿法治疗习惯性之流产

　　妇女流产之原因分别很多，大概有因患过梅毒的，或者有因气虚血热的，亦有因不加谨慎跌闪伤胎的，再有因为性欲旺盛交合太勤的。病因这样复杂，疗治亦不能一致，必须究其致病之原因再施以适宜之疗法。

　　余曾诊邱书记官太太，脉来滑数，重取有力，身体肥硕，平素亦无宿疾，因曾患过流产三次，每逢受孕，戚戚然引以为忧，恐怕再闹小产。余询其既往流产之状况，彼言均在三个月期间。在流产前只觉腰痛，下水甚多。尤其在妊娠期间口渴欲饮水，便溺尚不多。审其病理，断为血分蕴热，子宫湿盛，羊水太多，浸蚀胎盘，复以血分有热，胎盘之绒毛灼烂，与子宫襞剥离。准此原因，给配丸药廿余丸，令其在受孕后每月终服四五丸，每次服一丸，一日二回。以后安然无恙，至临期正产一男孩。现在小儿健壮，活泼非常。在服药丸之前，曾服类似此处方之汤药数剂，并嘱其戒食辣物、油腻等品，谨慎房事、恚怒等事。方列后。

　　焦於术、拣块苓、黄芩片、拣砂仁、大熟地、剖寸冬、建泽泻、生奎芍、杜仲炭、生甘草。（罗敏之，《滨江省汉医学月刊》，1941年第53期）

第十六节　血崩和胞损的治疗

　　细核计汉医学术不进步的缘故，有的人说由于墨守旧法所致，有的人说由于不涉经旨所致。所说的都算有理而且无谬，但"秘密"二字尤其是汉医进步上的最大障碍。怎么说呢？因为天下事有公开而后有研究，有研究而后有进步，这是一定的公例。令人很奇怪的是，世上一般时医，偶有心得便要不是亲子不传，不见多金不治。嘻！把活人济世的道弄成居奇射利的术，医界前途还能希望它有进步的可能吗？我对于治疗血崩和胞损二症，曾经得到所说的秘传，不敢自秘而蹈一般时医的恶习，特意公开录之于后。

一、血崩

　　血崩一症，为妇女不可免的疾患。它的原因很多，大略分别起来，可分为急性的、慢性的两种，所以治疗上也有缓急的不同。

慢性的治疗，应当先探求其病源，缓缓调治。例如肝经火旺而不藏血的，用加味逍遥散；思虑伤脾不能摄血的，用归脾汤之类。这种慢性治疗可以置而不论，仅就急性的治疗说一说。

这急性血崩是突然大下不止，病人顿时成为贫血状态。所有见症有下列数种：一者，全身皮肤呈现苍白色，而口唇指甲两处尤为显明；二者，心虚忐忑，四肢发麻；三者，眩晕耳鸣，间或有不省人事的；四者，脉息现芤，或竟成消失的状态。这种症象危险特甚，若不急速制止而欲用药试病，恐怕要一泻千里，难于收拾，生命的危险也就在指顾之间。治之的方法，惟有用大量收涩之剂去遏止急流，差不多可以取效于当时。处方如下：潞党参、朱茯神、煅牡蛎、赤石脂、真阿胶、禹余粮、白归身、伏龙肝、醋煅陈墨（研末和服）、陈棕炭（烧存性）。若是昏迷不省人事的，可先用秤锤烧红，沃醋熏鼻以开其窍（但此时须将病人扶起，切不可平卧），须臾即可苏醒。服前药崩漏渐止，然后在前方中佐以补养之品，如怀山药、生地、炙黄芪、冬白术、远志肉、山萸肉之类加减用之，末用八珍、四君之类以收功。这样地按部调治，没有不奏效的，实在是屡试屡验的方法。

二、胞损

妇人胎前摄生、产后调养固然是不可轻忽，而在临产的时候尤其得特别注意，要保护得宜。所以文明国家对于妇人分娩的时候有专门产科医生为之保护，而我国往往用不学无术的稳婆充任之，为害之大不可言喻。

有一妇人，结婚已经二年，去春分娩颇感困难，稳婆即施以手术，偶一不慎，伤损尿胞。产后身体和平常人一样壮健，惟独小便淋漓，不能约束。治疗经过两月，服温补的药约二十余帖，毫无效验。到在今年六月求我调治，用八珍汤合马勃、阿胶、黄丝绢、桑螵蛸等药治之，两帖便稍有约束，十余帖愈。方中用黄丝绢一尺，清水中久煮，用物时时拌搅，到在丝绢纤维完全溶化水中为度，然后将阿胶四钱投入，合煎溶化，即成一种黏稠的化合液体，将这种液体和入药中温服，功效甚大。惟在调治中须常静卧，不可劳动，若不然奏效很慢。

按阿胶和丝绢同煎，大有至理，因为丝绢煮烂，借着纤维以补膀胱，再得阿胶化合，则纤维有黏稠的性质，补时不易脱落，膀胱破裂的地方有所凭借，则它本身的黏膜、浆液膜等便可渐渐生长以补破裂；服大剂八珍汤是所以温补元气，助膀胱起救济的力量；用马勃、桑螵蛸取其收敛的缘故。至于丝绢为什么必定要用黄色的，则就不知道了。世有用猪胞煎汤服可治此症的传说，大概是取以胞治胞的意思，这个理很近于附会，像是不可凭信。

我将这篇述完，还有一言告于读者诸君：古人凡遇一症，立方甚多，哪个有效，哪个无效，在有经验的早已胸有成竹，在我等初学的人每苦于不能决断，茫然无所适从，势必以病者作试验品，是所难免的。以上两方虽属平常，然屡试不爽，绝不是空言欺人，请注意为幸。（刘巧合，《滨江省汉医学月刊》，1941年第49期）

第十七节　难产之治疗

产生，是人类的永续，本着造化自然的妙理，不用人力的造作但顺其性的自然而已。临产须知调养，不可疏忽，这才可以免除乖变难产的证候。产有新产、临产之分，冻产、热产之别，横产、倒产之危。偏产、碍产，痛不可忍；盘肠产，惨不能言。筋骨寒则交骨不开，气血虚则产门不闭。胞衣不下由气血衰弱，产后血晕乃恶露不尽。就像这些证候，为产妇的，生既可怜，死更可惨，令旁观者号泣悲伤，酸鼻痛心。虽然算作天命，其实人事也可挽回，所以欲救奇惨之病，非药石不能成功。但病分虚实，药也得分辨补泻，再参照脉证以定治法。

一、新产

高鼓峰说："凡新产之妇，其脏坚固，胞胎紧实，产前宜用保生无忧散二三剂，撑开道路则易生。"此方在浆水没行的时候服之，若浆水已行，迟滞不产，劳倦神疲，应当服用十全大补汤（人参、茯苓、白术、甘草、熟地、川芎、当归、白芍、黄芪、肉桂）以助其力，即可生产。

二、临产

产妇临产时当安神定虑，不可坐草太早，恐其力乏。腹中时痛时止乃是游产，并非正产，当令产妇仰卧，待儿转身。欲产时，禁止闲人问讯，切忌仓惶喧哗，只用老妇二人陪伴，或扶着产妇行走，或扶着器物站立，若见浆水破，腰腹甚痛的时候，是胎已离经，这是顺生的自然之理，万不可惊慌骇乱，恐怕要变生难产的证候。

三、冻产

产妇有寒，气血凝滞，难以速生。房内须置炭炉以暖其室，产妇身蒙厚衣被以暖其身。气血融和，儿即易生。

四、热产

夏月天热，恐产妇头晕昏眩，身子不能着力，房内应多开窗以透空气。如怕风大，窗外垂帘以避之最为适当。

五、横产

横产，是在胎儿正当转身时用力太急所致。产妇应安然仰卧，令老练稳婆先推儿身顺直，以中指探儿肩，不令脐带扳羁，然后用熨法，并服以催生丹：兔脑（腊月的，去皮膜，研如膏），明乳香二钱半，母丁香二钱，麝香一钱为末，以兔脑髓为丸。稳婆仍行以上的手术。

六、倒产

产妇胎气不足，关键不牢，儿尚未转身即用力太早，致令胎儿不能回转，因而倒着下来，手足先出。可令稳婆将手足推入。若良久不生，用手拨开产门，就一边将儿头额、手足扶正，再用催生丹及同上的手术可以挽回危险。

七、偏产

儿已转身，产母努力太急，逼儿头偏在一边，虽露顶，乃是额角，这也不算顺产。可令稳婆用手轻轻扶正，其儿即下。若儿顶后骨偏抵谷道露顶，稳婆用轻手在谷道外旁托正，产母再一努力即生。

八、碍产

儿动身时，脐带绊肩，以致不生。稳婆可用手轻推儿向上，以中指按儿肩，脱去脐带即生。

九、盘肠产

临产，子肠先出，儿后产出。在子肠出时，用洁净漆器盛之，再用麻油纸捻，点着火即吹熄，以烟熏入产妇鼻中，子肠即收；或用细密筛子盛之，下用温水熏蒸，再用棉花车不住摇之，其肠即收；或用蓖麻子四十九粒涂产妇的头顶，也能收回，即将药洗去。若肠转干时，用磨刀水蘸之，或麻油少润之。

十、交骨不开

古人说是元气不足，用十全大补汤即开。如仍不开，大概由于产妇试水时寒邪侵入而交骨不开，或因年龄稍大，筋骨紧实而不开。应当用熨法，并服催生丸、开骨散（当归、川芎、龟板、血余），及稳婆的手术也是必要的。

十一、产门不闭

这是气血虚，八珍汤（即是十全大补汤去黄芪、肉桂）主之。不应，再用十全大补汤。

十二、胞衣不下

产母力乏，不能努力的缘故。用佛手散（当归、川芎）主之。不下，用陈侧柏叶煎汤即下。

十三、血入胞衣

心腹胀痛，烦闷不堪，用失笑丸（蒲黄、五灵脂）三钱，陈酒送下。不应，服醋煅花蕊石细末一钱服下。

十四、产后血晕

瘀血上攻，宜用失笑丸、芎归汤、清魂散（泽兰叶、人参、川芎、荆芥、甘草）酌量服之。（陈志和，《滨江省汉医学月刊》，1940年第41期）

第十八节　吴鞠通谓产后不可用归芎之意义

上工之疗疾也，在于能辨证，尤在于善用方，不然用药不当，欲收着手成春之效果盖亦难矣。况妇人产后气血大亏，倘投药施治偶不加慎，其祸不旋踵可待也。审是，则鞠通氏"产后不可用归芎"其义可深长思矣。

夫归、芎，产后之要药也，赞襄八珍、燮理四物，补气补血，起死回生，厥功伟矣。奈世医不察，专以生化汤治产后血亏诸病，不辨虚实，不审寒热而概主归、芎。愈者以为不世奇勋，不愈者委诸生命，是其认证模糊，不究本草，擅用妄施，所谓草菅生命也。吴氏有鉴于此，故特申"产后不可用"之诫耳。

盖产后病，血寒而滞者，芎归尚属合拍，若血虚而热者，用之反助病势，何则？因当归长于运血，急走善窜，不能静守，误服致癥瘕，甚则脱。而川芎性更急于当归，如产后遇亡血液亏、孤阳上升等证而专赖其补血，与挟油救焚奚异？愚莫大焉。

世有欲读吴氏书者，尚于其"产后不可用归芎"之义深研究之。（李全德，《滨江省汉医学月刊》，1941年第45期）

第十九节　产后乳汁不下之原因及治疗

乳这种物质，是血所变化的；而血呢，又是从液而生的；液呢，又是后天谷食所生的。由于这种情形，关于妇人产后乳汁不下之事可得而研究之。

妇人产后乳汁不下的原因有数种：有因临产去血过多的，有因瘀凝气滞的，有因气郁不舒的，有因气血虚弱。妇人在产后若是有以上各种原因之一的，就足以使乳汁不下，因为以上数项皆能断绝乳汁生化的根源。虽然是原因非止一端，各有主因，不可一概而论之，可是无论是由于何种病因，治疗方法大体是以四物汤为主的。如去血过多的，可加麦冬、阿胶、花粉之属；瘀血停滞的，可加桃仁、红花、醋炒大黄之属；气郁不舒的，可加木香、香附、青皮、陈皮之属；气血虚弱的，可加人参、黄芪、白术、甘草之属。

四诊既经审明病因之所在，然后用药，方能有效。若不这样，一见乳汁不行即用通窍下乳之药，如王不留行、山甲、漏芦等品，在体壮血盛之人用之尚无不可，若是体弱血衰的人用了这种药，不但不能下乳，而且反倒伤了正气，医者于此点是应当顾及的。（田丹蓉，《滨江省汉医学月刊》，1941年第53期）

第二十节　妇人产后病之三大问题
——三冲、恶露、蓐劳

产后为妇人最紧要时期，如调治非法，往往发生危险之证候，故三冲也、恶露也、蓐劳也，为妇人常见之病症，亦为妇人最危险之证候。兹特将其病因及治疗等详论列之。

一、三冲

（一）病因

新产之后，以去瘀为第一要着。若瘀血未行，不耐久坐。起坐太早，败血乘虚上攻，必有之患。三冲者，冲胃、冲肺、冲心也，胃虚则冲胃，肺虚则冲肺，心虚则冲心，各乘其虚而上冲也。

（二）辨证

忽然闷乱，神识昏迷者，是谓冲心；气喘鼻掀，头出冷汗者，是谓冲肺；饱闷呕恶，脘腹满闷者，是谓冲胃。又有去血过多而昏晕者，与冲心异，冲心属实，此则属虚，需参脉症虚实而别之。

（三）预后

产后此为危险，大抵冲胃者五死五生，冲肺者十痊一二，至于冲心者十难救一，虽方书尚有活之法，亦仅立一法以尽人事而已。

（四）治法

冲胃者，宜去恶平胃散主之；冲肺者，宜去恶清肺汤主之；若去血过多而晕者，不可与三冲同治，宜补气解晕汤速补无形以生有形，俾可挽救。

（五）调理

三冲病因，虽则败血上冲，然心不虚焉能冲心？肺不虚焉能冲肺？胃不虚焉能冲胃？其治法以去瘀为主而不补虚者，盖以急则治其标也，惟冲势既平，急宜随其所虚而调补之，不可忽也。

二、恶露

（一）病因

产后恶露大抵一月为期，如产后即不下者，或气滞，或因受凉所致；如不及一月而早止者，气血虚也；逾一月而淋漓不绝者，气虚不摄也，即肝脾两经亏损其统藏之力也。

（二）辨证

气滞血瘀而恶露不下者，腹中必痛；受寒血瘀而恶露不下者，必发寒热；如不及一月恶露早止，腹不痛，脉虚细，此气血虚也；若已逾一月仍然淋沥不止，血多者，气虚也，血淡者，肝脾两虚也。

（三）预后

恶露不行，积聚成块，脐下坚痛，俗名儿枕痛，宜服失笑散；或恶露乘虚流入经络骨节之间，或腰痛，或胁痛，或遍身疼痛，或为痛疽，俱宜生化汤（当归、川芎、炮姜、桃仁、甘草）加减主之。

（四）治法

气滞血瘀者，宜生化汤或失笑散，受寒者加炒荆芥、肉桂心，痛甚者加元胡索；气血虚者，八珍汤（熟地、当归、川芎、白芍、人参、白苓、白术、甘草）；气虚不能摄血者，当归补血汤；肝脾两虚者，归脾汤（人参、甘草、炙黄芪、当归、远志、白术、茯神、枣仁、木香、龙眼肉）加阿胶、川断肉。

（五）调理

恶露虽系败血，然本由营血所化。若恶露已止，迟早适宜，且无他病，尤宜补脾生血以善其后；若纳谷不旺者，宜健运脾胃，盖脾胃主化精微而生气血也。

三、蓐劳

（一）病因

蓐，草荐也。产妇坐草艰难，以致过劳，心力气血大亏，变为劳倦虚弱诸症，故曰蓐劳。或血虚，阳无所依而为发热、自汗、气喘、虚烦等症；或正虚，外邪乘隙而入，为中风、伤寒、痉厥等；或津液干涸而大便难。

（二）辨证

蓐劳切宜详审有邪无邪，有邪者为本虚标实，无邪者为纯虚之证。二者若混，则动手错矣。或洪大滑实，舌上有苔，此有邪也；如神疲肢倦，脉象虚细，舌上无苔，此无邪也。

（三）预后

此病若纯虚者，大补气血尚属易治，惟本虚标实者却陷入虚劳危候，甚可惧也。故医者，凡治此病，切宜慎之。

（四）治法

若审有邪者，宜于佛手散（当归、川芎）中加祛邪之品。若审其纯虚者，当分气虚、血虚施治，气虚者补中益气汤（炙黄芪、白术、陈皮、升麻、柴胡、人参、甘草、当归身）、四君子汤（人参、茯苓、白术、甘草）；血虚者，四物汤（熟地、当归、白芍、川芎）、当归补血汤等随证选用。

（五）调理

女子以肝为先天，脾为生血之源，蓐劳善后惟宜调养肝脾，更宜寡欲戒怒以养肝，滋补慎食以养脾。调理得宜，庶不致陷入虚损，幸勿忽焉。（高香严，《哈尔滨汉医学研究会月刊》，1937年第1期）

第二十一节　产后中风发痉治验一则

仲圣云："新产妇人有三病。"中风发痉乃其一也，虽不常见，然因此病而死亡者有之，故一般人每视产后风为重大危急之病。

察本病原因，论者不一，有谓失血过多，筋失所养，枯燥而生内风者；有谓血虚，外风袭入经输者；《经》云邪"在俞之时""腰脊乃强"。西医谓破伤风菌传染产道，子宫破裂伤痕繁殖于局部，虽不侵入血行，然由细菌之毒素侵入中枢神经及末梢神经，经过二至七日潜伏期而发病，先自颜面诸筋痉挛，继则项背强，后弓反张。潜伏期短而发作频者，危险甚；潜伏期长、发作慢者，症较轻。必注射破伤风血清或各种镇痉解抽药以治之。予对于本病之经验尚付缺如，亦不敢断言其原因究为何属，但谓其邪"在俞之时""腰脊乃强"（经输在背）与破伤风菌毒素侵入中枢神经及末梢神经，二说似较相合。

友人柳君子妇，产后去血过多，第三日夜间忽发生本病，先倦怠发热，随即发痉。颜面筋抽，目睛上翻，口噤吐舌，项背反张如弓，四肢强硬，神昏不省。柳君仓惶来寓，述其情状，予知为本病也，亦未遑，前往诊视。急煎大豆紫汤及举轻古拜饮与之，令到家急速如法灌服，乃竟药到病除，获良好效果。于是深佩古方之神奇，特为书出，贡献同人。在高明多所经验者固不待鄙之喋喋，若对此病缺乏经验者睹此案，仓猝临证采用斯方，未始非救急之一助云尔。

大豆紫汤方：当归五两，独活五两，黑豆一斤，黄酒半斤。先将黑豆于铁锅中炒极热，黄酒投入沃之；去豆，用酒（豆淋酒）煎归、活二味，余汁一杯，顿服。服后患人必睡，温覆取小汗，病乃瘥。

举轻古拜饮方：荆芥穗半两炒黑，当归半两，黑豆一碗，元酒半斤。豆淋酒如前法，取酒煎荆、归二味，得汁一杯服。（李西园，《哈尔滨汉医学研究会月刊》，1938年第7期）

第二十二节　产褥热

产褥热的病就是产后发热，大约可以分为三种：吸收热、败血热、脓毒热。

吸收热，很像汉医所称的骨蒸潮热，就是在产后一二日以内略发轻微的热，不起全身病状。主要原因是在分娩的时候生殖器和子宫所生的创伤面现在已经徐徐回复，以致将污物吸收进去，便发热。

这以外的两种是高度热，呈现危险的全身病状，就是普通所说的产褥热，它的症象最为危险。主要原因是分娩的时候在阴部的创伤处有微菌渗入，遂起这种病。微菌或为葡萄状菌，或为连锁菌。而且败血热和脓毒热大概是两样合并在一起发作，很少单独而发的，所以二者的区别也很容易明了。败血热多起在产后一二日间，先起恶寒、战栗的形态，接着就发高度热，体温升到三十九至四十一摄氏度，脉搏细数，腹部膨胀，恶露放出脓状恶臭。若脓毒热，则发于产后第六日及第十日间，随着恶寒或战栗而起发热，体温虽也升到三十九至四十摄氏度，可是不久即退，很像再归热（疟疾）一进一退。也依着脓毒的转移，四肢关节时起肿胀或化脓。它的经过很迟慢，可是也有立即死的。恶露也多放奇臭。如两症并发的，发热往往终日不止，陷到衰弱的地步，多不可救。所以世人一遇着产后发热就应当赶快延请专门医家诊视，万不可以为是发热小症候而轻视之。（王俊卿，《滨江省汉医学月刊》，1940年第34期）

第二十三节　子宫癌

癌肿的病，在汉医书中所载的只有乳癌一种，其余的癌肿在汉医的古今医书中就少谈到的了，这就是因为解剖生理少有研究，以致缺略而不能详。考察癌肿这种病，本不是一端，就像胃有胃癌，阴道有阴道癌，直肠有直肠癌，至于子宫的癌，也是癌肿之一。

一、病因

妇人患子宫癌的，或由于房事过多而得，或由病毒转移而至。

二、症状

患病的初期，子宫频频出血，医生每每误认为崩漏，若不仔细检查则不能得详确的病状。

大约妇人患癌肿的，多在四十岁以内的时期。所现的症状，有形似肉汁的带下，奇臭不堪，像败脓的样子，经水不多，屡屡出血，其初不觉痛苦，久则常感觉腹痛，或腰部不适，或骨盆沉重。病人陷于悲苦的境遇，整日整夜的毫无乐趣，甚至于失眠。

三、预后

阴部脓血并下，终至贫血，或发重笃的尿毒症而死。急性的一年内必死，缓性的可以延迟到数年而死。

四、治法

这种病的疗法，在初期若是诊查确实，就应当剖腹将子宫截去，以绝后患。但是这种办法若没有设备最完全的医院不能施行剖腹手术，因为在因施行手术而死的也常常大有其人。

如果发觉太晚，就是施行剖腹手术也没有益处了。这样根本治疗既无从着手，维持病人生命以延其残喘的法子只有清洁病人阴部，厉行防腐消毒的方法，再进以滋养品，服以强壮剂。出血用收敛的药物，失眠用催眠的药物，疼痛用镇痛药，恶臭用硼氧酸水棉球塞治等方法。若是除去这样对症疗法以外，可说是别无良善治法。（李德荣，《滨江省汉医学月刊》，1940年第42期）

第十四章 儿科理验

第一节 小儿疾病测验法

观夫《史记·扁鹊传》，越人至周，贵老人，为耳目痹医；至秦则重小儿，而为小儿医。窃思二者，一则暮气笼锁，足征周道之衰，终至鼎迁祚移；一则培植邦本，已兆秦业之兴，卒成混合之基——良有感也。且民为邦本，国强必先民强，民强必由幼者少夭、壮者无疾。小儿者，民之萌芽也，焉可不重哉？森林茂盛，必先爱护芽苗无损；欲幼安长健，必由卫生医药着手。试观列强，无不注重民病，医药卫生日事改良，普及社会，虽乡农妇孺，皆应具有医药常识，自然人少夭折，户族激增，国势盛强矣。我人则未能普遍医学知识，育婴保赤尤不注意。最可怪者，可叹者，家庭之间无不同望儿孙如椒实瓜瓞之繁锦，而独于卫生医药保赤等常识竟漠然视之，一旦遇有儿病，无从判别病形，轻重遂委诸巫医仙祝，灵方杂药乱投，轻者转重，重者转危，卒至于殇。呜呼！赤子之生，岂不痛乎？为父母者，徒有爱子之心，恒无护赤之术，每于临病之时徒呼奈何。

虽然出版之儿科书籍于儿科卫生及诊治之方法极为详明，惟独诊断之法，非失诸简略，即付诸理想。而小儿有疾，苦不能自言，其稍长能言者，言之又不能详尽，专赖医生及保育者随时细心观测，辨别详察，故诊断法实不可不知也。兹择其简便大略录之。

如初生小儿，形骸虽具而气质未全，且身痛痒不能自知，而疾病之来多如猬集，皆系十月胚胎先天根源未固，感触后天之气而发。其时质脆脏娇，如初萌嫩芽，稍受摧折立见枯萎，故初生儿病，虽微染小恙，皆足戕害生命。要在鞠养者具有医事常识，便可自行疗治，或即时延医方可转危为安。窃因儿病极易变剧，又极易转轻，故为父母者，非有相当自疗的医识，轻微之疾勿医而痊，否则经医时亦必详细述其经过，庶不误焉？

一、全身状态

初生之儿健康者，啼声雄壮，皮色微赤，筋肉与脂肪丰满，指甲与头发发生畅旺，反之则为未成熟及衰弱之征。

婴儿下三四日后，皮肤变淡黄色，此为生理上应有之现象，不足为病，若三星期后黄色不退，为疾病之现形也。

每星期须磅小儿一次，身体日瘦，体量日减，或身体过于肥胖而皮肤少红润色者，均非健康之征也。

二、呼吸、脉搏及体温

呼吸之数，初生儿每分钟约有四十至四十五次，乳儿三十至三十五次，满周岁后减至二十六七次。如小儿偶患热病及肺病时，呼吸之数必增多。

小儿之脉搏较成人甚数，其搏数每分钟约有一百三十六七次，至周岁后减至一百十六七次，十六岁后与成人同。

小儿体温在七八岁前约为摄氏检温表三十七度为中心。若降至三十五度八以下或升至三十八九度以上时，若为啼哭运动、饮食饥饿而致者，尚无妨碍，否则身体稍有变异即为疾病之象也。

三、睡眠

康健小儿睡时常呈和颜悦色之态，若忽啼忽醒，或呻吟微声，或反复不安，频现种种异形，其身体必有不适之处。

四、啼哭

襁褓尿布干洁无污，床褥安适，又非饥渴，而啼哭不能安然入眠者，其中均有何种障碍，宜留意观察。如饥饿时，则开眼无泪而啼，或将手送入口内时即停止；身体疼痛时，则手足弯曲，激烈时流泪；襁褓湿侵皮肤时，四肢伸展不休，摇首啼泣；困倦时，闭目低首啼泣。皆足令儿啼泣，须宜分别认明。

五、骨骼

小儿两岁以后，颞间顶骨犹未闭全或凹下不平者，系发育不良及热伤之现象也。

小儿初生，其头围较胸围为大，日久则胸围发达大过于头，若六个月后胸围尚不及头围者，即属虚弱发育不良之征也。

六、消化

（一）舌及二便

小儿之舌，以红润为良，若有白色厚苔及所下之粪浓厚如糊，有强烈之臭气，乃消化不良，引起肠胃之病也。婴儿尿色浑浊而带酸气者，多属消化器有病。如无病之婴儿，尿水清而微有酸性也。饮人乳之小儿，其大便之色匀合而少，每日约两次至四次。若作绿色或暗褐色，或混黏液，或兼凝固之粒块，每日在三五次以上，即肠胃有病之征（然初生三五天之胎粪不在此例）。

（二）腹围

小儿腹围较胸围尤大，时时腹痛者，必腹中有虫或积食作疼等。

（三）呕吐

小儿食后即吐，多是食不消化（乳儿经风吹或抱法不妥亦能作吐）。若平时身体尚好，忽然作吐兼有发热者，须审其是否传染病，或发疹之各种热病也。（宋瑞生，《哈尔滨汉医学研究会月刊》，1937年第6期）

第二节　医书有谓小儿之体为"纯阳"者，有谓为"稚阳"者解

医书有谓"小儿之体为纯阳"者，以八岁前无伤寒症；有谓小儿"为稚阳体"者，以最耐寒故易染伤寒也。方书纷纷各言其理，令学者终不辨其是非及细绎"纯阳"二字之意可知矣。

纯阳者，纯一不杂之阳也。气血盛，体力强，精未伤，曰无伤寒症，固然之理也。但小儿体质柔弱，腠理未密，肌肉疏泄，身体柔软，骨骼不强，乃稚阳之体也。谓为纯阳者岂不谬耶？且纯阳者，身无色欲之好，精髓未伤

之意也，如经言真人"修养元气未伤""身强体壮""精神耐老"，此乃纯一不乱之纯阳也；而稚阳者，幼稚时代也，身弱体嫩，俗云"小儿为血胞"者是，是为稚阳之意无疑矣。

由是观之，小儿非纯阳，乃稚阳也。谓其"无伤"者谬，谓其"易染伤寒"者，信不诬也。（程汉章，《哈尔滨汉医学研究会月刊》，1939年第25期）

第三节　敏之医论二则之小儿惊风辨

惊风病，小儿罹之者指不胜屈。推厥原因，殊有不同，故治法亦非是一例也。考古有八候之名，今胪列于次：一曰搐，肘臂伸缩也；二曰搦，十指开合也；三曰掣，肩头相扑也；四曰颤，手足动摇也；五曰反，身仰向后也；六曰引，手若开弓也；七曰窜，目直而似怒也；八曰视，睛露而不活也。此八候者，无论急惊、慢惊、慢脾风证，皆习见之候，故谓之惊风八候。以后因形立名又添多种，未免枝节繁生，画蛇添足耳。

惊风何以小儿居多耶？盖因小儿禀受薄弱，先天不足于妊前，癸水未成于现在，元精未满，元气无根。偶因滞满内停、痰火胶滞、火热闭塞，即生惊风之病矣。

急惊风率因心肝火盛，外为风寒郁闭，经路不得宣通发泄。证多暴发壮热烦急、面红唇赤、痰塞气促、牙关噤闭、二便秘涩、抖战怪叫等显象。治法有用抱龙丸、千金散、凉膈散、泻青丸、七珍丹、凉惊丸、清热化痰汤等，惟宜视儿之大小，病之轻重，加减调理之。

慢惊风多缘小儿禀赋虚弱，土虚木盛，或由急惊过用峻利之药以致转成此证者。发时缓缓搐搦，时作时止，面色淡黄或青白相兼，昏睡眼合或睡卧露睛。乃系脾胃虚弱，元气损伤之故也。治法有用醒脾汤、理脾丸，补虚、扶脾、镇静、熄风等药调理之。

慢脾风，此证多由吐泻既久，脾气大伤，以致土虚不能生金，金弱不能制木，肝木强盛，唯脾是克，故曰脾风。闭目摇头，面唇青暗，额汗肢冷，舌短暗哑，频呕青水，此乃纯阴无阳之证。吐泻后亡阳者，治法有用温中补脾汤、固真汤；虚极者，有用理中汤或丸加减调理之。

总之，治须活法，认证真确，方不致偾事。此不过举其大要，详尽尚待明哲。（罗敏之，《滨江省汉医学月刊》，1941年第50期）

第四节　小儿急惊、慢惊、慢脾之症状、诊断、治疗

一、急惊风

惊风一病，每遇世医不慎，以抽搐即笼统谓为惊风，实则非也。按惊风有急、慢之分：急惊原属实热，慢惊乃为虚寒；急者脉多浮洪滑数，慢者脉多沉迟无力。故治疗则异。

偶一触惊，受风或畏物、异声所致；或内为心肝火盛，外为风寒束闭；或痰盛热极，内扰不宁。此皆急惊之由来也。其症状多壮热、面红、唇赤、热气壅塞、牙关紧闭、二便涩赤、背反张、目直视，总因风火相搏所致也。治宜镇惊息风，清热化痰为主。

二、慢惊风

慢惊风之证多缘禀赋虚弱，脾衰肝强；或急惊误用峻药，致变为慢惊之证；更因吐泻既久，中气已虚。时发抽搐，时作时止，面色青白，昏睡身凉，目或合或露致变为慢惊之证。治宜温中培补元气为主。

三、慢脾风

按慢脾风之证与急、慢惊风又当别论。盖慢脾风者，因吐泄既久，中气已虚，脾气已伤，生活能力衰微，是成慢脾。治宜助热补虚，温中健脾为主。

四、结论

按以上三者致病异，故症亦异耳。急惊者属阳，故壮热，为有余之实象也；慢惊者阴阳均未遇损，或因急惊传变而成也；慢脾者属阴，故寒凉，为不足之证也。以上三证须要详辨，苟有疏忽，杀人胜于操刀。嗟乎！一匕之谬，覆水难收，可不慎诸？（张霭霆，《哈尔滨汉医学研究会月刊》，1937年第2期）

第五节　急惊风

小儿的体质属于纯阳，脏腑娇嫩，津液未足。一受风邪，津液就容易受伤。津液越受伤，邪就越热。热越盛，津液就蒸灼。所以小儿若是发热不退而现出哭泣无泪、面青鼻干等现象的时候，就是表示着内部的津液受伤，将要发作惊风的形状。

壮热面赤，神志昏蒙，搐搦反张，直视，牙关紧硬，痰壅急促的，治疗的方法不外清热化痰息风、安神生津等法。这种病的来势虽然很凶猛，而病去的也很快。另有一种身无寒热，忽然角弓反张，唇口歪斜，四肢挛急的，它的来势较比上一症稍缓，治理本来容易，但是察病很难。这种病的原因，大概是由于平日脐中感受寒风而起的（所以平日对于换尿布时应当十分留心，不可使脐中吹进风去）。小儿的体质本来柔脆，风冷乘虚是很容易进攻的，风寒留在经络以内，当着气血行到经络时，正气不能敌邪，邪正互相抵制进退时，所以就现出搐搦挛急的形象。时发时止，正和疟疾邪留腠理发有一定时刻的情形相同，应当治以发表剂以解散风寒，舒畅经络。

这两种病都属急惊风，但是有寒、热、表、里的分别。病在里的属热，药应当清化而不可推拿；邪在表的属寒，药应当温散而宜于推拿和一切外治的手术。世人一见惊风便不辨表里，不分寒热，若是热证也用推拿针灸，以至于惊风虽然痊愈，每好留下手足残废的毛病。寒证若不识温散，就要至于不救的地步。所以对于惊风，若是治理得法，十中可愈八九；若是治理不得法，十中只能救活一二，全是误治而死的为多。（杨煦，《滨江省汉医学月刊》，1940年第34期）

第六节　论小儿痉抽

小儿为稚阳体，脏腑柔脆，气血搏疾，精神未充，神经未坚，稍有触犯，最易发痉。凡风寒外感、暑湿内蕴、痰火郁闭、客忤惊吓等均足致痉也，然而痉之所以发，由于神经受刺激、压迫，或毒素作用，或荣养缺乏，因而起痉挛症状。头摇口噤，目睛直视，面肌蠕动，头项强直，脊背反张，四肢抽搐，甚则窒息，神昏吐涎。

发作时，有三五分钟而止者，有十分钟二十分钟始止者，亦有持续数小时者。每发作一次，有间数时复发者，有间数分钟而频发者。总之，症轻者，发作痉挛时间少而休止时间多；症重者，痉挛时间多而休止时间少。发作次数益频者，症势趋重；发作渐缓者，症势转轻。准此亦可觇定预后良否焉。

诊察本病，当以神经系统为主眼，尤应追寻其起因。如风寒外感，邪客经输，发为刚、柔二痉；暑湿蒙蔽心包，心神昏谵，发为痉厥；小儿肥胖，湿热素盛，化为痰涎，填塞精隧，胸膈逆满，发为痰厥；体质阳脏，习惯便秘，津液枯燥，神经被炙，发为抽搦；体质阴脏，消化不良，泻利无度，荣养不足，元气衰弱，发为慢脾风疾；气质薄弱，精神未充，猝遭大声震惊，精神恍惚，神经错乱，谓之客忤惊吓；又有瘟疫、热邪、毒素作用于神经，亦发痉挛。是以痉抽之疾，原因复杂，未可以急、慢惊风概括之也（喻嘉言先生力辟惊风之误，论说甚详，见《医门法律》）。故诊察本病时，须详其既往情形与现在症状而推定其将来变化；验其神经系统受病重轻，定为主要证候；再参其他合并症状，以索其病之起因与进退之趋向。审其为实，当辨其为风、寒、湿、热、痰、火之情，在表在里，施以汗、下、清、和之法；审其为虚，当辨其气、血、津、液枯燥之势，属心属肝属脾，而施以回阳、救阴、补气、生津之方。

病情定，方药则灵。除其壅闭，神志立清，如拔刺解缚之爽；益其气血，润养神经，犹旱苗得雨而兴。然须泛应，未可执一。故镇惊药当对证施投，脐风散非万全可靠。医欲功深保赤，智必参乎各证。仅守一家言，其能痊众疾乎？（李西园，《滨江省汉医学月刊》，1941年第46期）

第七节　斑、麻、痘、疹之分别

医家治疗首贵辨证，如证未能辨明，则治疗以何为根据？行将寒热乱投，误人性命矣。夫斑、麻、痘、疹者，昔日以小儿为限，今则无论老幼均能染患，人之禀气渐薄可知矣。治之者，本有专科，然论之者，每有所混。以同一病症，尚有真伪虚实之分，何况本不同者而强之同，宁不偾事乎？因不揣愚谬，为之分析清楚。至其治法，尚望于各家专书，具此双眼以搜寻之。

一、斑

斑者，色之不纯者也。如虎豹之皮有斑纹也。内发于脾，脾主肌肉，斑之外见在肌肉之分也。其外因，由于伤寒失下。伤寒之证，不下嫌迟，然当下失下，则热毒蕴于脾胃而成斑。或温热失表，温与热症不可发表，然当表不表，则热毒蕴于肌肉而成斑。此皆误于尽信书之咎而创下此"不嫌迟"及"忌表"之说者，未曾研究伤寒急下之文及温热凉散之旨耳。

斑之见象有二：一为阳斑，一为阴斑。阳斑又名阳毒，面赤，斑如锦文，色红高起，可以手扪而得之，咽喉痛。今时所称为猩红热症当属指此。此邪正俱实之候，当以温热壅盛而成，故甚则吐脓血也。阴斑又名阴毒，面青，斑色黯晦，不能高起，色青者危，色黑者死，咽喉亦痛。此邪实正虚之候，温热虽盛，气血不能应之，故其身疼如被杖也。

二、麻

麻者，色白而粒小，如脂麻之形也。内发于肺，肺主皮毛，麻之外现在皮毛之分也。其外因，或风热初起，邪客肺经之中；或湿温将退，邪从肺气外达。

麻之见象有二：一为实麻，一为虚麻。实麻即真麻，病起之时，一有发热，皮肤之间、胸脘之际粒起如麻，似疹而色白，似痘而不高无浆，此风热袭肺，最实之证，肺气内燥，外结于皮毛而然也。虚麻，又名白痦，病退之时，发热渐解，皮肤之间、胸脘之际粒起如麻，似痱而形大，似痦而色白，此湿温之邪已从肺气外布也，邪气方退，正气待复，虚候也。

三、痘

痘者，其形如豆也。豆之小者如菜豆，豆之大者如蚕豆，痘之大小亦如之也。内发于肾，肾主骨髓，痘之外现，由骨髓之分透出也。其外因，或由着衣过暖，渐引肾邪外泄；或由劳动汗出，顿触肾邪外越；或由口鼻吸受时行痘毒，立使肾邪外应。

痘之见象最多，要分为二：一曰真痘，一曰水痘。真痘，又名天花，发热三天，然后见点，再三天而后齐点，再三天而后浆满，再三天而后痂成。其中症象非可简述，要以耳冷尻冷、耳后有红筋为准，此重大之症也。水痘，又名假痘，发热一二天即现如痘形，但无根脚，色白如晶。越日，痘皆饱满，尽含水液。此病发于膀胱，温邪行于肌表之故，此症于夏月即成天疱疮。

四、疹

疹者，其形如珍珠也。珍珠之大者如黄豆，其小者有如沙粒，疹之大小亦复如斯也。内发于肝，肝主筋血，疹之外现，由筋血之分透出也。其外因，或由寒邪内郁，束其筋，搏其血；或由风邪外入，触其筋，激其血。

疹之见象亦分为二：一曰痧疹，一曰瘾疹。痧疹又名瘄子，其形如沙，故名痧疹。又痧者腹痛也，此症之发必见腹痛，总由于风邪入于血致肝筋不舒而腹痛，肺热冲肺而咳嗽。痧疹者，乃疹之兼痧者也，今人曰疹为痧，复混以猩红热名之，愈失愈远矣。盖痧疹多有兼喉症者，风挟肝热移于肺胃也。痧疹之喉，轻而愈迟，斑毒之喉，重而易愈也。瘾疹，又名风瘰，其疹隐于皮肤之中，故名瘾疹。又瘾者，阴也。阴虚之人常易患瘾疹也。其疹无咳嗽、腹痛，但身有微热，疹时出时没，出时则肤痒，此肝之血分不足也。

四者虽各有所发，然皆属于心。经云："诸痛痒疮，皆属于心。"此又不可不知也。（孙希泰，《哈尔滨汉医学研究会月刊》，1939年第29期）

第八节　记良友之教益

友直、友谅、友多闻，友之益者也。友以辅仁，吾人所期望于友者也。然友之直而谅者难得，而况多闻者乎？游于艺者难得，况几于道者乎？夫道无心，以仁为心，推爱己之心以爱人，视人之病如己病，而后心专于医，志切于道，心志凝一，艺有不精者乎？故医之所贵，在乎心得，有爱人之心复有经验之德，宣诸口而教诸人，因一言而惠及众人，仁人之言，其力溥矣。

一、麻疹辨治

予性鲁而思钝，读书每不能领会全神，苦于着迹，寡于变通，离于医书，沉潜反覆，诵读有年。其于小儿麻疹内陷，发生喘促疾患，尚无救治之方，一再向同仁研求，莫得其旨，窃以为心乏虔诚，难明至道。观夫先贤斋戒沐浴、割臂抽血而后受教也，予岂其人哉？无已，对于疹毒内陷，肺炎作喘症，视等绝疾，凡遇此项患者则谢绝不治，必令其另延高明及查其究竟。虽经多方救治，危亡者多，痊愈者少，悯而伤之。近曾领李君执中先生之谈论，启予茅塞。

先生谓，视疹之形色以定疹毒所关联之腑脏。热在皮肤者，疹通于肺；热在肌内者，疹通于胃；疹形细小者，热在肺；粗大者，热在胃。虽寥寥数语，已揭其源。盖李君精通《伤寒》，艺自深邃，复老于斯道，经验宏富，故能片言居要，予所钦佩者也。

友人宋宪章君，好学不倦，博览群书，凡内外方证皆严密考核，故能辨证详明，用方准确，对于麻疹尤有心得。曾以清金一贯散示予谓治麻疹屡试屡验，予亦恍然觉悟。盖治疹已出之后固不若治于疹之前，疹前顺势治疗，使其毒热分消，自无刑金之患，肺金无患则康宁可保，清金一贯散所以名也。予当即存记在念，姑待一试。迩来适有患麻疹之儿，予按方治之，用药三剂，完全治愈，亦无贻患，岂非畅快事哉？故特录出，以广宣传。并希高明同仁勿吝金玉，各纾所长，或传诸人，或笔诸书，或登诸月刊，庶使良方妙术常明永存，既掖后学，又广利济，岂惟倡兴医学而已？实生民之厚幸也。不禁翘企盼之。

二、麻疹撮要赋

此赋不知编自何人，列于清金一贯散方首，词虽不工，而义甚明。欲刊清金一贯散，故首绪之。

（一）疹出于肺

疹出于肺，亦感天地火邪，阳火旺之气而出，其大概与痘相同，但痘属五经皆见之病，而疹独居于肺，何也？疹未有不咳者，咳，肺之郁火也；疹多喉痛，喉，肺之窍也，肺火上冲于喉，故痛，痛，哑之由也；疹多腹痛，大肠者，肺之腑也，肺火冲突于内，故腹痛；疹多泄泻，大肠者，传送之官也，肺火下注而泻；疹多喘，喘，肺火太盛也；疹多痰，痰，肺火之所蒸也。疹症不一，肺病独多。故善治疹者，惟有清肺为主，诸症兼治焉，则思过半矣。

（二）发热证治

疹毒一萌，热即兆其先，其热与外感相同。身热咳嗽，鼻塞声重，涕唾稠黏，眼眩如醉，惟以嗽为凭。嗽之重者，疹亦重；嗽之轻者，疹亦轻。其治法，惟清肺凉血兼散风热，不宜升麻、生姜、芫荽辛热等升阳提火。盖火之轻者，升之亦可解散，火之重者，不提而犹上窜，一遇升麻、生姜、川

芎、芫荽等必上炎而参阳位，头重喉痛、声哑气喘可立而待矣，此其常者
也。若遇枭恶之症，毒火隐伏，再服辛热、升提、补滞等药，必致气喘声
哑，似出不出，闷闭而死。

三、清金一贯饮

清金一贯饮虽非《万病回春》之方，果若不经误治已至危绝等证，决无
有不百发百中者矣。

枯芩大者三钱至五钱，中者三钱，小者一钱至钱半；桔梗大者二钱，中
者一钱，小者五分；牛蒡子大者二钱，中者钱半，小者一钱；南荆芥大者钱
半，中者一钱，小者五七分；北前胡大者三钱半，中者二钱，小者一钱；青
皮大者二钱，中者一钱，小者五分；淮木通大者二钱，中者一钱，小者七
分；生甘草大者六分，中者四分，小者二分；白芍大者二钱，中者一钱，小
者五七分。上九味合一剂，煎如常法。

火盛大便闭结，加大黄大者三钱，中者二钱，小者一钱；见点血热，加
生地大者五钱至一两，中者三钱至五钱，小者二钱至四钱；大热火盛口渴，
加石膏大者三五钱至一两，中者三钱至五钱，小者一至二钱。三二日出齐，
加元参大者三钱，中者二钱，小者一钱。疹粗大者加大黄、蝉蜕五个至十五
个，深红加大黄、生地、丹皮、紫草、桃仁（紫草三钱、桃仁一二钱），气
喘加桑皮、杏仁，风寒闭肺加麻黄一钱。三日后疹已无恙，独热不退，或经
久疹不散尽者，重加生地、蝉退、元参、丹皮。（李西园，《哈尔滨汉医学研
究会月刊》，1939年第23期）

第九节　瘟　疹

一、瘟疹三字经

疹为病，有多端。发表法，古医传。惟至今，气候迁，瘟疹灾，遂
蔓延。

四时有，不一般。非麻疹，性传染。由口鼻，传入肺，呼吸促，多
睡眠。

如伤风，遍体疼，身发热，耳若冰，手指凉，头如瓮，流清涕，眼胞红，泪汪汪，时惊恐，咳嗽频，红点呈，脸发烧，呕吐生，声音哑，心神慌，口干渴，舌苔黄。

咽喉肿，毒内攻，神昏愦，腹中痛，气喘急，目直视，手抽搐，症非轻。

马牙疳，疹后殃。若泻痢，清大肠。

斑与疹，细参详，痱病轻，红色祥，色紫重，黑危亡。

辛温投，最不当。清凉剂，乃仙方。灵犀丹，可回天，医疹法，妙难言，一服用，即愈痊。

二、瘟疹问答

问：每年四季出红疹（即猩红热症）者甚多，何也？

答：四时疫毒流行，气候幻变，相互传染，故患者极多。

问：疹类有几种？

答：有四：一疹，二痱，三斑，四痧。

问：四种何以区别？

答：疹者，珍也，言其颗粒分明，圆如珍珠，故曰疹；痱者，沸也，以其血热沸腾，皮肤色红紫，如汤之沸，故曰痱；斑，紫成片如斑，故曰斑；痧者，沙也，细碎如沙，故曰痧（白色如小米粒状）。

问：疹、痱、斑、痧四者属于气分、血分？

答：疹、痱、斑三者皆发于血分，惟痧出于气分。

问：疹之区别有几种？请言其症状。

答：自泄疹，小儿不咳，腹不痛，玩耍如故，饮食稍减，但觉身体增热，疹色淡红，疹苗稀疏；惊疹，小儿因惊而动肝火，抽搐拘挛，寒热往来，腹微痛，不咳，恐惧不安，现淡红稀疹；温疹，小儿应春气温，在疹未出以前往来寒热，颊赤头痛，腹痛，微咳，疹苗淡红稍密；火疹，发热面赤，多睡，心烦，咳重，腹不痛，疹苗色赤而尖；风疹，发热恶风，咳甚，喷嚏，腹满痛，有兼泄泻者，亦有大便不行者，疹苗稠密形尖作痒；毒疹，暴热，呕吐，昏愦，恶心，谵语，干咳，腹痛，四肢厥逆者难治；郁疹，疹出不快，皮肤干涩，恶寒不止；瘈疹，见苗后内抽而疹不出，或见形随即消散，其症忽然厥逆，忽然发热；兼疹，十二经气化，各有一症；血分疹，邪随之外出，其疹稀散；休息疹，疹出二三日，疹回病愈，再一二日又发热、发疹。

问：痱、斑、痧其症象如何？请分别言之。

答：痱平铺外出，如汤之沸，血色全归于外，故皮肤通红；斑之现于皮肤，红紫如云片，热邪太深之所致；痧之现于皮肤，其色白，粒小，乃邪之轻虚者也。

三、瘟疹用药表

银花，去热毒；寸冬，疹前心忙，疹后作渴；连翘，去血热；芦根，疹前后多用；元参，退阴中热毒；草茸，行血热；大力，疹后见嗽；菊花，头晕目眩；桃仁，破血热；桑叶，疹，虚喘；赤芍，疹，腹中作痛；沙参，疹后喘；竹茹，疹后心忙；蒌仁，疹，喘甚；生地，疹后血热；葛根，疹中见泻；车前，小便涩；花粉，化白痰；石膏，化黄疹；冬葵，小便癃闭；木瓜，见抽；川羌，身骨筋疼；泽兰，清心合目；姜炭，热极；苦梗，咽痛；天虫，疹初多用；蝉蜕，疹初多用；人中黄，热毒盛；红花，血毒热；木通，小便赤；公英，疹前后用；地丁，疹前后用；柳叶，风疹；紫草，疹后毒热甚；山柳，初起；知母，胃热口渴；杏仁，喘嗽；花粉，口渴；栀子，心烦闷者；犀角，热毒咽痛；羚羊，筋挛作抽，喘促；川连，疹后泻痢；元芩，肺热。（吕作屏，《哈尔滨汉医学研究会月刊》，1939年第23期）

第十节　麻　疹

一、原因

麻疹是急性传染病的一种。在它流行的时期，以春季、冬季最盛，夏天、秋天较少，然亦间或有之。它所传染病的媒介为空气或接触病人，但是以小儿患者居多，大人本不多见。《医宗金鉴》说麻疹为正疹，其他有温疹、湿疹、瘾疹、瘟疹、风疹等，种类不一，是由胎元之毒复感天地之邪，阳火旺盛之气自肺脾而出。这种病毒很容易挥散，故一家族中，一个小儿发疹，甚或殃及全家。余治郭姓男女儿童七人，先是一个小儿出疹子，不到几天，三四个儿童相继感染。余嘱其家人实行隔离，然亦属无效，结果七人无一幸免者，其传染力之强慨可想见。

二、证候

在疹形未发现的前数日全身发热，继之高热，咳嗽，喷嚏，眼泪汪汪，两胞浮肿，麻疹遂透点于皮肤之上，隐约可见，其增大也甚速，乚类麻粒。可是发疹的部位大抵始于颜面，顺次而下，由项及头，而躯干而四肢。以颜面为最密，手足则稀少。疹出贵乎透彻、红润、细密。麻疹出透经过三日后，如果无合并症之发生，其时身热减退，意识始终明白，大小便调匀，收没不疾不徐，疹形次第消散，病者即觉霍然。

三、合并症

麻疹较出痘为轻，而其变化极速，调摄需随时留意。如罹合并症，或虚弱小儿，或素有疾病者，或处置失宜，则辄陷危险。合并症中之主要者为喘急（西医谓支气管肺炎），盖喘为恶候，麻疹尤忌。喘甚（呼吸困难加甚）则肺叶焦举，遂致不救，往往未及发疹而先已死亡者。再则为喉痛，毒热炽盛，上攻咽喉，疼痛肿闭，汤水不得下咽，亦殊为可虑。其他如谵狂、呕吐、痢疾、衄血、泄泻，种种病象，临床对症施治斯可矣。

四、鉴别诊断

全身发热、咳嗽等之初期症状大体与感冒相似，然在本病流行之际苟现上述症状，此时虽无发疹而不无发疹之疑，在治疗方面须绝对留意。且麻疹之疹与初期痘疮相似，又与其他病中所发之疹颇近，例如西医所谓猩红热发疹、斑热、发疹热及汉医所谓斑、痧，不可不区别。

五、预后

气血和平，素无疾病者；微微汗出，神识清爽，无表里交杂之病者，大都预后良好。其或高热不退，无汗，烦躁，神昏，便秘，喘促，或收没太速，皆预后危险。尤以喘急、喉风病人，常现预后不良之结果。

六、治法

麻疹初起切不可遽用寒凉之剂以致冰伏毒热，则变证丛生，惟宜发表为先，使毒气尽达于肌表。用宣毒发表汤，食滞加山楂，内热加黄芩。若疹已出透，又当以清利之品使热毒无稽留之余地，柴胡清热饮可治，化毒清表汤亦治之。疹为阳热，热甚则血为所耗，没后又宜养血为主，其证虚热留于肌表，麻疹当散不散，潮热烦渴，口燥咽干者，柴胡四物汤治之，血和而余热悉除矣。至若消散太速，毒反内攻，神昏闷乱者，急服荆防败毒散。疹出未透，无汗喘急乃表邪怫郁其毒，用麻杏甘石汤发之。疹已出透，胸满喘急者，以清气化毒饮清之。

咳嗽为麻疹病中应有的症象，因为自肺脾而出，故率多咳嗽，初起宜用加味桑菊饮治之；疹出咳嗽乃肺为火灼，宜清金宁嗽汤。疹出喉痛亦最为危险，表邪郁遏而咽喉作痛者，桔梗元参汤主之；里热壅盛或疹已发于外而咽喉肿痛者，消毒凉膈饮主之。疹家衄血确为很好的现象，因为毒热可以从衄而解，衄甚可用犀角地黄汤止之，外吹发灰散。其他如呕吐用竹茹石膏汤，清热导滞汤则治夹疹痢疾，黄连解毒汤加木通赤苓而疗疹出作泻，竹叶石膏汤可解疹后烦渴，三黄石膏汤、黄连解毒汤可治疹未出或疹已出之谵妄。此为治疹之前后大略情形也，然证治尚不止此，视病毒之轻重对症施疗庶可保万全。（陈志和，《哈尔滨汉医学研究会月刊》，1938年第6期）

第十一节 麻疹与猩红热

麻疹一病，我汉医研之至详，刊行书类亦属繁多，其病理姑不再谈，惟猩红热与麻疹易为殊混。

西医列猩红热为法定传染病之一，其病原菌多数公认为溶血性连锁状球菌，参研群书加以经验上检讨，与汉医瘟斑类似，治法与斑同，杀菌、解毒、活血三者使猩红热（红点）速退为第一要旨。麻疹治以清解，佐以辛凉表散使疹续出，疹出而毒出，毒净而愈，速没则为逆症。二者一出一退，毫厘之差，千里之远。二者不可不分清，信不诬也。若谬猩红热为疹，混用治疗之法，铸成大错，乃成危疴。然猩红热诚属危疾，治疗得当庶能十之二三愈者。我医辈诊知确为猩红热，告知病家，虽不能治愈，当不能受病家之责难。兹就管见所及二者差别述后，以便临床之鉴别，并为研究二者之资助。（见表19）

表 19　麻疹与猩红热鉴别

要点	麻疹	猩红热
病邪发源	六腑（胃肠间）	五脏（肺部）
潜伏期症状	流泪、干咳、喷嚏	呕吐，咽喉肿疼，头疼，恶寒，战栗，谵语
次序	先面部次胸及躯肢	先胫部，次发口之周围及躯干
皮损特点	粒状界限分明，按之麻	点状连叠成片，按之无，视之见
全身症状		全身呈中毒状而发红，口灰白色，咽腔肿疼，舌尖及周围之乳头肿大

（郑友谅，《滨江省汉医学月刊》，1941 年第 52 期）

第十二节　斑、疹证治

一、症状及预后

（一）斑

斑势烉发微肿，有色有痕而无头粒。小的像芝麻，大的像芡实；轻的像星布，重的像锦纹。色赤的，是胃热；紫黑的，胃烂了；见有青蓝色的，则不能治。

必要知道，赤斑半死半生，黑斑九死一生。针头稠密者，凶；喘促自汗者，死。气实足暖者，易治；气怯足冷者，难医。自胸腹散四肢者，可治；自四肢入于胸腹者，不治。将发之先，先自吐泻者，吉；既发之后，久泻不止者，凶。

（二）疹

疹有豆粒，或如粟米，或如蚊迹，或随出随没，或没而又出。红靥隐密，皮肤不透出的，为瘾疹；颗粒显透皮肤的，为痧疹。初起必兼鼻塞流涕，重声咳嗽，头痛胸闷，发热自汗；更有风邪壅肺，气急鼻扇，咳不能卧。

先用润肺利邪之品，后变潮热，而头不疼，胸已快，惟咳嗽气急如故，这是因为本气素虚，肺邪虽解而阴火乘旺的缘故。脉大的，应当滋阴清肺，断不可误投参、芪收敛之品以致不救。

二、病因

斑属三焦无根之火，疹属心脾湿热之火，其上侵于肺则一也。热则伤血，血热不散，里实表虚，出于皮肤而为斑也。疹属热与痰在肺，发则痒疴不仁，多兼风湿之殊。

（一）斑

有伤寒发斑，有时气发斑，有阳毒发斑，有温毒发斑。四证之中，温毒为重，皆因热邪在表，当散而反下之，乘虚入胃；或热邪在里，当下而不下，胃热不泄。二者皆能发斑也。初起必有头痛身热之表证，先宜辛凉散其表，后用寒凉清其中。

内伤发斑轻如蚊迹，多在手足。初起无头痛身热之表证，乃劳役过度，胃气虚极，一身之火游行于外；或他证汗、吐、下后，中气虚乏，余邪无所归附，散于肌表。宜补宜降，不可妄行凉药。宜大建中汤。

阴证发斑亦出胸背，但稀少而淡红，如蚊迹之状，此名阴斑，终不似阳斑之红显。因肾气太虚，阴盛于下，迫其无根之火聚于胸中，上熏肺分而为斑。若误作热证而用凉药者非宜。调中汤温胃，其火自降而斑疹自退。

（二）疹

赤疹因热，燥气乘之，稍凉则消；白疹因寒，冷气折之，稍暖则消；似白似赤，微黄，隐于肌肉之间，四肢重，此脾经风热挟湿，多因沐后感风与汗后解衣而得。

三、脉象

斑疹郁热，或伏或绝，或细或散；斑疹热甚，阳浮而数，阴实而大。大率洪数有力者生，沉小无力者死。

四、治疗

（一）内治法

外感斑势未透，升麻玄参汤发之；已透，人参化斑汤清之。内伤发斑，调中益气汤敛之。

风热发疹，消风百解散散之；疹毒未解，鼠粘子汤清之。脾家风湿发疹，用黄瓜水调伏龙肝散服。疹发不出，内服西河柳之阴干的，大剂煎与之，名为独胜散。

（二）外治法

凡斑欲出未透，用干葛、蝉蜕、苏叶煎汤揩之，或葱白擦，或姜汁喷，使斑势欲发为度。痧疹发不出，气急鼻扇的，用芫荽捣烂，同酒浆研匀，热揩头面胸背，盖被生暖自愈。

五、方药组成

人参化斑汤：治外感阳实发斑，势如锦纹。人参一钱，知母二钱，石膏五钱，甘草一钱，粳米一撮，水煎服。

升麻元参汤：治外感热甚，发斑隐隐未透。升麻、玄参、干葛、甘草等分，水煎服。

调中益气汤：治内伤，胃气虚而邪火为斑。黄芪、人参、甘草、当归、白术各五分，白芍、柴胡、升麻各三分，橘皮三分，五味三粒，水煎服。

调中汤：治阴斑。苍术、陈皮、砂仁、藿香、甘草、芍药、桔梗、半夏各八分，白芷、羌活、川芎、麻黄、桂枝、枳壳各七分，水煎服。

大建中汤：治阴虚阳气衰，而浮越为斑。黄芪、当归、桂心、芍药各二钱，人参一钱，甘草一钱，半夏、附子各五分，生姜、红枣，水煎服。

消风百解散：治风热不散，郁于皮肤而为斑。荆芥、防风、白芷、羌活、陈皮、川芎、蝉蜕、苍术、柴胡、甘草各等分，生姜、葱白，水煎服。

鼠粘子汤：治风发不散，没有里证的。鼠粘子、荆芥、甘草、防风。

防风通圣散：治瘾疹热甚，状如斑形，稠不消，用此清表里。防风、川芎、当归、赤芍、连翘、薄荷、麻黄、大黄、芒硝各半两，桔梗、石膏、黄芩各一两，白术、山栀、荆芥各二钱半，滑石三两、甘草二两，上为末，每服二钱，水一盏，姜三片，煎服。（杨煦，《哈尔滨汉医学研究会月刊》，1939年第29期）

第十三节　痘科感言

痘为小儿所难免的证候，原本不是恶症，如若治疗的人能够对于病者量天时，适寒暑，调饮食，慎起居，则死伤绝少。惟因气血虚弱的人不能透毒灌浆，间或有不治之症。就因为痘症起始是要透发的，其次是要浆足，这两样事情全赖着精血以成功。首尾不可用汗下法，汗则伤表，而下则伤里，表伤则根盘痒散，里伤则毒气遏伏。始终切忌寒燥，燥劫阴而寒败胃，阴伤则血虚成泡，胃败则气虚内陷。

今之治痘的，宜忌不知，顺逆不讲，以术误人、以药添病的比比皆是。所以有许多人不知道栀芩银翘、枳朴楂曲是痘科所最忌的，动辄浪投。枳、朴苦燥劫阴，栀、芩苦寒败胃，壮实的人服之尚无大妨碍，虚羸的人若是服用必定致于饮食减少，大便溏泄。本来是顺证，忽然起亮壳灰陷的变化，或起了咬牙痒塌变化，在这种情形之下又不知辨别寒热虚实，用对证的药以救其变，仅仗恃着桑虫浆、蚯蚓汁、蛤蜊水以应其变，千服千死。因为这种大寒大毒的劣物就是令医者自己服用也必要胃绝腹胀而死，何况脏腑娇嫩的婴儿呢？

还有一种粗心浮躁的人，窃用费健中的绪余，开首就用大黄、石膏去遏止其生发之气，而戕贼其元气。凡用这种药的，可以预决此儿死于某日，十不爽一。死儿的父母不知痛恨医者，反要盛称医者眼力的精确，哪知道他所说的那样应验，不是他的见识精确，乃是他的药灵，因为患痘的，服了这类药的日子就是他绝命的日子。或有因为元气充实幸而不死的，遂以为痘症非用这种药不能挽救，因此医者信用反倒益坚，流毒也就愈烈。

今世痘科，顺证多不能治，阴逆的证候又哪能治呢？至于惊闷由于郁遏，贼疔发于幽暗，则更应当细心考察，稍有疏忽就要死亡难救，深愿业痘科的留意为是。（王俊卿，《滨江省汉医学月刊》，1941年第49期）

第十四节　痘毒有轻重之别

痘初出，发热和缓，三四日见点于头面，大而且肥，疏活而均，始于头面，次及于身，颗粒不紊，二便如常，饮食如故，此乃毒之轻者。或有痘出，虽小且圆，稠而松活，明润可观，神情如旧，或稠大而充肥，形色悦目，此亦毒之最轻者也。若一热即出，点点相连，三五成群，碎小稠密，形似蝉蜕、蛇皮，或有攒簇出在要地，此乃毒之险恶最重之证也。

一、毒有潜伏之辨

痘毒潜伏者，视其形，壅塞于皮肉之内而不得透，有平有板，浮沉于皮肉之间，或连日不起，非干即滞，色似蒙垢，腹满胸闷，目生红丝，咬牙不止，手足厥逆，作抽不已，骨节烦疼，头如斧劈，动转屈伸愁楚，此毒之最深藏者也，不急透之必成内攻。

二、毒有在气在血之不同

毒在气是气受病而倍于血，而气必为毒所滞，或皮肉壅肿而光亮，或平板陷而不松活，或板硬而不能融化，或起浮衣而色带干。毒在血者是血受病而倍于气，而血必为毒所瘀，或唇焦舌黑，或痘色干赤，或痘根紧束，或紫黯板黄，或焦黑空壳，或血泡有顶无盘，或蛋斑蚊迹，或紫背浮萍，一身之血皆归于无用也。

三、火有轻重之辨

火者，乃毒之焰蕴于毒中。火盛毒既盛，毒轻火亦轻。火之轻者热亦轻也，虽热，口不腻渴，二便如常，寝睡如故，安静，痘色红活。火盛者热亦盛也，摇舌、弄舌，小便短缩，面赤，谵妄，心火盛也；目红，惊惕，咬牙，搐搦，肝火盛也；痰涌气促，咳嗽，咽哑，喉痛，大便燥结，洞泄如注，肺火盛也；大渴不止，舌燥，咽干，呕吐，口秽，胃火盛也；口热如炉，满口如霜，唇裂焮肿，眼胞紧封，手足逆冷，脾火盛也；腰痛如折，骨节刺痛，球肿囊缩，肾火盛也。此皆五脏之现证也。

四、火有隐见之辨

夫火者，最喜旁达而顺其性，不受遏郁。如遏郁而拂其性，非躁烦则咬牙寒战，或肢冷则昏闷而无声，或面色青惨则感叫不已，或瘈疭则忽静忽躁，或二目彷徨则囊缩舌卷，此乃火之隐伏而不得透也，必验之于形。如此者，身必不大热也。

此火不宜寒凉，宜急透而散之，宜归宗汤重加生地、石膏、元参、大青叶。如火一发扬，则又肆其猖狂之性，如大渴饮水，热势猛烈，目红面赤，癫形谵语，痰涌喘急，弃衣撩被，形势虽恶，较之隐伏者犹易于扑灭，此火速宜寒凉清之可也。此乃验痘之准的也。

五、火有在气在血之别

气为阳，而为火，血受侵灾为蚀，是必燥热大渴，口腻，舌赤，唇焮，燥裂，干呕，狂叫，皮肉壅肿而面色光亮，口热如炉，头汗如淋，气喘胸高，胸腹绞痛，形色干滞、枯焦，顶囊过期腐溃，一身之血皆为毒火所蚀，此火急宜攻发，皆受火之煎熬为热血矣。

或大便倾注则小便短赤，形似铺红；或紫黯而焮红；或水泡而迫血妄行；或空壳无浆；或口鼻目而出血。有自大小便而出血者，有从疮根或当顶而出血者。此火急宜凉解，如为火所盘踞，则凝结成瘀。

或大便闭而小便癃，唇焦舌黑，痘色干红或紫黯焦黑，蚕斑蚊迹紫背浮萍，一身之血皆为毒火侵灾而失其附，如此者先破其瘀而没凉解之。宜大剂归宗汤加生地、锦纹军、青皮、紫草茸、木通、黑元参。（陈玉堂，《哈尔滨汉医学研究会月刊》，1939年第28期）

第十五节 痘为先天之毒论

痘症，在古医书中并无所录，即黄帝《素问》亦无片言提及。相传汉马伏波将军征蛮，军次下隽，士卒疫死大半，有染斯疾归者，谓之虏疮。或曰盛疮，言其变化莫测也；或曰天疮，言其天行疫疠也；或曰百岁疮，言人自少至老必出一次也；又见其生长收藏，尖圆红润，有似于豆，故又名之豌豆疮。盖此即痘之起源也。虽然，是说也，余不能无疑焉！

夫痘疮之发绝非尽数传染而来，其毒早藏于先天之胎元。然发则必借外感之疫气以引领者，犹爆竹之无药线不能自行炸裂耳。痘既为先天之毒矣，然其所以为先天之毒未明也。易曰："大哉乾元，万物资始。"又曰："至哉坤元，万物滋生。"夫乾为父，资始者，气之始也；坤为母，资生者，形之始也。人之有生，受气于父，成形于母，是父精母血之毒已凝聚于肠，阳施阴受之始，是胎元之初成，即胎毒之蕴蓄，故名之曰胎毒。

夫所谓胎毒者，不论富贵贫贱，俱皆有之，岂待成胎以后归咎于欲火妄动、饮食不节、降生之顷咽其口中之血而后有是毒耶？痘毒之毒源于胎元，人都知之。而胎毒之蕴藏实由于命门，人当受胎之初，先成命门，独混浊未分，先有太极也。太极动而生阳，静而生阴，阴阳既生，两仪分焉。故天一生水，生肾也；地二生火，生心也；天三生木，生肝也；地四生金，生肺也；天五生土，生脾也。五行既借天地阴阳以生化，五脏亦赖父母精血以长养。外形先长鼻，故今人称世祖为鼻祖，鼻气通于肺。痘发始自肺传，如鼻闻痘疮之气，则传与肺，肺传于肾，肾传于肝，肝传于心，心传于脾，一昼一夜，随天运转一周天，次早复传，再由脾而肺，而肾，而肝，而心，而脾，如此递传，五昼夜而五脏传递。痘疮之时气自外而达内，命门之胎毒自内而外发，故痘至六日而身热，职是故也。痘之顺者，次第起胀、灌浆、收靥、结痂，本可不必施治，而痘之险者、逆者则变化无穷，治当随症立方，不可固执成法。

总之，痘而称毒，其烈可知，其势可畏，治不获法，死不旋踵。为医者宜慎其始而养其终，不可稍涉疏忽，以遗后患。观夫今世痘症盛行，孩提之死于此者，岁不可以偻指计，此盖提毒不清之过也。（杨秀森，《滨江省汉医学月刊》，1941年第45期）

第十五章　其他理验

第一节　眼部之外疡

一、眼泡菌毒

（一）**症状**

这种病所生长的地位在眼泡睫边。初起时如同菌形，头大蒂小，为黄亮水泡；或有头小蒂大的，渐长便要垂出，坚凝不痛，有缠绵经年不愈的。

（二）**病因病机**

眼泡属脾，脾经湿热郁气，结而为患。

（三）**治疗**

这种病的治法，初起应当用清凉圆洗之可消。有经年皮厚，洗之难消的，可用软棉纸蘸水润眼皮上有菌毒处，少顷用左手大指甲垫在患处根部，右手持针自尖头齐根切下。出血不妨，即用翠云锭磨浓汁涂之，其血立止。内服凉膈清脾饮，忌食海腥煎炒等品。

二、眼丹

（一）**症状**

生在眼泡上下。红肿疼痛。

（二）**病因病机**

这是皮肤病，由于外感风邪，引动脾胃湿热上蒸酝酿而成此患。风盛的，肿软下垂，不能视物，易于消散；热盛的，焮红色紫，坚硬难消。

（三）治疗

表20　眼丹治疗

阶段	内服方	外治法
初期	疏风清肝汤	金黄散、银朱藤黄水调涂之
中期	加减四物汤	金箍散、大红膏
末期		太乙膏、九黄丹、海浮散

三、针眼

（一）症状

生在眼皮毛睫间。形如豆粒有尖。

（二）病因病机

这是皮肤病，由于脾经风热而成。

（三）治疗

初起轻的，用金黄散盐汤冲洗，若洗之不消，是已经成脓，应当候熟用针刺之，贴黄连膏。也有破后邪风侵入疮口，令人头面浮肿，目赤涩痛的，名叫破伤风，外面仍用药洗，内服芎皮散。

芎皮散：川芎二两、青皮二两，共为末，每服二钱，菊花汤调服。

四、眼泡痰核

（一）症状

生在上下眼泡，皮里肉外。大的如枣，小的如豆，推之移动，皮色如常，硬肿不痛。

（二）病因病机

这是皮里肉外病，由于脾经湿痰，肝经气郁相结而成。

（三）治疗

初期外用生南星蘸醋磨涂，末期外用贝叶膏。内服方化坚二陈丸。

五、椒疮粟疮

（一）症状

生在眼泡的里面。椒疮形如椒眼，色赤坚硬，难消；粟疮状如梅刺，色黄皮软，其症易愈。

（二）病因病机

这是肉里病，是由于脾胃血热所致。椒疮属热盛，粟疮属湿盛。若是眼皮里有红丝堆累的，是血热有瘀。

（三）治疗

外用清凉圆，红丝堆累的用灯草刮疮处令血出即愈。内服清皮凉血汤。

六、皮翻证

（一）症状

生在眼皮上。眼皮外翻，如舐唇的形状；也有内翻的，就是眼科中的拳毛倒睫的证候。

（二）病因病机

这是皮肉病，由于胃经血壅气滞而成，小儿多有之。

（三）治疗

外翻的用刀刮令出血，内翻的用篾片夹外皮待其自落。内服泻黄散。

关于治内翻另有一验方，系用木鳖子一个，去壳研末，丝绵裹好，左眼塞右鼻孔，右眼塞左鼻孔，两夜，其毛自分。又有人用大虱子挤血点之亦颇有效。

七、漏睛疮

（一）症状

生在目内眦，太阳膀胱经睛明穴，是藏泪的地方。初起如枣，红肿疼痛，疮小根深，溃后出脓。脓白黏的顺，脓色青黑的逆。

（二）病因病机

这是肉里病，由于肝经风热侵入膀胱经脉所致。

（三）治疗

表21　漏睛疮治疗

阶段	内服方	外治法
初期	疏风清肝汤	八宝丹
中期	加减四物汤	大红膏
末期		太乙膏、九一丹

八、目中胬肉

（一）症状

生在目两眦。瘀肉努出，时觉疼痛。

（二）病因病机

这是肉里病，由于心火上升。因为火有虚实，所以内眦红肉，色深红的，是实火；外眦红肉，色淡红的，是虚火。

（三）治疗

俱用清凉圆洗之，久而自愈。实火内服黑参汤，虚火内服决明散。

九、眼睛祟

（一）症状

生在眼内。眼内长肉二条，长一寸像线香一般粗，触出在眼的外边。

（二）病因病机

这种病的原因，是由于肝胆郁火上升，挟痰互结为患。

（三）治疗

外用去刺全目丹，内服舒肝全睛汤。（杨景周，《滨江省汉医学月刊》，

1940年第39期）

第二节　天行赤眼

天行赤眼是流行病之一种，虽然不像时疫霍乱之剧烈，可是也能小则蒙翳以致眼目失去瞻视的能力，大则丧明而不能见天地人物。这样一来，人虽未死，也和半死的人差不多，所以对于眼疾不能不慎重。

一、症状

天行赤眼完全是天壤间一种不正的疠气，和疫气相仿佛，也能传染于人。所以这种病来的时候速而且猛，甚至一家之内、一乡之中，病者不分少长，大概全都相似。这种病的病象是目赤肿痛，流脓泪，甚至于身热，头疼，大便秘结，久而久之便要旋螺尖起，蟹睛高突，睛珠爆裂，这时眼目便要成为残废。

二、病因病机

致病的原因是由于天气寒暖不一或风吹尘飞，则就目病丛生了。因为空气中含有一种不正的疠气（西医谓之细菌），以致正气不足的人从口鼻呼吸之间吸入脏腑，便要邪入于里，首先犯肺。肺是华盖之脏，最为娇嫩，位居膈上，感受邪气，化而为火，上扰清空，则为目赤。传于肝，则为目痛；传于脾，则为目肿。

三、治疗

因为眼目是五脏六腑的精华，所以治目的方法须先察考它的五色以知其病在于某一脏腑。如见白睛赤，是邪在于肺脏，这是天行赤眼证候的初步，应当急速治疗，法当清散以祛邪热（此病初起时如不服药，用点药以宣泄之也可痊愈）；若肿而痛，邪已传入肝、脾二脏，已属难治，急投清热解毒之剂，煎剂和点药并用尚不至完全失明。过这以后，便属难望痊可之病。无奈世人多以此病为小疾而忽略之，还有人以为赤眼过七日后不治自愈，及至过期，目疾已竟沉重始来就医，则目已成瞖，不可救药了。虽扁鹊复生，也难为力。由此看来，目疾哪可以忽略呢？

　　某次余因事赴乡，乡人有患天行赤眼的，苦乡间无药可医，乃投以大黄五六钱，一服而大便通，眼目之赤肿均退，并为点药。由这可见，赤眼和疫病同类，大黄实在是治这类病的重要药。（李德荣，《滨江省汉医学月刊》，1940年第36期）

第三节　齿病论治

　　齿，统属于足少阴肾经。男子至八岁则肾气实，发长齿更；三八真牙生；五八齿槁；八八则齿发去。女子以七为数。盖因肾主骨，齿乃骨之余，髓之所养，故随天癸之盛衰也。齿分上下龈。上龈乃足阳明胃脉之所贯，喜热饮而恶寒；下龈乃手阳明大肠脉之所过，恶热饮而喜寒。肾实则齿坚牢，虚则齿浮动，热则齿根动，寒则齿木痛。故齿病不一，有虚痛，有火痛，有虫痛，有风痛，有寒痛，有湿热，有风热，有骨槽风，有牙疳疮等。要之不外乎足少阴经与手足阳明经之病而已，治法亦于是乎得焉。

一、虚牙痛

　　肾经阴虚而痛者，六味丸加骨碎补；肾经阳虚而痛者，八味丸加细辛。

二、火牙痛

　　胃火牙痛，赤肿出血者，则为血分，宜用清胃散；若仅肿痛，牙龈不出血者，则为气分，宜于清胃散中加荆芥、防风、细辛，以散其热；若肠胃积热，肿痛烂腐，宜用凉膈散加升麻、石膏，以下其热可也。凡火牙痛，得冷则减。

三、虫牙痛

　　用未蛀皂角一荚，去皮子，于皂子处安巴豆一粒，盐泥封固，烧灰研细末，用剜耳抄少许，填入蛀孔内。白芷、细辛煎汤，嗽出虫自愈。或用食盐卤漱二三次，以摄其虚阳，其痛即止。但可暂用，以其能损齿也。

四、风牙痛

不甚肿痛，不怕冷热，为风牙痛，宜用温风散治之。

五、寒牙痛

不肿痛，喜饮热汤，为寒牙痛，宜温风散加羌活、麻黄，以附子温而散之。药须服一半，漱一半，连涎吐之自愈矣。

六、湿热牙痛

若善饮者，齿痛腮颊焮肿，此胃经湿热也，宜清胃散加葛根。

七、风热牙痛

牙痛而肿，牵痛头脑，宜用羌、独活，防风，川芎，细辛，薄荷，生地之类，清而散之。

八、骨槽风

生于耳前腮颊，痛引筋骨，寒热如疟，牙关紧闭，不能进食，不待腐溃而齿便脱落，此风毒窜入骨槽所致。初则坚硬难消，急用艾灸其外，针刺齿龈，以泄其毒。用冰片、硼砂、玄明粉为散吹擦，内服降火化痰消肿之剂。久则疮口难合，非参、芪、归、芍补托，兼肉桂、冬、味之类不能破结敛肌。其治法详于外科各书，兹因类并及之。

九、牙疳痛

牙龈肿腐作痛，口臭流血，此亦胃经湿热所致。多患于小儿，以小儿喜食糖果，或痘疹癖痰之后而成。宜内服清胃解毒之药，外用人中白、青黛、玄明粉为散掺之。（王俊卿，《哈尔滨汉医学研究会月刊》，1939年第29期）

第四节　伤科手法大纲

历来伤科手法失传，方药尤多秘而不宣。慨其一旦遇损伤者，轻则皮破血流，犹无大害，重则骸脱骨断，命在须臾。若此者，非医之手法无以复其原，非药之灵妙无以挽其危。是知手法关系于性命，亦云大矣。兹将敝家数世之薪传披露一二，以示渊源有自。至于方药，当俟诸异日再为宣布。同道诸君，勿以河汉视之幸甚。

一、肩骱脱臼

其人肩骱落下，手即不能举。

（一）复位法

医者将自己上一手擒住其肩，下一手拿住其手，轻轻转动，使其筋舒。再令患者坐于低处，一人抱住其身，将手拔直用推拿法。或两手捏其肩，抵住臂骨，以膝夹住其手，齐力推上。骱内有响声，乃复旧位，手自能举动；如无响声，骱未能上，仍照前法行之。

（二）固定法

先以长五寸、宽三寸熟牛皮，两端各开二孔，贯以棉绳。内贴损伤膏，加以棉花盖之。再用棉花团如鸡卵大，夹于夹窝内。复以牛皮夹紧肩之前后。加布缠好后，以长二寸、宽四寸扶手板，两头穿绳悬挂空中。令患者俯伏于上，勿使其肩下垂，俟全愈，方可撤板。不若依此法行之，后必遗残患芦节，慎之。

二、臂骱脱臼

（一）复位法

臂骱脱出者，以上一手抬住其肘窝，下一手拿住其脉窝，令其手伸直，拔下遂曲其上。后抬其肘窝，捏平凑合其拢。内有响声，使其手曲转能搭肩臂，骱可合缝矣。

（二）固定法

贴损伤膏。再以布条每头钉带四根，裹扎臂骨。复以竹帘照患处大小为度，围紧布外，使骨缝无参差走脱之虞，方可万全。

三、腕骨脱臼

手腕骨脱出者，腕缝必开。

医者以两手揉其腕，再以一手拿住手指，一手拿住其凹处，拔其指，伸直手掌，曲起手骱。曲下一伸而上骱内有声，掌可活动，即复旧位。即不必绑缚，自可完全矣。

四、手指脱臼

若夫手指脱骱，中节较它节为甚。如其脱出，拔出捏正。拈其指，伸出挺直，一推即上，能屈伸则愈。其余诸指均按此法行之，无不完全如旧矣。

五、臀骱脱臼

臀处肉厚骨粗，骱（又名胯骨）脱比诸骱难于擒拿合拢。

若骱脱臼者，则触在股内，须用大力人四名帮扶。使患者侧卧，一人抱住其身，一人擒住膝上。先将臀骱拔直，上手擒住其腰，下手捧住其腿湾，将膝曲转向上，使膝近其腹，再令伸直。骱内有响声，即归旧臼。出左臀攀向右，向右拔直而上；出右臀攀向左，向左拔直而上矣。

六、大腿脱臼

大腿骨脱者，一手擒住其膝，一手拿住其膀。上下拔直，将膝曲转，抵住臀瓣。骱内有响声，始为合拢。

七、膝骱脱臼

膝骱处油盖骨在膝盖之处，其骱脱出于上者，使患者仰卧，一人抬起足踝。若出于左，随左而下；出于右，随右而下。医者缓缓双手挟擒，上手拿住其膝，下手擒住其足，弯使骱对膝上。手擒膝下，手向上一抬则上。

倘膝盖离位向外侧者，则内筋肿胀；向内侧者，则筋直起膝肿。看其骨如何斜错，依法捏拿，必复旧位，断无残疾之虞。（宋希尧，《哈尔滨汉医学研究会月刊》，1939年第23、24期）

第五节 寄生虫治疗法

人身上之寄生虫无处不有。其藏匿于大、小肠者约有六种。其名不一，其形状亦各殊，有体圆如笔管者，有身扁如扁带者，有长大如竹箸者，有细小如花针者，有头粗而尾细者，有头细而尾粗者，亦有头尾皆细而中段粗者。种种不一，皆可显之以图。

一、扁虫

（一）形态及病因

扁虫共分三种，第一种见图2，第二种见图3。用寻常之显微镜观之，能见其有一子囊，内函虫蛋，并见其两边之脚爪焉。此种虫每条有数十节，而每节亦有虫蛋在内，往往由尾节逐段泻出，其蛋形如图4。此二种虫之所以得入肠者，皆由各种肉内含有此种虫蛋之故，常食半生熟之猪、牛肉者，则肉内之虫蛋入于肠而滋生繁殖焉。

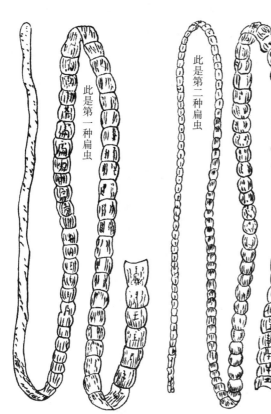

此是第一种扁虫

此是第二种扁虫

图2　第一种扁虫图　　图3　第二种扁虫图

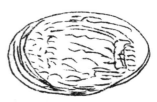

图4　扁头虫蛋图

（二）症状

肠内有扁虫之病状，以腹痛一事为最显，其痛常于饭后而渐止，腹饥而又痛，大便闭结，肛门与鼻孔皆发痒，其脑部亦常受其害，即头痛与手足抽筋，或角弓反张等是也。

（三）治疗

其治法先用调胃承气汤（大黄四钱，芒硝二钱，炙甘草二钱），小儿则减半。连服二朝，将肠内之腻物泻出，令虫头不能深匿。泻后不可复进食物，如饥饿则仅饮粥汤少许，或牛乳或茶等类，或另食少许之蒜头，或葱头，或咸鱼等物。如是者一二日，然后用药廓清之。

于服药之前宜先饮美茶一杯。杀此等虫之药，其名虽多，要以石榴树根皮为最佳。大约于清晨服药，午后略为行动，至下午其虫必下矣。

石榴树根皮二两四钱，清水九两六钱。先浸石榴树根皮十二点钟，后用慢火煎至四两八钱，分三次服之，每半点钟服一两六钱。于服药之日不可进饮食，并于未服药之前一晚先服调胃承气汤一付尤妙。其最要者，令此虫之头泻出为度，若仅下一二节而头不出者，则仍不可止。自服药后，遇有大便，宜随时小心察验，若不见虫头泻出则不可谓功，其虫头如图5、图6之形。若留在腹内，待二三月后必生长如前矣。

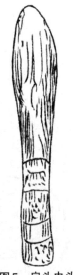

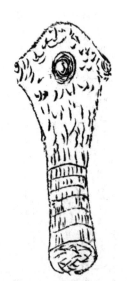

图5　扁头虫头　　　　　图6　扁头虫头部显微镜下示意图

第三种之扁虫亦寄生于小肠，其头亦藏于内皮。男妇皆可有之，年壮者更多焉。其形状较大于第一、第二种之虫。用石榴树根皮治之亦效。

二、圆虫

（一）形态及病因

圆虫即蛔虫（见图7），略似蚯蚓。其体圆而色红黑，或为紫黄色，头尾皆细而中粗，头较尾略大。此虫各处之人皆可有之，且一人有则一家皆有。其虫蛋多至不可胜数，其蛋形尖圆，色略白而蛋甚坚，虽遇极冷极热亦不易死，故存留数年之久亦能生长。此种虫蛋多由饮水而入人身。在乡间之人其所饮之水近厕所者最易得之，而饮食不洁之人，亦每有虫蛋由食物而入于肠。

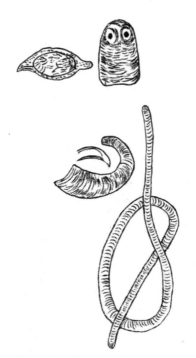

图7　圆虫蛋、头、尾、全虫图

（二）症状

患此虫症者，少则无碍，多则为病。其显著之症状，或肚腹胀痛，胃口不开；或多食不足；或食不下咽；或作闷作呕，泄泻而夜不安卧。有时此虫或由大便而出，或过胃由食管而呕出。

（三）治疗

杀此虫之法不一，以金铃花（即苦楝树花）二两，水九两六钱，煎至四两八钱。每服一两六钱，一日三服，小儿减量为最佳。此药无臭恶之味，且有下利之作用，故不必另用下剂。此药效力最大，但非新鲜者无效。

三、细虫

（一）形态及病位

细虫俗名线虫，色白，有公母之分（见图8、9）。公者短而母者长，母虫约长五分，公虫则半之。其体圆而头尾皆扁，头较尾略大。蛋外覆衣，虽极冷极热亦不能坏，自入人大肠内，则蛋又甚软，而于虫出时自能将蛋咬破（见图9）。此虫生于大肠及直肠内，而在肛门者尤多，孩童时最易有此虫也。

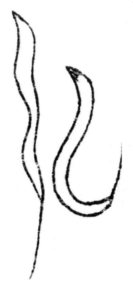

图8 公、母细虫原形

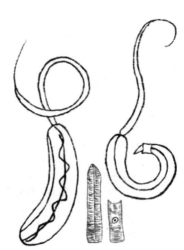

图9 公、母细虫及虫蛋显微镜下示意图

（二）症状

其病状虽有多种，而以肛门甚痒最易辨别。

（三）治疗

用上法治之亦可。如有虫藏匿肛门口或肾囊各处者，或有白小泡者，用刘寄奴二两煎水斤许洗之，后以提毒散擦之，数次必将虫尽杀方已。若稍留遗种，则日后仍须擦洗如前。

四、发虫

（一）形态及病因病理

人身内有一种虫，细硬如发之形而能致病者（见图10）。此虫多生于猪肉，故常食未烂猪肉或腊肉者易得此病。

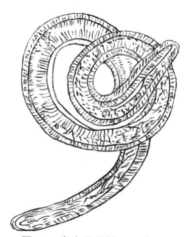

图10　发虫显微镜下示意图

此虫既入肠内则殖生日繁，母虫体大而更多，随即穿肠入膜，由腰背而上循入肌肉，即卧匿于肌肉之中，而肌肉则因之发炎，久之则此肉已为虫囊，又久之则肉内之虫更多也。凡肉内有此虫后，必硬室不灵，用显微镜察之，其坏处则胀大而略圆，始薄继厚，终成结实虫囊，而虫则蟠旋于内（见图11）。其体极细，其头亦细而尖，身无脚爪，而嘴亦尖细。常见有因此虫匿于肺包膜或肺脏与脏腑各部，而令其炎肿以致死者，为害甚烈也。

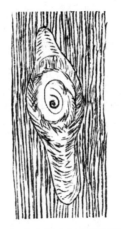

图11 肌肉内发虫显微镜下示意图

（二）症状

患此虫之病状，初则肠胃不安或饱胀肚痛，泄泻，身体甚弱，其后则周身作痛，或肿或硬。虫入手脚之肉者，必痛而板窒，骨节亦屈而不能直伸，若强伸则其痛更甚。虫入气管患喘促，入喉则患失声，入颈则患锁喉不能吞食，入舌则舌硬而不能动，其余面与眼皮等或肿胀亦皆虫为患也。其身热亦甚酷，往往有热至百余度者。

（三）治疗

治初患此症者，莫先于推荡，虽有泻痢，仍须用万应丸（此方即黑牵牛一两，大黄一两，槟榔一两，醋炒雷丸五钱，广木香五钱，沉香五钱，共为细面。以大皂荚四两、苦楝树根皮四两煎汁，将前药为丸。如绿豆大，每服四丸，白水送下。小儿量减）。若虫已入周身之肉内者，则宜热水洗身，或敷甘菊花、青葙子、阿胶等药常可治之。

人身寄生虫之种类不同，故选药之方、用药之时及其驱除之法一切悬殊，必须有医学之知识与其经验方能适合机宜。如西医专门治疗绦虫之最要药为绵马根，寻常多制为越几斯，用之治十二指肠虫及裂头绦虫效力最大。但此药贮藏过久即渐失其效力。病者服绵马根后，往往现中毒症，轻则呕吐，重则被吸收而侵及中枢神经系，其或虚脱而死，其尤须十分注意者。

（董春荣，《哈尔滨汉医学研究会月刊》，1937年第4期）

第十六章　寒地养生

第一节　摄生概要

一、绪论

夫天地之生万物，有生必有死，有死必有生，此乃天道循环之理也，固无足奇。但人死于疾病者多，死于衰老而终其天年者鲜矣，何也？是不晓卫生之故也。

所以古人有见及此，力求益寿延年之法，乃发明医药，谋救人之术。然医药能救人于已病，而不能救人于未病。欲求救人于未病之道，则必须注重卫生，方能保持健康，不受疾病之灾害。且近世之人仅知卫生之名，不能实行卫生之术，以致身体虚弱多病，不及老而死矣。回忆古人，寿至八十及百岁，衰老而死者多；试观现代之人，寿及六七十岁者罕有。但此理，余深加感想，精究数载，知古人所以能使生命持久健康者，即是讲求卫生，尚清洁，修身，锻炼体格之故。惟近代之人竟将古人健康之法轻视浮过，全然放弃，暧昧无迹，故湮没而无闻矣。不意欧美各国对于卫生又加注重，考其建筑、居住、饮食、衣物莫不纯取清洁、适宜。此外，对于身体运动、传染病之御防，靡不精心致力以谋防护生命之法。

然而卫生之道有二：一曰个人卫生，二曰社会卫生。个人知卫生则个人健康，各人皆知卫生则社会健康，则民族健康，则国家亦必强。由此观之，卫生之道关系国计民生之重要可想而知矣。

二、个人卫生

个人卫生的目的，是要发达个人之体格，保持个人的健康。所谓健康，就是身体的荣养和精神的作用都得到适宜。身体健康关系生命的长久，最为重要。

（一）身体清洁

身体既能清洁，可免除皮肤病及各种疾病，故身体宜常沐浴，灰尘自少，对于肺之呼吸也有相当补助。手上指甲，长则有害，容易藏垢，故时常剪除。牙宜常刷，以免腐败口臭。

（二）用物及室内清洁

被褥、衣服时常洗濯更新，如此则虱蚤虫类不能发生，可免除一切传染疾病。手巾脸盆应当独用，与人有别。自己所住房屋力求清洁，屋内用具时常刷洗，地板时常擦涤。

（三）饮食宜忌

饮食之物宜先消毒方可食用，如青菜瓜果类，非消毒成熟勿食。朝饭宜淡而早，午饭宜厚而饱，晚饭须少。午饭后宜少坐，晚饭后宜散步。

（四）起居运动

闲时作轻便运动。运动是锻炼强身体，壮筋骨之妙法也，可以增进抵抗力，在个人卫生上很是重要。凡人身体器官不使用就要萎缩，时常锻炼能使虚弱者转为强健。若是专讲保护，安逸太过，怕冷畏热，会使虚弱之人更加虚弱，就是平素强壮的人，因为安逸过度，筋骨也要衰弱，脑筋也要迟钝。

所以食物不可过于厚味，衣服不可过于太暖，并且注意时常运动，养成耐劳苦的习惯，自然全身的抵抗力增加，如此个人卫生才能达到健康目的。愿吾同胞皆能知此，则社会之卫生不难矣。

三、社会卫生

（一）意义

社会者，国家之基础也。有健全之社会，始有富强之国家。故社会健康为当今要务。欲谋社会健康，须讲求卫生以保人民福祉，故一国之强弱专视其卫生行政之良否为断。

（二）措施

（1）必须设自来水管，供给良好的饮料。

（2）开通沟道，在地底设污水道排除脏水。

（3）扫除尘埃，排除秽物，随时烧弃。市街清洁，苍蝇一定减少，苍蝇既少，病菌媒介物即可立除。

（4）取缔不合卫生的饮食物，预防病毒传染。

（5）多设公园，以备市民游览；改良道路，讲求交通便利。

（6）监察家庭、工厂、学校、会场、剧场、医院、饮食店等处卫生的设备良否。

（7）制定传染病预防法。如有传染病时，不分汉医、西医，联合起来共同负防疫责任，实行健康诊断，驱除蚊蝇和鼠类。

（三）与个人卫生的关系

社会卫生若不发达，则个人卫生亦难保持。个人卫生要素有三，曰衣、食、住，此种要素立求清洁。即个人所排痰涎中含有微生物很多，不可随意乱吐；室内应设痰筒；大小便所应时撒布石灰，以杀菌类；倾泼脏水更宜注重清洁，不然对于空气极有关系。且在夏令炎热之时，易生孑孓，蚊蚋之幼虫及苍蝇繁殖，于社会卫生上大有障碍。吾人既是社会的一分子，必能负社会卫生之责，由个人卫生做起，以促社会卫生之迈进。

四、食料卫生

盖闻衣、食、住者为人生必需三大要素，第一要素就是食料。食料中所含的养素成分最多，能荣养身体，增加体温。按人类动作时间则损气耗血，休息时间血液由荣养而生，故食料为人生之要物。一日不食则饥，七日不食则死。但食料必须易于消化者为上品，难消化者次之，不易消化者应少啖，方合卫生之法。

然食料中所含的养素极多，可用化学成分说明各种养素。主要者有五种：无机性的水、盐类，有机性的蛋白质、脂肪、碳水化合物。以上这五种物质总称营养素，人身体内每日应当摄取的营养素就是这五种。凡五谷、肉类、蔬菜等物都含有养素成分，普通叫作食品或营养品，兹分述于下。

（一）水分

水虽没有很多的营养价值，但在生理上却很必要。体内的水分由汗液和呼吸外去，平均每日的消耗在二升左右，所以要由饮食物中补充这些损失方能维持生活。否则血液浓稠，口腔也觉烦渴，体温调节作用也生变化，结果就很危险。

（二）盐类

盐类也是很重要的营养素，是人体内骨、肌肉和血液的重要成分。盐类的一部分由粪、尿和汗液中排出，所以也要取偿于饮食物。

（三）蛋白质

蛋白质是最复杂的有机化合物，在人体内是生活细胞的基质，遇高热的作用就要凝固，如卵类、乳汁、肉类、豆类中含有蛋白质很多。

（四）脂肪

脂肪是动物及植物性各种油类之总称，一部分是固形的，一部分是液状的。在人体内能发生体温，能润泽皮肤，保护重要的器官。

（五）碳水化合物

这是淀粉和糖类的总称，谷类、蔬菜类和果类中都有这个成分，在人体内能发生体温和各种能力，并能限制蛋白质的消耗。

据近年的研究，知道天然食品中除上述五种养素外还有一种很有价值养素，叫作活力素，又名副养素。但此活力素在人体内维持健康并生活的荣养，很为重要，若是缺乏这活力素就要发生各种缺落病。

已知道的活力素有五种。

1.甲种活力素　这是脂肪中可溶性的活力素，牛奶油、肝油、卵黄和动物的肉、肝、肾中含得最多。这种活力素的缺落病就是发育障碍和结膜干燥症。

2.乙种活力素　这是水中可溶性的活力素，谷类的胚芽和糖中都含得很多，此外豆类、肉类、乳汁、卵黄中也有。如缺乏这种活力素，就要多生脚气病。

3.丙种活力素　这也是水中可溶性的活力素，果实、蔬菜、乳汁都含得很多。如缺乏这种活力素，多发坏血病。

4.丁种活力素　在肝油中最多。如缺乏这种活力素，多得佝偻病（即驼背病）。

5.戊种活力素 在小麦、胚油、芝麻油中甚多。如缺乏这种活力素，多得贫血病；在女人，则不能生育；在小孩，则发育迟缓，患不生长之病。

五、衣着卫生

衣服者，为人类所必需之物也。其要点有三：一避寒暑，二保体温，三调节气候。如冬时无衣则不能御寒，夏时无衣则不能御热，以体温调节解释衣服必要。

凡动物界的血有两种区别，一曰冷血体，二曰温血体。冷血体的动物能随着天的气候变化，故不着衣而不寒。人类本是温血体的动物，温体有一定的度数，平均在摄氏寒暑表三十六度五至三十七度左右。如超过三十七度以外，就不是生理的现象，这叫作发热；若是热到四十一度以上就有生命的危险；若是体温下降，也是不和生理。因此，常保体温三十六度五为合格。如食物燃烧热度不及时，再加衣服帮助维持三十六度五体温，方合卫生之法。

如做衣服，求其适体为合格，不要浪费金钱，奢侈华美。衣服的测量，一不要太瘦，二不要太肥，瘦则有碍身体发育，肥则有碍动作。宜清洁，勤洗濯，适合卫生。衣服的原料种类很多，有绒织物，有丝织物，有麻织物，有绢织物、有木棉织物。绒织物的原料为上等，保温力最强，又能透空气，但不能常洗濯，而且价值甚贵，一般贫人不能通用。个人卫生保温上，可穿木棉织成的原料，物价低廉，又能常洗濯，清洁有益，也能保体温，也能透空气，又省钱、又有益，经济上、卫生上双方适宜。

六、住房卫生

住房者，为人生三大要素之一，为蔽风雨、防寒暑、休息睡眠之所。一个人的身体操作过度就要疲劳，恢复疲劳妙法就是休息。但是按摩和沐浴也能促进血液的循环，能使身体清爽，但精神上的疲劳惟睡眠可以恢复，因为睡眠的时候大脑可以休息的缘故。一个人每天出去操作，夜晚归来睡眠休息，为的是恢复操作损失之力，并且保养原有精神，所以建筑房屋以备睡眠静养之急务。睡眠为休息的根本。睡眠行之于夜，休息行之于昼；睡眠每日宜八小时，休息不得逾三小时。春夏宜早睡早起，秋冬宜早眠晚起。

起后至新鲜空气的地方做呼吸运动，吸氧气，吐碳气，如此才能达到健康的结果。

（一）住房要点

（1）高大干燥，无有潮湿之弊。

（2）向阳，阳光普照，人在屋内少生疾病。

（3）透空气，窗户开大，空气流畅。

屋内的设备贵乎清洁，不在乎华美。要日光充足，空气流通为合格。然有地方气候寒热的关系，所以建造房屋各有不同。有热带，有寒带，有温带，建筑房屋的设备皆不一样。并有天然恩惠地方，在冬天不甚寒，在夏天不甚热，人在此处居住非常舒适。

（二）住房要素

1.换气 每个人在屋内，换气容量必得占空气十六个米的方圆方为合格，不然碳气多了，氧气少了，人在屋内必有窒息之患，不可不注意。

2.照明 日光在生物的生活上很是重要。试看背日光的植物多半萎枯，向日光的植物都能茂盛，就知道日光线对成长和发育的好处。所以人的身体健康对于日光线的享受也是不可缺少的。故多受日光的人，他的肌肉和血液必定健康，他的面色必定新鲜，他的精神必定清爽。日光酸化的能力又能杀灭各种病菌，有机物的酸化能生长万物并促进人体的新陈代谢的能力。医家用的日光治疗法就是根据这个道理来的。（刘巧合，《哈尔滨汉医学研究会月刊》，1937年第3期）

第二节　脾胃之卫生

当兹夏季，暑气炎蒸，阳张于外，阴伏于内。人每贪凉嗜冷，极一时之快而遗胃肠疾患，发生消化不良、呕吐下利、霍乱痢疾者，每日临床十有六七焉。盖一般人对脾胃卫生昧于研究，而于肠胃疾患尤不知其所致。一罹疾病，辗转床褥，呻吟叫哀，抑何苦耶？与其既病而药之，曷若樽节饮食，制止食欲之为愈耶？是以脾胃之卫生实有重要之关系。今举其要点数条于下，愿吾人共注意焉。

一、饮食须定量

胃为水谷之海、仓廪之官，虽司纳谷，然有定量（量之多寡因人不同，《难经》谓胃"常留谷二斗，水一斗五升"）。不及其量则患饥，超过其量则患胀，故每餐以相当之量，不可任意增减为最要。

二、饮食须定时

食物入胃，受胃气运转，盐酸消化，约四小时后化为糜粥状。除一部分消化吸收外，余者经幽门而输出于小肠。食物入小肠，会合各种消化液（肠液、胆汁、胰液等）复消化而吸收之，经中气布敷，导入血液循环而为血脉。凡三小时后，精汁消化殆尽，其糟粕由阑门而输出于大肠，复经大肠消化吸收。约十二小时后，粪便由肛门排出于体外。设于四小时内连餐二次时，则必积食而患伤食。轻则膨胀，惹起消化不良；重则腹痛，吐泻症作矣。故两餐时间之距离宜在四小时以上，且必每日依时而食，可免重积之弊。

三、食品之选择

饭蔬食水饮，原为俭约美德，最合卫生，无如流俗，习尚旨酒佳肴、鱼肉珍馐，只知求口舌之欲，不知其为刺腹灼肠之剂。盖人体之需要物质（蛋白、脂肪、含水碳素、盐类、维他命等）皆含于米面、谷豆、蔬菜中，肉类脂肪过剩，不佳。吾人平常饭菜最为相宜，既可节俭，又合卫生，何为弃此而取彼？

四、生物禁忌

吾人素尚熟食，最合卫生，足征古圣真知灼见。千载而下，其理不易。盖食物经煮熟后，其质糜烂，入口便于咀嚼，于胃便于消化，并食品所附丽之微生物（病原菌）同时消灭之，虽食于腹中，亦不为患。故对于未经煮沸消毒之食品一概并绝不食为要，以免传染病之发生。

五、勤运动

食物之消化皆赖胃气，胃气鼓舞皆资于脾阳。脾阳每因身体运动而旺盛，故人有充分之运动，脾胃始有充分之消化。于劳工，见其食量甚大；于安逸者，见其食量甚少。可证明之。故吾人必有相当之工作或充分运动始合于卫生者也。

六、调情志

忧思愤怒，情志抑郁，肝气不舒而脾土湮郁，中气隐屈而消化停顿，必发生胃肠疾患。尤以妇女本证为多，与其服逍遥散、越鞠丸、七气汤以解结散郁，何如惩忿窒欲，守己安命，怀抱达观之为得也？

以上综列六条，为人所易犯者。至于酗酒以伤胃，嗜茶以损脾，啖椒饵果充其极，皆可使人受患。盖身踣而不知戒者众矣，甚愿以疾病为苦恼，以生命为重者，于饮食一端注意也可。（李西园，《哈尔滨汉医学研究会月刊》，1937年第3期）

第三节　胃的卫生

胃囊对于人生的重大关系是人人都知道的，但是闹胃病的人还很多，这就是不明了胃的卫生的毛病。胃病的种类很多，如胃痛（俗名肝气痛）、胃热、胃寒、胃脘痛等。病虽各有不同，可是全都根据于胃。若是能够实行胃的卫生法，那么没有病的可以免病，已经有病的可以去病。年来患染胃病的日加增多，因此不揣冒昧，略述胃的卫生四法如下。既轻而易举，且确有功效。如同道能不以浅近而常向病家宣导，也算无量功德。至于有人说生食、冷食、硬食是可以健胃的，那是令人不敢贸然附和的事。

一、节制饮食

食物是为的充饥和滋养身体的，食物消化得越尽，则滋养的材料越充足。在进食的时候，若是腹内还没觉出饿来，这就是食物还没有化尽的表示，这时最好不必食，使胃部得以从容消化。因为胃是消化的器官，若是不给它以休息，哪能免得了不生病呢？况且以前吃的未出来，新食就进去，消化力实在照顾不周。所以注意卫生的，每天就仅吃三顿饭食，不另进杂食，而且每食不令过饱。因为食物越多，所消耗的消化力也要越大，长此以往胃力就要薄弱，各样的病也就容易生出来。所以饱食过度不但无益，而且有害。我常说胃的知觉力比人还灵敏。人有时还不知道辨别食品，不知道节制食量，以为食量越大体力越健强呢，可是胃若一遇食物有毒或过多不及消化时，不是吐便是泻，以表示它不肯容纳的意思。孔子说"君子食无求饱"就是因为这个吧。

二、捡别食物

酒和果品中未熟的，菜之烹调未熟的，以及壳类之已烹调而冷硬的，均以戒绝不食为妙。患胃病的如能日服牛乳、薄粥、藕粉及易于消化的食品，而禁食生、冷、硬、腌、渍、煎、炒的食品，病就自会痊愈，而不用药石的力量了。

三、佐以运动

饱食终日，无所运动，实在是得胃病的大原因。凡是胃弱的，饭前如能略行劳力的事情以调济之，不久胃纳就自能畅快。所以西哲说："劳动之于人，也像空气之不可缺少一样。"乡野农夫每天所吃的就是粗菜淡饭，然而能够举步矫捷，体力强健；那些日进珍馐的人反倒面黄肌瘦，动辄乏力。这没有别的因由，就因为一则能以劳动操作，胃的消化力强，一则缺少运动，胃的消化力便弱了。若能在膳前三十分钟实行腰部运动及八段锦，也是卫胃的一法。

四、进食之法

食物进口必得细嚼缓吞，使入胃后易于消化。倘若齿部有病，应当修补矫正。这以外则像食有定时毋过饱；饭后不可即时睡卧，不可即时作剧烈运动，不可沐浴等，均得注意。早餐在起床后一小时为相宜，餐前饮温开水一杯也很妙。

以上是胃的卫生四大法，若能日日行之，自然可以胃强身健。（陈志和，《滨江省汉医学月刊》，1940年第32期）

第四节　胃病一般的疗法

一、废止早食

废止早食颇合卫生。蒋竹庄曾辑专书，条分缕晰，对于本病殊有卓效，宜参阅之。盖消化之所以不良，实缘平素胃家担负消化之责倘过于繁重，纳减运迟，机能必渐衰弱，然则如之何而后可？势必与以充分之休息，方可恢复其健康也。

二、练习运动

运动能使构成身体之物质容易消耗，而补充是项消耗者厥为饮食，故肠胃之于饮食常因运动而增加其消化力。试观劳工及运动家，莫不健饭加餐，体魄雄伟，足为是言之明证。所以患胃病者，宜于清晨或傍晚时散步旷野，练习拳术。星期之日，约二三同志，或探幽山岗，或荡漾江心，不但运动体躯，亦畅快性情之一端也。

三、戒除速食

食物消化各有专司。口中之唾液化淀粉为糖质，胃中之液汁化蛋白为百布顿，输入十二指肠胆汁化脂肪为乳剂。若不细加咀嚼，囫囵吞下，则肠胃必出余力以代齿牙之劳。倘不审慎，初虽不觉，久则致病。以故速食之习最不卫生，消化不良第一原因，务须极力改良也。

四、热罨胃脘

每次饭后以热面巾罨其胃脘，功能招集血液补助消化，事简功宏。盍尝试之，是以平时对于腹部应力加保护，以免受寒，睡眠尤宜注意。

五、愉快精神

精神爽快则胃之运动活泼，消化自然迅速。倘精神抑郁则胃之运动必定迟缓，消化乃生障碍。丁福保曰"欢笑能""消食滞"；沙士亚曰"饭时吵闹，胃口必呆。"故患胃病者，平时固宜姿为笑乐，进餐尤戒忧愁思虑也。

六、注意食料

消化不良之人，其纳运机能迥不如常人之健旺。凡生冷、坚硬、炙煿、辛辣、变味诸物均不宜食；烟、酒二物最伤胃液，尤忌沾唇。

七、呼吸新鲜空气

清凉空气者，比较的含有多量酸素之空气也，此与食物大有关系。盖酸素备有燃烧之物质，吸此酸素以助新陈代谢，排出身体之老废物，食欲遂旺矣。

八、断食主义

人无疾病时纳谷足以滋养百骸，假令胃病一作，如不断其饮食，是资寇以粮，病必由轻而重也。故节饮食为健胃要则，断食为疗胃新法。至于饿之时日，以三四日为率，胃病重可断食一星期，略饮牛乳米汤，胃气自易恢复也。

九、食前后不可用脑力

饮食之时，血液集于胃中，若用思考，血聚于脑。故每逢进膳之前后，宜于办事或读书时间有一小时间隔，方不致阻碍消化。

十、饭后之徐行与按摩

孙思邈曰："食了行百步，数将手摩肚。"曾国藩曰："饭后走数千步，是养生家第一秘诀。"民间治小儿停食，以手徐摩其腹。盖徐行与按摩能增加胃之活动，使食物易于消化也。

倘能于上述十法之外再加以相当之睡眠、适度之沐浴，消化力旺盛则胃病自少矣。管窥之见，略陈端绪，尚望同道指正为幸。（宋希尧，《哈尔滨汉医学研究会月刊》，1938年第10期）

第五节　谈沙眼

沙眼，就是特拉霍姆（trachoma，音译），为眼睑里面的结膜部分有颗粒分布，像粟粒状的小肿物堆积着，形状非常荒芜而粗糙。在古汉医书中，有"睑生风""眼粟症"等名目，也都是沙眼，还有叫"疫眼"的。这是一种最普遍的传染眼病，容易人人传播，传播的媒介就是眼睛里的分泌物——眼脂。至于传染的经过，大概是由于手指或手巾上沾染病人的眼分泌物而传染来的。这种沙眼分急性、慢性两种，是眼病中最多的病。据人调查，我国人患这种病的占百分之三十以上，真是一种可怕的病！

一、急性沙眼之经过

患这种沙眼病的，不是禀赋薄弱，就是向患梅毒的人，所以容易被传染。初起的时候，结膜发炎甚剧，微呈肿状，生多量的颗粒，作黄灰白色。患者自觉灼热，羞明流泪，眼中涩痛。这样经过数日，就结膜渐厚，乳头增大，分泌脓样的黏液，这种黏液就能传染。其实这种病和天行赤眼大同而小异，可是这种病一发作就很重，因此患者不敢耽延，多急于求治。所以染急性沙眼而失明的较慢性的少。因为这个原故，对于这急性的可以不必详说。至于疗治方面，对于禀赋薄弱的，愈后得加以滋补；对于向患梅毒的，得兼顾解毒。

二、慢性沙眼之经过

患这种病的，不是因为水土不服，就是摄生不良而得传染。经过可以分为三期。

第一期的现状是眼睑下垂，羞明流泪，晨起两眼胶黏，视物不清等症。其结膜的面满布着扁平如沙的新生物，作半透明灰白色，微有隆起的样子，上结膜比较多。可是骤然视之，和健全的结膜没有两样，就是患者自己觉着，也没有多么大苦楚，不过稍微感觉到轻微的不快适就是了。这时若能点以解毒消散之药，饮以通脾泻胃之剂，不用一星期就可痊愈。

第二期，酝酿既久，颗粒半吸收、半破溃，又互相并合，其乳头增大，而破溃的地方内芽簇生，结膜发炎渐重，脓泪交流，眼睑湿烂，且向外翻。而角膜蒙害最甚，因为眼睑启阖之际不免碍及，于是其面呈粗糙的形状，遂致角膜炎、星翳、溃疡等症并发。这时的症候较杂，而治疗上也较难，治必兼顾，须参入移星退翳、凉泄肝肾的药。

第三期，破溃的地方并结为巨瘢，弥漫全面。等到瘢痕全结，结膜坚而且厚，高下不平。

及第三期终了，结膜萎缩，色泽也失去了常态，呈灰白的颜色，甚至于穹隆部消失，泪枯液竭，时觉干燥，眼睑下垂而皱，睫毛乱生，睑缘内卷。上眼睑呈红色胶样的小块，角膜垂翳布满，也呈萎缩的现象。这时坏象已成，难望痊愈了！就是万幸能以痊愈，目力也必锐减，且偶一不小心，又必猝然发作，这也是因为这种病最难去其根蒂的原故。这种症候除疗治外，对于水土不服之染此症的，应当设法改良其生活，迁居到清旷的地方。由于摄生不良的，也应当令其服食合于养生的食品。

三、沙眼的传染

沙眼的传染，据说有一种有毒的微菌，有传染的可能。但是这种微菌究竟是什么样子，虽经东西洋各国多数医家的研究，还未能完全明了。然而这种病确实是传染力很大。如一人有沙眼病，可以传染全家；一家有这沙眼病，可以传染全村。这样辗转相传，害处真令人不堪设想！（李德荣，《哈尔滨汉医学研究会月刊》1940年第29期）

第六节　精未足而御女，精髓有未满之处，他日有难状之疾论

精虽生于五脏，而肾实为藏精之脏，乃先天立命之本也。人当廿岁以前，精尚未满，伤之易损，耗之易尽，古礼男子三十而娶，亦良有以也。今之为父母者，不知爱子之道，子年有十四五，即为之御女。根基先摇，枝叶必枯，壮年衰老虚症丛生，遂使他日有难状之疾。爱子者顾如是乎？无智甚矣！

呜呼，父母之于子也，爱之未得其道，适所以害之也。恶习成风，何日可免？况古之良言，今人安可忘之乎？精未足而御女，精髓有未满之处，他日有难状之疾，此非《黄帝内经》之言乎？如血气未定，戒之在色，非孔圣《论语》之词乎？况夫人之精髓不过有限，当其未满而又耗之损之，如禾木之嫩芽伤其根株，其不枯槁者鲜矣。若徒以药石是恃，亦不智之甚耳。谚云：药石终归假，保养乃是真。诚哉斯言也！（杨雨膏，《哈尔滨汉医学研究会月刊》1940年第22期）

第七节　醉以入房

语云："酒是色媒人。"酒后易动色情乃为事之最普遍者，然其害则莫大焉。医经云："醉以入房，以欲竭其精，以好散其真，不知持满，不时御神。"足证善养生者不当如是也。但男女居室人之大欲存焉，飞觞醉月亦雅人之乐事也，又岂可废乎？曰：唯在知有节度而已。知节者有利，过度者有

害，可不慎乎？兹即饮酒与入房二事以利害权之。

提醒精神，驱逐风寒，流畅血脉，陶冶性情，酬酢宾客，乃饮酒之利也；而耗伤胃汁，消化不良，湿热相蒸，上为目赤，下为淋浊，膨胀血脉，干燥血液，麻木神经，智识退步，开泄皮肤，易冒风寒者，又饮酒之害也。调和阴阳，舒畅情欲，消灭沉思郁恨，相火不亢，绵延嗣续，乃入房之利也；至于精虚成劳，相火妄动，强中消渴，遗精白浊，腰酸脊痛，头眩耳鸣，暗产难产，小儿不寿，则为入房特勤之害也。两两相权，害多而利少。设饮酒而更入房，其祸患将有更甚于此者，如少腹痛及脱阳、脱阴之证，即多由此种情形所诱发而成者也。

一、少腹痛

酒酣耳热之际最宜静心安卧，设举行房事，畅然觉寒，则风寒已直中内部，乘精泻而蟠留于少腹，滞气瘀精，少腹拒按，疼痛异常之病象作矣。设不幸而罹此，断不可畏羞不言，俾病增剧而致变化（新婚夫妇每有此弊）。应急用胡椒摊少腹痛处，再以橡皮热水袋纳沸水熨之。轻者即愈，重者须再服以肉桂、乌药、两头尖、归尾、乳香、没药等辛温流通之品，庶几可以免害也。

二、脱阳

脱阳者，精泻不止也，惟男子有之。此病误于饮酒兴奋精神，神经心脑已受一度之刺激，再误于纵欲太过，以致交合之际精液流泄不止，此时元气瞬息即脱，危险殊甚。故凡精泻不止，肢体瘫软，神识萎糊时，女人见此情状急须抱定，切勿分身，急呵热气于对方口中，并以针簪之类刺对方之腿部，或咬对方人中或颏部，使惊痛而醒即可出险，然后再议调补之策。若女子惊脱而起，则男子十有九死，虽由自作孽不可活，然亦冤矣。

三、脱阴

男子既有脱阳之险，女子亦有脱阴之证，但未为人所道耳。当男女交媾之时，情兴甚浓，阳精未泄，阴精大下，斯时即觉女子口中呼呼，牙关紧闭，目睛直视，身体发僵。而为男子者亦须急抱对方，切勿离身，并用针属刺女子腿部，或吸冷水或冷茶，直喷对方胸部，亦能惊痛而醒。男子脱阳，女子所当知之；而女子脱阴，男子亦当知之也。

观乎此，则"欲不可纵"之语令人凛然知戒。彼美国有禁酒之律，圣人有寡欲之训，良有以也！（王子良，《滨江省汉医学月刊》，1940年第34期）

第八节 关于羊肉

家畜中反刍动物的羊是冬令唯一的补品、精美的菜肴。可是羊的种类很多，还有心、肝、肺、肉等分别，而人的体质又有先天或疾病等不同的关系，所以吃羊肉若得其法确能补益，若不得其法适足以伤人。因作吃羊肉的研究。

一、羊肉

性质大热，颇能动火，和蒜、薤一同吃，是壮阳益肾的妙品。凡是补助元阳的药大概全都性质刚燥，远不如血肉有情的羊肉滋润而且能益精补血。人身上精血最为宝贵，一切的组织皆依赖精血的濡养才能得保其柔润，所以五劳七伤、妇人产后、血虚腹痛、中冷反胃、四肢不暖等病全可煮食。白羊黑头、黑羊白头及独角、四角的全有毒，吃之令人生痈。

二、羊心

羊心能补心，因为是同气相求。用以治膈气颇有效验，以白羚羊的心最好。中有孔的切不可吃，吃之杀人。

三、羊肝

羊肝，善补目，病后目昏或者失明生翳、不能远视、神瞳散大等症颇为合宜，可煮粥服之。古方有羊肝丸，能治青盲内障，就可以想见它的功效。又妇人阴蛊，奇痒难忍，用羊肝切片，纳阴户中引虫外出，极有效验。

四、羊血

羊血并没有补益的能力，但善解诸毒。若吞蜈蚣、水蛭、丹石而毒发，刺热血灌之就可吐出（热鸭血也可代替）。

五、羊乳

羊乳能治反胃，水谷不得进的病。用法：将羊乳加入姜汁数滴，频频热饮，两日就能进粥汤，就因为乳汁具有润胃温中的功用。

六、羊肺

羊肺没有什么功效，但是从三月至五月间的羊肺，其中有虫，状如马尾，长二三寸，须得除去，若是误食令人下痢。

七、羊肾

羊肾能治下焦虚冷，腰酸骨软，久吃才能见出功效来。现在录一验方在下面。

（一）方名

羊肾酒。

（二）药味

生羊腰一对，沙苑蒺藜各四两（隔纸微炒），桂圆肉四两，淫羊藿四两（铜刀去边毛，羊油拌炒），仙茅四两（用淘糯米汁泡去赤油），薏苡仁四两。

（三）制法

用滴花烧酒二十斤（药的分量、酒的多少可照着这个比例而增减之）浸七日，按照人的酒量大小时时饮之。

（四）功用

种子，延龄，乌须，黑发，强筋骨，壮气血，填精补髓，返老还童。治老人足痿，颇可配服。

八、羊髓

羊髓内服也能益人，功效也强；外用涂搽，润泽皮肤，也很好。（刘巧合，《滨江省汉医学月刊》，1940年第40期）

第九节　西　瓜

俗语说"瓜能解暑"。每到在夏令，人们多把西瓜视为应时食品之一，无论贫富，没有不吃的。可是往往有因为吃西瓜而招出胃肠的病来，这不是西瓜不可吃，实在是由于吃西瓜的未得其法的缘故。现把西瓜功效宜忌分析述说在下面，作为同道们的参考。

一、名称的由来

西瓜，释名：寒瓜。按胡峤《陷虏记》说："峤征回纥，得此种归，名曰西瓜。"则西瓜是从五代的时候才传入国内，今则南北皆有。而南方所产的味道稍不如北方的甜美，也是因为各地土质不同才有这样的变化，就像甜瓜一般。

二、性质

西瓜春初下种，蔓生，花、叶全像甜瓜，夏秋结实。有围及经尺的，长及二尺的；也有有棱的，也有没棱的；有青色的，有绿色的或者是黄白色的；瓤色有红，有黄，有白。味甜淡，没有毒，劣的味酸。以甜的为上品，淡的次之，酸的为最下。是适于夏季的食料。

三、功效

《本草纲目》上说西瓜有止渴清凉，去热解暑之效；又有利小便解酒毒之功。因此，俗名西瓜为天生白虎汤。

四、民间治疗法

《医话业存》上载着："日本新桥艺妓某，尝以西瓜治子宫病立愈，于是便传乡里，盛称西瓜之功效。其后有狎客某，席间偶道及其夫人现病子宫，该妓心动，为献西瓜之策，某一笑置之。既归，忽忆妓言，词义诚恳，当非愚人者。试购西瓜，授其夫人食之，竟获奇效。自是日本北里姊妹中一唱百和，遂视西瓜为子宫病之圣药。"

五、新学说

日本某医学博士谓，西瓜是天然的汽水，它的功力能治肾脏性水肿，较其他的利尿药为优。但须择其上品，尤应采其新摘下的，俗谓之活藤西瓜。因西瓜既经摘下，放置已久，即未剖开也容易发生腐败，若取食之，不但无益，反倒有害了。

六、西瓜的禁忌

西瓜虽有解渴的功效，但不可多吃，多吃则腹部即发膨胀，胃弱的人、产妇和小儿均忌食之，又忌和油饼一同吃。

七、吃西瓜应当注意的事项

（1）不可吃不熟的西瓜。西瓜不熟则不容易消化，吃了不但无益，且有腹胀、便泻的毛病。

（2）不吃已经剖开放置的西瓜。因为西瓜剖开后放置之，容易招蚊虫的聚集，所以不可吃。因为蚊蝇性喜污秽，它们的足上每每粘有微生物，足为传染的媒介，如霍乱、赤痢等病大多数是和蚊蝇有密切的关系的。

（3）在剖开西瓜以前应当用开水微煮，然后剖开，这样既可消毒，又西瓜的味道愈发觉美。

（4）吃西瓜应当吐去瓜瓤中的纤维质。西瓜的瓤被吸取其水分后，下余残渣就是纤维质，这种东西很坚韧，极难消化，若是留在胃肠中，积久能发生蕴毒，为害甚大。所以吃西瓜的时候应当食其精汁而吐其残渣为对。（金文华，《滨江省汉医学月刊》，1941年第49期）

第十节 橄　榄

一、名称

橄榄，我们平常都管它叫作"青果"。古人拿它比作君子，因为它的味道是先酸涩而后带甘甜的回味，正像君子立言，起初觉得严峻，后来反倒令人感到甜蜜的一般，所以又把它叫作"谏果"。

二、产地

橄榄的产地是在热带地方。如若出在西藏的，名叫"藏青果"，是一种珍贵的果品，医者在喉科药方中常加这一味。

三、形态

叶为奇数羽状的复叶，花则攒簇成为穗状，枝节间有橡胶一般的树脂，实（橄榄）尖而长，色青。

四、食用方法

以清香而小的为良好，大而酸涩的不可食用。可生食，蜜渍、盐藏也很好。它的两头尖端在吃的时候应当切去，因它性质热的缘故。

在市上所售卖的大多数是用矾水浸过，因为要保护常青的颜色。但是矾水性涩，且燥烈，不但无益，而且有害处，对于喉痛等证有很大的不利，所以先用水洗再吃才好。

五、作用

它的性质是和平的，滋味是酸而甘的，是清解之品，能入于肺胃。能开胃、清肺、下气、解酒、生津、止烦渴。治肺经的邪热、咽喉痛。它既能治这些病，现在再把它的特效分条写在下面：牙齿风疳，用橄榄烧末，研入麝香少许涂患处；中酒、鱼、野蕈、河豚、鳖等毒，捣汁服，无不立效；鱼骨鲠喉中或鲙食成积，用橄榄核磨汁服；肠风下血，用橄榄核烧研存性，米汤服；咀嚼咽汁，可防喉痛、喉痧；手足冻疮，用橄榄核烧末油调；下疳腐烂，用橄榄核烧存性，研，油调敷；口唇燥痛，用橄榄仁研烂敷；脚上冻疮破溃，用橄榄烧灰存性，为末，加轻粉油调涂；清解烟煤毒，武进谢利恒先生说："人烟稠密的地方，煤气特重，应当常服青龙白虎汤。"青龙白虎汤就是橄榄和萝卜。（阎海门，《滨江省汉医学月刊》，1940年第33期）

第十七章　龙医杂谈

第一节　哈尔滨汉医药界之回顾

　　哈尔滨为欧亚交通要道，并为东北之最大都市。人口有五十万，其中满人约占百分之七十五乃至八十。关于担负市民卫生之责任者——汉医，宜若应有相当之多数。然究其实，现在哈尔滨市内之汉医竟不足三百名，而此三百名汉医中之不能以业务维持衣食者亦不在少数，实足令人惊愕。对此，吾人实有一为注意之必要，而略考其兴替之迹焉。

　　哈尔滨开关较晚，且为旧俄所经营，以致以前人民迷恋欧风，一有病痛，辄延西医诊治，并不计及习惯、禀赋是否与西人相同。即有死亡，亦自认为系不治之症而不悔。即间有一二因西医诊治无效而转延汉医者，汉医亦无力满足病家之希望。实因其时汉医多不学无术之徒，谈学理，则故弄玄虚，不着边际；收药费，则任意勒索，几近敲诈，以致汉医不为彼时人士所信仰。且闻有所谓"把先生"者，即称药不用戥秤，而用手量取；并有所谓双手切脉者，即医者以两手同时诊察病人两腕；并有借诊脉为由而昌言儒教者。凡此种种，炫耀欺世，牛鬼蛇神，不一而足，以人命为儿戏，庸愚者且惊以为神，此草莱时期之情形也。

　　近十五年来，哈尔滨之汉医界方微露一线曙光，一般人民始稍了解汉医之价值。如曹雪堂、房朗轩、左云亭、张景星、安世泽、王子良、张燮阳诸君均能见重于一时，左云亭之妇科、安世泽之儿科皆有独到之处，其中尤以房朗轩之专攻仲景为绝诣，惜乎其曲高和寡，知音寥寥。然此可谓曙光期之情形，而以上诸君除老、病、走、亡外，仅左云亭、张景星、王子良三君尚在哈埠应诊，然亦不能从事进取，哈尔滨汉医界之危机实甚迫切。

　　现今，哈尔滨汉医界骤呈活跃状态，人才辈出，如高香岩、安子明、黎雨民、王伯陶、谭祉禛、高仲山、惠清士诸君均能出其所长，以为汉医界光。黎雨民以耆年硕学而隐于医，于医学文字之发挥尤不遗余力。而高仲山以若祖、若父、若叔、若舅均业医，家庭濡染之余又负笈上海中国医学院，以科学方法研究汉医，复执贽秦伯未之门，举凡仲景伤寒、妇科小儿诸症无不洞窥，于妇女血证、小儿温疹以及丹毒膨肿诸症尤能奏奇效，著作鸿富，《血证论》尤脍炙人口，近又掌哈尔滨汉医学研究会。高君正当盛年，若不为功利所诱而能努力学术，则振废继绝者，其在斯人乎。此亦可谓进展期。

哈尔滨之汉药业有世一堂、永德堂、志诚利、春和堂、和发祥、德庆益、锦和盛、德泰恒诸家，有河北帮与河南帮之别。商人重利，虽属通情，然河南帮之牢守"有贱药不卖贵药，有假药不卖真药"之训条，遂使名医方案因药力不称而难奏其效，其罪过实大。如粉葛根本为性质平寒、味甘解热之品，奸商竟以盐水渍之使白，致药力变为咸涩，用者茫然不觉，致归过于单方，诸如此类之例不胜枚举。且汉药商知识浅薄，徒知牟利，一见医生之单方，不问药品之炮制是否得当、药名之异同是否无误，必千方百计以能卖上为贵。致有不知夜交藤为何首乌而以生地代之者；有不知醋制乌贼骨为海螵蛸，竟斥为毒品而缺之者。均足证其无识贪利，殊为汉医发展上之阻驳也。

三年前，好生堂开幕于正阳街，于药材之选择、炮制，等等，均能特下苦心，且能代病家煎药，实为病者之福，且亦为汉医之良助。惜代病家煎药事因受某种刺激，不久即行取消，未免令人怅惘。

总而言之，汉医、汉药处此时代之中，欲求不受淘汰，必须自知振作。汉医于研究学术，不可以一得为已足而浅尝辄止；汉药业于病家，宜以忠诚不欺为心，勿惜劳，勿贪利。如此，则汉医汉药方能有复兴之一日，方能不为被西医先入为主之哈尔滨人士所唾弃。（固厂，《哈尔滨汉医学研究会月刊》，1938年第13期）

第二节　医业须知

余尝闻乡里人言世间获利之厚，若士、若农、若工、若商，四者皆不如医之为道也。牛溲、马勃、败鼓之皮，斤来钱去，利称十倍；犀角、羚羊、参茸、麝香、金精、玉桂，利称百倍。无论病证如何，但问病家穷富，所谓"穷汉吃药，富贵纳钱"者是也。由此以推，则其医术可知，居心更可知矣。岂知医业道德良心是其本分，济世活人是其天职，获利则可，不获利则亦可，所以古人始有"功同良相"之美笔也。若专为利益起见，假术骗财，误人性命，久而久之，信用即失，良心又丧，社会指骂，天谴及之，致世人斥谓医道无灵、医品下流，遗羞社会，可胜浩叹哉！鄙人不才，深痛若辈，所以业医以来力惩此弊，冀挽颓风，尚希海内同道共喻此言，无任欣幸。

汉医诊病刍言

吾人自有生以来，饮食起居，燥湿寒热，保卫稍有不慎即易染成疾病。疾病成矣，不能不思除此之患苦，欲除患苦必论医生。无如为医生者，多半学术肤浅，关于生理、病理、药性等学及望、闻、问、切四要法皆不能彻底研究，徒务口给以揣病家心理，开方用药。幸而病者身体素健，正足胜邪，虽不服药亦能自愈。于是医生遂不自悟学术如何，假称国手，但图多卖药、获厚利为得意矣。殊不知古圣先贤所遗方书浩如洋海，非吾等浅学所能尽饮也，要当慎择而深取之。他不具论，兹以脉学言之。

西医用问诊、叩诊、触诊、听诊、体温检查、细菌检查以及X光等精妙器械辅助诊病，术故精矣，然各种诊断器价格昂贵，医生个人经验不足仍难达详细诊断目的。我汉医则不然，非惟凭三指以诊寸口之浮、沉、迟、数、细、大、短、长八大纲脉，复又细分为滑、涩、缓、紧、虚、实、洪、弦、芤、濡、革、劳、促、结、散、伏、动、代等，共分二十七种，每种各有相当病情，概不混淆。所以四诊之末，切诊者是也；等而上之，则用问法，问其致病之由，则知寒热；用闻法闻其声音微厉，则知虚实；用望法望其颜色清浊，则知表里。古称望、闻、问、切，即神、圣、工、巧四字，熟读而深思之，则病无遁情矣。如此诊病简而又便，虽不能卓越西医器械精详，亦可与西医齐驱并驾，互拯患者之疾苦。惟近世之汉医，诊病四诊要法半用三诊，甚或只用切脉一诊，望、闻、问三诊疏忽不察即为开方投药，殊属有悖济世之道。尤其对于问之一诊，医生恐不招病家信仰，终不肯行之，病家亦昧而不述，作试验医生脉法手段，久而久之，遂相沿成俗，几乎问诊完全废弃。医生如是诊病或病家不先自述病情，断病之难实乃医生不能遵行古圣先贤例规，惯用簧鼓，故神其术之自咎也。现在西医治病进化，日新月异儿有不可思及之妙，于诊断一事第一步即行问诊，使患者自述罹病概要，自觉证候，始行其他诊查，决不先诊脉或先讲病原劳神费时，甘言假语以迎合患者之心理，致生遗误。以后进之西医，诊断一事犹能如此切实，我数千年历史之汉医不知努力改进，反趋劣败，以比西医扪心自问能弗憾愧乎？

鄙人幼年随家兄存儒先生读书，曾言及先母病患痨瘵，延医诊治，因出陈修园所著医书以示医生，开卷读其序文不知句读，迨先母逝世。先大父左偏头痛，后请医生，其无识者如故。家兄因知世俗医生为获取衣食计者十之八九，遂慨然有习医之志，并于教读之余指示医学途径。嗣乃投入襄平中西医学校苦读数年，卒业后实行此术，迄今十有五载。虽不能升堂入室，然于其中各种流弊则知之熟矣，不敢稍有违犯，自恨学识谫陋，不能演进先圣诸业，发耀而光大之为足羞也。窃愿凡我同道当诊病之际，切要先问患者既往病历及现在病状，领会于心，次再详为切脉，参考望、闻等诊，彼此汇通而察病情、处方投药，免有所误。如此施行，虽不能尽愈诸疾，庶可以见病知源。若能长此作去，则无识患者讳病问难陋习可去。汉医相沿成俗之颓风亦可挽矣。管窥之见，尚祈海内同道有以指谬则无任盼祷。（李宏毅，《滨江省汉医学月刊》，1940年第39期）

第三节　读者之声——对于医界之末议

丁兹汉医绝绪之交，若存若亡，退化已达极点。危急存亡之秋，正似所谓千钧上之一发也。窃尝独居深念我炎黄仲景大化为圣、充实为美之道，流传至今，将如此以终古乎？夫引绳而绝之，其绝必有处，欲寻其绝而绪之，自应急起直追，不遗余力矣。奈势已竟成，积重难返，而必求澄清医界，厘正医学，为轩岐、仲景争此一席，将数千年之国粹譬之刮垢磨光，取旧说而添新理，与科学并放异彩，同起万丈之光芒，是障川东流，功在吾辈，庶几老者以寿终，孤幼得遂长，其功大矣，其利溥哉！但是冀获非常之人，恐勇往直前者则亦未易数数观焉。嗟乎！大厦将倾，难支一木，惟我同仁抛却浮烟涨墨，速从根本上着手，当知众擎易举，力挽倒海之逝波，勿甘自弃，借助他山以攻己错，或于医学月刊之前途庶有解乎。

高仲山，英才卓烁，名冠一时。一肩独任，见真放倒，不引嫌，不避谤，保持人道；交换医识，对于中西医理不含党见，允执厥中；一切发挥独具只眼，不落古人之窠臼；萃中西之医理，证今古之实学，取西医之形迹，合汉医之气化，以历验之真理驳株守之空谈，可见汉医之运命尚不至终于乖舛。嗣睹其盛，不禁欣喜，声气出乎应求，神交发于志意，仆虽不敏，抑亦多有刍荛之供。

医学月刊之作，可以用代医学教育，乃亦研求医学公共之道场。殊不知理以讨论而愈确，术以观摩而方精，兼听则明，偏听则暗，理之自然也。果置斯刊于左右，真不啻集同仁于一堂，远隔千里，声息可通，从此晰疑问难无待良师，更是切磋琢磨已多益友，惟望我同道诸大君子读书得间不为书奴，各本心得，尽力发挥。至于是非之处，登之斯刊，付诸公论，凡我同道均得上饮华池，俾一般一知半解者得窥轩岐、仲景之门，由斯升堂，由是入室，使汉医之道大光于世，宁非群策群力之功欤？但是我同仁不乏明达，研究有素，发挥医理，独是不可叛道离经，摭拾前人之余唾竞充自己之门面，剽窃肤词，盗名欺世究与医道之利弊毫未兴除，窃为我同仁之所不取也。

时医之积习，生有嫉妒特性，怀一己之私，逞不平之鸣，甚者，至于肆口谩骂。言西医，则反对西医；言汉医，则又互相反对。无竞争存，骎骎有喧夺之势。譬之有人轩中轻西，期以保存国粹，其意不为不盛，但是有意攻人之短，必先知人之长，有意伸己之长，亦必知己之短。今欲保存旧有之学，唯有举吾国历验不爽之旧说，参之以新理，融会贯通，其厄言骈枝概从摒弃，庶与西医骖靳并行，庶不致为天演所淘汰。若必欲拔赵帜易汉帜，窃恐必无此事，此吾国伟大人物夙已有鉴及此，固不待仆之烦言者矣。故又曰："欧化文明请求博爱，亦非一朝一夕之研求。"汉医之始，自炎黄以逮仲景，继以名贤辈出，乃数千年之新传。合两医而论之，根本上一语，皆为臻人类之健康，而宗旨不过宏济普救而已。所谓西医与汉医，自应沟通医术、互换医识，以达尽美尽善之目的，又奚必各抱疆域之见哉？然而我辈医人良莠不齐，其有眼孔高踞顶巅，考其学业绝无特长，学西医犹未尽西医之精微，习汉医又未窥汉医之奥蕴，管窥蠡测，专事皮毛，祸于道而害于人，将不知于胡底他人之所以轻我、他人之所以鄙我，咎由自取，于人何尤？仆对此辈爱莫能助，诚亦无如何也。

大凡学问之道，取法乎上，仅得乎中，若从等下求之，其不入于牛鬼蛇神之域者未之有也。至于医之一道，又何独不然乎？《内经》及仲景之书，字字金铖，语语铸铁，真似日月丽天，五经寿世，习学汉医者，舍此莫由矣。但是文义古奥，非浅学者所可窥造，亦非望文生义所可解释，读之者味同嚼蜡，未免汪洋兴嗟。乃有侮圣者，不云己之学识谫劣，反谓古书欺人，先圣误我，而《内经》、仲景之书，其不束置高阁，尘封不顾者，盖几希矣；其中兼有老生常谈支持期间，纵能涉及经典，即或天花乱坠，比及临证，茫然无措，仍无下手功夫，而五十步笑百步者于是以出，终至《汤头歌》《药性赋》流行无间，格套牢笼，罔利己耳。又乌怪乎汉医之愈趋愈下，坠入十八层地狱也。愿吾道中之耆宿硕彦、诸大名贤，取《内经》、仲景之书，从根本发挥而详解之，使学者有津梁之可渡，并有线索之可寻，不至南辕北辙，数典而忘其祖也，诚为一大快事。如其否也，仍本各人坐井观天之见，难免闭门造车之诮，动辄聚蚊成雷，甘于饮鸩止渴，安望汉医再有昌明之一日焉？

医者不明六气之本标中气不可以读仲景之《伤寒论》，岂独不可读《伤寒论》，即其他之医书并所有之医理均不可得而明矣。何则？殊不知仲景之《伤寒》一书，三百九十七法、一百十三方，讵专为伤寒证而设乎。吾辈读书若不能得古人之心，动手开口势必板实不灵。考汉医学识之伪，确由不明六经六气、三阴三阳变化之理、从化之妙，而上圣之微言淹没，下士之瞽说纷纭。日诊百人，六经之提纲不用；手写千方，六经之现证未察。惜乎《内经·六微旨大论》，古圣尝三致意，后人特如斯之忽，而医者之病于是丛生而蔓延。医者如此，竟求愈病者之病，顾安可得乎？

仆以蚊负之力并不学无识而欲逆此医界潮流，难免责有烦言。仆以为既生斯世，不可默然自外，况德不孤亦必有邻，人言乃不足恤，仆对医道颇有所述，标题曰《忏庐医识》，乃以俗务丛脞之故，其中多未脱稿。兹欲尽其忠以献其丑，当取医界每日利于急用，有益社会，俾业斯道者人人觉悟"会治病"三字总诀，其庶几矣。然而断简残编则有之，割裂经文则有之，知我罪我，在所不计。

以上云云无关医理，然识者尚不至视同具文。亚圣有云："予岂好辩哉？不得已也。"自此以下，继续作起，凡后世偏僻不经之医书一概不引，仍本《内经》及仲景之《金匮》《伤寒》方证并举，殚力阐述，本平素经验之所得与历来师承之授受，矜长则不足，护短则不敢，斯亦抛砖引玉之计耳。其间亦不免有按部就班之处，虽然无甚新奇，亦必为古圣之规矩准绳，为初学者浅近说法，更兼有疑难之症而作问题者。使探宝者不止一藏，尝鼎者不止一脔，不失研究道场之精彩，不胜于兀兀穷年，戛戛独造万万哉。惟希国内高明能肯俯而教之，则不胜欣欣企盼之至。（张恩阁，《哈尔滨汉医学研究会月刊》，1938年第7期）

第四节　汉医将来之希望

汉医疗法固有积久之经验，而汉药治病亦有自然之疗能，此社会所公认者也。唯汉医之领到新认许者，率多中年以上之人，青年医者为数甚少。将来国家如不设立汉医学校或讲习所，则新习汉医者无处就学，旧存业医者渐渐衰落，年年相沿，只有减无增，将来汉医之不致绝者几希。

有谓汉医学术包括哲理，头绪繁颐，茫无涯际，即以科教书来说，向乏系统，由何教授之？然而必得先以科学方法来整理旧医学书籍，编成课本，集成讲义，分门别类，由浅入深，采长舍短，汰泛存真，以冀实用而后可。

再有现在汉医多有无认许者，平素甚有治疗经验而以未受认许致不敢违法应诊，此类情形大概各县皆有。希望有司组织考试委员会，以公帑成立之，考取素有经验。而未有认许之汉医由其本籍调查而保存之，以考试法而权衡之，则不但救济其失业向隅之憾，而于民众治疗方面亦有莫大之便利也。（罗敏之，《滨江省汉医学月刊》，1940年第37期）

第五节　汉医应有新时代化之精神

近时科学之昌明、学业之进化，日新月异而无止境，如科学、化学之进展堪有惊人之创举。嗟乎！吾辈业医，溯古远自数千年以迄至今，历代皆有著说，或测风气之变化，格病理之幽微，或自各人一得之识独出杰作，历代相沿，堪称文明之国粹，今而时迁代移，竟至汉医落伍时期。医学沦亡，良可悲矣！

究本溯源，非古圣医学之不良，实业医者不知奋进耳。业医之众，其中良莠不齐，学术精良者固多，而鱼目混珠者亦不少。互相沿习守旧，不知阐精抉微，应潮流而革新，以致医学不彰；以顽固之服装为业医古化之文明，以致内则无近代之进化，外无奋进之精神，此为一般社会人士所嗤。然而同仁急应奋起，以谋汉医之改革；同仁必须努力钻研医学之精微，法天气之变迁，测疾病之缘始，格生理、物理、生化之源，现代传染预防、治疗之法，以谋保健卫生之向上；对于病理、生理，研讨彻底真理。现代人民生活、禀赋气质与古多不相同，以古方治今人之病多有不相宜之处。今我同仁以研究之机会更应努力，以谋医学向上。对于诊疗疾病，勿自高抬药价，以危人民生活；勿自轻弃医术，自贬业者之价值。应取统一制。对于服装，宜取近代化，虽不能应潮流，需洋服西装，亦需修其体貌，不可过于古陋，为社会人士所嗤。

所谓"自重则人亦重之"，深望同人夙夜竞勉，以古书之精微而合现代化之医学说，则医学前途之曙光大矣。（野仙，《滨江省汉医学月刊》，1940年第40期）

第六节　汉医应有之觉悟

一、医籍当速整理

我国医籍代有发明，但其治疗之法偏重于补、泻、温、凉之不同。当由各医会机关合群策群力，以研究其所长，以定其去取，分科装订成册，公之医学明家之参考，而定为学医者正式课本，并可为将设校之教科书。

二、宜特别研究生理学

生理为人身各部构成之原素，疾病乃各部生理之变其常态者。未知各部构成之如何，焉能知各部变常之治法？吾现在汉医同仁大半对于生理学欠于研究，是为最大之缺点。研究此种学问，取长补短，可借重于新式生理学。

三、宜免除旧有之陋习

汉医术本为济世实用之学，而黠者必欲玩弄虚玄以自欺欺人，避实就虚，不讨论其真正学理经验以求实用。并多有守秘自私，不知团结，不能公开，最大之企图为个人营业之发达。即同仁相聚相谈之际亦多虚与周旋，或夸大其词，无一长之可取。有此陋习者，所当急速觉悟，翻然而改悔也。

四、宜服用整洁、精神振爽

医者负保卫生命之责任，自己每日醉生梦死，毫无振爽之精神，或囚首垢面，嗜好太深；或服装固陋，不合时代。令人望之不起仰慕之心，何能负医疗性命之重任哉？

五、宜知后来者难以为继

当此之期，师徒授受，昼夜不息，尚有望尘莫及之势，而况前无授者，后无学者，其不至于灭绝者几希矣！

而我汉医近数年来即无教育机关之设，又无私自授徒之人，前后不继是真心腹之大患。现负医学研究之责者可设法令青年有志学医者附于医学研究会中，每日特别加以教授，以期医学之传授有人，俟设有一定教育机关为止。

六、宜知人必自侮而后人侮之

现在学西医者，须中等以上之资格，并须体格健全、品行端方乃有学医之资格；毕业后，服装之整齐，精神之振作，少年有为，后来可期，种种均足令人羡慕。我汉医半多老朽不堪，后继无人，暮气已深，不自振作，前途无望，实在均足令人轻视。欲免人侮，而必先除自侮方可。吾同仁宜速觉悟，努力同心，一致前进可也。

鉴于本刊所载马英麟先生文中有"汉医宜速即觉悟"一语，不觉有感，因拉杂书此，以为骥尾之附。（王明五，《滨江省汉医学月刊》，1940年第42期）

第七节　汉医应有之修养及奋斗说

嗟乎！近世科学之倡明，有惊人之发展，堪称通天彻地，无微不至，几无止境。其有功于人者实非浅鲜，而其灿烂光耀之伟迹永垂不朽。

究其所以成功者，以其有修养之自持奋斗之精神者也。而我汉医以古圣先哲之发明、明医磊士之著述，如五运六气之演变、脏腑之传达、经络之关联、气血之循环、人体之机构、阴阳之调和、虚实之得宜、疾病之由来、生克变化、经天纬地、明显传载，将人类由病苦水火之中拯于茬席之上，是以仁术济世之荣誉就历代尊崇之骏业，成其所以为疗疴之鼻祖。医界之师表者，亦不外修养奋斗之所得也。而我后学，既以医术为立身处世之本，岂可不修养与奋斗乎？

夫修养者，即博群书，不自满，重道德也。博群书者，乃广览、博读、熟习、善记，搜寻医术之真髓，得于中，行于外，方能临证如鉴镜，疗病如探囊。语云："学而时习之，不亦说乎？"良哉是言也。谚云，谦受益，满招损。一人之智慧不足，众人之见解有余，除骄满，免自足，亲同僚，不耻问，则疑得释，难可解，心畅神逸，此其不自满也。体上天好生之德，秉古圣用心之仁，视患者如己，无问贵贱，不畏难，勿苟安，竭诚治疗，尽力爱护，则患者之病苦除，医者之职责尽，此道德之实重也。诚如是，在自身可谓无愧，在社会可称良医。

然以天时之变迁，人类之进化，奇病层出，为法定传染病中之白喉、鼠疫、虎疫、猩红热等病，古书向无满载，故吾汉医宜发挥奋斗之精神研究对策，讲求新法，追寻验方，发奋为之，勿甘自暴自弃，以达成为目标，谋人民之健康，定立身之基础固矣。故吾汉医可不修养而奋斗乎？（苏锡三，《哈尔滨汉医学研究会月刊》，1939年第28期）

第八节　汉医宜在学业上加功夫、在经验上求实用

为汉医者，亦不可自以为谋生有术、温饱无虞，尤得自肃自励，必博览群书以求医识之向上。况且人生知识有限，世界学术无穷，汉法医籍汗牛充栋、浩如烟海，真如廿四史，从何处读起，千头万绪，举目茫然。

吾所谓应读之书，如解剖学，可以知人体机构之名称及部位；如生理学，可以知人体脏腑及各器官之生活作用；如病理学，可以知疾病之起因及种种病变。此乃基本医学，不可不参阅之。医师如修理机器之技师，若不明机体构造及作用与病变，岂能洞见隐微、修理完善？彼如旧说左肝右肺，肝肺之叶数皆与现代之实验生理学不同，所以不能不改善之。一致改良，始有进步，不然徒谈论，有何益处？

汉医在治疗上固有相当之经验，亦有患者用新法未愈而用草根树皮治愈者。无论内、外、妇、儿等科，皆有擅长之美誉。可是经某汉医治愈之后，必自忖是幸中欤？果真是由经验得来之效方而治愈欤？若由经验方面而治愈多人，尤必须将此治法及处方记入医案，付诸月刊，以供大众之研究。待研究无疵，铁案不移，任谁批评不破，此即有心得之经验，一般汉医皆得而采用之，岂不是功德无量，济世之良图耶？亦即所谓由经验而求实用之道理也。（罗敏之，《滨江省汉医学月刊》，1940年第31期）

第九节　汉医要市诸平素之经验以产出相当之结晶

汉医将来之设计振兴，在前期《月刊》中已有许多论文建议，兹不必赘论。不佞所论的，是个人易于举行的。就是每个人在平素诊疗经验上无论男科、妇科、小儿科、一般杂症，既有多年之体验就应笔之于书，或是理论、学说、处方真有独到之处就应直截了当地披露出来，作为大众参考之材料。不然徒守秘密，故步自封，何时亦不能进步发展。只要学理充畅、处方效验，文法措辞之精拙无关，只要有程序，有真理，有经验，就有研究的价值。

大凡业医者，有文学甚佳而经验未必丰富，有经验丰富而文学又感不足。心有余而笔不能道出，此是一种通病。思现代汉医，是进步欤？是退化欤？要说是进步，未见有日新月异的新著述、新刊物，要说是退化，汉医界中亦有受过现代科学洗礼的，那末编原因，又因时间问题。一般医者，多是为谋生而执业，既执业，则每日诊疗、经营、应酬，忙个不休，所以有意著述者皆被以上的事情将时间占去了。医林同道想要汉医存在，有点成绩之可观，就得忙里抽闲，多写经验之处方、合理的学说。不但有立言之功可夸，而且集思广益，不难表现汉医之精华。不然时光与流水俱逝，经验同肉体俱埋没了，人生几何？刹那间几十年光阴风驰电掣般地过去。所以说，汉法医学今不如古，西法医学今胜于古，此中原因即在著述与墨守之间也。

旷观历代，名医辈出，东洋医家名噪一时，有极丰富之经验，有极灿烂之著述。后人得而习之，顺文敷义，不深钻求其独到之处、其精彩之言。所以要熔古铸今，发抒新意，成一科学化、合理化、经验化、颠扑不破之学说，来编著种种医书。人人有此种精神，人人有此种成绩，汉医学术何患不蒸蒸日上，又何患现代不采纳呢？（罗敏之，《滨江省汉医学月刊》，1941年第44期）

第十节　学医贵有恒说

人生于世，各有职业，而职业之难精者，未有甚于学医者也。

盖以医者也，寓天地造化之功能，明阴阳标本之妙用，非古圣先贤不足以阐之，非明儒达士不能以学之。若然，必由儒而后可与学医，此其难者一也。夫医理精微，奥妙无穷，非洞悉脉理，诊断虚实，何能着手成春？恐流于庸医杀人之举。况人之生死系焉、性命关焉，此其难者二也。

然则医道之精深，岂遂不可学欤？是又不然，亦惟有恒而已矣。彼黄河广矣，尚可造舶而度，泰山高矣，尤可步达其巅，似难而非难也。

吾愿学医者，勿畏其难，勿忽其易，不以有恒为难，则亦何难之有哉？故凡为学者，莫不贵乎有恒，以造于正大高明之域，通乎精微堂奥之旨。是在善学者自勉之耳。（陈志和，《哈尔滨汉医学研究会月刊》，1939年第25期）

第十一节　医家三贵

一、医贵敦品

盖人生社会，品格为重，能敦品方能立行，古有明训，何况于医？且医之一道，应以仁爱为宗旨，无论某界人士，既应其人之请，即应以同胞骨肉相看待，庶可竭尽心力，审查病源，详慎用药，以期于事有济。若徒以金钱为目标，以情感相用事，非失之偏枯，即失之忽略，简直与"仁爱"二字背道而驰，其不至偾事者几希，尚何品格之足言乎？

犹忆十年前初至黑龙江省时，个人偶患时令，友人坚请某医诊治。余向不喜服药，却之不获，遂允其请。讵该医未至前先以价相召示，云非四元钱不诊。及至病榻前，略为诊脉，并不探询病源，二目灼灼，东张西顾，胡乱拟方而去。试问此等医生品格奚存？学术安在？略附于此，以为我汉医界心浮气躁者之当头棒喝也。

二、医贵有识

盖人生做事，必以识见为前提，有卓识方有胆量，凡事皆然，何况于医？倘事前认识未清，而徒斤斤曰某人有胆，斯成为胆大妄为之流亚矣，能勿偾事耶？矧业医与做事尤未可一例而看，做事如认识不足充其量不过自己遭损害，业医如认识不清，妄行其术，则于他人之性命攸关。"庸医杀人不用刀"一语正可为此辈殷鉴，是岂轻易尝试之事乎？

例如一九三六年十月间，余治中国三道街王姓之病，为市署同人所推荐者。据病者自言，得此病已半年之久，汉、西医请遍，愈治愈糟，毫无效果。时已困惫床蓐，两腿肘均不能屈伸，痛苦万状，左膝盖两旋骨旁肿硬如覆碗，色青而坚。他医皆认为花柳毒，伊本人亦不敢判断。但治经数月，肿痛日增，是何花柳一至如此？某刘医并令服槐花汤数剂，而痛更加剧。余彼时亦不明真相，及细查脉象方始了然。

盖全部脉均沉迟不及三至，两尺脉尤沉伏无力，按之如无有；再查舌苔，则白腻甚厚，不及思饮食等情状。余始认定此证全为前医治错，盖分明为肾命两亏、风寒穿筋之阴寒证。各医咸认为花柳，又服数月苦寒汤剂，无怪其不能收效且益加重也。惟病势至此，危险已甚，非重用温补肾命及生扶元阳之重剂桂附汤加减决难收效。无已，姑为立方。

第一方，桂、附即各用一两，服之立见舒畅。据本人言，为服药以来所得未曾有之快愉。第二方，桂、附加至每味一两二钱，世一堂均为之惊讶，服后更见奇效。此后方皆如此，且用吴萸、干姜以助之。服至十余剂后而肿硬之处全消，精神食量与日俱进；服至一月后而步履复旧，康健如初，又能至市署包工做事矣。

余初亦不料药用对证则其效力竟如斯神速，倘用而不敢重用，便以普通祛寒舒筋方剂应付之，恐亦未必如是奏效，今而后方惊服汉药之真能活人。为汉医者，真不可无卓识与定力也，假使余当时亦如他医之敷衍，或虽认识此证而不敢破格用药，因循复因循，将不知发生如何变化，恐早索此人于枯鱼之肆矣，治愈云乎哉？余故谨以个人之经验敢断乎言之曰"医贵有识"。

三、医贵细心

古语云："业精于勤荒于嬉，行成于思毁于随。"业医亦然。盖能精勤，方能细心；能戒嬉戏，方能深思也。为医生者，病家以生命相付托，即当细心审慎，考虑病源，用药恰当，始能为他人生命之保障，否则怠忽将事，人云亦云，是戏他人之生命矣。

细心云乎哉？即素称名医者流，往往有恃无恐，临证稍不细心，难免忙中有错，误人至死。玩忽生命之责，将谁负之？虽人不我责，清夜扪心安乎不安，其勿谓证属平常，临事而不细心也。盛暑挥汗握管，举例太嫌词费，因谨统而言之曰医贵细心。谅我青年同业诸君当必赞同此言。（李智献，《哈尔滨汉医学研究会月刊》，1937年第3期）

第十二节　研究医书之我见

我们研究医学的人，想要求着不落伍，顺应世界时代潮流前进，除及问难经验外，势非多读医书不可。

古今以来的医书虽然是很多，但是以鄙人的私意来衡量，大约可分为四派：一为发明派，如《本经》《内经》《难经》《伤寒》《金匮》等书便是；二为编集派，将前人著作汇集在一处，像"百川汇海"一般，如《千金翼方》《外台秘要》《圣济总录》《本草纲目》《医书集成》《类方准绳》《名医类案》《医宗金鉴》等书便是；三为学生派，所编的书可以为初学们参考之用的，如《不知医必要》《医学心悟》《伤寒论浅注》《医宗说约》《十三科指掌》等书便是；四是言论派，一孔之明，千虑之得，据以自豪，滔滔辩论，如金元之四家、明清之八家便属于这一类。

像黄坤载、张隐庵、喻嘉言、叶香岩、徐灵胎等一般人的遗著，我们一看便能知其有鼓吹趋势或复古之作用，而香岩得孟英、虚谷、鞠通等人为之捧场，所以呼声更为高大。我以为，学生派的书，在初学入门之人研究之最为适宜；继续应读以言论派的书籍，必能启悟人有心得的发明；再用编集派的著作以资其参考；最终读发明派的书，使之明晓究竟的宗旨依归。这样研究医学的能事才算完毕。倘如前后的次序错乱，必要成以错传讹，是非莫辨，甚至于入主出奴，冰炭不投。汉医学的进步难，也就是这个缘故。

至于这以外，还有二派的书籍，不可不知。一为经验派，这类书差不多是些质朴、直爽而无文采的，就只言用方治病而已，也就是所说的专家秘传为士君子所不屑道的。可是其中的方剂间或也有效应如神的，也有毫无效验的。尝听说古人对于效验秘方藏之于金匮石室的，并不是真正秘藏起来，乃是用真假杂揉的方法来蒙混后学，所以学者想要探求其庐山真面目，也就得看学者的学识如何才能有所辨别。可叹世多俗子，哪能有此慧眼？以至于把金玉一样宝贵的东西像泥砂似的弃掉了，岂不可惜？二为鼓吹派，这类书多半是娓娓而谈，词多枝叶的，如果若是有一得之明，还可令人钦佩，乃竟至于用捕风捉影的空谈，作向壁虚造的梦话，全仗着言词的工整、文笔的流畅，便把毫不相干的事弄得尽情尽理，可以惑人，可以炫世，若是考究它的实用，可说就是拿它来覆瓿还够不上呢！世间流传这样的书籍岂是少吗？深愿我们研究汉医学的知道选择才好。（王子良，《哈尔滨汉医学研究会月刊》，1939年第28期）

第十三节　哈尔滨满人药学研究会之分立
并向汉医界进一言

溯自一九三九年一月，哈尔滨满人经营之汉药商与西药商共同组织"哈尔滨满人药学研究会"，目的在使汉药、西药两界能互相提携，共同发展，有新收获，以为新东亚药界之光。讵料汉药、西药两界在此种有意义之结合上未能发挥其效能，致有负重大之使命，言之令人悲慨。

缘汉药界之经营者见解多半拘于守旧，毫无进取之兴趣，致所派遣之代表不得不随波逐流而因人俯仰。汉药界在满人药学研究会中驯致成为附庸者，职此故也。

一九四〇年十月二十八日，哈尔滨满人药学研究会改组，汉药、西药分立，各为单独组织，既免向来不相为谋之陋习，且能使汉药界不事倚赖而发挥其本能。

查汉药界当前之急务，厥有数端。

一、药价之涨落无定

药价之暴涨暴落于药业之经营及人民之购买力影响之至巨。有同一药方而昨日与今日之购价大相悬殊者，虽市民能深知早晚行价不同之故，无如于实际购买力大有不胜其任之叹何。

二、药品之购入困难

药品之出产并不限于一地。际此时会，欲求药品齐备，购买圆滑，固非一商一家所能办也。

三、炮制之趋于苟简

药之所以能奏效者，端赖炮制之合法。惟近今药商，有因炮制过费手续与资本而因陋就简者，有因过求药品之美观而致失其药效者。凡此种种，匪特欲求其改进为难，即欲求其遵循古法炮制，亦不可得矣。

以上所举三端不过其荦荦大者，至于其琐碎尚未暇述焉。然即此三端已可令吾人了然于汉药商非他种商业可比，因其他商业只求能明辨于货品之优劣与行情之高下即为能事，惟汉药商则于明辨货品行情外尚须有炮制药品之学识与机能。故我汉药界于今改组以后，不可仍如向之因循沉寂，须于药价之涨落无定施以相当对策；对己既免除蚀本之患，对人之购买力亦求有相当之顾及。而于炮制一事，亦应遵古之制，相今之宜，规定一标准炮制药物案，使同业有所遵式，如有新异之发明亦应随时公布，使同业及医界周知，以期其普遍。

我聪敏之汉药商有见于汉药之疲敝乃改弦更辙而作西法成药之兜售者，此点若基于谋利固为得计，然若衡以社会、特产、民俗均所不当，何则？我地天产丰富，若竟弃此丰富之物产而不利用之，人将谓我何？且天生此土以养此民也，若舍此而求它，其不当为何如哉？哈尔滨交通便利，为欧亚沟通之孔道，人口众多，百货汇萃，为现代国际都市之一。吾人何幸，居于此有为之地，若欲发展汉药之威力，实较他处为易耳。况我哈市有贤明之有司关心民瘼，吾人如欲肩荷振兴汉药之责，援引者固不乏人也。吾同业欲振兴汉药者，幸勿彷徨，此其时矣。若曰：为商者，谋利而已，利之所在，为途甚多，固不仅恃汉药也。若是者，无乃自视太小乎？

【编者】子久先生，为哈市道外世一堂药店执事人之一，代表世一堂为哈尔滨满人药学研究会副会长。此文关于哈市一隅之汉药情形，过去与将来言之颇切，唯因无发表机会，商之本刊，代为披露。本刊因医药有唇齿相依之切，故不避越俎之小节而发表焉。此后药界同仁如有伟论，本刊篇幅虽简，亦所欢迎，特此附志。（李子久，《滨江省汉医学月刊》，1940年第41期）

第十四节　我同道对本刊应取之态度

本刊为滨江省汉医学界之刊物，由高仲山、陈志和诸位先生惨淡经营始有今日之成果。吾人对于此刊自应加以拥护与注意，方不负创作者之苦心也。

乃各县汉医学识至为不齐。医理明达者，固属不乏其人；而学问疏浅、医理欠通者，亦大有人在。因无阅读能力，致对于本刊收到后束置高阁，不加披读者有之。是人也，安能望其医术有进步哉？虽有新知妙术之发表，亦只等于零而已。即间有英才秀士，或为古籍所泥，于本刊不屑入目；或为俗物所迁，于本刊无暇顾及，则斯刊之作又与虚设无以异也。

然则吾辈业医者，应如何而后可？曰：古语有之，学如逆水行舟，不进则退。凡本刊所载均系发前人所未发，尽陈编所未尽之作，自宜昼夜攻错，借助他山，务期学有进益，理则益明，庶出其所得，方能达施行仁术之目的焉。其有世传秘方妙法确奏实效者，亦应推阐演绎公诸本刊，以广仁术之普及，不可视为环宝，秘而不宣，以为自私自利计也。盖医乃仁术，济人为重，利己为轻，宁舍己以救人，勿轻人而利己，果能尊斯道以行之，庶几不悖济世活人之旨而无愧于本刊之发行焉。

仆末学浅识，滥等西医生活，于汉医学虽略得一知半解，终亦与门外汉等尔，岂敢漫谈是非。惟因震于高、陈等先生热心努力，发生无穷之感佩，难于缄默，故敢痛切而言之。知我罪我，其在斯乎？（李宏毅，《滨江省汉医学月刊》，1941年第44期）

第十五节　西园医论三则之读医学月刊感言

医学深奥，人智短浅，以短浅研究深奥，取蠡测海，不其难乎？然而，地处医生，自当黾勉，所以竭效绵薄者克尽职责耳，故研究医学诚为要务。于是，取古人著作而读之，固多碻矢之论，然限于著者、时代、风俗、习惯及其注意之点不同，乃成蔚然庞杂之论坛，使读者有美不胜收之慨，亦有时致疑虑满腹之叹。并且于似是而实非、似非而确是之处尤不易索解，每使人掩卷兴嗟。愿起古人而问之，势不能也；欲求师友研讨之，限于时间事务，曾不暇及。于是疑者终疑，昧者终昧，尝以为憾。

自《月刊》发行以来，每读一过皆增见闻，虽一字之释义、一症之索解、一方之应用、一药之鉴定，皆与吾有实际补益，非若泛观古集。惟资顾问者已也，故置《月刊》于案头，时时读阅。著者皆发抒英华，交换意见，不啻会友人于一堂，开研究于一室，使疑者释，昧者晓，已知者更彻底明了，引人研究学理之心油然而生。

前人尚友古人者，自吾观之，意虽佳而事犹辽邈。今得《月刊》，会友于现在，声应气求，千百里神交如同面晤，赏奇析疑俨若诲导，扩我胸襟，启我茅塞，复有逾于斯者乎？

于是有感，祝月刊日新月异、伟大光辉！凡我同道，应共努力，庶本刊日跻美备焉。（李西园，《滨江省汉医学月刊》，1941年第52期）

第十六节　本刊投稿者的心理

凡是一种刊物的读者都有投稿于那个刊物的志愿，但是因为素养的不足，或者因为时间的缺乏，也就难于达到目的。本刊是《滨江省汉医学月刊》，读者可以说十分之十是汉医界。为了要表现各自的修养，为了要促进汉医学的进步，凡是汉医，尤其是滨江省的汉医，都有投稿本刊的必要。

有许多人想要投稿，但是当他提起笔来的时候，又自觉着所要写的毫无精彩，便因而搁笔不写；有许多人医理是很透彻的，但是文笔幼稚，苦于词不达意，因而羞笔不写；有许多人医理和文章学的都很好，但是他又要自秘他的心得而不肯宣泄出来，或者不屑于宣泄出来，因而不动笔去写；有许多人已经投稿而落选，便忿而不肯再执笔去写。还有许多人，自己本没有投稿的志愿，因为病家知道有这样一种《滨江省汉医学月刊》，每每以"先生为什么不投稿"为问，使得医者不得不充硬汉来作一篇稿子投一投。投稿中选的，固然是其乐洋洋。而未中选的呢？盼了一期又一期，永也没见自己的稿子揭载出来。头一两期很盼《月刊》早日到来，为的要看一看自己的稿子印在上边没有。等到再过两期没见揭载出来便一方面怕人问"你的稿子怎么还没登出来"，又一方面还怕月刊到来使得自己加重失望的情趣。这种羞对床头人的滋味实在不亚于考童的盼榜。

我就有心要投稿，因为顾忌这个又恐惧那个，所以拖延了许久也没敢投稿。在本刊第二十九期所载呼兰系医学研究会曜日座谈会记录中有一段关于投稿的话，使我投稿的意志决定，所以先作了一篇这样题目的文字。

【编者】杨君处在投稿人的立场对于投稿者的一切和盘托出，令人感激。本刊因为限于篇幅，每期所载的文字实在有限的很；再有许多很好的稿子，因为不合时令而积压到十月八月以后再登载，这样使投稿者着急是免不了的。投来的稿件只要是合乎真正学理的，虽然文字稍差，编者也要设法使其完整而揭载。但若闲话太多而学说又陈腐的，为了用纸节约，只好割爱。以上的话是早就要说的，因为没有机会，今借着杨君此文，略赘数语于后。（杨心恻，《滨江省汉医学月刊》，1940年，第39期）

第十七节　医药之鼻祖

医药之兴始于神农氏，故神农氏为医药之鼻祖。当时民智未启，居处无定所，未识耕种畜牧之法，以自然产生之植物为生活资料。草木中含有催吐、促泻之性质者亦经取食之，神农氏辨别其某也催吐，某也促泻，某草某木不可作食料，并用催吐之草木以治心窝苦闷之患，用促泻之草木以治腹胀便闭之患。此皆医药知识所滥觞。

《史记》《纲鉴易知录》均谓神农氏尝百草始有医药，《淮南子·修务训》曰："神农乃始教民尝百草之滋味。当此时，一日而遇七十毒，由此医方与焉。"宋刘恕《通鉴外纪》曰："民有疾病，未知药石，炎帝始味草木之滋，尝一日而遇十二毒，神而化之，遂作方书，以疗民疾，而医道立矣。是即以神农为医药之鼻祖者也。"如《淮南子》之说，一日而遇七十种之毒，应发七十种之中毒症。神农虽异于常人，其能当此中毒症乎？即能当此中毒症。果能于一日之中而区别七十种之毒乎？此事不能无疑也。刘恕以七十毒为过多，改为十二毒，或云"此毒云者，指五味之偏胜而言也"。《十八史略》之注曰："编记其毒，是盖变用尝滋味之说也。或谓医药始于黄帝，但正史无明文。《素问》《灵枢》乃后人托黄帝、岐伯之名而论医事，其非黄帝之实事，先哲亦已辨之。"《帝王世纪》云："黄帝使岐伯尝味本草，定《本草经》，造医方以疗众疾。""尝味本草，定《本草经》"云者，与神农之说无异。《帝王世纪》为晋皇甫谧所著，谧为医中之一人，而好神仙倡不老延年之说，则其社撰妄诞，可推知矣。

故吾国医学之兴乃始于神农，而非始于黄帝也。（谭书铭，《哈尔滨汉医学研究会月刊》，1937年第5期）

第十八节　历代汉医学的发明

古代汉医对于外科学术已经有惊人的发明，可惜后世的人不能继续发扬光大，以致日见衰沉。

一、麻醉药

西欧外科能达到现在这样完善的地步，实在是由于有麻醉法和防腐法的两大发明。考求麻醉法乃是英医单伯森氏在1817年所发明的，这时正当清道光二十六年。但此法当周朝时汉医已有用的了，例证如下。

《列子》："鲁公邑赵齐婴二人有疾，同请扁鹊求治。扁鹊遂饮二人以毒酒，迷死三日，剖胃探心，易而置之，投以神药，既悟如初，二人辞归。"由这一条看来，汉医之有麻醉药一事甚为明显。这时当西历纪元前一千余年，先单氏二千八百余年。

《后汉书·华佗传》说："疾发，结于内，针药所不能及者，令先以酒服麻沸散，既无所觉，因剖腹破背，抽割积聚。若在肠胃，则断截煎洗，除去疾秽，既而缝合，敷以神背膏，四五日创愈。"按华佗可称为汉医界古今第一外科手术家，他的手术的准确、奏效的神奇，有如"庖丁解牛，动中肯綮"。可是若无麻沸散，恐怕就是有好手术也不得施展了。

《玉堂闲话》称："高骈时有术士善医大风。置患者于隙室中，饮以乳香酒数升，则黯然无知。以利刃开其脑缝，排出虫，可盈掬，长仅二寸。然后以膏药封其创口，别与药服之。而更节其饮食动息之侯。旬余，创尽愈，才一月，眉发已生，肌肉光洁，如不患者。"按大风是一种可畏怕的传染病，古今汉西名医均无治法，区区一个术士怎就能治愈呢？况且致病的细菌是俗眼所不能见的，那么所说的"挑出虫，可盈掬，长仅二寸"一类的话也不过是些附会之谈罢了。

陈士铎《石室秘录·碎石法门》说："先用忘形酒使人饮醉，忽忽不知所为，任人劈破绝不知痛痒。然后以神膏异药缝其破处，后以膏药贴敷一昼夜即全好。徐以济生汤药饮之，如梦初觉，而前症顿失矣！"

以上所引四段为汉医典籍中所论及麻醉法的事实，可惜扁鹊的毒酒、华佗的麻沸散、高骈那时的乳香酒、陈士铎的忘形酒中所用的药物都是什么，无从稽考。后人谓莨菪、曼陀罗花、番木鳖之类的药品有麻醉的功效，引证各说如下。

《本草会编》载："茉莉根以酒磨服一寸，则昏迷一日乃醒。二日二寸，三日三寸。"纪晓岚说："闽女饮茉莉花佯死，与私夫同逃。"则茉莉也可醉人。《桂海虞衡志》说："曼陀罗花，盗采为末，置人饮食中，服之皆醉。"《梅元实药性会元》说："曼陀罗花与川乌、草乌合末即蒙汗药。蒙汗，见《本草纲目》泉水条及《七修类稿》《水浒传》等书，其义未详。或云蒙汗隐语，以其害人，故讳其名也。说见《败鼓录》中。"张介宾《资蒙医经》说："蒙汗，一名铁布衫，少服止痛，多服则蒙汗。其方：闹羊花、川乌、瓦楞子、自然铜、乳香、没药、熊胆、朱砂、麝香，凡九味，研为极细末，作一服，用热酒调服，饮一醉，不片时，浑身麻痹。"

二、灌肠术

灌肠这种事，就是用一种器具插入谷道中，注以药水使污物得出。

《内经》说："其高者因而越之，其下者引而竭之，中满者泻之于内。"所说的"越"，就是用药物上提而使之吐的意思；"泻"，是用药物下压而使之泻下的意思；若像"竭"的这个办法，就是用器具来竭以引之，并不必内服药饵。从这可以知道，灌肠下引的方法在周前已经有行的了。《伤寒论》说："津液内竭，虽硬不可攻之。当须自欲大便，宜蜜煎导而通之。若土瓜根及大猪胆汁皆可为导。"在猪导法方的注中说："取大猪胆一枚，泻汁，和醋少许，用竹筒长三四寸，以一半纳谷道中，将胆汁灌入，如一食顷，当大便。"陈藏器说："治大便不通，以苇筒纳入下部三寸，灌之（猪胆汁），立下。"《肘后备急方》："治大便不通，采土瓜根捣汁，用筒吹入肛门内。"北齐道兴治便闭方："用猪胆汁通苇管。"《圣济方》："以土瓜根捣汁，少许水解之竹筒中，倾入下部即通。"《十便良方》："疗大便秘塞不通，用猪胆以筒灌三合许，令深入，即出矣，尽，须臾更灌。"《医学正传》："小儿大便不通，含蚝油，以小竹筒挤入肛门，以油吹入，过半时许下黑粪。"

以上所说灌肠的方法简而明，和现代之西法无异，但是所用的器械或为竹管或为苇筒，皆质硬不精，容易伤毁谷道，又用吹灌，更觉不便，汉医导法之所以废止也就是因为这些缘故。

灌肠的用处除通大便以外，还有滋补、收敛等功用。宋唐以前有用这种方法治病的，现代汉医不能应用此法，深为可惜。袁枚说："回回病不饮药。有老回回能医者，熬药一桶，令病者覆身卧，以竹筒入谷道中，将药水乘热灌入，用大气力吹之。少顷，腹中汨汨有声，拔出竹筒，一泻而愈矣！"《必效方》中有疗积久利成疳灌方："用樗根汁、麻子脂、酢泔淀、椒、豉五味，以水六升取椒豉和煎，绞取汁二升，和樗汁、麻油、泔淀等三味，分为两分。用一分灌，隔一日更取余者复灌，其药欲用时，温温即得。"又下部窍生恶疮，恶寒壮热："以桃白皮、苦参、艾、大枣等，水五升煮取二升，灌下部。"

三、探尿管

探尿管，又名导尿管，又名测泡子，是法医拿力敦氏在1860年所发明。

凡是小便不通、腹胀欲死的，如药石无效，可用探管引尿外出即愈。西医常用此法以救危急，收效极快，为世所称道，而汉医在中古时代即已盛行此法。

唐《千金方》："凡尿不在胞中者为胞屈僻，津液不通，以葱叶除尖头，纳阴茎孔中，深三寸，微用口吹之，胞胀，津液大通即愈。"《外台秘要》引《救急方》："主小便不通，其方取印成盐七颗，捣筛作末，用青葱叶尖盛盐末，开便孔，纳叶小头于中吹之，令盐末入孔即通。"

西医所用的探管多制以金属或胶质，器械精良、大小适用；汉医所用的青葱叶尖，与之比较未免相形见绌，然而其理可是一样。

《卫生宝鉴》："小便不通，诸药不效或转脬至死危困……用猪尿脬一个，底头出一小眼子，翎筒通过，放在眼儿内，根底以细线扎定，翎筒子口细枝堵定，上用黄蜡封尿胞口，吹满气七分，扎定后再用手捻定翎筒根，放了黄蜡，塞其翎筒，放在小便口里头，放开翎筒根，手捻其气透于里，小便即出，大有神效。"又《杏林摘要》亦利用翎管吹药入茎以通小便。想葱叶性软易断，欲达膀胱颇非易，而且口吹不便，此用翎管自比葱叶为佳，用猪尿脬作气囊自比口吹为佳，可见其进步的程度。张介宾《杂症汉方》说："治膀胱有溺，或因气闭，或因结滞，阻塞不能通达，诸药不效，危困将死者，用猪溲脬一个，穿一底窍，两头俱用鹅翎筒穿透，以线扎定，并缚住下口根下出气者一头。乃将溲脬吹满，缚住上窍，隙将翎尖插入马口，解去根下缚手，捻其脬，使气从尿管透入膀胱。气透则塞开，塞开则小水自出。大妙法也！"又通塞法："凡败精、流血或溺孔垢阻水道，小便溺急不能出者，令病人仰卧，亦用鹅翎筒插入马口，乃以水银一二钱徐徐灌入。以手逐段轻轻导之，则诸路皆通。路通则水自出，水出则水银亦从而出，毫无伤碍。亦最妙法也！"

从唐至明，由葱叶口吹进步到猪脬翎管，从明到现在，快够六百年，其间不但没有进步之可言，反倒连这个方法也废弃不用了，焉能不令人为之浩叹呢？（杨煦，《滨江省汉医学月刊》，1940年第36期）

第十九节　诊断赘言

治疗匪难，收效维难，故有"千方易得，一效难求"之谚。夫一效之难求，岂方之不善哉？盖诊断不明，用方弗当耳，此予对于诊断所以不能已于言也。按望、闻、问、切为诊断规矩准绳，以辨知脏腑经络、表里虚实、阴阳寒热之病，其法至详，载在典册，凡我同仁无不精通，庸待予之赘言耶？惟予所欲言者，非为四诊之法，乃吾人对于诊断习而不察、轻忽简略处相与劝勉，亦自砺之意耳。

查脏腑功用、经络腧穴、筋骨之结构、皮脉之联接、荣卫之会通、气血之流布、精神魂魄之所舍，固各有条理、各有分部、各有枢要，未可以包括广泛之论而赅之也。故能辨表里虚实、阴阳寒热者，可谓诊断矣，未足尽良工之能事也。夫病之发生，其始甚微，或在皮肤，或在络脉，或在肌肉，或在大经，而后入腑，而后入脏、病入五脏，已半死而半生矣。经云："善治者，治皮毛，其次治肌肤，其次治经脉，其次治六腑，其次治五脏。"此言病有浅深次第也。

吾人诊断，若不详细审察，如诊为表证，不辨为某经之表，是太阳，是阳明，是少阳，是卫分，是营分，抑或为三阴经之表证，径用羌、防、麻、桂、荆、柴、芷、薄，一切表药汇集投与，在元气充足、体格强健之患者容有幸愈之理，在体格较弱、元气稍虚之患者，因而虚脱者，有之；引邪入里者，有之。此徒知表证，而不分经之误所不免也。如里证，邪入已深，病势扩张，诊断更要清晰，决不能以一字包括。太阳之里，邪入膀胱；阳明之里，邪入胃腑；少阳之里，邪入三焦；有太阴之里、少阴之里、厥阴之里；由营分传入者，邪在于血；由卫分传入者，邪客于气。从阳化热、从阴化寒，又有素因、宿疾、兼证之并发，如不条分缕析，则邪正混淆、攻补失宜，必遗虚虚实实之患，岂止不愈而已哉？

若虚实之辨，理论固易，实验为难。经云："邪气盛则实，精气夺则虚。"又云："邪之所凑，其气必虚。"是故，除五虚五实之证外，无疾不虚，无疾不实矣。是以一病当前，主补、主攻者纷纭不一。亦知补勿助邪，攻勿伤正；攻热邪者，当顾元阳；化寒邪者，当顾存阴。有者，责其太过；无者，责其不足。调和偏驳，以期于平，乃为善治，而于阴阳寒热更宜审慎。盖在内者，关系水火；在外者，关系荣卫。迭为消长，互相依伏。其气交纽，其机如枢。调和相济，勿使争搏，始见医家转旋之功、参赞之妙。若贵阳贱阴，贵阴贱阳，其失均也。

是以，愿与同仁磋商，临证之时既察其表里虚实、阴阳寒热矣，尤当察其标本所在、邪气浅深。勿执成见，惟病是觇，患在皮肤，独治皮肤；患在络脉，独治络脉；患在肌肉，独治肌肉；患在经，独治经；患在腑，独治腑；患在脏，独治脏；病在阳，独治其阳；病在阴，独治其阴；病在局部，不可治其周身。诊断务确，用药忌杂，苟奇方可愈者勿用偶复，小方可愈者勿用大方。盖药品有殊性，方剂有专攻，对证可以疗疾而奏奇效，否则，诛伐无过，释邪攻正，伤害滋多。

予故谓，治疗固难，诊断尤难。与其贪功滥药而偾事，勿宁待机从容而缓图。未识同仁，以为何如？（李西园，《哈尔滨汉医学研究会月刊》，1938年第8期）

第二十节　诊疗疾病当注意的几点

一、病者环境

或是贫富贵贱，或是劳心劳力。贫贱的营养不足，胃气不充，病多气血亏虚；富贵的膏粱太过，荣卫不从，逆于肉里，病多气血凝滞。劳心的神经衰弱，五志多伤；劳力的筋骨疲倦，损伤身形。或因他种关系，精神上受有特别的痛苦，有难以说的隐情；或是有所疑忌，难以得他的谅解。

二、审察病因

外因六淫八风，内因六欲七情，或饮食起居等不内外因，这是当详细诊察的，固不待言。以外，其病所发的时期，有关于气候一方面的，有关于体格一方面的，有关于素有宿疾和特别嗜好一面的。

三、诊察方法

吾汉医的诊疾法，望、闻、问、切是必经阶段，以外更当按病的门类施以特殊的诊察。如劳伤病，可令其身体各机部略施运动以觇其异常处，能知病灶所在；又当探患部的状况、度患部的大小、叩患部的声音、检查患者周围放置的物品，实在均有关系。

四、处方笺

必须先写他病作何名、脉象怎样、病因如何、症现何状、用何治法、服药后作何现象，必具此六要素方可以称得起处方笺的完备。

五、检查药品

处方后，病家任便购药，这是普通的惯例。但是药商多以伪乱真而卖假药，病家又多图便宜，惟价贱是取，医者如不加以检查，贻误病机，是病家过呢，是药商过呢，是医者过呢？预想必各有其词吧。

六、核对检讨方笺根

每日的处方根，夜则详加核对检讨，是否相当、是否错误；今天治的病，预计明天复诊的方法；稍愈一点用何方剂，不愈用何方剂。免除临时的忙迫，想不出主治的方法而有了贻误。

七、病期和病后宜忌

食物以何者为宜，何者禁忌，以及起居动作、衣服、居室宜用何种，宜忌何种，均宜告知病家。

八、不可恫吓病家

诊后当用温语以安慰病家，使他的心神快怡。若是有危险的现状，可暗向病家的主病人慢慢地说明，教他预防，不可故意重言他的病势，希图减轻医者的治疗责任，使病家恐惧致有精神杀人的过错。

九、检讨前用方单

病者以前所经治疗，用何方单，须经一次详细的检讨，知其和病宜否，以为再处方单前车之鉴。

十、告知煎服法

汉药的煎法，多任病家自主，若不详细告知何味同煎、何味分煎、何味先煎、何味后入、何者宜轻煎、何者宜重煎，必多致贻误。

以上各点均是诊疗常识，想吾同仁莫不素了然于胸中。但恐同仁事忙疏忽，稍一不慎，两有贻误，故拉杂书此，以希同仁的注意。（王明五，《滨江

省汉医学月刊》，1941 年第 53 期）

第二十一节　诊余杂话

夫世之至伟且大者果何道哉？乃起死回生济世活人之医道也。医道既如是之重，则入医林者即不宜以金满赢、丰衣食为唯一目的也，明矣。故汉时韩康卖药则口不二价，南北朝之苏耽以橘叶井水愈里疫，盖皆本其生平所学以行仁术者也，而吾于晋之董奉尤有所取焉。

按奉之生平，精于医理，居匡庐，卧林泉，广施济众，活人日以千计。有与之钱者辄辞而不受，只责以红杏五株为酬，因是不数年而红杏遂成林焉。计岁之所得，以之易谷，悉赈济贫者。以若所为，诚可谓恫瘝在抱，博施济众者矣，因德能动天地，故有虎出为之守。

吾辈后学，岂可徒慕杏林之名而鲜杏林之实也哉？（程汉章，《哈尔滨汉医学研究会月刊》，1937 年第 3 期）

第二十二节　诊断后关于宣告病名之我见

诊断一事，所以确立治病之基础，为最重要而最困难之事也。于学校内习得之学术，于书籍文献中求得之智识，加以详细之考察，则疾病之诊断似非困难之事。然疾病之状态未必尽如成书所载，彼乏与经验之医士诊断往往谬误，职是故也。诊断需本诸学术且富于经验，熟思推考后行之，绝不可妄断，此乃医士之本旨。

无烦吾人之喋喋，吾辈处于极繁忙之际，切不可轻忽从事，一见病人即下诊断，深可叹也。本诸智识经验与熟练之诊断尚不免有误诊之弊，若根据病者之主诉，其误必矣。误诊之结果非疗法之不当，即有伤人命，自己之信用与位置亦因之动摇。此时因诡辩巧言与对症疗法之糊涂政策而获之小效，乃得之侥幸，非必得之结果也。易言之，误诊足以杀人并足以害自身，吾辈之开业者不可不引以为深戒。凡为医士者，均不免误诊，全免误诊之一事，非人所能焉。惟即为医士，诊治疾病必须再三推求，以求误诊之少，绝不可轻忽而下断案也。若自己之能力不足，则委托病院或聘请高明，征求多数医士之见解，此乃医士对于患者之道德，并为保护自己信誉之良策。倘抱优柔不断之态度，难来而不知避，绝非自处之道也。

而在诊断后之宣告病名为尤难也，对于患者及家族宣告病名，事先必须有慎重之注意。盖患者及其家族大抵信任医士之诊断力，苟初诊或再诊之结果不能断定病名，便起藐视之心，既下诊断，虽诊断之根据薄弱，亦有倾向该医士之诚意。故一般之患家大都于初诊时即希望医士下明确之诊断，不然易起种种之疑虑，抱不安之念，深恐日后有重症之宣告也。初诊时即下明确之诊断，宣告患者及其家族，诚难事也。当此之时，为医士者不可以不明之言应接彼等，必须胪陈自己之所见与思，使彼等首肯，且不可有误诊等事。约言之，不宣告病名即为无误诊之证据；轻忽宣告病名，每为误诊之本。医士一业，非易事也。

医士对于一般俗人使其首肯，初诊时必下概括的诊断，第一之难关既过，然后于二诊、三诊之后宣告确实之病名，此诚医士对待患家之妙法也。尝见田舍间之全科开业医（老年之医士为犹然），虽不可以一般开业医界律之，然检其宣告之病名非常概括。例如属消化器系者，悉加以"胃病"名之；又如妇科病，悉以"子宫病"名之；淋浊等病，悉以"泌尿器病"名之。诸如此类，不胜枚举。吾辈于小范围之开业，研究之设备不及，其诊断仍不免流于概括。易言之，吾辈之开业医欲得完全无缺之诊断实非易事，较巨大之病院有同样精确之诊断本属不能之事，故吾辈于下诊断后倘不能误疗治之方针斯可矣。

医士所宣告之病名苟非患者意中所预料者，患者有不信之倾向。盖一般之患者对于医士每陈述自己之意见，意中有一定之病名，倘医士之见解与之悬殊，便不信医士之判断。医士处此境遇，没却彼等之意见实非得计。以愚见考之，为医士者，一方面容纳患者之陈述，一方面增添之意见。或告以新旧之病名虽异，疾病之本体则同；或自根本上立论，使患者首肯；或明示各种检查之成绩，教之以理，示之以图，并加以经过之预言。倘能若此，庶乎近矣。至于附和彼等之臆说，依违两可，窃以为医者所不取，不然医学之尊严因之破坏，自己之信用因之失堕，患者之主张绝不可轻信。

医士之诊断可以破患者之疑有断然也，更有某种病不可明告患者，例如预后流于悲观之疾病是也。盖过敏之患者，得是等之宣告后精神抑郁，辗转反侧，疾病之经过因之不良；或起换医治念，以为"是种之医士无利于我"，必延他医疗治为而后可。当此之时，为医士者不可以疾病之本体明告患者，退而与患者近人熟商，参酌彼等之意见以定方针，万不可轻忽从事也。对于事理明白、胆力颇壮之患者，虽难治之病，告以病名亦无不可，由是诱起患者尽力疗治之念，以挽回危亡于万一。若徒秘密事实，怠于疗治，非医士之道德也。

管见所及，故拉杂记之，文之粗拙所不计也，是否有当，尚待资诸高明。（程汉章，《哈尔滨汉医学研究会月刊》，1937年第6期）

第二十三节　辨证曲折之引例

吾辈医人，既以医事为衣食生命之源，必须以良心立本。所谓立本者何？即为先行认证，不以罔利居心，始得矣。近时汉医价值之低落，盖由不能以是求是，终处于不求有功，但求无过之间，于是认为医学实在易矣，其认证不认证、活人不活人，但能圆滑，无不得售。等而下之，至于流氓地痞不识之无临于无可啖饭之地，朝夕之间便称医士，不徒穷乡僻壤三家村有之，即通都大邑亦莫不有之。以碔砆而乱玉，以鱼目而混珠。君子道消，小人道长。其不以仆言为河汉也，几人乎？噫！亦各其尽心焉而已哉。

医者临证，不具认证之识力，徒以三指虚应故事，谅我同志誓不为此。兹为读仲景书者聊为小助，以资兴趣，或为愿学者举一反三之补益。夫认证贵乎辨别，如辨别不清仍不可谓之认证。认证不能的确，又从何处能以立方乎？

先引一例为之标的，然不可认为望文生义以解《伤寒》者乃亦不失解释《伤寒》一线之贯。如仲景《伤寒论·辨阳明病脉证并治》条下有云："合热则消谷喜饥，至六七日，不大便者，有瘀血，宜抵当汤。"吾侪试想其意，消谷喜饥之不大便与瘀血有何关系？至抵当能治胞中瘀血乃人人尽能了解，然与阳明消谷善饥之不大便又有如何关系？当知不大便一定系便燥，此所以谓之曲折者也。夫血海内所藏之血，内则滋润于脏腑，外则荣养于肌肉，大便之调不调必究此血之润不润。血既瘀，不能滋润于大肠，大便安得不燥？此所以谓之曲折者也。《内经》云："食气入胃，散精于肝。"盖食物入于胃中变化黏液，归入小肠；赖有苦胆汁从中排其浊而提其清，然后上奉于心而化成血；再从包络输出归肝，而复由肝脉汇归于血海。今病者，六七日消谷喜饥，其食气必皆为邪热消耗，其黏液不得归入小肠奉心化血，血海之中安得复有新血以滋润之乎？而其血之瘀有由来矣，大肠不得借润于血海，其便燥亦有由来矣，此又所以谓之曲折者也。而世云："三折其肱，始可为医。"其斯之谓欤？（张恩阁，《哈尔滨汉医学研究会月刊》，1939年第22期）

第二十四节　疗病不宜泥守成方

夫儒者，因才而设教；为医者，又应审病以立方。况语云："尽信书，则不如无书。"若无书则无有所本，如尽信书则泥于句下。以此理推之，以成方之疗病实无异含沙射影也，是以于民生之保健上诚为弱点。以时序论之，有寒暑之彰兆，遂运有主客之分别，气候有得失逆从之理，地带有冷热之异。况病有兼病、并病、合病之不同，又有男女、老幼之别以及妇女经孕、内伤外感诸证之分，安能守一方而疗人人之病哉？

《内经·示从容论》，雷公问于黄帝曰："头痛，筋挛，骨重，怯然少气，哕，噫，腹满……脉浮而弦，不知其解。"黄帝曰，老者腑病，少者经病，壮者脏病。以年老之人嗜醇酒厚味，过之则伤胃腑；以肠胃发病，心脾受之；心受之则血不流通，脾受之则谷不化，是以哕噫体倦，胀满；心病则血痹，故现怯然；胃为宗筋之主，胃热灼筋，故筋挛；阳明邪热上乘于头部，则头痛晕眩。少者则病其经，以少者稚阳之体，腠理未秘，卫阳尚属虚弱，加以妄动则内热外发，卫阳不固，汗自外出；风邪乘虚入之，阻碍营卫循行经常之道，痹其气血通畅，则筋挛体重；使风邪并于肝经，上蒸于头部，则头痛；以外风与内风木之肝经协和，使其风邪愈盛，则脾土受伤，故哕噫胀满；如君主被邪风之侵犯，则心悸怯然。如壮者神智充实，往往欲火纵动，若淫过度则伤肾脏，肾虚则髓亏，致使骨弱体重；肾水既亏则心火必旺，致使心神不安，故心悸怯然。是以上述之病状虽同，其实分别各异。如以泥守成方施治，有害非浅。试观仲景方书，如有一症之增减即有一药之易换。譬如桂枝加葛根汤系治项背强几几有汗，葛根汤亦治项背强几几无汗，以此二方独有麻黄之出入，实有玄微之妙理。

若吾医家执一成方竟敢悬壶问世，虽存活人之心，难免误疗之患，是以执手成方而为秘术者，可不戒哉？（杨辅震，《滨江省汉医学月刊》，1941年第45期）

第二十五节　先慎堂医论

镜清先生，滨江省阿城县人，以字行，旧业儒。年四十后乃来哈埠悬壶行术，颜所居曰"先慎医馆"，三十年来活人无算。学以仲景为宗，故所为文于《伤寒》《金匮》多发明。于今夏遽归道山，年七十，同仁惜之。兹由其喆嗣翼云君处得先生遗作百四十余篇，亟公之于世，以为景仰先生者有所观摩焉。

仲山识

1939 年 12 月 10 日

一、脉"以胃气为本"解

善治水者，先开其源；善树木者，先培其根；善诊脉者，先求其本。水无源则流必竭，树无根则枝必枯，脉无本则命必亡。

胃气者，百脉之本也。经云："脾胃者，仓廪之官，五味出焉。"又云："有胃气则生，无胃气则死。"夫胃气者，即人身之中土也。在天为湿气，化生万物之源；在人为胃气，生长肌肉之本。盖化谷行津实赖中土之功能，即人之后天也，可知人身气血精神固本于胃气，而生死存亡盛衰亦本于胃气也。

夫脉者，乃决人之生死也，安得不以胃气为本乎？虽有春弦、夏洪、秋毛、冬石之平脉，而要莫不以和缓为宗主，盖和缓者即胃气之脉也。若脉无胃气，犹水之无源，树之无根也，而生命安得保存乎？临证时其于胃气之脉，顾可忽乎哉？

二、百合病

百合者，肺经病也。

经云："肺藏魄。"又云："肺朝百脉。"百合病者，即百脉之病也。吾尝考仲景《金匮》之书，其所载百合病之愈期，分二十日、四十日、六十日三期而已。其病则欲食而不能食，欲饮而不能饮；似寒非寒，似热非热，似眠非眠；日夜昏聩，如丧神守——此即百合病之形象也。其治法，皆以百合为君，亦即因药名病之义也。无论魄病也，百脉病也，究其要不外肺经之病。

吾谓治百合病亦治肺经病也，谁曰不宜？

三、妇女三十许，外证望其面色萎黄，言其腰中溶溶如坐水中；内证问其饮食滞化，六脉沉弱无力，症见中满，四肢疲倦，白带绵绵而下

尝闻天下医者相聚而言曰：能治十男子，不治一妇人。

夫妇人不易治者，胎前产后经脉气血失于调养而百病丛生矣。由此而观，妇人三十，面色萎黄，腰中溶溶如坐水中者，乃督、任、冲脉受伤。盖任、督、冲皆为血海而通于肝脾，倘胎前产后失调或怒气伤于肝脾，至于气血不足，六脉沉弱无力而面色萎黄，腰中溶溶如坐水中之象作矣。其饮食滞化，症见中满，是肝经木旺而克于脾土。盖脾主四肢，焉有不疲倦者乎？经曰："脾恶湿。"脾既受克，不能运行而湿气下注，故白带绵绵而下矣。

彼善治者，先以理脾平肝之剂，次用健脾燥湿助气养血之方，无不济矣。

四、男子二十余岁，面色萎黄，言语轻微，饮食懒进，四肢倦怠，六脉虚弱证治

盖胃为水谷之海，脾为仓廪之官；胃主化，脾主运。运化无息，何病之有？然而胃有一时之不化，脾有一时之不运，运化失职，残恙虚弱之证由此而作也。

试观男在弱冠之时面色萎黄者，乃脾土衰也，脾土既衰，肺金失养，故毛焦而面色萎黄矣；言语轻微者，乃中气虚也，中气既虚，上无力输肺，下无力传肾，故言语轻微矣。饮食懒进者，缘因脾土虚也，土气既虚，而肾水无畏制之势，反克命门之火，真火受制以致脾土失其扶助之力，则饮食岂能进乎？饮食由此渐减，及不能以卫养百骸，四肢倦怠由此作矣。六脉虚弱者，诚虚损之候也，或泄泻者有之，或滑精者有之，或病久里虚者有之。

察此状，现此脉，乃虚怯之证。经云："虚者补之。"法宜归脾汤、益胃汤、白术散、补中汤、莲子汤，临证加减治之。

五、疟疾属少阳

夫疟疾为病，其类最繁。有痰疟、牝疟、瘅疟、食疟、寒疟等名，各类之形证俱属少阳一经。

然少阳者，主枢在半表半里之间，虽内伤外感风寒邪气或由外入、与内陷三阴三阳经中，俱随少阳枢转以达其气。如少阳不得枢转中见之化，邪气必郁于里则为热，郁于表则为寒，寒热交争，疟疾作矣。即《疟论》云，春伤于风，邪气留连，至秋感寒而发，痎疟生焉。痎者，皆也，诸也。诸疟发作，必主少阳为提纲，脉必见弦。均以小柴胡汤主之，再为加减，如得病情与药合法，焉有不愈之理乎？

六、缓脉非病脉

缓脉者，胃气之脉也。缓者，和也，是和缓柔润之象也，非怠懈散漫无状之脉也。

经云，脉以胃气为本，有胃气则生，无胃气则死。又云，脾主中州，胃为水谷之海。必假饮食入胃，游溢精气，上熏于肺。肺为五脏华盖，居上，又号金气为天。天一生水，水足生精，精足生气，气足生血。气血充足，灌溉百骸，满溢诸精，周流不息，神气得养，何病之有也？

七、霍乱证治

夫霍乱者，挥霍变而为乱也，多起于夏秋之时及仓卒之间均皆有之。其类有八：有阴、阳、虚、实之分，有表、里、寒、暑之别。

感天时不正之疠气，染地中雨湿之蒸气；有吐而不泻者，有泻而不吐者。心先痛者必先吐，腹先痛着必先泻，心腹俱痛者吐泻并作，名为"湿霍乱"，其证阴也。若吐不吐作呕者，欲泻不泻作痛者，腹内绞痛，名曰"绞肠痧""干霍乱"也，其证阳也。表甚则头痛，身痛，恶寒，发热；里甚则呕吐，泻利，腹中大痛；寒甚则转筋，四肢厥逆；暑甚则大渴引饮不已。若邪在上焦，吐而不利；邪在下焦，利而不吐；在中焦者，必即泻利。亦因饮食不节、寒暑不调、清浊相干、阴阳乖隔之故。

若遇此病者，必先细察其脉，次观其形。脉见洪大者，为顺，则易治；脉见微弱者，为逆，则难治。湿霍乱者，宜四逆理中气主之；干霍乱者，古人用烧盐汤探吐之。愈后，再诊视脉症，临时酌用。此乃治霍乱现象区别之大略也。

八、论黄疸病

夫黄疸者，太阴湿热病也。经云："太阴之上，湿气主之。"湿者，太阴之本气也。在五行为土，在五脏为脾。脾者，化谷行津，实为生长肌肉之本。脾主肌肉，脾病则肌肉亦病也；脾为黄色，故湿热伤脾则肌肉皆发黄也。然脾为湿土，而为湿热所伤则成黄疸病也，即《内经》所谓"脾恶湿"之义也。

尝考仲祖《金匮》之书，其所载黄疸之病不一而足，大概为"谷疸""酒疸""女劳疸"三者而已。夫三者以谷疸为轻、酒疸为重、女劳疸为尤重也。曷言乎谷疸之病轻也？盖谷者，得天地之正味，能化精生血，为人生养命之源；故过食五味虽能伤脾而生湿热成为黄疸之病，然病势犹轻，实为易治之黄疸也。曷言乎酒疸之病重也？盖酒者，蒸取五谷之精华，其性最烈，为乱性伤神之品，故饮酒过多伤人精气，湿兼热化而成为黄疸之病。然病势甚重，实为难治之黄疸也。曷言乎女劳疸之病为尤重也？盖女劳者，伤人之精，为先天之病而成为阴阳脱离之势也。阴阳者，相附而成者也。女劳者，阴气将绝，阳气无附而湿热大炽，成为黄疸之病，然病势尤重，实为无可治疗之黄疸也。此三者名虽不同，而要皆为太阴湿热之病也。业医者，可不详细加之意乎？

九、痢疾证治

古今痢疾命名不一，古名肠澼，今名痢疾。其受病之因有三：外因六淫风、暑、湿蒸之气，内因不节饮食，又有不内外因，由于气血失调者皆足以致痢疾。试为缕细言之。

脾虚停湿，胃虚停热，湿热熏蒸，阴阳反错，以致腹痛下坠，里急后重，则下脓血；湿胜于热，斯为白痢；热胜于湿，斯为赤痢；若兼头痛，身热，此外因之瘟痢也。脉或滑或涩，宜仓廪汤或败毒散汗之即解，表清而里自和矣；若内因饮食所伤，脉见沉涩，宜导滞汤、和气血之品，盖和血而里急自松，调气而后重自除；若久痢则脾胃两虚，脾虚而气愈滞，肾虚而便坠痛，朝用香连丸，晚服肾气丸；他如风痢下血，香连秦艽汤主之；热痢如鱼脑稠黏者，芩芍汤主之；寒痢清汁味腥者，萸连汤主之；湿痢淡白色浊，平胃、导赤二散主之；休息痢时作时止者，升阳益胃汤去二活加黄连可也；五色痢者，脏气皆伤，真人养脏汤主之。此痢疾所因不一，其治法之次序自有一定也。

十、"风伤卫""寒伤营"辨

夫六气之中，曰风与寒；人身之中，曰卫与营。然风为阳邪，寒为阴邪；卫为阳气，营为阴血。邪之害人，各从其类，故中风则卫受之，伤寒则营受之。卫分受邪则有汗，为虚邪，桂枝汤证也；营分受邪则无汗，为实邪，麻黄汤证也；营卫俱受邪均无汗，皆为实邪，大青龙汤证也。风寒二者大率多相因而少相离，有风时不皆无寒，有寒时不皆无风，故三阳经俱有恶寒、恶风同见也，惟三阴经直中寒邪则有恶寒而无恶风也。

恶风与恶寒均属表症，法当从表治之。盖中风者，头项强痛，鼻鸣干呕，发热，自汗，恶风，脉见浮缓，此谓风伤卫也；伤寒者，头痛，身疼，恶寒，无汗，鼻鸣，呕逆，寸口脉阴阳俱紧者，此谓寒伤营也。此伤寒与中风辨别也。

十一、风之伤人，变态不一，有真中、类中之别

风为六淫之首、百病之长也。风气善行，变症百端。《内经》所谓偏枯、风痱、风懿、风痹者，即后世中风之证也。而真中、类中之辨认尤为医家一大关键也，若临其证，不可以不辨也。泛论其证，有聚讼之言；约言其证，真中则有四，类中则有八。真中多有遗溺、痰壅等危症，类中亦有昏倒、厥逆等状，独无偏枯、不仁、不用之逆证也。

真中者，乃四时八方之气常以冬至之日自坎而起，从其乡来者，主长万物，若不从其乡来者，名为虚邪贼风，害万物。体虚者必中之，当时未必即发，重感风邪，病遂发焉。真中者有四，即中血脉、中经络、中腑、中脏之分焉。如中血脉，必见口眼㖞斜之症，法宜四物汤加竹沥、姜汁、钩藤、天麻之品治之；如中经络，必见六经之形症，法宜小续命汤加减治之；中腑者必着四肢，故有半身不遂瘫痪等症，法宜六君子加活络散风之品治之；中脏者多滞九窍，故有唇缓、失音、鼻塞、耳聋之症也，宜黄芪五物、夺命等汤治之。

至于类中证，类乎中风之现象，实非中风也。或以风为他症，或以他症为风，投治混淆，伤生必矣。兹以相类之证名有八种，若中虚、中气、中食、中寒、中火、中湿、中暑、中恶等证是也。如中虚以补中益气汤治之；中气以木香调气饮治之；中食先以瓜蒂散吐之，后用越鞠丸开之；中寒以理中汤治之；中火用凉膈散、通圣散之类可也；中湿以渗湿汤治之；中暑以香薷饮治之；中恶以藿香正气散、苏合香丸之类可也。

然真中证，虽因八方猛烈之风，究缘人之卫气不固于表、正气不足于

中，有以感召之也，经云"邪之所凑，其气必虚"良有以也。至于类中名目繁多，仍不外河间所谓"五志动火"、东垣所谓"元气馁而邪凑之"、丹溪所谓"湿多生痰"，等等之咎也。

此略述真中、类中病状及治法之大概也。

十二、脉以何为脉、脉以何为宗旨及四时现象

夫脉以何为脉？乃血为之也。以何为宗旨？乃气为宗旨也。夫气行则血行，气滞则血滞。血为荣，气为卫，血之隧道，气息应焉。荣于中，卫于外，滋生于肾，滋生于胃，其脉之宗旨大矣哉。

若夫以四时现象解之，以阴历推之，春建寅、卯，属木，木曰曲直，曲直作酸，乃肝与胆当旺之时，其脉现象为弦；夏建巳、午，属火，火曰炎上，炎上作苦，乃心与小肠当旺之时，其脉象为洪；秋建申、酉，属金，金曰从革，从革作辛，乃肺与大肠当旺之时，其脉现象为浮；冬建亥、子，属水，水曰润下，润下作咸，乃肾与膀胱当旺之时，其脉现象为沉；至于四季辰、戌、丑、未之月属土，土爱稼穑，稼穑作甘，乃脾与胃当旺之时，其脉现象为缓。此以四时为脉宗旨现象之解耳。

十三、经脉论

善治男子之病者，必先培养其元气；善治妇人之病者，必先调和其经脉。盖元气不充，邪气乘虚而入也；经脉不调，百病因瘀而生也。

妇人者，以经脉为主也。经云："女子二七天癸至，月事以时下。"所谓天癸月事者，即妇人之经脉也。夫经者，一身之经络也；脉者，一身之血脉也。有正行经、并行经之不同，总以经脉调和，气血流通为本也。而所以运行周身者，经脉；所以通达脏腑者，此经脉；所以保全性命生育子女者，亦此经脉也。经脉所关，不綦重乎？

女子以血为主，而经脉不可不调者也，司于女科者，其于经脉当详加意焉。

十四、久嗽何以难治

久嗽者，肺伤病也。《内经·咳论》云："五脏六腑皆令人咳。"而其要不外肺气之伤也。

盖肺者，位居至高之地，为五脏之华盖。凡五脏之病无不影响于肺也。其久嗽而难治者，大概有三：水枯金燥之嗽为难治也，盖先天受伤，阴虚火动而伤肺也，所以难治者一也；脾湿生痰之嗽为难治也，盖痰饮之病，上逆而伤肺也，此久嗽所以难治者二也；寒伤肺之嗽为难治也，盖冬伤于寒，春必咳嗽，久必伤肺，此久嗽所以难治者，三也。

西医曰治肺无药。盖以肺在膈膜之上而药力所难入者，此亦久嗽难治之一证耳。

十五、暑证

夏至为小暑，次交大暑，再次为处暑，正天气炎热时也。当此之人，无论动者静者，皆偶有受暑之分。古圣先贤对于此证必究其动静受暑，特别对其所现之象而各施方术，庶不致谬，试详述之。

富贵者体胖多虚，每当暑时，烈日熏蒸，居竹楼而喜风，处水阁而贪凉，往往浸蔗浆而饮，衣纱罗而寝，于斯暑风徐来，侵其卫而伤其营，是静而受暑也。其脉濡弱，身冷微汗，清暑益气汤佐以香薷饮颇为至当。贫贱者身壮多实，每当旱魃煽虐，夏日爆炎，奔忙道路之间，奴役工农之界，往往饥不得食，渴不得饮，于斯暑气熏来，荣其外而焦其内，是动而受暑也。其脉洪盛而身热、大汗，法宜安宫牛黄丸佐以白虎汤亦可云良。

此动静受暑之分，表其现象、详其治法，谨历历言之。尚希指正为幸。

十六、论"发表不远热，攻里不远寒"

夫发表不远热者，表寒非热不远也。以伤寒而言之，假令严冬之际，君子固密不伤于寒；君子失慎于密，必伤于寒。伤之浅者，而为感寒；伤之重者，而为伤寒。人之伤于寒者，乃冬寒之气由毛孔而入于肌肤，由肌肤入经络而为传经也。先传足三阳而在表，次传足三阴而为里也。三阳者为表，三阴者为里也。三阳者不越乎发表，发表者，麻黄桂枝细辛汤主之。表感寒邪，非性热不能达其表也；表感风寒之邪，非近乎热性之品不能发表也。

又攻里不远寒者，乃寒传于三阴位也。三阴病者，脾湿中满，燥结不便，乃里热之极也。治宜大承气汤以宽中除热。攻里者，非寒性之品不能攻里也。

人之受表者，非风即寒，焉有热乎？用药必求桂枝、细辛辛性之品以达之；人之里证者，乃传经之热不再传而为中满燥结里证乎？攻里者，非承气调胃寒性不能开里也。表寒非热药不除，热里非寒药不解。寒性热散，热性寒解。此谓"发表不远热，攻里不远寒"也。

十七、痢无止法

夫痢之为病，多由湿与热。人必内伤生冷，外感寒暑，病始成焉。伤阳明气分则白，伤阳明血分则赤。而又里急后重者，肝主疏泄，肺主收敛，木欲泄，金愈敛，故里急后重也。

治之者，必去其湿热，疏其壅滞，使金木各遂其性则得矣。若误用止法，则成败证矣。然亦有用止法者，久痢滑脱，内无湿热。脉又虚弱则可矣。医家临证变通可也。

十八、论"伤寒汗药宜早，下药宜迟"

夫伤寒客于身者必入三阳。

而太阳为表之总领，兼统营卫，能无头颈强痛、发热恶寒之症乎？阳明能无目痛、鼻干、不得卧之症乎？少阳能无往来寒热、口苦、耳聋之症乎？所以麻黄汤治太阳伤寒，桂枝汤治伤风，葛根汤治阳明，小柴胡汤治少阳，使邪气早离三阳而肌表早得安矣。若汗迟延，待邪气入里化热，能无太阴腹痛乎？能无厥阴舌卷囊缩乎？能无少阴下利乎？此为坏证之造端也。故汗之而宜乎早者，恐有所误也。若气寒入里化热，能无脾之腹痛、肝之消渴、肾之下利症乎？以及胃腑谵语、便难、神昏、潮热之症必然有矣。

虽有斯疾，必待邪离其表而陷其里，方用三承气汤救阴阳、泄热可也。若下之早，倘邪在阳明、少阳半表半里，能不成结胸之证乎？此为坏证之造端也。故下之而不厌乎迟者，恐有所误也。

十九、辨肺痈、肺痿

试问肺之痈、痿，果何辨乎？自有别也。

痈之源，得乎外之风寒束其内火；痿者之源，得乎气郁血瘀而杂于风寒，同归乎气津液之所伤、大病后误下之深也。若津液未得干枯，虽有风寒、血郁结，难成此证也。盖因肺之津液被劫，如草木不受雨露滋荣而即焦枯，能不成其痿哉？且肺为娇脏，清肃之气被风寒邪气壅塞道路不得舒伸，能不成乎痈哉？痈者既成，而脉见数实，现胸中隐隐作痛，辟辟燥痰之形也。痿者，脉见数虚，现咳唾脓血，时闻腥臭之形也。当此际，呼吸急促。清浊相干，寒热皆有，虚实各半。初起只可用金沸草散由表开里，次用千金苇茎汤通窍开瘀，脓成者宜桔梗汤排脓解毒可也。

二十、"心恶热"解

夫心者，君主之官，神明出焉。盖心主静而不动也，本凋默端居，寂然不动，感而遂通，其脉应左手寸部是也。朱子曰："天君泰然，百体从令。"故心者，人之所得乎天，本虚灵不昧，以具众理而应万事者也。

况乎心生血、肝藏血、脾统血，血为营，营行脉中。多聪慧者，心有七孔；上智英者，心有三毛。其血出乎心，入乎心，断不可使血迷心窍，当循脉络如常，循环无端也。若心不妄动，是心之藏神而得所养，则肾水上升，君火下降，必不至君火燎原，不可扑灭。在心君部位，安能以恶热，安能以恶本经之热哉？而孰意心之恶热有自本经所得者，有从他经所得者，不可以不辨。此皆五行自不能平，致使心家之恶热也。

夫心者，为一身之主，不如意者，则热乎中十有八九。凡富贵者尤存贪恋之鄙忱，贫贱者每切奢望之妄想，遂使精神耗散而气血损亏，加之以七情六欲之感触、五劳七伤之侵凌，即有动乎其中者而必摇其精。况乎心之主血，阳络伤，血必外溢，则血之逆行而心必先热，遂为之吐衄也；阴络伤，血必内溢，内溢则血之溜注而心亦先热，为之漏崩也——均为失血。失血，则必热中，心既热也，在心家恶得而不恶？

且自心明明居一脏也，而四脏亦因之而作热，其邪均可以入心经也。试思《难经·四十九难》言曰："心病何以知伤暑得之？"本经自病，为当恶焦臭也；心邪自干，脉浮大而散；其病身热而烦，因烦而心热，在心家恶得而不恶？"心病何以知中风得之"？肝为心邪，而面当见赤色也，胁下满痛，脉浮大而弦；其病身热，心因而作热，在心家恶得而不恶？"心病何以知饮食劳倦得也"？脾邪入心，为喜，苦味也；体重嗜卧，脉浮大而缓；其病身热，心因而作热，在心家恶得不恶？"心病何以知伤寒得之"？肺邪入心，为谵言妄语也，恶寒咳嗽，脉浮大而涩；其病身热，使心作热，在心家恶得而不恶？"心病何以知中经得之"？肾邪于心，为汗不可止也；小腹作痛，脉见沉濡而大；其病身热，令心而作热，在心家恶得而不恶？歌曰："三部俱数心家热，舌上生疮唇破裂，狂言满目见鬼神，饮水百杯终不歇。"心之作热，心恶本经之热，在心家能不恶之乎？

二十一、伏暑多吐泻

夫人之生，秉天地阴阳之气而生长。其时正者，则能生发万物；其或太过不及者，皆能杀害万物者也。今伏暑之证皆以炎天暑日，人之阳气外出而阴邪内薄之证也。

其致证之由者，或有富贵之人汗出于当风、纳凉于广厦；劳役之人或务农于赤日，奔路于长途，正在热渴之间，阳气外出之时，或被疾风暴雨之摧击，或过食生冷瓜果之物品，以致阳气不能宣发，寒湿内迫，或令人头痛恶寒，冷汗自出，四肢厥逆等症见焉。

其证而多吐泻者，以其饮食变化之精微者主于脾胃也。其胃中阳气衰弱则不能杀伐五谷，脾土虚湿则不能运化精微；故所食之物乱于肠胃之中，以致清气不能上升，浊气不能下降；浊气逆上令人吐，清气陷下令人泻也。即经所谓"清气在下，则生飧泄；浊气在上，则生䐜胀"者是也。

其治法当以健脾燥湿散寒则可也，故古人治暑多用温者是也，或伏暑益气汤、缩脾饮可也。欲求其治法精详者，惟在临证之时宜详察而为辨之，庶不致有寒热虚实之燥矣。

二十二、辨自汗、盗汗

病有表、里、阴、阳之分，而汗有自汗、盗汗之别。

盖自汗者，不因发表、不因动作，随时而出，是为自汗，属阳虚；盗汗者，睡而汗出，醒而忽收，是为盗汗，属阴虚。然二者之汗大抵皆因心肾俱虚而致者。心阳虚不能卫外而为固，则外伤而自汗；肾阴虚不能内营而退藏，则内伤而盗汗。经云："故饮食饱甚，汗出于胃；惊而夺精，汗出于心；持重远行，汗出于肾；疾走恐惧，汗出于肝；摇体劳苦，汗出于脾。"总以心之所藏，在内者为血，在外者为汗，汗者，心之液也。而肾主五液，故自汗、盗汗之症未有不因心肾虚而得者。心肾虚即阴阳虚也，盖阴阳虚则腠里发为热，自汗盗汗者阴阳偏盛所致也。喻嘉言曰："卫外之阳不固而自汗则用附，脾中之阳遏郁而自汗则用术附，肾中之阳浮游而自汗则用参附。"凡属阳虚自汗者，不能舍此三方，而阴虚盗汗者，当归六黄汤尤在所必用。他如有汗者伤风、无汗者为伤寒，可当分别而参考之。

二十三、泄泻

泄泻之证皆主于脾土虚湿，一言以蔽之，在经所谓湿多成五泄是也。究其致泄之由，皆由人之脾土虚湿不能约制阴水，因之风寒与热交结为病。

经云"春伤于风，夏生飧泄""邪气留连，乃为洞泄"；又云"湿盛则濡泻"；又云"诸病水液，澄彻清冷，皆属于寒""暴注下迫，皆属于热"，此经云泄证有五也，究其形象，各有不同。所谓飧泄者，下利清谷也。以肝属木应春，春伤于风则肝气受之，肝气邪盛则来贼土，更兼夏令助其泄土气而成飧泄。经又云："清气在下，则生飧泄。"以清气本应上升，浊气下降，今乃脾土气虚，不能司运清浊之气，以致清气下陷变成飧泄。所谓洞泄者，下利清水也。以春伤风邪，日久留连不去，以致脾土太虚则水来侮土，即成洞泄。濡泄者亦因脾虚湿盛之证也。其寒泄者，或因脾肾虚寒，不能热化五谷，不能运化精微，以致饮食完谷不化，下利澄清。其热泄者，即里急后重之证也。以其火性速急故也。

此五液之先现形也，至其治法，亦各有别。或用淡渗、升提之法；或用清凉、疏利之法；或用甘缓、收酸之法；或用燥脾、温肾之法；或日久下陷，用固涩之法。按此九法，诚治泄之大纲也。欲求其治五泄之精详，业医者在临证之时随机应变，详加斟酌分析治之。

二十四、中风与伤寒用药下早之变证辨治

中风、伤寒二证皆太阳受邪有以致之。中风则邪伤于卫，脉必浮缓；伤寒则邪伤于荣，脉见浮紧。惟中风用药下早则成结胸，伤寒用药下早则成痞硬。然中风下早未尝无痞硬，伤寒下早亦未尝无结胸也。大抵从虚化者多变痞满，从实化者多变结胸。其治疗之法尤不可稍为含混。

痞满一证通用枳桔汤主之，自然有效。若胸满，脉见濡者，宜用半夏泻心汤；手足按之濡，关上浮者，宜用黄连泻心汤；干呕有水气者，非生姜泻心汤不可；下利腹鸣，尤非甘草泻心汤不可；至于胃寒咳逆的，用理中汤；关脉沉紧的，用大柴胡汤。认证下药，其理然也。

至结胸一证有大结、小结之别，尤有血结、热结、水结之分，证既不同，治法亦不能无异。大结胸者，从心下至少腹硬痛，宜大陷胸汤攻之；小结胸者，微结心下，按之方痛，不按不痛，宜小陷胸汤开之；小腹满，小便不利，名"血结胸"，宜抵当汤主之；饮水不散，微热头汗，名"水结胸"，

宜小半夏加茯苓汤主之；若懊恼燥渴，为"热结胸"，宜三黄泻心汤主之。此治法之大概也。

然医者首重辨证，辨证不明，治难有效，吾侪当于此说加之意焉可也。

二十五、论"诸痛痒疮，皆属于心"

人之资生者，阴阳而已矣；阴阳之所寄者，气血而已矣。诸疮虽由五脏六腑所发，实关乎气血不畅也。且天一生水，地二生火。水火之分，在天曰阴，曰阳；在人为气，为血。气血充足，脉息行焉，行阳二十五度，行阴亦二十五度，脉行五十度则周于身，复会于手太阴肺。而肺主气，心主血，凡人呼吸之间，气血灌溉脉络，百脉皆通，此乃平和不病象也。

或有忧思阻滞，经络不通，气血不和，此疮之所由成也。发于五脏者属阴，为疽，不红不痛，难溃难消；发于六腑者属阳，为痈，红肿痛痒，易治易消。揆厥要素，由于气血不畅者半，由于饮食不节者亦有半。富贵之家，膏粱过度，厚味频尝，肥甘积热，皆致疮之因，所谓助心生火也。

明乎此，则"诸痛痒疮，皆属于心"之义，昭然若揭矣。

二十六、瘰疬鼠疮何以难治

夫人之气血流通，阴阳和平，则诸证不生。或外因六淫八风之邪，内因六欲七情之感，以致气血凝于经络，则诸证由是次第而生也。试以瘰疬、鼠疮详为论之。

瘰疬者，少阳之病也。足少阳以甲木而化气于相火，其经自头走足，目之外眦上循耳后，从颈侧而入缺盆，下胸腋而行胁肋，降于肾脏以发癸水，相火降蛰。故癸水不至，下寒而甲木不至，上热而甲木之降由辛金之敛，辛金之敛缘于戊土之左转也。戊土之不转少阳则逆，经气壅遏，相火上炎，瘀热搏结则瘰疬生焉。肝胆主筋脉，卷曲而壅肿，故磊落厉碡，顽硬而坚实也。胆乃足少阳之经也，动则口苦胁痛，缺盆肿痛，腋下肿，马刀疮也。马刀挟瘿者，皆因劳碌得之。由于劳伤中气，戊土逆升，少阳经脉降路壅阻，相火郁蒸，故变此症也。此症在筋而不在肉，故坚而不溃，亦不敛，救之诸疮最难平复。而相火上炎，上热日增；脾肾阳亏，下寒日剧。久而阳败土崩，遂伤性命，非伤于血肉之溃，实死于中气之败也。

治宜柴半夏加减治之。上热加贡芩、生地，水燥加首乌，肿加浙贝，脓成加桔梗。外上白砒散，调香油上之。然砒霜宜火煅，不宜生用。此治法之大略也。

二十七、急惊风与慢惊风

夫幼科，自古言之不易为治也，分毫之差，谬至千里。气血未充，脉理难凭，神识未发，不知自言病属何症，此其难治也。

幼小之时，脏腑娇嫩，不知外避风寒，内节乳食，偶受风感、内食热乳或肥甘过度，久而生热，此内火所由生也。盖心藏神、肝藏魂，神魂既定，惊从何起？一受邪火或目触异物，耳听异声，神魂不定。肝木生风，以致身热昏睡，口干气喘，身战头摇，面目赤色，四肢拘急，而属纯阳，此急惊所由作也。法宜清热祛风而神可安，风自止，清热镇惊汤治之。

慢惊风一证属半阴半阳之象，究其受病之因不外乎禀赋虚弱，因急惊用苦寒峻剂太过或因内伤乳食用峻下太过，以致心脾两虚。虽口渴气喘、浑身寒热往来，面色乍白乍红，腹胀作响，一派虚热也。法宜助脾祛风，醒脾汤与僵蚕散合而用之。

只在临证之时慎重精详，庶乎药病可投耳。

二十八、论西医重剖视、汉医重气化，二者各有所偏

夫事愈研究，而是非愈辨；而理愈探讨，而得理弥真——此研究探讨之情所不能或已者也。试即西医重剖视，汉医则重气化，二者而进论之。

夫西医之法全凭剖视，较之托空配药，得理为真。无论何证必经剖视而认定何脏何腑，割病取效过于汤散。由此观之，西医优于汉医多矣。然则西医创法必经剖视方去脏腑之积病，而汉医古圣先贤岂不能剖视五脏六腑之积哉？《灵枢》云："五脏六腑，可剖而视也。"据此经文则知古圣先贤亦能用剖视以治病，安得谓汉医不如西医耶？若果西医剖视既知行踪之实证而复知气化之变迁，既知摺层之环统而复知经脉之循行，则西医实高于汉医矣。

盖人生以气化为主，经云："营卫行阳二十五度，行阴亦二十五度。"如环无端，何病之有？设若气化不运，百病丛生，心火、肾水不能既济，则水不化气，或为短气，或为肿满，法当助火化气，水精四布，气化运行则病不期愈而愈。是时遵西医剖视未必能效，然效而复作则愈剖愈伤，则汉医又高于西医矣。故西医之法剖视为当，汉医之术气化为工，汉西医士若能去长补

短，各无所偏亦各无所失而折中论定，固无待高明指示，而二者之得失亦可知矣。

二十九、论丑未之年太阴司天，民之病也而召湿淫

五运主岁，有太过、不及之异；六气行令，有司天、在泉之殊。视其运之所司即知民病之所召。

司天主年上半，在泉主年下半。如丑未之年，太阴司天，太阳在泉。太阴属湿土，太阳主寒水。寒湿同德，流于气交之中，故民病，故湿淫也，是年之气也。大雨数降，白埃四起，飘骤崩溃，此湿土之行令也。太阴湿土，在人属脾，脾本恶湿，是以腹胀满泄利、心下悸、身重、跗肿、厥逆、脚气诸症现焉。

夫丑未太阴司天之年，湿气均相同乎？曰：否！有平年，或岁会，或天符，或太乙之分也，惟至丑未太乙天符之年湿气最盛也。以己未年论之，即太乙天符也。观近日大雨时行者，乃应本年之湿也，民之病也，必因湿淫于上，寒邪居下也，外证必有为上文之所言各病也。

无论天符、岁会、太乙天符年，均以理湿为要务也。施治之法盖必以湿者燥之，寒者温之而已。如再明用寒远寒、用热远热之法，则庶乎其有所得矣。

三十、"上工治未病"说

与其救疗于有疾之后，不若调治于未病之先。盖疾成而后药者，徒劳而已。是故已疾而始疗，做临渴掘井之举，何为未病而先治，为未雨绸缪之计哉？夫如是，则思患而预防之，又何患之有乎？此"上工治未病"之说也。尝谓备土以防水也，苟不以闭塞涓涓之流，则滔天之势不能遏；备水以防火也，苟不以扑减其荧荧之光，则燎原之焰不能止。其水火既盛尚不能止遏，况疾之已成，岂能治软？

故宜夜卧早起于发育之春，早眠夙兴于蕃秀之夏；以之缓形无怒而遂其意，以之食寒食凉而养其阳——上工春夏治未病者，如此。与鸡俱兴于荣平之秋，待日光于闭藏之冬；以之敛神匿志而安其心，以之食温食热而养其阴——上工秋冬治未病者，如此。

或云：见肝之病，则知肝当传脾，先实其脾脏之虚而肝邪不能传；见右

颊之赤知为肺经之火，即泄其肺金之热而金邪不能盛，此乃"上工治未病"之义。今以顺于四时，调养神志而为治未病者，果何意耶？

盖保身长全者，所以为圣人之道；治病十全者，所以为上工之术。考之黄帝与天师疑难问答之书，未尝不以摄养为先。始论乎天真，次论乎调神；既以法于阴阳，又继以顺于四序；既曰起居有常，又继曰饮食有节。谆谆然以养生为急务者，诚欲治未然之病，无使至于已病而难图也。厥后秦缓达乎此，见晋侯病在膏肓，语之曰："不可为也！"扁鹊明乎此，见齐侯病至骨髓，断之曰："不可救也！"惜乎！齐晋二侯，不知上工治未病之妙也。

三十一、论富贵贫贱治病有别

语云："识时务者为俊杰，通达变者为奇士。"如知变化者，孔明增灶而退兵，淮阴背水而取胜；守成见者，赵括读父书而丧师，马谡托古法而失败。故凡事之成败也，只在一心之妙用耳。又何须乎时运哉？

夫医之道，亦为斯也。人身虽皆血肉之躯，而居养则有贵贱之别。观富贵者，衣锦肃，食膏粱，日居宫室之中，夜缠闺阁之内，而所谋所事者亦异乎贫贱也。瞻贫贱者，衣短褐之衣，饱藜藿之味，日当风冷之中，常操劳动之术，而所谋所事与富贵者顿殊也。故富贵者病多内生，贫贱者则从外致，何也？盖纵嗜欲无节，劳心则耗精，劳志则伤神，精神既伤，外不受邪而内自损也。治者当遵经训，精不足补之以味，必用谷味之品以生精气也，精气足则血生，血既充则神清明矣。且衣食失中则伤形，劳力过度则伤体，形体既损而内不受邪则外先损矣。治者当表外而补形，表解形益则腠理密，筋骨劲强矣。此富贵贫贱治病之别也。

三十二、论阳虚则外寒

夫人之生也，具此阴阳，则亦具此气血，所以得全性命者，气与血也。气血者，乃人之根本。

气取诸阳，血取诸阴。血为荣，荣行脉中，滋荣之义也；气为卫，卫行脉外，护卫之义也。又血守于内，如兵家之安营，故曰营；气卫于外，如兵家之护卫，故曰卫。又云：气行则血行，气止则血止。二者常相流通，外邪不得而干之，又何有阳虚外寒之患哉？

盖阳虚者，因其人元气先虚也，肺失布散之权，弗能布与周身？加之里气不能御表，致腠理不固，毛孔虚张，一遇外邪则皮毛洒淅而有不外寒者，鲜矣。

三十三、"阳在外，阴之使也"说

身体其强乎，操作其健乎，孰立其基？神气其灵乎，运筹其妙乎，孰司其事？稽之力任百钧，智超千人，彼其所以然者，实阳在外有阴以使之耳。

夫太极静而生阴，阴在内，此阴所以主静也，静则能使阳；太极动而生阳，阳在外，此阳所以主动也，动则为阴。天地氤氲者，无非氤氲此二气，即"阳在外，阴之使也"。男女构精者，无非交合此二气，即"阳在外，阴之使也"。然而此二气也，视之而无色，听之而无声；阳在外不足见，阴之使也尤不足见。蹈空而言，无迹可征，未可言其妙也。

如以人身气血之阴阳言之，血为阴也，阴在内，故又为营也，营有营守之义，此营内以安守者即阴能使阳也；气为阳也，阳在外，故可为卫也，卫有卫护之义，此卫外以捍御者即阳为阴使也。彼其皮肤润泽也，颜色冲和也，身体温暖也，肢节灵活也，孰非"阳在外阴之使也"乎？以人身内外以阴阳论之，五脏六腑在内为阴也，四肢五官在外为阳也。彼其五官四肢根于五脏六腑，如耳之可以别声也，目之可以辨色也，鼻之可以知臭也，舌之可以知味也。以及欲握也，手动矣；欲行也，足起矣；皮肤触觉也，寒热均知也，痛痒相关也。孰非"阳在外，阴之使也"乎？且动止自由，屈伸自便，皆"阳在外，阴之使也"。彼四时者、男女者，均为"阳在外，阴之使"有以基之。故春夏万物生，阳也，阳即为阴使也；男主外事，阳也，阳即为阴使。苟不而者，颜色憔悴，形容枯槁，均阳不为阴使而阴不能使阳也。医之于阴阳也，愿可忽乎哉？

三十四、形不足者温之以气，精不足者补之以味

经云："气归形，味归精。"又云："形食气，精食味。"由是言之，气能补形，形不足者非气莫补，明矣；味能补精，精不足者非味无功，尤明矣。

盖论形不足者温之以气，参芪其妙品也。是以李东垣有补中益气汤，以参芪为君。参芪味薄气厚，长于补气，是"形不足者温之以气"之法也。精不足者补之以味，当遵《内经》补以五谷之味。专理脾胃，调饮食为要务。况乎扁鹊云"损其肺者益其气""损其肾者益其精"，故"形不足者温之

以气，精不足者补之以味"乃古圣治虚损之疾、劳伤之症得一王道之法也，吾侪盍细玩诸。

三十五、辨元气、宗气

精神所实，肇元始之灵枢；气血所宗，开真诠之妙谛。故气有元气、宗气之分而要在元气主生命，气有先天、后天之辨而尤在宗气主呼吸。然则元气、宗气者，可详辨焉。

原夫元气者，元始之气也，未有生身先有此气，气生于虚，因虚成形，根在肾也。宗气者，宗一身之气也，既有生身即有此气，气化于谷，因谷成气，本在脾也。虽有营气、卫气之名，而元气则为诸气之本；清气、浊气之分，而宗气尤为生气之源也。故宗气绝者元气不绝，犹有生机；元气绝者宗气不绝，必无生理。究之元气受之于父母、宗气得之于水谷。元气有亏，精神不振；宗气不足，身体将危。由是言之，人必先保其元气，使之不亏，则精神壮旺，疾病不染；后理其宗气，使之不损，则身体康强，寒暑不侵。

吾想夫资始于肾，元气出于下焦者，坎阳上济乎离阴也；资生于胃，宗气出于上焦者，兑金下统乎坤土也。辨非的确，敢质诸高明者谅之。

三十六、论呼吸

以卫生学论，呼吸空气，肺先受之，使气血得以循环。浊气消，清气入，吸受空气为人身生命之要素。空气即风也，和风生人，万物发育。人在气交之中，呼吸空气，如鱼在水而不见水，人固不可须臾离也。

以脏腑论，呼出心与肺，吸入肾与肝。是气之出入升降端赖先天元气之为本，尤假后天之精气以为之援。脾胃健壮，心肾交养，饮食之精华四布散精于肺，下输于肾，五脏得养，六腑安宁，气血得以充畅，呼吸因之调匀。

以脉学论，呼吸可以尽医者七诊九候之精微，亦可验病者之存亡。盖一呼发于心肺，一吸入于肝肾。呼吸调匀，脉来和缓，不浮不沉，恰在中取；不迟不数，正好四至；绵绵袅袅，缓若春风杨柳。诊其脉而五脏无恙焉，六腑无恙焉。呼吸失调，病现多端，或上损于肺，或下损于肾。损于肺者喘，难于吸，气不下降也；损于肾者短气，难于呼，气不上达也。要之则呼吸维艰也。诊其脉，或一呼一至，或一吸二至，或一呼五六至，或一吸六七至，已现脱绝之象。问：犹有和缓之形乎？曰：无有也。

由是观之，呼吸为人生生命之本，尤为医家诊病之权度也。

三十七、论肾脏

肾者，精神之舍、性命之根也。故经云："肾者，作强之官，伎巧出焉。"因其所藏乃精乃志，技巧由此而发挥也。是乃先天之本，而医者持为脉中生死之权柄。《难经》曰"人之有尺，譬如树之有根"；又曰"有尺则生，无尺则亡"，是也。

其脏重一斤二两，肾有二枚，相并而曲，形如豇豆，伏脊之两旁，相去各一寸五分，当十四椎下是肾带经过处也。左肾属水，右为命门相火，一水一火是为水火既济。各有系带二条，上条系于心，为心肾相交，阴阳相照，一气贯通者也；下条系肾，循贯髓海，外有脂膜包裹，以为三焦之源。而其合骨也，其荣发也，开窍于耳。

盖人之肾，当保之爱之，存天真而无损则可延寿百年矣。故道家结丹乃此一点之精，儒家养神乃此一点之气，释家存性乃此一点之灵，医家保肾尤加之意焉。此肾脏之论也。

三十八、肾经循行说

若夫人身各有所司，各经各络之循行定有部位也。如肾者，足少阴之经也，与膀胱为表里。

是经多气而少血，其脉起于足小趾之下，越足心，循内踝，从内臁出上股；贯脊属肾，络膀胱，此表里交互也；由此而达肺，循喉咙，挟舌本，盖肾之液由此而生焉。其支者，从肺络心，注手厥阴心包，是心肾相交，坎离互济之意耳，乃肾循行之所，总之与足太阳之经相对，以应表里奇偶之玄机也。

医者可不深究晰查之乎？

三十九、肾气通于耳

人之有肾者，犹天之冬也。肾为水脏，其在卦为坎，在时为冬，在地为水，开窍于耳。

耳也者，犹肾之门户也。五音者，六律之成也，不以六律不能成五音。不以肾和，弗能闻五音。由此观之，五音虽在外，而肾在内，表里无一时不相通矣。以肾体论之，居四部之下，受五脏之精皆藏于肾，由是则肾气充足，用之以畅达下元，所谓"肾气和"矣。肾气既和，则元阳能不上腾乎？元阳上腾，心神下注，借脾气以乘出入，升上以入脑，由脑以入耳，由耳以出户，肾开窍于耳是也。至于肾和能闻五音矣，以肾主水，盖水性主静，非击则不能鸣，以五音始入于耳，由耳以入脑，由脑以下注，由下以纳肾，由肾以触动气，动气行于水上，有鼓动击鸣之象。所以耳能闻五音者，实由肾和之所致也。

四十、心经循行说

行止有常轨，动静有定辙，无大小之殊、肥瘠之别者，是心经循行于吾身也。心形所止之区谓之脏，心脉所行之路名之经。行止不同，经脏攸分。今就心经所循行，可申说焉。

夫心属少阴，其脉起于心中，由心系下膈络，经小肠复复于肺，出腋下，循肘臂，抵掌中，入手小指之内端。此乃行之于身，动之于脉，由心而远达，从下而上行。所走之路、所过之地，统而言之谓之经。

经常不易，为医所当审焉。

四十一、心者，五脏六腑之大主、神明之所舍，其脏坚固，邪弗能容

夫心者，五脏六腑之大主也，其中有神明焉，而其脏坚固，邪弗能容。试将其义而详述之。

壬水癸水，肾与膀胱之位，能藏精智，为伎巧之官者，水火既济之力也，使不借离照当空而泉水不温，则智无所用其智矣。甲木乙木为肝胆之位，主藏魂，为决断之官，君火荣之力也，使不借心火以炎之而青龙无电，则大将军失决断之权矣！庚金辛金，肺与大肠之位，主治节，为相傅之官，仰心火百炼之功也，使不资炉火煅炼而出，则金钟不鸣而治节失职矣。戊土己土，脾与胃之位，主藏意，为仓廪之官，心火生之力也，使无丙火熏之，丁火以灼之，则运化失职而中和之意败矣。此所以心为五脏六腑之大主也。

但此一脏一腑虽相表里，而实不能相护，所以其脏各位而邪亦干之。惟心之外有包络，血之腑也，千经万络由此而出，护绕心经，邪弗能入，为缠绵之宫城，作天君之奥室。此所以舍神明而不晦，任天事而可主。谓之曰：

其脏坚固，不亦宜乎？

四十二、肝经循行说

夫人体十二经脉各有起终、循行、主病之说，故学医者必得详识而方能不惑矣。试就足厥阴肝经之脉循行而论之。

夫足厥阴肝经起于足大趾丛毛之际，即大敦穴也；从腘股而上，过于阴器，入阴毛之中，左右环绕，抵行小腹，会于巅顶，即百会穴也；从目系下颊里，行于任脉之外，交环唇内；其支者，复从肝别贯膈，交于手太阴经肺脉也。故此经多血少气，尤不可不知也。至于其经主病，如男子内结七疝，女子带下、癥瘕，或腰痛难以俯仰、呕逆咽干、面尘脱色、飧泄遗溺之症也。又云：肝经藏血，大凡耳聋、口苦、咽干、气滞、目疾之症为此经常有病也。治是病如大小柴胡汤、逍遥散、乌梅丸等类诚为治此经应证之方也。

四十三、五脏不和则七窍不通说

经云："一脏不平，则人即病。"而况五脏不和乎？

夫五脏不和，则五脏中居然召病矣。有如手少阴心脏不和则人舌之窍居然不通，神明安出？经所谓"心和则舌能知五味矣"者安冀乎？有如足厥阴肝脏不和则目之窍居然不通，谋虑难出。经所谓"肝和则目能辨五色"者安冀乎？有如足太阴脾脏不和则口之窍居然不通，智用奚出？经所谓"脾和则口能知五谷"者安冀乎？有如手太阴肺脏不和则鼻之窍居然不通，治节何出？经所谓"肺和则鼻能知臭香"者安冀乎？有如足少阴肾脏不和则耳之窍居然不通，伎巧安出？经所谓"肾和则耳能闻五音"者安冀乎？诚以五脏之不和，乖弛失职，必多木郁、火郁、土郁、金郁、水郁之病矣。内焉既郁，斯外焉不通。

则五脏不和之说非由太过即由不及。太过者，逼迫而见阻隔之形；不及者，迟滞而见闭塞之势。此所谓五脏不和则七窍必为之不通也，久之而阳盛于阴、阴盛于阳之证亦从此而召矣。

以此立说未知是否？而质高明。

四十四、咳嗽聚肺关胃论

夫饮食入胃，游溢精气，上输于脾，脾气散精，上归于肺。肺乃通调水道，下输膀胱，水精四布，何能患咳嗽之疾哉？故《濒湖脉学》云咳嗽"聚肺关胃"；《医宗金鉴》云"虽云脏腑皆咳嗽，要在聚胃关肺中"。

夫聚肺关胃之说者，谓咳嗽之因以戊土湿热之浊气聚于肺金也。关胃者，以胃浊脾湿，故曰关胃也。清肃者，肺金之性也，今脾胃湿浊之气搅于中则清肃有失下降之令，逆气行于肺管之中则咽喉痒而咳嗽之症作矣。聚肺关胃之论非若是乎？

四十五、胃为水谷之海论

《内经》藏象篇曰："人之四海，髓海、气海、血海、水谷之海是也。"然人身何以为四海？人身冲脉为十二经之血海、膻中为人身之气海、脑为人身之髓海、胃为水谷之海是也。然而人之四海一不可缺，若稍有乖弛则人必病，若一海偶失其职则人必不克生矣。而四海之中惟水谷之海为重。何则？姑以水谷之海略述之。

《难经》云："胃重二斤十四两，大一尺五寸，径长二尺六寸，横曲于中州，受水谷三斗五升，而其中常留谷二斗、水一斗五升。"《内经》曰胃为"仓廪之官，五味出焉"；又谓"安谷则昌，绝谷则亡"，人若"一日不再食则饥，七日不食则肠胃涸绝而死"。盖人赖饮食以生，而必赖胃纳水谷。然人饮水所以养阳，食食所以养阴。水入胃变为津，津达至于肺而气生；谷入胃变为糟粕，传入腑肠，清者变为液，奉心化赤而血生，然后脉道乃行，则人得生矣。若胃不纳水谷则津液尽，津液尽则气血亦尽，气血尽则人安得生哉？如此审视，焉得不以胃气为重也？然胃乃区区六腑之一，何名为海？虽然区区之物，人之一世所饮所食多赖胃盛受之。《灵枢》谓为"太仓"，良有以也。人一世所饮所食终不能满，故名曰海，亦尤海受万水而无洋溢之大患也。

四十六、大肠者，传导之官，变化出焉

且夫人之生，本如水谷，水谷者，化气生血之源、养身全生之本也。古谓："得谷者昌，失谷者亡。"又谓："有谷气则生，无谷气则死。"其皆指此而言也。故人之生赖于气血，而气血之化赖于水谷，此人身之大基础，古今不易之定论也。

虽然水谷之关于人生固矣，而其所以腐熟变化者尤赖有脏腑相济之功。

然脏主藏而腑主行，故其生化之功，六腑独善其长也。是以胃主纳而化之；小肠主受而化之；若膀胱，若三焦，若大肠，若胆，莫不各具有变化之功，斯气血所主之大赖也。其他勿论矣。今就"大肠者，传导之官，变化出焉"一语可略而言也。

按大肠居胃之下而位于腹，其上口接小肠；下口名曰阑门，其下口则连直肠而抵魄门；其转叠由右上行，谓之上回；至胃下则横而左，谓之横回；复左下行，谓之下回。故又有"三回"之称说。以文字解之，盖肠者，畅也。畅而又大者，是明言其水谷之精微已尽出，所余者无用糟粕之物而已，其畅而可大畅宜矣。故古谓"大肠者，传导之腑"，以其变化已毕，变化已毕又何须乎而久留？传者，受小肠之遗而传送之；导者，由大肠之道而引去之——此"传导"之解也。变者，精微已尽变糟粕；化者，精微已化而无余——此"变化"之所谓也。经云"魄门亦为五脏使，水谷不得久藏"，此之谓也。盖肺藏魂，肛门为肺之尽，故名之以"魄"。大肠适于其间，正传导之所司，况又谓肺之腑耶？且水谷之传，无论其变化尽否，既入大肠，治之之法皆当引而去之。故实则下而去之，虚则补而去之，湿则温泄而去之，燥则濡润而去之。或温，或润，或热，或寒，或渗泄，或旁达，皆去之之法也。若徒恃下之，是粗工所为也，此大肠所以为传导之腑而治法必本于此也。

四十七、膀胱之病有癃闭、有遗尿不禁等病之病因

夫膀胱者，为州都之官，津液藏焉，气化则能出矣。肾司熏蒸，渗入膀胱，相为表里，一阴一阳，正为辅助，必借三焦之气蒸化而后云兴两施。其有热瘀于下者，则成癃闭，以清其三焦，疏其水道。癃闭者，点滴无也，与五淋之短缩不同，治法以五淋汤加化气之品。语云："气道调，江河决；上窍通，下窍泄；外窍开，水源凿。"又有熨、吐、汗三法，用麻黄能通阳气于至阴之处，用杏仁以降气，下达州都以导水，其闭通矣。虚则变为遗尿不禁，而参芪亦可用也。如日久虚极，点滴不出者，须用引火归元法，气化能出矣。然三焦为气之父，包络为血之母，万物化生之源，有形者全赖无形者为之运用，日以暄之而露以滋之，和风以荡之而生机之日有矣。

四十八、五脏何以藏七神

天地之神，曰阴曰阳，阴阳和即神和，而后乾坤定。人身之神，惟气惟

血，气血足即神足，而身体康壮矣。故天下万物莫不有神以生也，无神以死也。动物无神，则其生活也不壮；植物无神，则其畅茂无灵。夫积精化气，积气生神，为人身之三宝。神者，人之至宝也。然气血虽为人神，而五脏中藏有七神，其理又当申焉。

夫五脏者，心、肝、脾、肺、肾也；七神者，魂、魄、意、智、精、志、神也。盖肝藏神者，即肝之神也，随神往来谓之魂。魂，一神也。肺藏魄者，即肺之神也，并精出入谓之魄。魄，亦一神者。脾藏意与智。五脏各藏一神，惟脾、肾藏二，何说也？后天之根本在脾，脾故藏意与智。即脾之神也，心之所忆谓之意，意之所虑谓之智，意、智各一神也。肾藏精志者，即肾之神也，人之先天根本在肾，故肾藏精与志也。肾之所蓄谓之精，肾之所主谓之志，精志者，各一神也。心藏神者，即心之神也。两精相搏谓之神，又一神也。惟心为君主，心主神明，所以统司诸神而驱使全体者，无不赖乎心之神也。

然而五脏中虽藏七神，究之神，难言也，视之而不见，听之而无闻，但就其触动灵机，发现神气而占验之。故其人做事明敏者，心神之作用也；精神异常者，魂魄之作用也；事机灵活者，意智之作用也；其余身体康强、作事坚定者，精志之作用也——此五脏藏七神之义也。苟或一神失守则形为枯木，状若死灰，与木雕泥塑者无异矣。神，人之至宝也夫。

四十九、谷神义

夫胃者，仓廪之官、水谷之海。人有胃气则生，人无胃气则死。胃气者，乃水谷所化，而《脉经》名之为"谷神"是也。谷神之为物也，视之无形，听之无声，然则谷神之为物果何为也？

《内经》云："食气入胃，浊气归心，淫精于脉。脉气流经，经气归于肺，肺朝百脉，输精于皮毛。"而谷神遂见于寸口，自有一种神气充乎其间，如春风舞柳，悠悠扬扬，不刚不柔，不疾不徐，乃和平之气象，则吾知其为谷神。盖食为民天，所关非小。经云："安谷则昌，绝谷则亡。"又曰人"无胃气则死"，大抵无此谷神耳。倘无此神，则元气亦将归于无何有之乡。谷神之为益大矣，况乎脾胃为司仓司廪之官，又为多气多血之海，而饮食入胃，变为糟粕，化为精微，生此谷神，所以古人谓"脉以胃气为本"不亦宜乎？又谓："脉贵有神。"医者不可不审此也。

愚论如此尚待高明者，为我裁成可也。

五十、"虚邪贼风，避之有时，恬淡虚无，真气从之，精神内守，病安从来"论

人生两大之间，六淫扰于外，七情生乎内，外不有以避之则生外感，内不有以守之则内酿内伤。外感、内伤也，二者纵有生病之机，岂无御卫之防？总在乎因时制宜，预先保卫。自古彭殇不等，夭寿不齐，将避之不合时乎，抑守之不得法乎？

彼虚邪贼风，固宜避之。虚邪，自后来者之邪也，如春属甲木，应之东方，风来自震，从东而来，乃解冻之风也，而令交春季，风当东风，奈何飘扬之风自虚方而来，乘人不备袭之皮毛，砭之肌骨，虚邪既侵，贼害之风又作，故避之不易，备之维艰。起居既所宜审，寒暄尤所宜珍。葛裘之衣当酌用于冬夏，幸勿御风以绤；起卧之时宜详其早晏，岂可图炉于春？珍之重之，避之以时，虚邪贼风之外感其奈我何？

且灵台喜其清净，心君尚其幽闲。欲心之广，须以恬淡为务；欲心之宁，当以虚无为宗。效庄周逍遥之遗步，仿老氏无为之后尘，则精神守于内，真气从之而不散。病不丛生犹属小事，待年臻耄耋以期杖朝杖国，又何难哉？《南华真经》曰："龟纳鼻息，鹿延尾闾。"以致熊经树以引气，鸟伸颈而喘息，物类之以真气为本者，久矣。

《素问·上古天真论》曰："虚邪贼风，避之有时，恬淡虚无，真气从之，精神内守，病安从来？"其旨深，其意妙，实修养之基础，亦卫生之实箴。彼秦皇之长生术也，且终于不可得，如其早悟于此，则操不老之左券者，易如指掌矣。

五十一、"三指禅论脉，以缓为本"义

世上之物各有所本，本者，根源之谓也。木有本则生，失本则枯；水有源则流，失源则竭。而人之于脉亦有本焉。

脉之得本则源流畅旺而真气充足，内外俱不得而伤之；失本则脉无所依，脱离将亡之候矣。故梦觉道人之论脉，既以缓脉为本，以及各脉之死生存亡无不括于缓脉之中。盖缓者，乃脾胃之脉也。人之一生即本于脾胃，纳谷消磨，运化精微。《内经》所谓"胃气"之旨也，又云"有胃气则生，无

胃气则死"。观于此，可知胃气为生人之本，缓脉为脉之旨矣。

夫缓脉之来，不浮不沉，恰在其中，应于指端，欣欣然，悠悠然。洋洋往来，弗大弗小，有和缓悠扬之象；不疾不徐，如春风舞柳之形。一息四至五至，无疴，闰以太息。若过者不及或偏于盛衰，则疴疾峰起，百病丛生矣。虽有春弦、夏洪、秋毛、冬石之平脉，无不以缓为本。是以脉有十分之缓，即有十分之生存；有毫厘之缓，即有毫厘之生存。试问屋漏、雀啄有分毫之缓乎？曰：无有也。鱼跃、虾游有分毫之缓乎？曰：无有也。故缓之于脉，犹色之于水，毛之于皮，须臾不可离者也。

听之无声，视之无形，惟在存心者之理会，故道人以胃气为生人之大源，缓脉为诊治根本，良有以也。

五十二、脉以胃气为本

尝考《脉法金针》有言曰：胃、神、根其三者稍有差忒则足以致病。其偏于阳者则浮、芤、滑、实、洪、数、长、弦、紧、革、牢、动、疾、促以为之应；其偏于阴者则沉、迟、细、微、涩、短、小、弦、濡、浮、弱、结、代、散以为之应。惟有此缓脉，一息四至，号曰和平。此即脉以胃气为本也。

夫人与天地参，脉必应乎四时，而四时之中均以胃气为本。如春宜弦脉，夏宜钩脉，秋宜毛脉，冬宜石脉，非兼有和缓悠扬之意，不足为胃气平和之脉。盖人有六脉，均不可忽，而于胃脉为尤要。诚以胃系后天之本，仓廪之官，受纳水谷，运行津液，故曰：人有胃气则生，无胃气则危。所最要者，胃脉之潜运莫移，总以时令为断。有如春令胃脉微弦，谓之平脉；至弦多胃少，是肝经受病；但弦无胃，其人之病能不危乎？吾知肝经之脉当资胃气为本也。有如夏令胃脉微钩，谓之平脉；至钩多胃少，系心经受病。但钩无胃其人能不危乎？吾知心经之脉当资胃气为本也。有如长夏之令，胃脉微软弱，谓之平脉；至软弱多而胃少，系脾经受病；但代无胃，其人之病能不危乎？吾知脾经之脉当资胃气为本也。有如秋令，胃脉微毛，谓之平脉；至毛多胃少，系肺经受病；但毛无胃其人能不危乎？吾知肺经之脉当资胃气为本也。有如冬令，胃脉微石，谓之平脉；至实多胃少，系肾经受病；但石无胃，其人能不危乎？吾知肾经之脉当资胃气为本也。人之气禀于胃，胃之气注于脉，且胃为多气多血之海，气血充则脉自足而后传之于四肢百骸、十二经、十五络、大谷、十二小溪、三百五十三俞，何处不资助于胃之气哉？

五十三、脉之主病解

天地一阴阳耳，人身乃小天地，血阴气阳。脉行血中，随气鼓动，故曰血气之神。

十二经中皆有动脉，独取决于寸口。寸口属肺，肺为华盖，居五脏之上。心钩、肝弦、脾缓、肺毛、肾石，三部九候，不爽毫厘。然而验之于病，有宜有不宜者，此无他阴阳之分也。何谓阴？沉、小、涩、微、弱、迟等是也。何谓阳？浮、大、洪、弦、数等是也。阴病阴脉、阳病阳脉，宜也；阳病阴脉、阴病阳脉、阳极似阴、阴极似阳，不宜也。例如伤寒热病，宜洪大而不宜涩小；中风眩掉，宜浮迟而不宜沉数；亡血产后，宜虚而不宜实；膨胀癥瘕，宜实而不宜虚。所谓脉从病易已，脉逆病难已也。

虽然阴阳本难测之机，医生有燮理之责。易者固不可忽其易，难者尤当勉为其难也。《内经》《难经》《脉诀》《濒湖脉学》，务要研究不懈，舍病从脉，舍脉从病，凭一点之灵机以拯群生之危险而已。

五十四、脉有相似宜辨

夫脉者，血脉也，资始于肾，资生于胃，行阳二十五度，行阴亦二十五度，脉行五十度而周于身，复会于手太阴肺。肺朝百脉，凡人之呼吸之际，四至五至平和之则，昼夜一万三千五百息而不容紊乱也。但诊时脉象相似而形不同也，脉则不可不辨也，脉不辨则证认不明耳。辨者，辨其脉象仿佛之脉也。但举一二，而略述焉。

如迟则三至，缓则四至，数则六至，此以脉之至息辨也。譬如洪与实、弦与紧，皆相似也：洪则指下极大，按之有力，去时微衰兼长；实脉指下幅幅然，按之亦坚弦，则端直以长；紧则往来有力，按之乃坚。此以脉之形象辨也，如脉部位上下又不可不辨也。皮肤轻取之，按之乃得，谓之浮；皮肤重取，按之乃得，谓之沉；沉则重取，按至筋骨，指下才动，谓之伏。此以脉之部位上下辨也。

脉理浩繁，只在临证之际，详而辨之也。

五十五、脉证相参，洞悉胸中，惟用药无效，究属何因

医家造精微，通幽显，未有不先望而得之者。近世惟事切巧，不事望神，大失占圣先贤之旨，医门缺点，莫此甚焉。《医宗金鉴·四诊心法要诀》云："望以目察，闻以耳占，问以言审，切以指参，明斯诊道，识病根源，能合色脉，可以万全。"诚哉是言也！

虽然，今有证脉相参，洞悉胸中，惟用药无效，究属何因哉？夫虚者补之，实者泻之，寒者温之，热者清之，虽在庸浅，当不大谬。而又有真假之辨焉！即如至实有羸状，误补益疾；至虚有盛候，反泻含冤。阴证似乎阳，清之必毙；阳证似乎阴，温之转伤。当是时也，非察天地阴阳之故，运气经脉之微，鲜不误者！再，人之身有寒热、禀有厚薄、病有新久、年有老幼，与夫贫富之辨、贵贱之别、药剂之轻重、药味之浓淡，种种不一，不可不详查细究焉。所谓无效者，盖即此也。

五十六、辨肿、胀二症脉

水溢皮膏，流散四肢，名曰肿；脾虚气逆，腹满难堪，名曰胀。

溯其致病之由，证其发病之位，因而名之曰肿，因而名之曰胀。然二症之发源，虽曰肿不离湿，亦不外气；胀不外气，亦有兼湿。盖七情伤之于前，肥甘伤之于后，脾土先虚，肝气益逆，以致土败木贼，而二症因之而生焉。然二症之来也有由，而其脉之现象果如何也？试详辨之。

盖脉者也，气血之往来，经络之流通。察病之内因、外因或不内外因，无不由脉而定其休咎也。

若夫肿者，湿气逆行于皮肤之症也，或先行于上焦，头面渐肿，或先行于下焦，足胫暴肿。虽其症发无定处，而其致病之由，大抵不外脾土虚于前，湿气泛于后，土不制水，水反侮土，彻上彻下，散行肌表。诊其脉，沉细者有之，沉迟者有之。盖沉主气，亦主水；细主气虚，亦主血虚。诊其脉，验其症，而知其肿之所由来也。

胀者，肝气逆于内之谓也，或于上膈，胁胀痛，或发于中州，腹中胀满。虽所病无定体，而其致病之因，大致不外中州失默运之职，肝木乏条达之性，肝木益肆，土气愈弱。诊其脉，弦而无力者有之，沉细者亦有之。盖弦而无力者，肝木郁而兼气之逆也；沉细者，脾土虚而受木之克也。是二症之现脉稍差，而其致病之大纲是一而二，二而一者也。

五十七、《六十一难》以神、圣、工、巧赞望、闻、问、切，四者实证诊断学之精义，然临证时除脉证相符者外，究宜从脉从证

医者之造精微，通幽显，判死别生，使不能望五色，闻五音，详十问，切脉之形状，何能造诣精微幽显之境也？然久病色夺，新病不夺；浮泽为外，沉夭为内，此色诊也。肝怒声呼，心喜声笑，脾思声歌，肾恐声呻，肺悲声哭，此闻诊也。一问寒热，二问汗，及至九问旧病，十问因等，此问诊也。浮、沉、迟、数，为脉之纲领，余则为目，要以缓脉为宗也，此切诊也。医者必熟于四诊，然后可以诊病。

如色诊、闻诊，见之确实，而脉搏之模糊，亦可舍脉从证也；如色、闻、问三者不见可信之证，而脉象真着，亦可舍证从脉也。究之脉证相符者，易为诊治，如脉证不合，必舍其一而取其一，务权其孰重而可也。

五十八、辨伤寒、冬温、寒疫

阴阳有衍伏之变，病证有寒温之异，循名责实，不容混也。试即伤寒、冬温、寒疫而详辨之。

夫伤寒者，乃大病也。生死反掌之间，可不慎乎？然得天地之正气为伤寒，初病发热、恶寒、身痛如束、头痛、项强，其脉见浮紧，此之谓伤寒也。概浮脉主表，《濒湖脉诀》云："浮脉为阳，表病居，迟风数热，紧寒拘。"既见脉紧，则营被寒伤矣。营伤则卫郁，卫在外而不能内交于营，营在内而不能外交于卫，营卫不调，故毛发必直、头痛、身痛、恶寒、无汗，此伤寒之形象也。

若冬温则不然，乃黑帝司权，"一之曰觸发，二之曰栗烈"。《礼》曰仲冬之月"君子齐戒，处必掩身，身欲宁""以待阴阳之所定"。乃或守身不宁，冬应寒而反温，是阴阳愆伏，人偶皮毛开张，温邪袭人，阳气无所潜藏，冬温作矣。脉必数或中沉，数脉不紧，异于伤寒也，此冬温之现象也。

更有寒疫之病，多病于秋冬。寒疫非六淫之邪，乃天地另有一种疫疠旱潦之毒气，或盛夏而零寒露，或秋冬而飘温风，阴阳错乱，寒暑愆期，人受之则老幼相传，沿门逐户，家家如是，若役使然也。寒疫脉，不紧不数而缓。壮热，头痛，骨节痛，虽然，不甚渴，治宜辛凉等药为主。

三者之辨在此耳。

五十九、辨伤寒、寒疫

且夫伤寒、寒疫二病，有天然之别焉。伤寒者，霜降之后，寒邪伤及太阳，寒水之轻。

太阳本寒而标热，故发热而恶寒；太阳之经脉由头下项挟脊骶腰而足，故头痛项强；寒伤卫，则无汗；脉阴阳俱见浮紧。法宜麻黄汤汗之，则无余事矣。此伤寒脉证及其治法也。

寒疫则不然。寒疫之病状，则憎寒，壮热，头痛，骨节项痛，虽发热而不甚渴。时行，则里巷之中，病俱相类，若役使然也。若非伤寒之为病一日太阳，二日阳明，三日少阳以及三阴，则病变百出，故名寒疫耳。概六气寒水，司天在泉，或五运寒水太过之岁，或六气中加临之客气为寒水，不论四时，皆有是证。其未化热而恶寒之时则用辛温解肌，既化热之后则用辛凉清热。此寒疫之状也及其治法。

医者慎勿以伤寒作寒疫治，以寒疫作伤寒治也。

六十、身痛有表实表虚

夫身痛者，一身尽痛之谓也，然有表实、表虚之分焉。其欲分虚实者，则莫如一汗而分之为捷也。

身痛而见于未汗之先，则邪气怫郁在表，不得发越外泄，因而身痛。如表实，必兼见头痛、寒热等症，方为六淫客于表也。身痛而在于既汗之后者，则汗多而伤正气，不能周流濡溉，因而身痛，此表虚也，必见自汗气短等兼证，方为荣卫不足。概表实者，表之邪气实也；表虚者，表之正气虚也。设其果正实矣，必得汗出而解，又何痛之有？苟其为邪虚矣，亦能汗出而解，又何痛之有？惟其邪实居表而不能去，正虚而未能汗，故一身尽痛也；惟其正虚于表则不能濡，邪去则伤正，故亦一身尽痛也。

所以直断之曰：身痛未汗，表实证；汗后身痛，属表虚也。医者知其为身痛，欲分其表之虚实，即此二语可也。

六十一、辨伤寒阴盛伤阳、温病阳盛伤阴

在天有六气，风、寒、暑、湿、燥、火是也。六气不偏，皆能养人。独是每遇冬令，寒气太过，人感之则病伤寒；或遇春夏，火气太过，人感之则

成温病。

伤寒从皮毛而入，自下而上，由表传里，故初患在太阳经也。脉见浮紧，头痛，项强，发热，恶寒，治分六经。温病从口鼻而入，自上而下，由里达表，故初患在太阴肺经也。脉见浮数，头痛，发热，咳嗽，口渴，治分三焦。此伤寒温病所由作也。

大抵人身之中不过阴、阳二气，阴盛则寒，阳盛则热，自然之理也。盖寒为阴邪，寒盛则阳气被逼，甚至有阴而无阳，则恶寒、腹痛、骨节疼痛、吐利清水、四肢厥逆，诸证蜂起矣。法当益火之源，以消阴翳。如表证有汗用桂枝汤，无汗用麻黄汤；在中用理中汤，厥逆用通脉四逆汤；设大汗亡阳，用回阳汤。种种病证，笔难枚举。至于病温，为阳邪，阳亢，则身中之津液被火销烁将竭，则口大渴、心热、烦躁、舌苔黄而谵语、大便秘结、小便赤涩，势所必至。法当壮水之主，以制阳光。如表证用辛凉，平剂银翘散、重剂白虎汤；入里胃实，承气汤以攻之、增液汤以润之，无非救阴法也。

总之，伤寒，阴盛伤阳，法当救阳；温病，阳盛伤阴，法当救阴。其是之谓欤？

六十二、论中风与伤寒证治

夫中风与伤寒二证者，皆属太阳经也。太阳主表，表统荣卫，风邪中卫、寒邪伤营，均表病也。太阳为人一身之外藩，总六经而统荣卫。凡外因百病而袭人，必先于表。若其人表气壮，则卫固荣守，邪由何入？若其人表气虚，则荣卫之气不能御外，故邪得而乘之。《医宗金鉴》曰："虚邪不能独伤人，必因身形之虚而后客之也。"

卫，阳也；荣，阴也。风阳，邪也；寒阴，邪也。邪之害人，各从其类。故中风而卫受之，伤寒则荣受之。卫分受邪，则有汗，为虚邪；荣分受邪，则无汗，为实邪。论风伤卫，虚邪之见证者，脉必浮缓，头项强痛，恶寒、恶风，病即发热，有汗自出，鼻鸣干呕者，此因风而得名者，故名曰中风。疗此证者，宜桂枝汤主之。论寒伤营，实邪之见证者，脉必浮紧，头疼，身痛，恶寒，恶风，无汗而喘，或已发热，或未发热，必呕逆，此因寒而得名者，故名曰伤寒。疗此证者，宜用麻黄汤主之，发其寒邪外散，其邪立解而得愈也。

六十三、辨三阳头痛与厥阴头痛

夫头痛之证，风、寒、火三气逆于上也，然亦有阴血虚、阳热盛而头痛者，亦有阴寒盛、阳气虚而头痛者，此又不可不知也。即以二阳头痛与厥阴头痛辨之。

盖六经皆有头痛，而不言太阴与少阴者，以太阴湿动痰盛而为头痛、少阴血虚而为头痛，二者尤少是也。然太阳头痛脑皆痛，必兼发热、恶寒、骨节烦疼之证。此太阳头痛也，以加味香苏饮主之；阳明头痛则两额痛，眉棱骨痛，必兼发热、口渴、恶热、汗出之证，此阳明头痛也，以葛根黄连汤加味主之；少阳头痛，则在侧不在中，必兼胁痛、寒热、口苦、耳聋之证，此少阳头痛也，以小柴胡汤主之；至厥阴头痛，阴证也，所谓阳虚头痛，阴寒盛也，其证不知人事，口有涎沫，呕吐不止，手足逆冷，烦躁欲死，阳光将息之候，非吴茱萸汤大辛大温焉能回春于寒谷乎？此厥阴与三阳之显而易辨者也。

六十四、辨伤寒传经与直中

寒者，霜雪之寒，乃天地之阴邪也。然既为天地之阴邪，未有不伤人之三阳经者，此自然之理也。尝考仲景伤寒之书，则有传经、直中之区别。传经者何？寒邪由三阳传于三阴也。直中者何？寒邪直中于三阴也。此传经、直中之所以不同也。虽然，犹有宜辨者。

盖传经者，寒邪由表而传里，传里即化为邪热。直中者，寒邪直中于里，为真阴之证，而无化热之机。故直中太阴则腹满、厥逆，较由少阳传之痞满不同也；直中少阴则小腹冷痛，较由太阳而传之耳聋不同也。要之传经者，由阳入阴之证；直中者，寒邪伤阴之证也。寒邪伤阳，由浅入深，由表达里；寒邪伤阴，二阴相并，阳气将亡。故治传经者，必由里以达表，使邪由表而解；治直中者，必以回阳为主，回阳而阴邪自解也。

此传经、直中之辨也，临证者可不慎乎？

六十五、治外感咳嗽药不宜静，治内伤咳嗽药不宜动

尝考鞠通论治病法有云："治外感如将。盖六淫外感，实邪常多，其治之法，机圆法活，兵贵神速，即所以宜动，不宜静之义也。"又云："治内伤如相。盖五脏内伤，虚疾常重，其治之法，坐镇从容，神机默运，即所以宜

静，不宜动之义也。"

举凡咳嗽之属外感者，治之之药均不宜静也，静则邪气浸润，留连不去，恐成劳嗽。且不宜静者即宜动，动者，辛散之药也，辛以散之，外感之咳嗽可解矣。如麻黄、半夏、细辛皆治外感咳嗽宜动之品也。

举凡咳嗽之属内伤者，治之之药均不宜动也，动则元气消耗，气血减亏，亦恐成劳嗽。且不宜动者即宜静，静者，酸涩之药也，酸以涩之，内伤之咳嗽可解矣。如五味、乌梅、杏仁皆治内伤宜静之药也。

外感之嗽不宜静，内伤之咳不宜动之说，洵属名言不刊矣。

六十六、温病有九说

上古圣贤，忧民之深，爱民之切，神农著《本草》，黄帝作《内经》，仲景著《伤寒》，功济于民可为万世之慈航。至于温病一书，后人读之未能完善，治之之法皆所用伤寒之法而疗之，大失经旨，以致张冠李戴。故后代喻嘉言、吴又可、汪讱庵诸公见不合法，各有论法。虽然说理尚是，究竟未能说透温病之源。独吴鞠通先生论温病分为九类，治分三焦上、中、下，说理明通，远超前人。

九温者，风温、温热、温疫、温毒、暑温、湿温、温疟、秋燥、冬温也。

风温者，初春阳气始开，厥阴行令，风夹温也。然其风之来，温而不寒，春光明媚，万物生焉。

温热者，春末夏初，阳气弛张，温盛而为热，故《温疫论》云："温者，热之始也。"

温疫者，疠气流行，家家如是，多兼秽浊也。夫疫者，使也。在方隅有多寡，在四时有盛衰，疫不能同，病人病畜，初无一定。畜死传人，人死又传，愈传愈张，此疫毒之最大者矣。

温毒者，诸温夹毒也，秽浊太甚而成也。

暑温者，正夏之时，暑病之偏于热者也。如在夏月，头痛，身热，面赤，自汗，口渴，两寸脉洪大，右盛于左者，此暑温也。

湿温者，长夏初秋，湿中生热，暑病之偏于湿者。

温疟者，在于秋令，人之不节，外感温邪，嗜尝厚味，伤胃之土，土受湿侮，则成疟矣。偏于阴者则寒，偏于阳者则热，热而不寒者，温疟也。

秋燥者，乃秋金燥烈之气也。夫秋之为物，在官主刑，在人主肺，为大肃杀之气。人感之，毛发悚栗，物感之，草木凋零。春种秋收，人譬天地，成则实，实则燥，燥者，金之所成也。

冬温者，冬应寒而反温。

此温病有九之大略也，论多疵谬，尚希指正为幸。

六十七、论温病起手太阴

天有阴阳之别，人有脏腑之分。其受病也，寒温之不同，脏腑之各殊。

凡伤寒之邪，由毛窍而入，自下而上。寒乃天地之阴邪，始足太阳。足太阳膀胱属水，寒即水之气，同类相从也。其经主表，其传也，由表入里；其治也，在表者汗之，在里者下之，在半表半里者和解之。

治温病者不然。凡温病者，初于上焦，在手太阴，太阴属金之脏，浊邪由口鼻而入，自上达下。温则火之气，火邪刑金，自然之理也。其传也，始而上，上而中，中而下，因循三焦。阳邪独亢，必伤其阴。首郁太阴之经，遏其肺之阴而为咳嗽、自汗、口渴、头痛、身热、肌肤作热等症。

此乃阴阳两大法门，辨之可瞭然于心目矣。故仲景之法为冬令伤寒而设，鞠通之方为初春温病而立。如在上者，桑菊饮、银翘散；在中者，清宫、承气；在下者，三甲复脉。各从其病而施治之，不啻起死人于白骨之间，亦不至于南辕北辙之谬矣。

六十八、论温病有误汗、无误下

夫温病者，得于冬不藏精、冬伤于寒也。其始在上焦太阴肺经，其邪由口鼻而入。脉尺数，肤热，头痛，口渴，自汗，身热而咳，午后热甚，治以银翘散、桑菊饮，则未有不愈矣。

如用汗法散之，汗不出者，必发斑疹；汗出过多者，必神昏谵语。夫善治温者不见斑疹，不善治温者曰斑疹出而速愈也，岂知斑疹一出则死不旋踵。温病最喜辛凉解肌，最忌辛温发散，此温病误汗之大害也。发斑者，化斑汤主之；发疹者，银翘散去豆豉加细生地、大青叶，倍元参主之，忌升麻、柴胡、防风、白芷、葛根、川桎柳；神昏谵语者，清宫汤、安宫牛黄丸主之。则此误汗之斑疹并神昏谵语之疾可除矣。

温病上焦未愈，必传中焦阳明胃经，证见面目俱赤，语声重浊，呼吸俱粗，大便闭，小便涩，舌苔老黄甚则黑有芒刺，日晡益甚者，治以大、小承气汤。承气者，承胃气也，阳明胃经温病，非下之不愈。

此温病误汗之明证也。吴鞠通之《温病条辨》远师张仲景，近遵叶天士，其义远矣，其旨微矣。

六十九、论"太阴温病，脉浮洪，舌黄，渴甚，大汗，面赤，恶热者，辛凉重剂白虎汤主之"

经曰："冬伤于寒，春必温病""藏于精者，春不病温"。故圣人不忽于细，必甚于微，固密而防未然也。冬日严寒，人不为慎，感而即病者，曰伤寒；即时不病，其邪伏于腠理，复感春阳之气而发者，曰温病，始在上焦肺经手太阴也。太阴温病，其症甚繁，难以枚举。今以"太阴温病，脉浮洪，舌黄，渴甚，大汗，面赤，恶热者"用重剂白虎者，略析而论之。

温病脉浮洪者，浮为肺脉，主表，温为火邪，火炎肺金，故浮洪也；舌黄者，黄乃中宫之色，积热以深，故舌黄也；渴甚者，热伤津液也；大汗者，汗乃血液，汗走毛孔，肺受热，故汗由毛孔泄出也；面赤者，火邪上迫也；恶热者，温为阳邪而欲寒，故恶热也。此数症者，用银翘散则不能应手取效，何者？轻剂力薄而然也，必以辛凉重剂白虎主之。白虎乃西方兑金，大能除热达表，非虎啸风生、金彪退热不能奏效也。然用白虎汤，非认证准确不可轻投。若脉浮弦而细、不渴、汗不出者，均不可与也，医者临证时详细辨之可矣。

七十、论"温病已汗而不得汗，已下而热不退，六七日以外，脉尚躁盛者，重与复脉汤"

夫病温者，乃感受天地四时不正之戾气自口鼻而入，伤手太阴肺也。其证发热而渴，咽干头痛而脉数者是也。乃邪烁肺阴，故其咽干而口渴；阴烁而阳亢，发热而头痛也。法宜救肺阴以退温邪，则必邪退而证平矣。

如见其发热头痛，误认为太阳之表证而以汗剂汗之，则汗必不得出而变为躁烦矣。以其邪在太阴而不在太阳，且阳胜阴负，津液已亡，而复汗之，则阴津益虚，阳邪愈亢，是以不得汗而为躁烦也。倘见其发热而渴，误认为阳明之热邪而以承气下之，其热必不除，而脉必变躁甚矣。以其邪在太阴肺，未入阳明之腑，而以承气下之则亡阴。阴亡于下而阳亢于上，故热仍不退，而脉变躁甚矣。

故鞠通于温病已汗、已下而证不除，脉见躁甚者，立复脉汤以救之。其方用生地以清营热而生血，以元参补水以灭火，用麻仁、阿胶、寸冬以生阴而润肺，以白芍敛阴而和阳。庶阴回阳承而脉复证安矣，故立其名曰复脉也。

七十一、同是太阴风温，其治法有桂枝汤、银翘散之别义

温之为病也，其生不同，其理各异。有因风而得者，有因热而得者，有因冬伤于寒而得者，有因冬不藏精而得者，虽所因不同，岂有出此数端之外者哉？

夫太阴风温，治法有桂枝汤、银翘散。其义，盖明示吾侪不可拘于法也。太阴者，手太阴肺也。伤寒之邪由皮毛而入，温病之邪由口鼻而入。鼻为肺窍，风为火母，火盛未有不克肺金者也，所以风温者，着于手太阴肺也。其病，脉不缓不紧而动数，或两寸独大，尺肤热。其治法，又不可不别者也。凡温病初起恶风寒者，主以桂枝汤以解表；但热不恶寒而渴者，主以银翘散以清伏热。桂枝汤者，有桂枝、芍药、甘草、生姜、大枣，用桂枝解表，芍药敛液收阴，生姜以通表阳，甘草、大枣开胃助脾，而恶风寒之症自去。银翘散者，用银花以解热毒，连翘以祛表邪，桔梗开提肺气，薄荷、竹叶清热逐风，甘草缓中，芥穗散风，豆豉以发伏陈之邪，加以牛蒡疏风逐疫，但热不恶寒症自愈矣。

吾辈业斯道者，可不审之于《温病条辨》乎？

七十二、论"温病愈后，嗽稀痰而不咳，彻夜不寐者，半夏汤主之"

病有新旧缓急之异，治有先后分合之别。有旧病已发未几而新病又染者，亦有新病触动其旧病者。医治之法，必详审二者之病源而后定方，则一药而两病俱安矣。不惟新旧交作者病，即温病一端，立方稍不周密亦不能脱然全愈也，病后增呃逆者有之、出虚汗者有之。今特以温病后嗽稀痰而无咳声，就寝不能成寐者论之。

嗽稀痰不寐，由于治法不善之故也。或清凉过度，伤其脾胃，失其运化之权，致使水浆停于胃脘，而为稀痰；或攻伐过剧，伤其元气，不能健运，致

使水停心下，而成饮，扰乱不能成寐。而主治之法，用半夏之辛以燥湿祛痰，以米饮之甘以和胃气。湿气消，胃气和，气血通畅，稀痰、不寐二症俱失矣。

所论是否，不敢深信也。

七十三、辨风温、寒疫

风温与寒疫皆为传经之病也。考其传经之点，风温则头痛发热，其感受多自太阳经；寒疫则恶寒发热，其感受多自太阴经。故风温之病有似伤寒，医之者，宜切其脉与证之如何，而后施之针药，万不可率尔表下也！

至寒疫之病，证脉或无类从，然而下早则变，顷刻存亡，与夫风温之证，其危险岂可以道里计哉？凡辨此证之点，在乎腑脏之分、表里之别。是以《难经》有七传之言，《内经》有阴阳之辨。至于医士临证之时，观其颜色，闻其呼吸，问其所以致病之由，然后细诊其脉，虽不功收顷刻，亦可以无误于人。若率而操觚，妄施针药，其不杀人者几希矣。

七十四、夏勿伤暑，伤则秋必痎疟

《黄帝内经》曰："夏伤于暑，秋必痎疟。"此古圣先贤示人以思患预防之道，与卫生家之学说有同揆焉。

当夫时维夏月，暑气蒸蒸，烈日炎炎，卫生之士或纳凉于荷亭，或避暑于湖山，静养天真，善自摄调，所谓夏勿伤暑。此也不然，或跋涉长途，或奔走乡关，致冒暑气之酷，烈日之氛，暑气袭入，舍于荣内。迨夫七月流火，金风乍凉，复伤皮毛，客于卫中。荣卫同病，邪正相持，得阳则外出而生寒栗，得阴则内抟而作热蒸，邪愈深而作愈晏，病愈久而气愈伤，此所谓秋必痎疟者是也。

呜呼！疟虽发于秋日，暑实病乎夏时。惟其不能防微杜渐于先，遂致噬脐莫及于后。卫生云乎哉？及罹疾之后，惟恃药饵为前提，倚医师为后盾，计亦拙矣。所望卫生君子，保身于未病，防疾于未形，上工治未病之道不外于斯夫。夏伤暑而秋病疟，其显然者也。

七十五、"气虚身热，得之伤暑"解

暑之中人也，每乘虚而入，当盛暑之时往往热郁于内，元气必致先伤。及偶被外邪所束，而内热更为之不宣，则气愈耗而津愈亏，气愈虚而身愈热也。《黄帝内经》云："热伤气。"气既被伤，则必致虚；气既虚，则热虽外散，气必内消，身由是作热也。

夫暑者，阳也，气亦主阳也，气有余便是火。暑令之时天气炎烈，热愈盛而气愈虚，吾人之气能不被热所伤乎？热伤吾人之气，则必身如燔炭，舌之干也，口之燥也，咽喉之肿痛也，凡此诸症，皆热伤气之所召也。况暑令之时天气炎热，叶天士云："地方如炉，伤人最速。"如流金烁石之候，而人之周身大气、元气、中气、宗气不均被热而伤乎？伤气，则气遂竭也，而为"气虚身热，得之伤暑"，不已可见乎。

七十六、暑病论

夫风、寒、暑、湿、燥五者乃四时运行应有之气化，吾人感之而病者，时令病也。谓当其时而有其气，感其气而即病者，故谓之时令病也。西医不究气化，专据细菌能致传染流行之说，故统名曰流行性感冒病也，虽纵有多名，均未切当。今他病姑置之不道，试即暑之一病论之。

夫暑乃夏日之时令病也。初得之时，面赤，心烦，脉虚，身热，汗出，口渴而不恶寒者是也。然有伤暑、中暑、闭暑之分。伤暑者，感之轻者也。外有六经形症，但脉虚，身热，自汗，口渴而不恶寒为异耳。香薷饮、益元散二方，量其轻重酌而用之，亦兼有用生脉散者。中暑者，感之重者也。其人汗大出，眩仆，倒地，昏不识人，昏闷之际。以消暑丸清之，或以平安散吹鼻中或点左右大眼角，及醒之后，轻者益元散，重者白虎汤，虚者白虎加人参汤也。闭暑者，内伤暑气，外为风寒闭之也。其症口渴，心烦，头身微痛，稍恶风寒。香薷饮、清暑益气汤加减用之。

至于暑天受湿，发为霍乱，上吐下泻，更有绞肠痧、乌痧胀。绞肠痧大痛，命在须臾者，虽亦暑症之一种，然而各有法门，不在此例矣。

七十七、张氏谓肠热胃寒之伏邪足以致痢论

夫痢之为病，多发于秋，有谓寒热过盛，有谓湿热偏伤，有谓金木之沴，有谓湿热之煎，纷论不一，然不如张氏伏邪之说也。

痢者，古名肠澼，今名下痢。当暑夏之时，火在土上，水在土下，寒热相逼，是以湿动，湿气盛则五泄成矣。而痢必兼湿热，湿盛则白，热盛则赤，湿热兼伤则红白俱作矣。究之肠热胃寒，标本已异，暑过秋臻，时序

自更，肝木行其迫逐，故下逼而易出，肺金行其收涩，故滞塞而难走，即痢症"里急后重"之谓也。况《黄帝内经》曰"春伤于风，夏生飧泄"；又云"长夏善病洞泻，寒中"。盖人患痢症，必受春时之邪伏于肠胃之间，至暑过秋至之时饮生冷之物、食瓜果之品，以致肠得之，鲜解其热，胃得之，愈增其寒，历时而发，故为伏邪。张氏之说，其本此欤？

七十八、霍乱、瘟疫俱有吐泻证治辨

夫天地虽能生万物，亦能害万物，如水能浮舟，亦能覆舟。是以岁运不均，民病生焉。而阴阳平，正气也；阴阳变，邪气也；阴阳乱，异气也。正气养人于平素，邪气伤人于四时，异气杀人于顷刻。故霍乱、瘟疫二病，吐泻相同，而其因治实不同也。

霍乱则按年有之，瘟疫则间年有之。霍乱之发也，每在春分以后，秋分以前，皆少阳相火、少阴君火、太阴湿土三气合行其政，是以天之热气下临，地之湿气上蒸，而人在气交之中受其蒸淫之气，自口鼻而入，或过食生物，或口渴饮冷，则脾土受困而失其升降之职，清反抑于下，浊反逆于上，清浊相干，乱于肠胃。夫霍者，挥霍也；乱者，变乱也。挥霍变乱，发于仓卒，心腹大痛，吐利交作，吐泻不出者为干霍乱也。至于瘟疫一病，发于无定，或在春夏，或在秋冬。其来也，虽由乎无形，其成也，终归于内伤。盖瘟疫非同霍乱可比，不论老少强弱，挨门合户，长幼相传，皆因感受山岚瘴气、岭南毒物及一切不正之气，邪自口鼻而入者然也。当其传遍如风之迅速，及其病作如虎之齿入。毒入于肺，则咽肿喉哑；毒归于脾胃，则吐泻交作；久则元气已竭，真阴亏损而致死矣。当分其表里阴阳，因时取治，审其轻重为要，总以表散风邪，解其瘟毒，和其表里为本。而霍乱者，当以清暑胜湿去其蒸淫之气，可保安全于无虞。

略辨如此，未知是否，以质高明可也。

七十九、吐泻非尽霍乱说

上吐下泻，医者以为霍乱必矣，而焉知不尽然也。即如今之时病亦上吐下泻，与霍乱丝毫无差，苟以霍乱法治之，未有不败者，是以今之见症用药，于是病每多无所措手足焉。夫医者，意也，在即物而穷其理也。症同吐泻而不可一治者，无他，因异故也。

考夫霍乱，多发于长夏之际，当暑、湿、热三气会聚之时，感之而病者，则中焦不实，其气上逆下注，吐泻交作而霍乱成矣，此霍乱之因也。近之时病，非发于长夏也，非暑湿聚会之时也，而乃以能吐泻者，良以燥金司天，居火令也。燥金司天则水不足，火司令则金被克，金克则降令不行，木邪上窜，因以上吐，水亏则木无水养，下乘而因成。况木气大动，未能不伤中土者，脾受伤则湿，胃受伤则吐。此又吐泻之一因也。

呜呼！此吐泻与彼霍乱大相霄壤，而谓尽皆霍乱，乌乎可？

八十、同是秋令温病，然有湿温、寒温之别

夫天地阴阳生五行，各一其质，各一其气。气即不同，而生病亦不同也。今略论秋令温病有湿温、寒温之分。

盖湿之为物也，遇之阳时为雨露，阴时为霜雪，包含于土中者为湿也。而温者，即风邪之阳气，湿复伤温，则为湿温。始则邪气伏于内，正气虚弱不能御邪则邪必变乱于内。温者，热之气也。湿热相搏，正气失职而表阳不固。首则发热恶寒，继而头疼身痛，日晡身热，状若阴虚，病难速已。一则汗之，汗之则湿去而阳盛，阳盛神昏而耳聋；一则下之，下之则洞泻；一则润之，润之则病深，难以速和解。惟宜于汗、下、润三者之外别立一法，正此证之义者，三仁汤是也。

至于寒湿一证，有伤胃阳，有伤胃阴，有伤脾阳，有伤脾阴，亦有两伤脾胃者。夫胃为后天之本，伤之则不纳水谷；脾为消化之资，伤之则失其职，失职则吐且利。寒热身痛，病变百端。总之，伤脾胃之阳者轻，伤阴者重。宜桂枝、姜附、五苓等剂投之即效。

略论其梗概，在临证者之细参耳。

八十一、论《内经》载"秋伤于湿，冬生咳嗽"，喻嘉言谓"秋伤于燥，冬生咳嗽"

咳嗽之因多端，各有其义，不可胜阐，仅论《内经》所载"秋伤于湿，冬生咳嗽"之义，喻嘉言所改"秋伤于燥，冬生咳嗽"之义，试阐其湿、燥二者果孰为是孰为非也。

《内经》所载为岐伯问答，以常气立论。六月季夏终，七月新秋接令。六月湿盛，湿为土气也。六月之时，火在土上，水在土下，湿不为殃。新秋

接令，水在土上，火在土下，湿气为害，颇能伤脾。胃健者不为湿侵，虽至冬，不生咳嗽。脾虚为湿所伤者，已失其运化之权。至冬水令当值，以致脾中生浊，游溢于上，生为咳嗽。

喻嘉言所改，以气变立论。自新秋延至季秋，火在土下久居，蒸土化为燥气，金气不能抵制，燥足可伤肺。皮毛密固者不为燥伤，虽至冬，不咳嗽；皮毛疏松为燥所伤者，肺金被燥扰，清肃之气不能下降化水，以致相火上炎，至冬生咳嗽之症。

咳嗽之症，伤于湿、伤于燥之二者各有至义也，至于孰是孰非，业斯道者，仍遵《内经》为正当也。

八十二、秋燥病说

盖闻《素问·灵兰秘典论》曰："肺者，相傅之官，治节出焉。"肺为五脏之华盖，在卦为乾，在时为秋，在天为燥，在地为金，在人为肺，在外为皮毛，主宰诸气。

在秋分以后，小雪以前乃燥金司令，阳明主之。当此之时，金风为之飒飒，玉露为之滚滚，大凉肃杀，华英改容，毛虫乃殃，此燥令凉风感人之兆也。所以秋燥一病非及秋令而始发乎？

然燥气由口鼻而入，各有现状。由鼻而入则伤于肺，盖肺为乾金，喜润而恶燥。肺虚且热，热在上焦，口干咳嗽；津液不得布化，停于胸中，得热煎熬亦可为涎沫；火热之毒上攻，咳嗽血白。肺之为病，此非秋燥之为病乎？由口而入则伤于胃，胸中不便，发为癫病，胁痛溏泄可作矣。肺胃为病，诸气膹郁，诸气喘呕，此为内伤燥病而设，与外感燥病风马牛不相及也。

盖秋燥之气，轻者为燥，重者为寒，化气为湿，复气为火。惜乎《内经》失去"长夏伤于湿，秋伤于燥"，所以秋燥一病竟至于今而湮没弗彰矣。先哲虽言燥病胥是内伤，津液干枯之燥也，厥后吴子鞠通条辨之，秋感燥气伤于肺胃则有桑杏汤、桑菊饮、沙参麦冬汤，历历详言之矣。秋燥一说，当作拾遗补缺之妙计也已。

八十三、论寒疫未化热之时而恶寒，既化热之后复如风温病者证治

一年四季恒有疫症，但有挟寒、挟温、挟风、挟暑之别，今特据寒疫而

详细言之。

当人初受之时，先伤手太阴肺经，令人栗栗恶寒者，以其寒疫未化热束肺而言也。乘其无深入，未化热之时，先宜桂枝汤加银花、连翘治之。用桂枝以解表寒；芍药以敛肺阴；甘草和胃气，协助金银花、连翘驱除疫毒；姜、枣调和营卫。表解阴静，胃和疫除，营卫调畅，寒疫不能为厉矣。

及其既化热之后，头痛，身热，鼻燥，咽干，口渴，咳嗽，宜用银杏散、桑菊饮合方，加以元酒、蜂蜜治之。以银杏散疏通肺气；桑菊饮洗涤疫气；元酒苦温，引伏寒达表；蜂蜜甘凉，润火毒以下降。如风温之病，头痛，身热，鼻燥，咽干，口渴，咳嗽悉除矣。

以上寒疫未化、已化之治法，余虽详细言之，亦私淑前人也。

八十四、男子二十余岁，面色萎黄，言语轻微，饮食懒进，四肢倦怠，六脉虚弱治法

望闻问切，通乎神圣工巧。望其色，闻其声，问其病，切其脉，是以知其病之由来也。

面色萎黄，足知饮食减少，气血虚弱，盖饮食入胃，脾不健运，血液不生，知其中宫之虚也；言语轻微，知其中州之虚也；四肢倦怠，知其脾胃之虚也；脾虚气不化，胃弱食不化，饮食所以懒进也；脉来虚弱，知其气虚也。悬揣斯症，应属内伤气虚之证也。

治宜四君子汤先扶持中部，徐理余症耳。盖味甘之人参、甘淡之茯苓、甘温之白术、甘缓之甘草，一派补脾胃之品，既有益于气虚，又合于辛甘生阳之理，亦治男科虚弱证，一定之方针也。

八十五、论无虚虚，无实实

夫邪气胜者则实，正气夺者则虚，此虚实召病之所由来也。《灵枢·经脉》篇曰："实则闭癃，虚则腰痛。"虚极成劳，实极成痹，此虚实现病之由来也。虚者补之，实者泻之，邪气去而正气自安也。正气盛而邪气自除也。经又曰："东方实，西方虚，泻南方，补北方。"此乃补泻之道也。

然虚者补之，补本经可也，过虚则补其母，亦可也；实者泻之，泻其本经可也，过实则泻其母，亦未为不可也。论其治法，虚者补之，阳虚则以四君，阴虚则以四物，若兼气血虚者，则以八珍、十全大补等汤加减可也；实

者泻之，阳实则以承气，阴实则以调胃，滋阴降火等汤并用可也。

经有曰："无虚虚，无实实。"虚之不可再虚，实之不可再实，此之谓也。

八十六、虚实补泻说

人之难能者，治病也，孰不知，知病尤难也。其难知为何？知虚、知实是也。倘虚实不辨，补泻何施？

诸疾无不有虚有实。《黄帝内经》云："实则泻之，虚则补之。"补者，补其母也；泻者，泻其子也。补，非虚不能用，泻，非实不宜施，人皆知之矣。以诸疾病言之，未徒有虚而无实者，亦未徒有实而无虚者，以虚虚实实曾无已也，检其要者论之。

气血有虚实，产后有虚实，痘疾有虚实，此虚实不同而辨之亦异也。以气之虚者，则呼吸为之细短，言语为之轻微，卫阳不能周顾，有自汗之验也；气之实，则呼吸为之喘促，脏腑为之胀满，诸气不得升越，有呕逆之证也。血之虚者，津液为之亏乏，口渴为之频进，荣阴不能滋润，有面萎之证也；血之实，大便为之干燥，小便为之自利，诸血不得安逸，有面赤之识也。丹溪云："产后气血两虚，惟宜大补，虽有他症以末治之。"产后血分暴脱，脏血尽虚，或不省人事，或气息不利，或四肢不仁，或麻痹难转，或腰膝无力，此皆虚之候也，以补未有不成功者也。以产后之实证，或谵语而口渴，或停食而胀满，或表实而无汗，或便燥而溲利，或恶露未清而结痛，乃产后之实证，以泻之未有不成功者。有云："痘以温补。"恐补之不善耳！若毒气正在猛烈之势，周身发热之际，若骤投以补剂，扶正反扶邪也。如痘症灌浆之日，气血不充足之时，若卒投以泻药，何异助纣而为虐哉？

气虚宜补，如良苗之待雨；血虚当温，似油尽之灯光；血热而认血凉，是携油而救火；气虚而认气实，似雪上而加霜。所以证有表里虚实，药有补泻温凉，惟在临证之谨慎、应病而处方也。

八十七、虚损六极之证辨

夫虚损者，阴阳、气血、营卫、精神、骨髓、津液不足是也。损者，外而皮、脉、肉、筋、骨，内而肺、心、脾、肝、肾。消损而成六极之证也，谓虚损日久留连不愈而成六极也。

因复感者，谓不足之人。阳虚复感外寒，则损从皮毛肺始；阴虚更生内热，则损从骨髓肾始；内伤饮食劳倦，则损从肌肉脾始。此虚损之因。

然证五：一损皮聚毛落，洒淅恶寒，咳嗽，肺劳也；二损血脉虚少，男子面无血色，女子月经不通，心劳也；三损饮食减少，肌肉消瘦，大便溏泻，脾劳也；四损两胁引胸而痛，筋缓不能行，肝劳也；五损骨痿不能久立，午后发热，盗汗骨蒸，肾劳也。从下肾脏损起者，损至皮聚毛落则死也，损至骨痿不能起床则终也；从脾脏损起者，或至皮聚毛落，或至骨痿不起皆死也。临是证岂可不细审乎？

八十八、三因辨

人受天地之气以立身，未有毫无所因而忽致疾者也。医者察阴阳之理而用药，未有不明其因而能祛其疾也。

外因于天，风、寒、暑、温、燥、火；内因于人，喜、怒、忧、思、悲、恐、惊。不因内与外，乃意外之损伤。于何辨之？惟脉与证耳！

有余之脉，证多外因；不足之脉，证多内因。虽不尽然，总居多数。所最难辨者，三因相兼耳。苟人脏腑和平，气血充畅，无论六气不能染，七情不能伤，即偶有跌打撞刺亦易治疗。非然者，太阳寒水、少阴君火、太阴湿土、阳明燥金、少阳相火、厥阴风木，中气不坚，传染偏易；喜伤心，怒伤肝，忧思伤脾，悲伤肺，恐伤肾，惊伤胆，外感未除，内变丛生，内外多互因之势，此尤辨中之难辨者也。况伤损之灾更须加意调护，和其性情，防其感冒，斯固创伤之要着也。

八十九、辨自汗、盗汗

天下之至精者，医也；天下之至害者，病也。如人之为病不一，有内、外因，或伤于饮食，或伤于药力，皆能致病。若自汗、盗汗之因，各有分辨。

自汗者，汗自出，属阳虚，非比风伤卫之汗出。温病之自汗者，是伤风自汗也。风为阳邪，中足太阳经，太阳主表，风中之则其表疏，故自汗也；温病自汗者，温亦为阳邪，始中手太阴经，肺主皮毛，温邪中之则皮毛开，故自汗也。若盗汗则不然。盗汗者睡而汗出，醒而汗收，属阴虚。何为阴虚？如失血后以及产后或大病后，皆令阴虚致于盗汗也。

自汗者表不固，宜玉屏风散，实表以补阳；盗汗者阴火下伤阴分，宜当归六黄汤，救阴以降火。然阴阳有互根之理，有阳虚而治其阴者，有阴虚而治其阳者，不可不知。又汗为心液，心阳伤以致此者，宜人参养荣汤；又肾主五液，肾伤以致此者，宜六、八味丸酌用。苟汗出不止，身冷，名漏汗，必宜六味回阳饮，回阳则留阳以长阴之义也。

临证者须宜谨慎，虽系小疾不可以忽。圣人云："不忽于细，必慎于微。"苟不加意戒之，恐歧路亡羊也。

九十、诸病皆能生痰论

《黄帝内经》云："饮入于胃，游溢精气，上输于脾，脾气散精，上归于肺，通调水道，下输膀胱，水精四布，五经并行。"夫胃即运行水谷之精气输布于脾，水之清者上行，水之浊者下降，气化循环，脏腑流通，安有所谓痰哉？

然而天时有不齐，人事有不节。人之生也赖其饮食以滋养，而痰之作也即因饮食停滞，精气悉变为浓浊黏腻之质。所因不同，有暴受六淫之邪，肺与脾胃失其常度，输化不清而生痰者，过食腥肥炙煿及茶酒等物，脾失健运而生痰者亦有之；至于阳虚有浊阴凝聚之痰，虚劳有肾水逆泛之痰，比比皆是。其或积久不去，在内有痰饮、悬饮、溢饮、支饮之名，在外有流注、结核、瘰疬、痰毒之患，甚者痰迷心窍，痰塞咽喉，气机不宣，有顷刻告危之象。

痰之变幻亦云险矣，然痰乃诸病之标，非诸病之本也。于生痰之源，始有见痰之证。

痰之生也本乎水，痰之动也因乎湿，兼有风寒燥火之别，要者皆为气所化，其初无不由于水湿，可知水湿为制造痰之原料也。况脾为生痰之源，肺为贮痰之器，脾既生痰，向之散精上归于肺者，今反凝痰上输于肺矣。善治痰者，当清肺气，升脾阳为主，升降有常，清浊分运，则痰自消灭。他如风痰散之、寒痰温之、燥痰润之、热痰清之，更宜触类旁通，悉心研究。若徒见痰治痰，执消导峻厉之方以医斯症，殆亦舍本而逐末也已。

九十一、见痰休治痰义

夫病有万端，证有多候，治法虽多，不难一二语括之。善诊者求其本而不务其标，探其源而不节其流，是以药到病起，愈人生命。语云"良药功同良相"盖以此欤？今就痰证而言之。

见痰治痰是治其标而遗其本也。时医多以利湿调气为主，盖以脾为生痰之源，肺为贮痰之器故也。病轻者即愈，重者必求《金匮》而治之。仲景《金匮》治诸杂病之准绳也。其治痰也，以"水饮"二字为主，真可谓金针之度矣。夫痰之本，水也，原于肾；痰之动，湿也，发于脾；痰之成，气也，贮于肺。仲景以小青龙汤加减五方以治痰，良有以也。又仲师之法，痰多者俱加茯苓，呕者加半夏，以此而观，非以水饮为主而何？

后之业医者，操生人之术，怀济世之心，舍仲景之法其谁与归？

九十二、努力作嗽，甚者胸胁刺痛、痰中带血治法

且以人之有力也，不可以不用，亦不可以过用；至若过用，则未免努力，努力则不徒伤其形体，而尤伤其气血也。《难经》云："饮食劳倦则伤脾。"大抵努力之人必先伤于脾也。既伤于脾，则脾主四肢，而四肢必至倦怠也。此力不能以作强，谓之伤力，亦不仅伤其力也，而尤为之伤其气也。因作苦作劳，外焉伤其力，内焉伤其脾之中气与肺之宗气也，故《黄帝内经》云："脾咳之状，咳则右胁下痛，阴阴引肩背。"此其一验也。

至于作嗽，则是脾之中气不足，不能使游溢精气上输于肺，而肺即于是气逆作嗽，使之金声长作其鸣也。及其作嗽之久，或服药罔效，甚至于胸满胁胀，为之作痛，则有锥针刺痛之形焉。刺痛者犹有分说之形，或为气刺之痛焉，或为血刺之痛焉，又甚则胸胁每每作痛。其人夙昔阳气盛者，则必致热伤阳络，使之衄血吐血；其人夙昔阴气盛者，则必将内热自生，使之痰中带血也。至于治法，为之各异。治阳胜者不可因努力，为之妄补，只宜先去胁痛痰血，宜花蕊石散加减可也；治阴虚者，颇可因努力为之稍补，即宜随时治胁痛，以紫菀汤、膈下逐瘀汤加减可也。

九十三、治积大法

夫积者，迹也，挟痰血而成形迹，亦郁积至久之谓耳。

积多是血，属乎阴，故每痛不移其处；非若聚多是气，属乎阳，痛则上下无定。且积之证有五，原由五脏所生，故经曰："心之积，名曰伏梁，起脐上，大如臂""肝之积，名曰肥气，在左胁下，如覆杯，有头足""脾之

积，名曰痞气，在胃脘，覆大如盘""肺之积，名曰息贲，在右胁下，覆大如杯""肾之积，名曰贲豚，发于少腹，上至心下，若豚状，或上或下无时"。

治之法不宜专用攻伐，当以和解软坚，积消痞开则得矣。古方治积多用耗气峻消之剂，又佐以辛香燥热药，若轻浅者因以消化，若根深蒂固，日久气虚者，宁不损正气乎？正气既伤，其积转甚，故洁古有云："养正积自除。犹之满座皆君子，纵有一小人，自无容地而出。"斯言信矣。然而又当审其浅深轻重之机、久近虚实之势，可消可补，尤量其人之强弱而施治可也。

九十四、论噎塞、反胃、关格

夫噎塞者，皆因胃气虚弱，肝气郁结，胸中不得通畅者也，而反胃者亦胃弱火虚。

《医述》云：盖食入于胃，使胃暖脾强则食无不化，何至复出？今诸家之论，有谓其有痰，有谓其有热，不知痰饮之留止因胃虚而完谷不化。观王太仆曰："内格呕逆，食不得入，是有火也。病呕而吐，食入反出，是无火也。"此一言者，诚尽之矣。然无火之由，则犹有上、中、下三焦之辨。若寒在上焦，则多为恶心或泛泛吐者，此胃脘之阳虚也；若寒在中焦，则食入不化，每至中脘或少顷或半日复出者，此胃中之阳虚也；若寒在下焦，则朝食暮吐，乃以食入幽门，丙火不能转化，故久而复出，此命门之阳虚也，故食入于胃而反出。

至于关格者，乃阴阳不得相荣也。故《难经悬解》云："阴气太盛，则阳气不得相荣也，故曰格。阳气太盛，则阴气不得相荣，故曰关。阴阳俱盛，不得相荣也，故曰关格。"

由是观之，则噎塞、反胃、关格之形证概可见矣。

九十五、呕、吐、哕

夫人生保全性命者，皆赖于水谷之所化而灌于诸经者也。一有阻隔饮食之证，则险象环生矣。阻隔饮食者，唯呕、吐、哕三者而已。

盖呕者有物而有声也，吐者有物而无声也，哕者无声无物而干呕也。按古人以呕属阳明，因其多气多血，故有物而有声；吐属太阳，因血多而气少，故有物而无声也；以哕属少阳，因多气少血，故有声而无物，故有干呕哕哕之声。此所谓三者各因之经。按东垣所谓，三者俱属脾胃虚寒；洁古又从三焦分辨，曰气积寒；又经文以诸逆冲上皆属于火，诸呕吐酸皆属于热。其论何其反也。总之，病象相同，而其原因各异也。言脾胃虚寒者，以胃纳水谷，脾运精微，虚寒之甚，其气上冲，故为是证也；言气积寒者，以气滞则不运，郁积则食不消，寒气则上逆。总而言之，责在胃也。以胃主上焦，上通天气，或被寒郁气逆，夹食夹热，停饮停痰，或肝木太盛致木来贼土，皆能为证也。如《伤寒》所谓先呕却渴者，此为欲解；先渴后呕，此属饮家；呕而发热者有少阳之表也；呕而胸满者有少阳之里也；呕而胸满者，寒气上冲也；呕而肠鸣者，肠胃虚寒也。

三证辨别多因，惟在临证时详细察之可也。

九十六、诸呕吐酸，暴注下迫，皆属于热

夫呕吐吞酸，暴注下迫者，皆系三阳经热结。方书所云："清阳上升，浊阴下降，里气通，表邪散。"又经曰"诸逆冲上，皆属于火""诸呕吐酸""皆属于热"，诸痛忌补是也。其有久瘀于内，暴注下迫。泄之至甚，兼且完谷不化，名之曰热结旁流，仍宜承气等汤酌而用之，行邪、伏邪尚可挽回生机也。至于吞酸吐酸，正阳明胃热，被火煎熬所致，量人虚实酌而下之，缓急稍有失宜必变诸证，祸不旋踵将至而惨然也，业医者可不详察？

证之真假，治有标本，全赖医者妙用一心，措置裕如，证有不涣然冰释矣？

九十七、论水气一病《金匮》有风、皮、正、石、汗之别

水气一病，而曰风、皮、正、石、汗者，是一病而分五也，故《金匮要略》注云"有风水，有皮水，有正水，有石水，有黄汗"之属是也。

风在经表，因内有水气而感邪风所致，风性急而行上，其现象也，头面浮肿，骨节疼痛而恶风，其脉自浮。皮水者，水在皮肤，因内有水气而皮受湿邪之侵，湿则渗于下，其现象也，足跗肿，其腹如鼓，按之陷指者也，其脉亦浮。正水者，水之在上病也；石水者，水之在下病也。正水现象，胸满而喘，其脉沉迟；石水现象，少腹满不喘，其脉自沉。黄汗者，汗出如柏汁之色而沾衣者是也，其现象胸满食窒，头面浮肿，或四肢浮肿而身热者是也。风水，水为风搏，因风而病水也，其症恶风；皮水，水行皮中，内合肺气而不恶风，皆属表证。正水，因水乘阳之虚而侵及上焦，其实皆肾脏之

水自盛所致；石水，因阴之盛而结于少腹，其实皆水之聚而不行所致；黄汗，因湿居热外而阳不得运行所致。治法，风水宜用黄芪茯苓汤，皮水宜用越婢汤，正水宜用防己茯苓汤，石水宜用附子甘草汤，黄汗宜用黄芪桂枝苦酒汤。

此概言治法大纲，医者当求活变可耳。

九十八、辨内伤头痛与外感头痛

夫头痛之为病，有内感、外伤之辨别。内伤者，是伤人之七情，喜、怒、忧、思、悲、恐、惊是也；外感者，是感天之六气，风、寒、暑、湿、燥、火是也。此外则又有虚头痛、火头痛、疫厥头痛、偏正头痛、六经头痛。其痛不一，试为辨之。

如太阳头痛在脑，后必连项强，宜用九味羌活汤可也；阳明头痛在额前，必连目眶，宜用升麻葛根汤可也；少阳头痛在侧，必兼两胁痛，宜用逍遥散加减可也；太阴虽无头痛，然湿土动而生痰亦能头痛，宜用二陈汤加减可也；少阴头痛，脉细，但欲寐，宜左归饮加减可也；厥阴头痛，宜吴茱萸汤加减可也；火邪头痛，宜用竹叶石膏汤加减可也；偏头痛，宜用清空膏加减可也；偏正头痛，宜用川芎茶调散可也；脑顶痛，宜用人参败毒散加川芎、藁本可也；气虚头痛，宜用补中益气汤加减可也；血虚头痛，宜用四物汤加减可也。

盖头痛者，暂痛为邪，久痛为虚，如果真头痛，其脉中无神而脑中如劈，痛甚心神烦乱，乃为真头痛也。此真头痛者，或朝发夕危，夕发朝危，手足寒至节，无药可治矣。诊其脉浮滑者可治，短涩者难治矣。

九十九、"二阳之病发心脾，有不得隐曲，女子不月"解

且忧愁伤心，思虑伤脾，人之同情也，女子殆尤甚焉。彼夫感关雎而赋好逑竟绕春婆之梦，怨摽梅而多思至离倩女之魂者，无论已。如掣肘于翁姑勃溪起衅，反目于夫婿葑菲之采，纱窗月静、绣幌风清之候不无愁结多端、隐曲不得之情，心脾因之而致病矣。由是饮食日减。山笋湖蒲，总无下箸之处；炮鳖脍鲤，殊非适口之餐。故足阳明胃，本仓廪之官，其纳谷也，迥异畴昔；手阳明大肠，本传送之官，其糟粕也，遂致迟滞。所谓"二阳之病发心脾"者，此之谓也。

若夫女子月事，本坤之德，应月之经，三五而亏，三五而盈，周三十日而旋转如环，故称月经焉。经者，正也，正直无私；经者，常也，经常不变。一经二阳致恙，食物减少，水谷之精气一亏，血液之生成自减。心为生血之脏，而血无由生矣；脾为统血之脏，而血无所统矣。其月事不来，盖亦铜山西崩，洛钟东应，自然之理，必然之势也。

呜呼！不如意事常八九，可与人言无二三，只可作达观也，讵宜尔尔？所望兰房淑媛，绣阁名姝，勿蹈于忧，无囿于思，体坤之顺，应月之恒，保其幽闲贞静之德，勿致二阳心脾之病，又何至月事不来也哉？

一百、辨石瘕、肠覃

男子虽以气为主，女子以血为主，总不外乎内因七情，外因六淫所致也。如妇女病石瘕、肠覃，其源则同，其流则异，何也？盖石瘕乃寒气实于胞中，状若妊娠，气郁血闭不行经也，治以营分为主，用吴茱萸汤。至于肠覃，是因寒气客于肠外，状如怀子，月事时行，结于肠外故也，以气分为主，治以香棱丸。此辨石瘕、肠覃之大略也。

一百零一、经候愆期论

夫气为行血之主，血属经候之源，气顺血和则经脉自然调矣。盖妇女之中经脉不调者大抵多缘七情之所伤、愤怒忧思之所致。

如忧愁不解则伤心，思虑太过则伤脾，愤怒之甚则伤肝。故心生血，肝藏血，脾统血，盖心伤则不能生血，肝伤则不能藏血，脾伤则不能统血。然妇女之经调皆赖心脾之所养，肝肾之所和，肝气顺而血既伤则经亦固，血气乖和则经脉愆期不调矣，或赶前赶后，或多或少，或色淡色紫黑，或经闭不通，或经前腹痛。

如经来赶前，色淡过少，脉见柔细，为血虚，为虚寒，为不足；如经来赶前者，量过多、色紫黑，脉数有力，多属血热。经来赶后，过期不至，多属血积，倘如脉来沉细兼涩，亦属气滞血少所致。如经前腹痛则为血滞，经后腹痛则为血虚。经闭不通，面色黄瘦，饮食减少，脉见微小，为气血皆虚；如经闭不通，或胸胁胀痛，或少腹痛，脉沉有力，或肝气夹寒，如经来淋漓不止，则肝不摄血为漏；如经水忽然大下，乃脾不统血为崩；倘经来去血过多，究属损其冲任二脉也。

治斯证者，虚宜补之，瘀宜消之，热宜清之，和血益气，调其饮食，适其寒温。论者未知然否？质诸高明教之。

一百零二、妊娠之脉，左大顺男，右大顺女

经云："男子左脉大为顺，女子右脉大为顺。"此为平人无病之脉也，至于妇人有孕则又不然。其脉左部见大为顺，宜主生男，则为弄璋之喜也；其脉右部见大，宜主生女，则为弄瓦之喜也。

然何以左大顺为男？左为阳，得父乾阳之气居多，故主生男，则于左三部脉常见其大顺也。《易经》曰："天地氤氲，万物化醇；男女构精，万物化生。"其得气之清轻为男，得气之重浊者可成为女，其胚胎之兆分左分右，故曰左右者，阴阳之道路也。冲为血海，任主胞胎。其得阳气之多者必为男，将胎气随脉气现之于左，可从左部脉而诊其大为顺也；其得阴气之多者必为女，将胎气随脉气现之于右，可从右部脉而诊其大为顺也。及分娩之时，或男或女，宜阴宜阳，本出于自然之造化，岂假强为之哉？

一百零三、预防难产说

人类良莠攸分，贤愚亦别，究其源，无非失于先天之胎教而更受于后天之熏染有以致之也。如此则胎教之讲求实为急务焉。奈何世风不古，此义久废，眼见先贤垂训沦没，岂不大可惜哉？

每见为母者既不节饮食抑欲，保之于平时，徒知临产觉迟，妄施措置，此非背道而驰乎？难产之由虽非一端，然宜详为设法，妥为保护以预防母子之安全，斯为可也。假令鳖兔忌食，夺杀忌睹，节饮食淫欲以自保，慎居风寒以自护，内服安胎保产之药，外避六淫八风之侵，将见母子相安，身体共健，又何难产觉迟之有哉？如此方保无恙而尽登赤子于衽席，纳产母于寿域也。

一百零四、疳疾

夫小儿疳疾者，干也，乃幼科之病也。《幼科指南》云："十五岁以上，大人病，则为劳；十五岁以下，小儿病，则为疳。"

至其证之现象不一，其名目亦不一，盖《医宗金鉴》书载名目有五：心、肝、脾、肺、肾是也。大抵多由先天禀赋不足，气血虚弱，后天饮食失

节，津液枯槁之所致也。心疳者，面赤身热，口干舌燥；脾疳者，肚大青筋腹胀，其面色黄，肌肉消瘦，大便溏泄；肝疳者，面色青白，两胁引胸而痛、筋缓不能自行；肺疳者，其病毛悴色夭，洒洒恶寒，其面色白，日日肌消肉瘦而喘嗽；肾疳者，四肢厥冷，二便色白，日渐消瘦，其面色黑。此乃五疳之证也。

一百零五、五痫说

且夫自狂、癫、痫之三证者，其因不一也。狂属重阳，癫属重阴，痫属外因气蒸热也，内因痰火而为之，召成此疾也。然痫病有五，何妨明以辨之哉！

有如风痫至卯时入之于肺，风热与痰火偕作，至不得已，肺将作鸣，证则有如鸡鸣之状焉；有如风痫至午时入之于心，风热与痰火偕作，至不得已，心将作鸣，证则有如马嘶之状焉；如有风痫至未时入之于脾，风热与痰火偕作，至不得已，脾将作鸣，证则有如羊之叫焉；有如风痫至亥时入之于肾，风热与痰火偕作，至不得已，肾将作鸣，证则有如豕啼之状焉；有如风痫至丑时入之于肝，风热与痰火偕作，至不得已，肝将作鸣，证则有如牛吼之状焉。所言痫病其如五畜之声，不已详细言之乎？

一百零六、急、慢惊风证治

夫小儿稚阳之体，外邪易干，传变甚速，医者巧立名目以骇人，于是有急、慢惊风之证相沿千载，换回不易。虽喻嘉言、吴鞠通力诋其非，无如千人诺诺，一士谔谔，终难发生效力也。兹分别述之。

急惊风一证，因目触异物，耳闻异声，神气散乱而生者有之；因心肝火盛，外为风寒郁闭，不得宣通而生者有之；因痰盛热极而内动风者有之。其证多暴发，壮热烦急，面赤唇红，痰涌牙关紧闭，二便秘涩，脉来洪数。慢惊风者，或缘禀赋虚弱，土虚木盛；或由急惊过用峻厉之药，以致转成此证。发时缓缓抽搐，时作时止，面色淡黄或青白相兼，扪其身多温和，切其脉来迟缓，昏睡眼合，神气昏沉，大便青色。此因脾胃虚弱，宜培补元气。

急慢惊风之来源既如上述，至其治法，急惊用镇惊汤、至宝丹，慢惊醒脾饮为有效焉。

一百零七、辨小儿瘰、痧、麻、痘

夫小儿瘰、痧、麻、痘者，较诸杂证尤剧焉。何则？以病家失于调养，医者误用方药。轻则酿成疗疳之痼，重则亡乎性命之忧，故不可不详辨耳。

夫瘰者，因感外邪，未经透汗，令表邪传里，里热未下，是汗、下失宜，表里失和，火无由泄，热毒郁遏，陷于胃经。胃本多气多血，为十二经之海，与各脏腑经络无不通移，使伏匿之热毒由里而达表，透露皮肤之外，红晕成片，不成颗粒为之瘰。色红活者，热毒轻；色焦紫者，热毒重；色煤黑者，热毒极矣。书曰："瘰者红轻、紫重、黑则死，黑则热极而胃烂矣。"此辨瘰之属阳并形势顺恶者也，而阴瘰、疫瘰不与焉。

夫痧、麻二证较轻于瘰，何则？因外感客邪未除，邪留肌肤。盖肺主皮毛，邪气外伤而肺气即不治，肺气不治而所留之邪气与内郁之热气互相搏结，透出肌肤，色白而成颗粒，故谓之痧。故曰：白痧属于肺而发于气分，故痧多肺病也。此辨白痧，而红痧不与焉。夫麻者较重于痧，但麻亦受外感之邪，未经解散，亦有感而即出者，有发热三、五、十余日而始出者，留连之邪郁而成热，波及血分，盖血通于心，属火而色赤。内蕴之邪由里达表，透露皮肤成粒而色红，故谓之麻。此辨正气之麻，而疫麻不与焉。

夫痘者较瘰、痧、麻三证重尤剧焉，何则？以痘之源深也，禀父之精、母之血，精血之浊气蕴蓄于肾中，待生之后而内蕴之毒气始发焉，而透露于皮肤。先身发热，次而渐成颗粒，根晕红活，收束不散，逐日起长，逐日贯浆，浆足即结靥，靥落而始愈。此虽重病，乃人生必然之病，必痘出而先天之毒始出，故生人未有不出痘者也。

业医者于小儿瘰、痧、麻、痘四证可不详加辨乎？

一百零八、论痘证禁表药

夫痘之一证，乃人生必得之疾而在所不免者也，何则？盖先天之毒尽人同然，设遇岁运太过之年，或遇天行时疫之气，或受风寒，或因惊恐感触其毒，痘证于以作焉。然其发也有层次，其愈也有定期。

当其初得之时，身躯发热，有似于表，如察其耳尻肢凉，中指独凉，则知为痘证之现形，切不可以辛温辛热表散之剂耗散津液，伤损元气。元气一伤，不能领毒外出，致成败证也。是以先贤治痘有"禁用表药"之说，良有以也。原夫痘之毒非瘰疹可比。瘰疹乃外来邪气伤乎气血，失于汗下，瘀滞而成，故宜清凉表散，逐其邪气，证可愈也。痘因男女构精，一点氤氲，余毒初伏于肾，次归于脾，延及各脏。其发也，虽因外感，亦不可纯用表剂，盖表剂虽有祛邪之能，实乏托毒之力，况此毒非气充足决难外出者也。治此证者，观现象，察脉证。如脉数神昏，痘色红紫干枯，补养气血之中佐一凉血活血之品；如痘色灰白塌陷，脉细无力，则脾元不足，气血衰微，惟宜大补气血。

若以表散之剂，望其浆也、痂也，不知其可也？治痘者，安可不于表药加意焉？

一百零九、论血凝于肤者为痹

夫天有六淫，以风为首；人有百骸，赖血以生。心生血，藏于肝，统于脾，润肤充毛泽身，何者而莫非血乎？特恐风邪外袭，经络滞涩而痹证作矣。试即血凝于肤者为痹而申论之。

风者，百病之长也，善行而数变。其中于人也，中脏者则神昏不语，唇缓涎流；中腑者则昏不识人，便溺阻隔；中经者则左右不遂，筋骨不用；中络者则口眼㖞斜，肌肤不仁。兹则皮肤顽麻，口眼不斜，知由卧起而风吹之，血凝于肤也。盖肤属皮里肉外，气主熙之，血主濡之，内灌脏腑，外荣皮毛也。倘起居不慎，寒暖失宜，玄府偶开，皮毛不密，风邪乘虚而入，风未有不挟寒者也。血得寒则凝，隧道不通而痹证成矣，然非风、寒、湿三气杂合之痹也。杂合之痹，风胜则左右相移，湿胜则肿，寒胜则痛，今则血但凝于肤，固当异于三气之痹也。

业斯道者宜慎重精详，若辨证不明，妄投汤剂则变证百出，以致毫厘之差未免有千里之谬也。何不取诸《内经》而深思之乎？

一百一十、说肾俞发

凡痈疽疡疮皆由火毒行于经络阻隔而生也，有内因、外因、不内外因之分。

内因七情六欲之致；外因六淫八风之感；不内外因者，饮食起居不慎而生也。言疽由筋骨阴分所发，痈由肉脉阳分所生，疡起于皮里肉外，疮发皮肤。今指肾俞发一证，生于大椎骨第十四旁开一寸软肉陷处即是穴也。此证有双单之分，顺逆之别。双者由房劳怒火而发，单者由酒色湿热过度而成；

红活应期，有脓者为顺，黑硬至期不溃者为逆。其治法宜用人参养荣汤、六味地黄丸择用可也，及至溃腐，宜按痈疽、肿疡、溃疡门治之方不误也。但此证较诸疮危险倍之，治疗不易，司外科者当慎重之。

一百一十一、《金匮要略》谓"腰以上肿，当发汗"说

探河源者，必穷星宿之海；观日出者，必登泰岱之巅；学医者，必详通《灵》《素》，深求《金匮》，庶能辨证无差。如《金匮要略》谓"腰以下肿，当利小便；腰以上肿，当发汗乃愈"。今试指腰以上肿而论之。

夫饮入于胃，赖乎脾、肺、肾三经蒸化，脾有转运之职，肺擅通调之官，肾司输泄之用，而后云与雨施，渗入膀胱矣。若三经失权，其气不能化，水蓄中州，横流四肢，溢于皮肤则肿证成矣。然亦有上下之分，阴阳之别，风、皮、正水之辨。风寒袭于肌表，卫气怫郁，则必病风、皮二水之证，上部先肿，胸满自喘，法当开腠理发其汗，乃阳从上散，如《金匮》麻黄附子汤之类，即经谓"开鬼门"是也；若腰以下肿者，乃阳衰阴盛，水道不通，下部属阴，水亦属阴，以阴从阴，故其正水从下部先肿，如《金匮》瞿麦丸主之，即经主"洁净府"之谓也。此二者即肿在腰上、腰下，发汗、利小便之论也。

一百一十二、论鹤膝风

人秉阴阳气血以生，气为阳，血为阴，气行则血行，气滞则血滞。呼吸之间，气血贯通经络，荣养百骸，滋培腠理，昼夜无有休息者也，虽有风邪，无由而入。若夫鹤膝一证，自何而起哉？虽兼风邪，而关肝肾，气亏血虚所致也。

肾主骨而属水，水亏则不养木，筋骨失养又兼气血虚损，久者骨瘦如柴，盗汗、自汗有之。于时毛窍不闭，腠理不固。风邪外侵，膝骨外露如鹤膝之象，痛而难步，故曰鹤膝风。大抵治斯证者，必须滋肾水而补气血，使水足而气血壮，筋骨得其滋荣，又加祛风之品。若在幼科得此证者，缘由脾失健运之职，脾主肌肉而主四肢，脾伤则津液耗散，津耗则气血枯，久则膝瘦如柴，稍受风邪，膝如鹤膝之形焉。治此证者，必以健脾生津，补气活血，祛风荣筋之剂治之。

所论是否，尚祈指正为幸。

一百一十三、论肝气通于目

天地一时不可少者，日月是也。苟无日月，则昼夜不分。人身一时不可缺者，二目是也。苟无二目，则眗眗无所见，清浊亦不能辨析。此可与论肝气通于目矣。

肝本东方甲乙木也，为将军之官，主司谋虑，以五轮论之，肝属风轮。究肝气通于目，其故何也？肝本开窍于二目，如《易经》所谓同声相应、同气相求，其义相似。肝又司血，血本生于心，心血畅则脏亦平。经云："肝和则目能辨五色矣。"又云："五脏六腑之精气，皆上注于目而为之精。精之窠为眼，骨之精为瞳子，筋之精为黑眼，血之精为络，其窠气之精为白眼，肌肉之精为约束，裹撷筋骨血气之精。"皆与肝经相通。故医者往往疗目之疾，必先察肝经之气，次投以肝经之品治之，此即"肝气通于目"之义也。若二目有火，则必以泻肝火之品治之；二目有风者，则必以散肝风之品治之。则肝经者，根也；治二目者，末也。

噫！肝气通于目，其理不纂重哉？担任眼科者，胡弗审思其理也耶？

一百一十四、"其在高者，因而越之；其在下者，引而竭之；中满者，泻之于内"解

何病不可因而越之也？非在高则不可。何病不可引而竭之也？非在下则不可。何病不可泻之于内也？非中满则尤不可。彼其病无定位，医贵变通。

如其在高也，则因而越之矣。或邪居上部，病积不快，此高者不可抑而使下也，必以藜芦丸、瓜蒂散等从口而涌吐之。此非"在高者，因而越之"乎？如其在下也，则引而竭之矣。或病在下部，则小便闭结，此下者不可强而使上也，必以五苓散、导饮丸等剂从下而开通之。此非"在下者，引而竭之"乎？如其中满也，则泻于内矣。或中满病胀，食聚气滞，此中者不可混而上下也，必以平胃散从中而消泻之。此非"中满者，泻之于内"乎？况治"上焦如羽，非轻不举"者，即所谓"因而越之"也；治"下焦如权，非重不沉"者，即所谓"引而竭之"也；治"中焦如衡，非平不安"者，即所谓"泻之于内"也。总之天下百病，凡在高者即因而越之，无不可也；凡在下者即引而竭之，无不可也；凡中满者即泻之于内，又无不可也。此本乎天者亲上，本乎地者亲下，本乎人者居中，各顺其势，理本天然。言虽简，意实赅。彼在上、在下、中满之病又何能外此大法乎？

此《内经》所以为医道之鼻祖也。呜呼！神哉！

一百一十五、"风淫于内，治以辛凉，佐以苦甘，以甘缓之，以辛散之"解

夫初春阳气始开，厥阴肝木行令，风夹温也。经云："风淫于内，治以辛凉，佐以苦甘。"试申论之。

盖春三月，万物发陈，人身之阳气外越，引起伏藏之气不得内守，以风引风而风势大作矣。故头痛，恶寒，自汗，口渴，或不渴而咳，午后热，其脉不缓不紧而动数，可知风淫于内之为患也。治以辛凉平剂银翘散之芳香，透络而达表。用银花、连翘之甘苦，以祛风而清里；以甘草而缓其中宫；用芥穗之辛，散风而清头。

虽然医无常方，药无常品。顺逆进退，存乎其时；君臣佐使，存乎其用。神而明之，化而裁之，存乎其人也。

一百一十六、论甘寒益阴，苦寒化燥

天食人以六气，地食人以五味，神农尝草，黄帝著经，古之人悯人夭扎，故立医药以辅上帝造化之功能也。

夫五味养人而分上、中、下三品，六气化物而有春、夏、秋、冬四季，是以五味合化以治六淫，六气迭乘而生百病。然而甘寒合化则能生津液，使五脏调和；苦寒合化则必伤下元，使六腑偏胜。譬如《千金》麦门冬汤，保肺以资化源；仲景炙甘草汤，养血而助脾胃。经云"少火生气""壮火食气"，此之谓也。至于苦寒之品，宋人立三黄汤以治目疾，指目为火窟，久服之必致不明，燥以化火之故也。其他苦寒化燥之药屈指难数。

要之，治热者宜用甘寒，治火者宜用苦寒，庶几不致化燥以伤人之阴也。

一百一十七、七方十剂考

夫人之禀赋、形气有强弱之不同，是以医之用药有轻重之各异，此岐伯有七方之立也；病之形状多端，宜随证而施治，此北周徐之才有十剂之作也。

夫七方者何？即大、小、缓、急、奇、偶、复是也。夫大者不小也，

邪之甚者，燎原莫当，非此不能克之，如大承气之峻下、大青龙之大汗是也；小者不大也，邪气轻浅，中病而止，非此不能调之，如小承气之微下、小柴胡之微汗是也；缓者不急也，如虚怯之证，须缓以治之，炙甘草汤、四君子汤是也；急者不缓也，如大承气汤之急下、备急丹之急救是也；奇者不双也，如利水之用猪苓，补气之用独参是也；偶者不单也，如桂枝汤之用生姜，大承气之用硝黄是也；复者难也，或两证相兼、数证并见，如桂枝二越婢一汤是二方相合，五积散数方相合之类是也。七方既明，十剂当详。

十剂者何？即补、泻、燥、湿、滑、涩、轻、重、宣、通是也。夫补可扶弱者，如四君子汤补气，四物汤补血是也；泻可去闭者，如大承气泻热实，备急丹泻寒实之类是也；燥可去湿者，如用平胃散散脾湿，用肾着之类是也；滑可去着者，如痢证用芍药汤是也；涩可固脱者，如下血之用济生乌梅丸是也；湿可润燥者，如清燥救肺汤是也；轻可去实者，使邪外解，如人参败毒、九味羌活之类是也；重可镇怯者，如惊悸气乱宜琥珀至宝丹，暴怒气逆宜生铁落饮之类是也；宣可去壅者，如通关散取嚏、瓜蒂散取吐是也；通可行滞者，如滞于气分者用六一散，滞于血分者导赤之类是也。

医者诚能熟通七方十剂之法，因用药对证施方，又何沉疴之难起哉？

一百一十八、药有畏、恶、相反说

济世之道，莫先于医。夫医，上从矢，下从酉，金也，皆兵刃利器，亦是活人之术，又是杀人之机。即以畏恶相反之说而申明之。

畏者，"恐怕"之辞，即以硫黄之品原属热质，倘遇朴硝之体固属咸寒，以其咸畏火热也。恶者，以己之力恶彼之制我者也，即似箭芪恶防风、鳖甲之类是也。相反者，以其两力相争伤人脏腑也，即如人参、细辛、白芍相反藜芦之类是也。

医者倘有一时之疏忽，即有莫测之过。同道之士，何不慎诸？

一百一十九、承气、增液二汤同下大便而其义有不同

尝读吴鞠通《温病条辨》至中焦篇，载有承气、增液二汤，同下大便之燥结，而其用意各有不同，即今以命题而略说之。

盖凭以理而溯其源，顾以名而思其义。夫承气者，制元盛之阳而救将绝之阴，上承热气者也；增液者，助阴津之枯而濡润燥结之肠者也。夫温热之邪传入中焦，病则胃实谵语，阳愈盛则阴愈亡。当此之时，汗之则死，下之则愈。故用苦寒之大黄走而不守，泄亢热之邪；继用咸寒之芒硝以通其地道；佐用枳实、厚朴以降热气之余邪，涤荡肠胃，使亢阳一去则阴气亦复。况承则制，亢则害，亦以承此热气之义耳，故谓之"承气"也。

若邪伤于阴，或误治而伤津液，以致阴气伤亡而阳盛乘之，故亦大便燥结。治之必以生津液，液生则阴复而阳自退，大便自通。故用元参、寸冬、生地三味之生津养液，助阴气之复以濡润之，则燥者不燥，通者自通矣。

总之，此二方为阳明温病虚实之对勘，一是制阳以救阴，一是助阴而胜阳，故皆能下大便之燥结。此即二方不同之义，是吴鞠通热心分别而论治之，惟愿业斯道者加之义焉耳。

一百二十、治温病，讱庵首宗桂枝汤、吴又可重达原饮、吴鞠通用银翘散，三者治法不同

方书载见诸病名类颇多，而最繁剧者莫如温病，而最难明、最难疗者亦莫若温病。观古来诸名家之治温病各宗一法，各遵一方，想亦必各有所见也。

如讱庵之治温病首宗桂枝汤。盖讱庵以为温病感受天之气而得，初起虽发热，亦少兼恶寒之现象也。温病未入里，攻之则徒虚其里，恐温邪有内陷之势；表不实者，表散则空虚其表，又恐有过汗亡阳之患、火旺津亏、神昏谵语之忧矣。故讱庵用桂枝汤微解肌肉之法也，表热一清则邪不至传中而即去矣。然桂枝汤中姜、桂虽辛热之品，而有芍药酸寒之品以滋阴而敛之，大枣以固中，故温病初起可宗之为首方也。

若吴又可之重达原饮者，温病之入于膜原，乃非表非里，非脏非腑，躯窍内、脏腑外而邪居之，非发表何能去其热？非攻下何能逐其邪？故又可立达原饮，用槟榔、草果芳香之猛烈可以直达膜原，立祛温邪使之自散，而邪无容留之地，邪去病自安。故达原饮亦为温病不可少之方、不可少之法也。

若鞠通之用银翘散者，盖谓温病者，热之渐也，治温热非辛凉不能成功，故银翘散中皆清轻之品。盖清能清热，轻能去实也，鞠通用之为治温病

圣剂也。

以予观之，三子处方立法皆纯洁高上，惟后之学者不知古人之意，谓宗桂枝则不重达原，重达原则又不可用银翘散，此皆一偏之见也，非读万卷书，挟灵奇者而后可窥三子处方之深意也。

一百二十一、半夏汤有大小之分，其中药味煎煮及治法亦异

《金匮要略》有半夏汤，而分之以大小，而其功必亦异也。

半夏功能降逆，二汤皆以为君。以小半夏主于饮，饮气上逆则为呕，故重用生姜温散以降逆，以饮得温而可散也。大半夏主于冲气上逆而为反胃者，故煮以甘澜水降于下，人参奠于中，半夏降于上，而冲气无由而起，又加蜜以缓图之，而反胃可愈矣。小半夏以饮据于上、中二焦，故不取乎水之力也。

统而言之，小半夏主乎温散，大半夏主乎平冲，以饮逆轻而冲逆重，故小半夏取乎微和，大半夏有不容其和者焉。其他，如大小柴胡、大小建中、大小承气等汤，皆此意也。

一百二十二、归脾汤方论

夫归脾汤者，乃治思虑过度，劳伤心脾，怔忡健忘，寝汗发热，惊悸盗汗，食少不眠，妇人经血妄行及一切经带之证者也。

经曰，心主血而藏神。心伤则不能生血而血少，故怔忡健忘，发热，盗汗，盖汗乃心之液也。脾主思而藏血，脾伤则血不归脾，故不眠；不能健运，故食少；脾不统血，则妄行而有吐衄、肠风、崩漏等症。有触而心动曰惊，而自动曰悸，即怔忡也；上气不足，下气有余，肠胃实而心气虚，故善忘也。而专主以归脾汤者，盖归脾汤乃足太阴脾、手太阴心经药也。血不归脾则妄行，故用参、术、芪、草之甘温，所以辅脾；茯神、远志、枣仁、龙眼之甘温酸苦，所以补心。心者，脾之母也。木香行气以舒脾，当归养血滋阴，使气足脾运，饮食自化，则诸症悉除矣。

一百二十三、论达原饮治疫病得失

按吴又可《瘟疫论》内，以达原饮为治疫病之良方，但吾人遵法调用，或得或失，有效有违，不能操影响之权者，其故何哉？此不容不明辨之也。

盖"达原"二字，以其"直达膜原"之谓也。膜原位于肠胃之前，夹脊之后。凡疫气之来，由口鼻呼吸直伏于膜原。此疫气伏于膜原，则疫病即发现矣，而此时之疫病非表非里，乃云半表半里，用达原饮将其膜原之疫气驱出则病可愈矣，此即用之得者也。若疫气由膜原传于里，即可用攻里之剂达于表，即用发表之剂始能奏效。假如业已传里，或达表之时复用以达原饮，岂能收效乎？此即用之失者也。盖用之得即得，用之失即失，未有对证用药而反不收效者。

顾或者曰，瘟疫之气乃温热之气，以瘟疫之气用以草果、厚朴等温热之药，似乎不合者，不知瘟疫并非温热之气，不过邪气耳，达原饮亦非皆温热之药，亦不过祛邪耳，则此证用此药岂有不合者乎？虽然人有强弱、中有深浅，用药者亦当临时酌量可庶几矣。

一百二十四、论白虎汤之功用

夫白虎者，乃西方之金神也，方书以之为汤药名者，取其金风一起，大杀炎酷也。伤寒用以治烦渴、汗出身热、脉见长洪、不恶寒反恶热等症，温病用以治脉浮洪、舌黄、渴甚、大汗面赤、恶热等症。夫伤寒烦渴，火盛之象也；汗出，火盛之象，热伤津也；身热，脉见长洪，不恶寒反恶热则系邪留肌腠矣。温病之舌黄亦火盛之象，面赤亦系邪郁使然，二病之证候不无少殊，而邪郁肌腠则同然也。所以用白虎者，盖其方中有知母、生石膏、甘草、粳米等味，具辛凉之性，得达表之功。伤寒由表入里，温病由里出表，既郁肌腠，皆可用白虎也。《温病条辨》称其为辛凉重剂，有达热出表之能，诚至言也。

一百二十五、八珍汤补气补血说

夫阴阳者，人身之权舆也；气血者，人身之关键也。故不可偏胜，而亦不可须臾离也。

如气虚者则必以四君，液虚者则必以四物。盖四君能补无形之气，四物能补有形之血也。若气血两虚者，则必以四君合四物，名为"八珍汤"也，其方即参、术、苓、草、归、芎、芍、地是也。以人参、当归补真元而又益血生津，苓、术补脾燥湿法乾建之功能，益以芍、地滋阴生血之品，更加以芎、草活之调之。夫后天之气在脾，是水谷之所化，故欲补气者，先调其脾胃；欲补血者，先进其饮食。八珍，健脾进饮食第一方也。

由此观之，八珍汤为补气补血之要剂，岂虚语哉？

一百二十六、论四君、四物汤

人身一天地，气血分阴阳。偏衰则成病，偏胜则成伤。然必气血调和，体健而康，荣卫失度，躯病为恙。以药治病，本于岐黄，下而后世，群圣起，道愈扬，则四君、四物即后世之附设者也。

夫四君子汤，君以人参之甘寒，臣以白术之甘温，使以甘草之甘平，佐以茯苓之平淡，分言则各入一经，合论则同主理气，病气虚者用之最善。四物汤，君以当归之苦温，臣以熟地之甘温，佐以白芍之苦平，使以川芎之辛温，分言则各得一性，合论则同主补血，患血病者用之颇宜。若合四君、四物，名为八珍，治气血双虚，饮食减少，四肢无力，一切血虚之证用之皆为上品。再加桂、芪名为"十全"，治病八珍相仿，惟更增其大补之功，一切虚证用之，亦可云良。

究之，先分二汤之君臣佐使，次别其二汤之气味治法，独有药之分两未及明晰，约之方药尚可加减焉，分两安有不可加减者？在用者之酌量可耳。

一百二十七、论都气丸

稽夫黄帝著《内经》而万证悉明，神农尝百草而药味精详，是以为医者不可不知药味也，尤不可不读《内经》也。

即以六味丸之料而言之，其中药品纯用补肾滋阴之功，启下焦之真精，益中焦之谷海，济上焦之君火，诚为男科之宝也。如加五味三两，其味酸多，而苦、辛、甘、咸俱备，盖禀五味，故治五脏六腑之虚，收肺中耗散之气，止嗽蠲咳之痰，补虚而安妊胎，治痿而强骨力，如此者岂不谓补先天之不足、后天之亏损乎？然则六味丸于诸虚甚效，加之五味于百损尤佳，譬之锦上添花，故先贤推为治疾之标准、后学之模型乎。因名之都气丸，谁曰不可？

一百二十八、论香连丸为治痢主方，但有时不当

夫香连丸乃治痢之主方也，其药品惟辛温之木香、苦寒之黄连而已矣。

而痢有红、白之分，用药亦不得混也，惟香连丸可兼治红、白二痢。

盖痢之一病，非通利不能为功，故是方用辛温木香开气而行滞，黄连苦寒泻火而宣通。若遇久痢或胃中阳气缺乏之时，再用苦寒伐胃中之阳气，则祸立至矣，虽有木香之辛温，安能敌黄连苦寒之苦哉？

一百二十九、论人参、黄芪

参产辽东，得天地之灵气；芪出塞北，禀水土之阳光。是参微寒而多液，芪性温而属阳，神农同推为上品，补气分有其所长。故虽同气而性各不同，试申其义焉。

夫参之补气也，补元气，补阴气。《本草》谓人参主补五脏。五脏者，阴也，吾故曰补阴气。芪之补气也，补表气。《本草》谓黄芪收汗固表。夫表者，阳也，吾故谓补阳气也。是以独参汤治吐血是敛阴也，益气汤用黄芪是补阳也，白虎加人参汤是补阴抑阳也，当归补血汤用黄芪是补阳以养阴也。他如归脾汤参芪同用，是为表里其济，阴阳同补也。虽有不尽然者，何则？夫大泻大吐之后，阳气将脱之际，非人参莫奏其效；大汗亡阳之后，阴气将离之象，非黄芪谁收其功哉？要之人参味阳而气阴，黄芪性阳而味阴，故二者虽皆为补气之药，而其有如此之不同也。犹之伯夷、柳下惠，同为圣人之名，而清和各不同也。

一百三十、论沙参、丹参、元参

且沙参、丹参、元参三品，其性虽同，而其功用各异也，何妨一一而言之？

沙参甘苦微寒，味淡体轻，专补肺气，清肺养肝，兼益脾胃，久嗽肺痿，金受火克者宜之，但寒客肺中作嗽者勿服之，此沙参之功用也。丹参者，气平而降，味苦色赤，入心与包络，能破宿血，生新血，安生胎，堕死胎，调经脉，故功兼四物，为女科要药，又于寒热之劳、风痹不遂、肠鸣腹痛、崩带癥瘕之候并皆治之，此乃丹参之主治也。元参者，苦咸微寒色黑，入肾能壮水以制火，散无根浮游之火，益精明目，利咽喉，通二便，治骨蒸传尸、伤寒阳毒发斑、懊侬烦渴、喉痹咽痛、瘰疬结核、痈疽鼠瘘，脾虚泄泻者忌用，此乃元参之效用也。

三者性质功用并其主治之功效如是，而古人之论亦不能出乎其外也。

一百三十一、黄连味苦，守而不走；大黄味苦，走而不守

夫药有寒、热、温、凉之性，酸、咸、淡、苦之味，升、降、浮、沉之能，厚、薄、轻、重之用。或气同而味殊，或味同而气异。今就"黄连味苦，守而不走；大黄味亦苦，走而不守"而详论之。

盖黄连其味苦，其性寒，其体枯微兼燥性，故其用守而不走，专清上焦诸般热邪也。大黄者，其性大苦大寒，纯阴纯降，其质微润，涤肠胃之邪热，有冲墙倒壁之功，其性走而不守，故号为"将军"也。如泻心汤内黄连、大黄同用者，何也？惟恐大黄之过走，有黄连以制之，又恐黄连之过守，有大黄以调之，互济为用之意也。

此皆古先贤立方之妙也，学者思诸。

一百三十二、论丹溪谓"产后不可用白芍"

治男子者以四君子汤主之，治妇女者以四物汤主之。男以气为主，故用四君；女以血为主，故用四物。此古今不易之良方也。

夫妇人之证，以血为主，血一有亏，百病皆生，故以四物汤常主之。如血虚者，厥阴肝木逞肆之候，用熟地、归、芎以养血，非白芍无以敛其阴；血枯者，肝木虚阳外泄之际，用熟地、归、芎以滋阴，非白芍无以收其气；至若经血崩漏妄行之证，用熟地、归、芎、川断、地榆、侧柏叶等品以续之，非白芍无以奏其功。比比奏功收效，何有不可用之理也？而丹溪夫子曰：独产后气血伤枯之候，非若寻常用药之可比也。当肝木休囚枯槁之象，妇人周身百骸如脱之形，厥阴阳损，血无荣筋，虽有养血之品，用白芍性最凉至敛，恐伐肝木生生之机，又恐敛恶血不得下行也，则损后来生育之真气，是以不可用也。

此丹溪夫子开后学之知识，恐有泥古鲜通之弊。智欲圆而行欲方，其理在是欤？

一百三十三、论阿胶性味功能

夫天之生物各因其材而笃焉，性味不同，各因其能而入药。神农尝百草，事迹荒唐；黄岐著《内经》，立言奥妙。修合刚柔，丸散施其所治，然而味虽有五，性各不同。一药数味能疗数经之病者有之，一药一味分治上下

之疾者亦有之，即以阿胶之性详而思之，申而论之。

夫阿胶者，味具甘温之类，益气而安胎，补中而除痰，行血生津，故阿胶汤中用之以养血补弱而生营，良有以也；和脾以强胃，止嗽而固金，顺气生精，故补肺汤中用之以疗虚补胃而止嗽，因有由也。

然诚用之得当，无不效焉。苟非阿井之水于皮制者为伪造也，可不慎诸？用药之时，加之意焉。

一百三十四、说泽兰、泽泻、泽漆性质功用

夫人秉天地之六气而生，亦感六气之偏而病，既病乃必须药以治之。

假令有九窍不通、血气不和、肌肉不长、月经不调、癥瘕不消、水肿不散，如是者，非泽兰不能为功也。然泽兰者，其味苦、甘、辛、香均有之，所以入肝、脾二经，泄其热，和其血，散其郁，舒其脾，故泽兰之功用如此也。

今又有味甘淡微咸之一品者，能入膀胱，利小便，泻肾经之火，功专利湿行水，治消渴、痰饮、呕、泻、腹胀、疝痛、湿热之病。然热既除则清气上行，又能养五脏而起阴气者，此谁之功软？即泽泻之功用也。

而泽漆者与彼二品大相径庭矣。其味辛、苦而微寒，能消痰，退热，止嗽，杀虫，利大、小肠，尚治大腹水肿而益阳，是则泽漆之所司也。

总而言之，三品之名各有所司，故性质功用不同，详较之岂不昭然若揭乎？

一百三十五、论同一承气而有大、小、调胃之分

且夫挽生民之夭扎，拯苍生之灾疠者，何物可恃乎？惟药饵而已。然病有轻、重之别，方有大、小、调胃之分，何则？

同是阳明中焦可下之证，大、小、调胃不相等，药味轻重不相同也。大抵无论伤寒也，温病也，一入中焦胃腑。胃居戊土之乡，本燥热之气，故热邪入胃腑化燥而成痞满坚实之证，苔黄而谵语，口渴而便赤，此是真大承气的证也。方中大黄、芒硝、厚朴、枳实，取其苦寒泄热，利气而消满。减去芒硝者，名小承气，因其病轻而药减；减去厚朴、枳实，加甘草，名调胃承气汤，恐其攻下太过，故佐甘草以缓之。

此述三承气汤功用之大略也。

一百三十六、辨痿、痹

夫痿、痹二证，形皆相似而实不同也。从何辨别？试详言之。

诸痿病者，未有不因阳明之虚所致也。阳明者，五脏六腑之海，四肢禀水谷而运动，阳明无病则荣润宗筋能束骨而利机关，又何能成痿哉？惟阳明虚弱，肺叶焦，津液不化，筋骨失养，皮毛焦瘁，发为痿躄不能行也，然无疼痛之苦。因心气热者，为脉痿，则胫节纵而不任地，肺兼心病也；因肾气热者，为骨痿，则腰脊不能兴举，肺兼肾病也；因肝气热者，为筋痿，则筋失荣养，则拘挛不伸，肺兼肝病也；因脾气热者，为肉痿，则胃燥而渴，肌肉不仁，肺兼脾病也。此痿之现象也。

夫痹有三痹，亦有五痹，总而言之，不外乎风、寒、湿焉。风气胜者，痛而流走，曰行痹；寒气胜者，其痛甚苦，曰痛痹；湿气胜者，痛而重着，曰着痹。五痹者，春遇邪达于肝，为筋痹；夏遇邪通于心，为脉痹；季夏遇邪伏于脾，为肌痹；秋遇邪谮于肺，为皮痹；冬遇邪藏于肾，为骨痹。此痹病之现象也。

溯二证之源，痿病足兮痹病身，痿不疼而痹痛，痿多虚而痹多实，此痿痹之辨也。

一百三十七、论三焦

古以良医、良相并称者，盖因医师司民命之生死，挽天地之疠气，与良相福国利民有同功焉。故为医者必明脏腑经络形状功用而施治，庶不谬也。

如三焦一腑，古今异论。《黄帝内经》云："三焦者，决渎之官，水道出焉。"《难经》曰："三焦者，水谷之道路，气之所终也"。上焦"在胃上口，主纳而不出"；"中焦者在胃中脘"，"主腐熟水谷"；"下焦者当膀胱上口"，"主出而不纳"。统观经文，三焦虽有部位之区分，究缺形体之表示，晋唐以来均谓三焦有名无实。

唐容川本生理之学说，指三焦为网油膈膜，天下靡然从之。其言曰："三焦之根出于肾中，两肾之间有油膜一条，贯于脊骨，名曰命门，是为焦原。从此系发生板油，连胸前之膈"，"其外出，为手背、胸前之腠理，是为上焦；从板油连及鸡冠油，着于小肠，其外出为腰腹之腠理，是为中焦；从板油连及网油，后连大肠，前连膀胱，其外出为臀胫少腹之腠理，是为下焦。"观此，则三焦之有形、部位之确定了如指掌矣。

至其功用在通调水道，下输膀胱，故曰决渎之官。盖人饮水入胃，胃之四面均有微管将水吸出，散走膈膜以达膀胱，此膜即三焦也。如三焦不利则水道闭塞，外为肿胀矣。至《黄帝内经》云"上焦如雾，中焦如沤，下焦如渎"，就三焦之部位别其功用也。（高镜清，《滨江省汉医学月刊》，1941年第42，44~50期）